Gerhard

Frauengesundheit

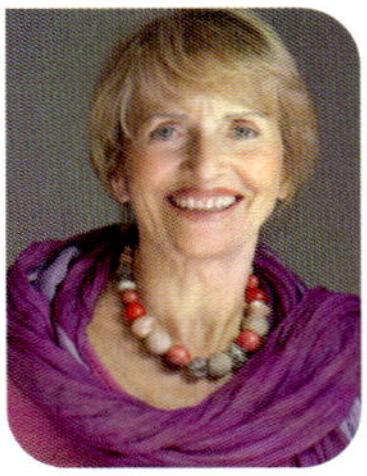

Prof. Dr. med. Ingrid Gerhard ist Fachärztin für Gynäkologie und Geburtshilfe und hat sich auf Naturheilkunde und Umweltmedizin spezialisiert. Bis 2002 war sie Leiterin der Ambulanz für Naturheilkunde der Universitätsfrauenklinik Heidelberg. Seither arbeitet sie als Autorin und Referentin.
www.netzwerk-frauengesundheit.com

Unter Mitarbeit von:
Dr. med. Sabine Räker-Oese ist Fachärztin für Frauenheilkunde und Geburtshilfe. Ihre Schwerpunkttätigkeit umfasst bioidentische Hormontherapie und Sexualtherapie in der naturheilkundlichen Praxis. Zu diesen Kapiteln im Buch hat sie beigetragen. Frau Räker-Oese arbeitet als niedergelassene Ärztin in einer Privatpraxis in Roth und veranstaltet bundesweit Seminare zum Thema bioidentische Hormontherapie für Ärzte, Heilpraktiker und Therapeuten.
www.frauenheilkunde-naturmedizin.de

Iris Ottinger befasst sich mit Themen der Naturheilkunde, des Wohlbefindens und des Sports und hat bei der Erstausgabe mitgearbeitet. Sie arbeitet als freie Journalistin und Buchautorin.
www.wortmeer.de

Prof. Dr. med. Ingrid Gerhard

Frauengesundheit

Ganzheitliches Heilwissen für Körper & Seele

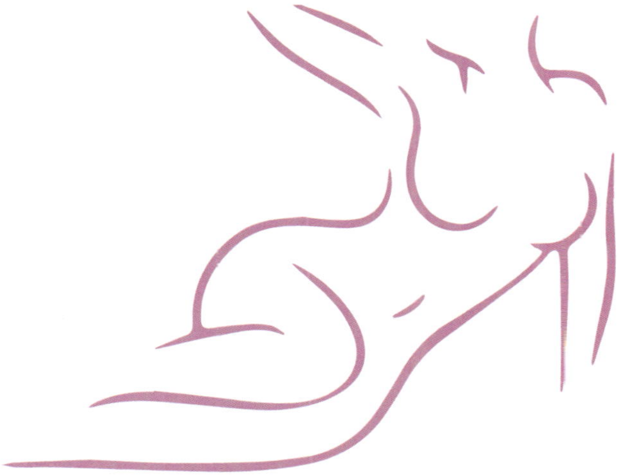

TRIAS

Inhalt

Liebe Leserin,

Frauen haben zwar in den letzten Jahrzehnten bei schulischer und beruflicher Qualifikation weitgehend mit den Männern gleichgezogen, aber von einer Gleichstellung sind wir doch noch ein weites Stück entfernt. Um Familie und Erwerbsarbeit unter einen Hut zu bringen, arbeiten Frauen gut viermal so häufig Teilzeit wie Männer (46 % gegenüber ca. 11 %, Stand 2018). Von den Beschäftigten, die ausschließlich einen Minijob haben, sind 62 Prozent weiblich. Allerdings ist die unbezahlte Arbeit von Frauen mit 45 % der Gesamtarbeitszeit deutlich höher als bei Männern (28 %). Diese Sorgebetreuung leisten sie im Haushalt, in der familiären Kinderbetreuung und der Pflege alternder Familienmitglieder. Daneben kümmern sich überwiegend die Frauen um eine gesunde Ernährung und ausgeglichenen Lebensstil. Damit betreiben sie die so wichtige Krankheitsprävention für die ganze Familie. Sie sind es auch, die als Erste bei auftretenden Beschwerden und Krankheitssymptomen entscheiden, ob nur Zuwendung ausreicht, ein Heilpflanzentee oder ein anderes Hausmittel eingesetzt wird oder doch zum Arzt gegangen werden muss.

Das will dieses Buch

Dieses Buch kann kein Medizinstudium ersetzen, auch nicht das Gespräch mit Ihrem vertrauten Haus- oder Frauenarzt. Trotzdem kann und soll es Sie dazu befähigen, Zusammenhänge zu verstehen und eher auf Augenhöhe mit diesen Fachleuten zu diskutieren. Vermessen, finden Sie? Das denke ich nicht. Denn ich habe versucht, Ihnen das Wichtigste zusammenzustellen, sowohl über Therapie- als auch über Untersuchungsmethoden, sowohl über Vorbeugung, Ernährung, Umwelteinflüsse als auch über Operations- und Bestrahlungstechnik sowie über typische Frauenerkrankungen und allgemeine Beschwerden, die genauso gut Ihren Mann, Sohn oder Vater treffen können.

Die prall gefüllten Kapitel sollen Sie in die Lage versetzen, sich selbst ein erstes Bild zu machen, um dann Ihren Ärzten und Therapeuten die richtigen Fragen stellen zu können. Das Ziel ist klar: Sie sollen wissen, was wirklich gut für Sie ist. Sie sollen sich nicht unter Zeitdruck setzen lassen, sondern Ihre persönliche Entscheidung treffen, unter Umständen nach Einholung von weiteren Expertenmeinungen. Damit können Sie Ihrer Aufgabe als Gesundheitsmanagerin der Familie noch besser nachkommen.

Zur Anwendung des Buches

Mir ist völlig klar, dass der riesige Umfang verschiedener Themen zwangsläufig dazu führt, dass einzelne Bereiche relativ kurz gefasst sind. Wenn Stoffe oder Methoden, wie Bach-Blüten, Schüßler-Salze, Traditionelle Chinesische Medizin (TCM) oder Homöopathie in wenigen Seiten abgehandelt werden, heißt es nicht, dass ich sie für wenig wirksam oder hilfreich halte. Nur ist es sinnvoller, wenn Sie, nachdem Sie sich mit diesem Buch einen Überblick verschafft und die für Sie passenden Therapieformen gewählt haben, Details darüber in speziellen Ratgebern nachlesen. Eine Auswahl solcher monothematischer Bücher, die ich Ihnen ans Herz legen möchte, finden Sie im Anhang. Auf Dauer ist es sinnvoll, sich mit ein oder zwei Methoden intensiv zu beschäftigen, die Sie dann immer sicherer anwenden können.

Sie werden sehen, dass ich bei allen Beschwerden neben den klassischen Medikamenten der Schulmedizin auch immer verschiedene alternative Mittel nenne. Die sollen natürlich nicht alle gleichzeitig genommen werden. Wählen Sie das Mittel aus, mit dem Sie schon umgehen können oder das Ihnen von Fachleuten empfohlen wird. Jeder Körper reagiert anders.

Zum besseren Verständnis habe ich die Therapien entweder als »konventionell« bezeichnet, womit die Formen gemeint sind, die an der Universität gelehrt und von den Ärztegesellschaften mit Leitlinien versehen werden. Denen gegenübergestellt habe ich die »alternativen Therapien«. Dabei handelt es sich um traditionelle westliche oder asiatische Erfahrungsheilkunde, biologische oder naturheilkundliche Methoden, die auf der Selbstregulation des Organismus beruhen. Sie können sowohl alternativ als auch komplementär eingesetzt werden.

Bei der von mir vorgeschlagenen Auswahl an Nahrungsergänzungen und Medikamenten (und Herstellern) besteht kein Anspruch auf Vollständigkeit. Ich habe diejenigen ausgewählt, mit denen ich selbst in der Ambulanz für Naturheilkunde gute Erfahrungen gemacht habe, oder die ich im Hinblick auf Anbau, Herstellungsverfahren, Zusammensetzung und Ökologie für empfehlenswert erachte. Berücksichtigen Sie bitte, dass die Beipackzettel aus formalen Gründen oft nicht die Angaben enthalten, die Sie in diesem Buch finden. Lassen Sie sich nicht verunsichern, und nehmen Sie eventuell Kontakt mit dem Hersteller auf. Im Anhang finden Sie alle wichtigen Adressen.

In diesem Buch finden Sie viele Ratschläge:

- wie Sie Ihren Lebensstil optimieren können, um gesund an Körper, Geist und Seele den zukünftigen Herausforderungen trotzen zu können,
- wie Sie in Risikosituationen Ihr Immunsystem zusätzlich unterstützen können und
- wie Sie bei wiederkehrenden Beschwerden auf Spuren- und Ursachensuche gehen können, um Ihren behandelnden Ärzten und Therapeuten vielleicht sogar Hilfestellung zur ganzheitlichen Therapie geben zu können.

Aber Sie finden noch viel mehr Neues, denn in den vergangenen elf Jahren wurde das von mir gegründete Netzwerk Frauengesundheit intensiv von vielen Leserinnen genutzt. In über 12.000 Kommentaren und über 10.000 E-Mails wurden Fragen zu Krankheiten, Beschwerden und zu den unterschiedlichsten Therapiemethoden gestellt, und die meisten, wenn möglich, auch von mir beantwortet. Auch diese Erfahrungen sind in das Buch eingeflossen.

Neben der regelmäßigen Teilnahme an Kongressen, der Durchführung eigener Tagungen, dem Austausch mit Experten und der Verfassung sowie Bearbeitung von Artikeln für Fachzeitschriften und die Webseite, lerne ich auch jeden Tag von Ihnen: welche Beschwerden Sie plagen, wie Sie sich gerne selber helfen würden und wie groß Ihre Bereitschaft ist, sich für Ihre Gesundheit selbstverantwortlich einzusetzen.

Leider muss ich Ihren Fragen immer wieder entnehmen, wie selten sich auch heute noch Frauenärzte auf die Naturheilkunde einlassen Deshalb möchte ich Sie an dieser Stelle motivieren, neben dem Frauenarzt ruhig eine Zweitmeinung bei einem Arzt oder Therapeuten für Naturheilkunde, Homöopathie oder Traditionelle Chinesische Medizin einzuholen, Therapeuten, die den Menschen stärker ganzheitlich betrachten. Vielleicht können Ihnen gerade solche Therapeuten viel besser weiterhelfen. Im Anhang finden Sie Webseiten von entsprechenden Gesellschaften, die meistens bei der Suche nach einem Therapeuten in Wohnortnähe behilflich sind.

Aktualität im Jahr 2020

Als ich mich vor einem Jahr entschloss, mein Buch zur Frauengesundheit zu aktualisieren, wollte ich nur die ursprünglichen Kapitel auf den neuesten Wissensstand bringen. Aber als ich einmal angefangen hatte, neue Literaturrecherchen durchzuführen, neue Produkte aus der Pharmaindustrie, der Naturheilkunde und der Mind-Body-Medizin zu bewerten, wurde mir noch klarer, wie viel sich in den letzten elf Jahren in der Medizin geändert hat und, dass eigentlich alles umgeschrieben werden muss.

Dieser intensiven Arbeit haben wir zu verdanken, dass ein völlig neuer Abschnitt in unser aller Leben einfließen konnte: das alles verändernde Jahr 2020 mit der Corona-Pandemie, die teilweise zu einer regelrechten Panik ausartete, und zu tiefen Einschnitten in unser Leben und unsere Freiheit führte. Die vor allen Dingen das schreckliche Gefühl in uns auslöste, einem unsichtbaren Feind, dem Coronavirus, hilflos ausgeliefert zu sein. Es gab und gibt kein Frühwarnsystem, keine Medikamente, keine Impfung. Nur Rückzug in die eigenen vier Wände und Abbruch aller nahen Kontakte mit anderen Menschen versprechen eine Reduktion der Ansteckungs- und Erkrankungsrisiken. Eine für alle extrem einschneidende Erfahrung.

Umso wichtiger ist, dass wir uns jetzt klar machen, welche Wege uns für die Zukunft offenstehen und was wir selbst alles dafür tun können. Da liegen Sie mit dem Griff zu diesem Buch zur Frauengesundheit genau richtig. Viren gibt es so lange, wie es Menschen gibt. Sie haben nur dann ein leichtes Spiel, wenn der Wirt, und damit das Immunsystem krank sind. Sie haben ja wahrscheinlich schon selbst in Ihrem Familien- oder Freundeskreis erlebt, dass von einem Erkältungs- oder Grippevirus nie alle erwischt wurden. Wenn das Immunsystem ausgeglichen und aktiv ist, wird es mit solchen Herausforderungen viel besser fertig.

Ich wünsche Ihnen, dass Sie viele Anregungen für gute und schlechte Tage in diesem Ratgeber finden, die Ihnen dabei helfen, in Ihrer Mitte zu bleiben. Passen Sie gut auf sich und Ihre Lieben auf, und bedenken Sie, dass ein dankbares und fröhliches Gemüt die beste »Gesundheits-Versicherung« ist.

Ihre

Prof. Dr. med. Ingrid Gerhard

Heidelberg, im April 2020

Wir möchten Sie darauf hinweisen, dass aus Gründen der besseren Lesbarkeit bei Personenbezeichnungen die männliche Form verwendet wird. Entsprechende Begriffe gelten im Sinne der Gleichbehandlung grundsätzlich für alle Geschlechter.

Teil 1

Frau & Gesundheit

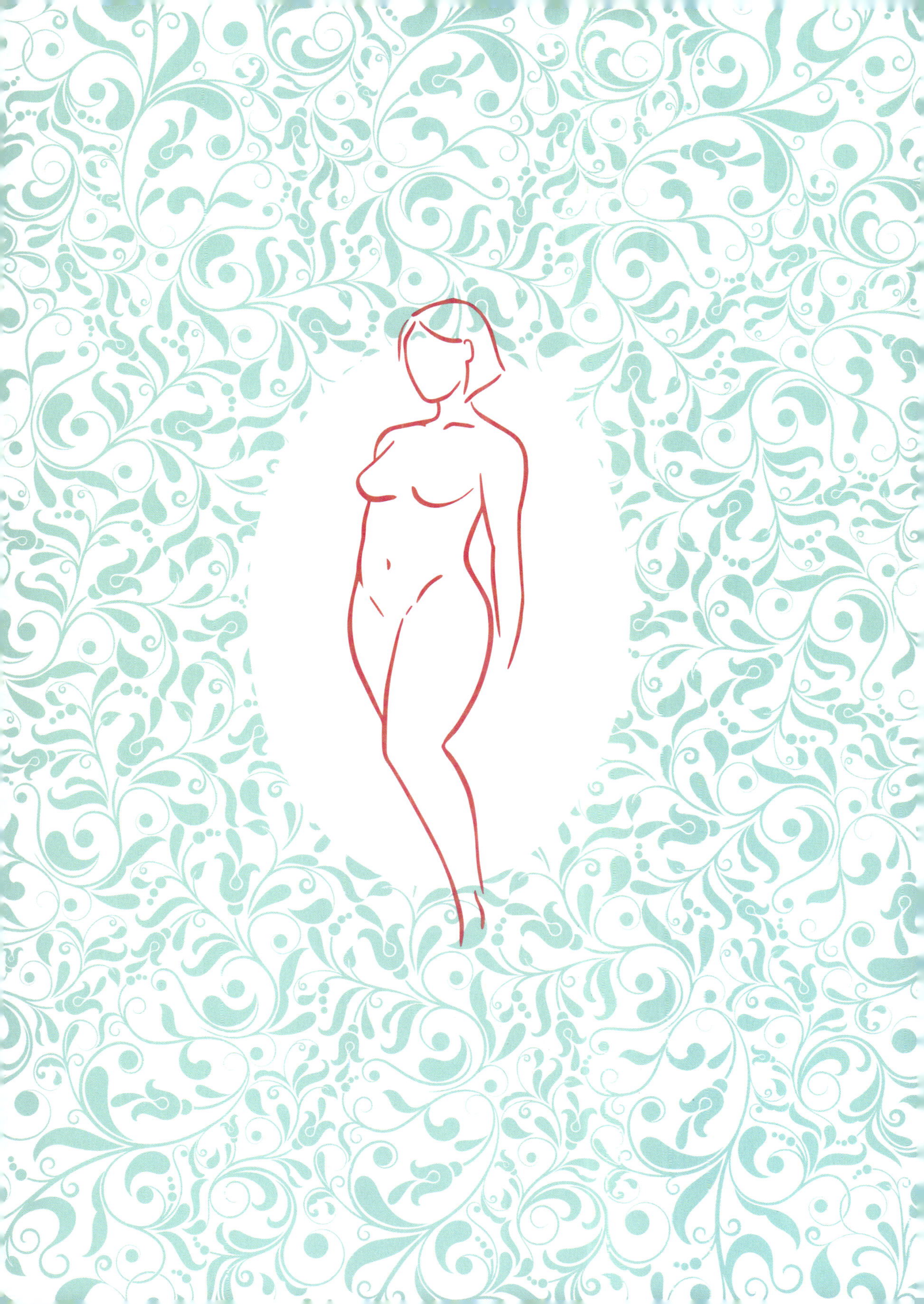

Situation der Frau heute

Die Entwicklung unserer Umwelt schreitet immer schneller fort. Mit ihr entwickeln auch wir uns. Selbstverwirklichung und Selbstbestimmung sind die Schlagworte bei der emanzipierten Frau.

Das klassische »Kinder, Küche, Kirche« von damals wurde von »Karriere, Kinder, Körperkult« abgelöst. Das bedeutet, dass die Frau von heute sich weitgehend über ihre Karriere definiert. Eigenes Geld zu verdienen, hat einen hohen Stellenwert.

Was ist heute anders?

Wer sich heute eigentlich für eine Familie entscheidet, um sich ausschließlich Erziehung und Haushalt zu widmen, gerät in ein zweifelhaftes Licht. Kinder? Ja, aber nicht nur – sondern auch. Das führt zur Doppelbelastung, denn noch immer bleibt der Umgang mit dem Nachwuchs, das Kochen und Putzen und das durch die Berufstätigkeit von Mann und Frau komplizierter gewordene Organisieren des Familienlebens überwiegend Frauensache.

Das Frauenbild – rein optisch

Der dritte Begriff, mit dem wir die moderne Frau beschrieben haben, lautet: Körperkult. Nicht jede Frau läuft ins Fitnessstudio. Aber wenn von einem Bild die Rede ist, können Äußerlichkeiten nicht außer Acht gelassen werden. Schon gar nicht, da unser heutiges Frauenbild stark von Äußerlichkeiten geprägt wird. In den Medien sehen wir sie ständig, die schöne schlanke Frau, die stets modisch gekleidet ist und regelmäßig zum Friseur geht. Sie joggt, Junior in einem coolen Wagen vor sich herschiebend, und macht Wellness. Uns wird der Entwurf eines Superweibes, eins mit der Natur und technisch auf dem neuesten Stand, kreativ und bodenständig, mütterlich und sexy, selbstständig, erfolgreich, voller Energie und anlehnungsbedürftig sanft als Realität verkauft.

Nicht zu schaffen: Scharen von Frauen eifern diesem vermeintlichen Ideal nach und haben natürlich keine Chance, es je zu erreichen. Das führt zu großem Druck, die Selbstbestimmung geht verloren, kaum dass sie greifbar war. Zwar haben sich die Emanzipationskämpferinnen des 20. Jahrhunderts von einigen Zwängen befreien können, doch stecken wir heute in neuen fest, die uns nicht selten in Identitätskrisen oder Burnout treiben.

Die verschiedenen Lebensphasen

Jede Frau macht eine Entwicklung vom Kind zur Erwachsenen durch. Das bringt nicht nur starke seelisch-geistige Veränderungen mit sich, vom verspielten Mädchen über die rebellierende Jugendliche zur selbstständigen verantwortungsvollen Erwachsenen, sondern natürlich auch körperliche, die auch optisch mehr oder weniger deutlich sichtbar sind.

Pubertät und Erwachsenwerden

Schon mit acht oder neun Jahren beginnt bei einem gesunden, unter normalen Bedingungen heranwachsenden Mädchen die Vorbereitung auf die Pubertät. Die Eierstöcke produzieren vermehrt Östrogene, die in das Blut gelangen. Durch den Einfluss der weiblichen Hormone erhalten die Geschlechtsorgane gewissermaßen den Startschuss, sich zu entwickeln. Brust, Scheide und Gebärmutter reifen und verändern sich.

Auch männliche Sexualhormone spielen eine Rolle. In den Nebennieren werden nämlich Androgene gebildet, die dafür sorgen, dass sich ganz allmählich Scham- und Achselhaare bilden und wachsen. Während die Jungen mitten in der Pubertät einen Bart bekommen und ihren Stimmbruch haben, zeigen sich beim weiblichen Geschlecht vor allem Rundungen an den Hüften und der Brust. Die sogenannte Menarche, also die erste Menstruation, tritt auf. Es hat zuvor jedoch noch kein Eisprung stattgefunden. Fast immer gehen dem ersten Eisprung und der darauffolgenden ersten echten Menstruation mehrere solcher sogenannter anovulatorischen Zyklen voraus. Die Geschlechtsreife tritt bei einigen Mädchen bereits mit zehn oder elf Jahren ein.

Die zweite interessante Phase nach der Pubertät ist die zwischen etwa 20 und 35 Jahren. Jetzt ist das Mädchen Frau und muss sich entscheiden, ob sie Kinder haben will oder nicht. Ihr Körper steht »gefühlt« in der Blüte. Sie ist leistungsfähig und voller Energie.

Zweite Lebenshälfte

Etwa um das 40. Lebensjahr beginnt wiederum eine spürbare Veränderung, bei vielen Frauen heutzutage ein regelrechter Wendepunkt. Einerseits gehen einige Fachleute davon aus, dass jetzt bereits das Altern, im Sinne von Nachlassen der Körperfunktionen, einsetzt. Andererseits fühlen sich viele Frauen so gut wie noch nie. Die Kinder stehen auf eigenen Füßen, und im Job ist eine Position erreicht, in der man sich wohlfühlt. Unsicherheiten aus jüngeren Jahren weichen einem Selbstbewusstsein, das verkündet: »Das bin ich, das will ich, das kann ich!« Allerdings geraten auch einige Frauen in diesem Alter in eine Krise, denn die Eierstöcke signalisieren, dass ihre Funktion nachlässt. Und wenn dann erst der Wunsch nach Nachwuchs manifest wird, wird rasch die Reproduktionsmaschine angeworfen, um nichts zu versäumen.

Schon Mitte bis Ende der 30er-Jahre beginnt der Abbau von Knochen- und Muskelmasse.

In diesem Alter lauert die Gefahr, den eigenen Körper über den beruflichen Erfolg und die zahlreichen Möglichkeiten von Vergnügungen zu vergessen. Wer viel um die Ohren hat, pflegt aus körperlicher Sicht vielleicht trotzdem einen »passiven« Lebensstil, der neuen Erkenntnissen zufolge dafür verantwortlich ist, dass der Alterungsprozess schneller in Gang kommt und deutlicher spürbar ist. Das Beste, was Sie für sich tun können: Sorgen Sie so früh wie möglich für eine gesunde Lebensweise ohne Zigaretten, mit ausgewogener Ernährung, körperlichem und geistigem Training sowie ausreichend Entspannung. Studien konnten nachweisen, dass Frauen, die das beherzigten und eine stark pflanzenbasierte Ernährung zu sich nahmen, später in die Wechseljahre kamen als die eher ungesund lebenden Gleichaltrigen.

Wechseljahre und Alter

Der Abbau von Knochendichte und Muskelmasse schreitet beschleunigt voran, wenn Sie keine Gegenmaßnahmen ergreifen. Die Arterien verengen sich und weisen vermehrt Kalkablagerungen auf. Ganz besonders gravierend sind die Veränderungen durch die immer mehr zurückgehende Produktion und Ausschüttung der weiblichen Sexualhormone. Die Wechseljahre (Seite 196) mit all ihren möglichen Begleiterscheinungen setzen ein. Zudem sinkt die Zahl der Immunzellen und der Sinneszellen, die etwa für das Hören zuständig sind. Das bedeutet zum einen, dass die Infektanfälligkeit wächst, zum anderen, dass die Wahrnehmung von akustischen und auch optischen Eindrücken sinkt.

Aber keine Angst: Wenn Sie sich bemühen, körperlich und geistig fit zu bleiben, werden Sie mit 60 Jahren ein biologisches Alter wie unsere Vorfahren mit 40 Jahren haben, das stellten namhafte Wissenschaftler kürzlich fest. Und noch etwas Positives hat diese Lebensphase: Sie werden erfahrener, weiser, müssen weniger Verantwortung für andere übernehmen, sondern können es sich wirklich gönnen, mehr für sich selbst und ihre persönliche Entwicklung zu tun.

Medizin heute

Der Landarzt, der seine Patienten mitsamt ihrer Lebensgeschichte kennt, existiert nur noch im Fernsehen. Medizinischer Fortschritt ist gut, doch sollte die Technik nicht über allem stehen.

Der moderne Medizinbetrieb hat kaum Platz für Mitgefühl oder Menschlichkeit. Dafür fehlt schlicht die Zeit.

Technik und Kostendruck

Moderne Maschinen und Instrumente müssen regelmäßig gewartet und vor allem genutzt werden, damit sie sich rechnen. Das erfordert in Krankenhäusern eine straffe Organisation, die Arbeitsschritte minutiös in Tagespläne einteilt. Kliniken und Praxen spezialisieren sich. So geht der Blick auf das Individuum in seiner Gesamtheit verloren. Und: Hightech-Geräte müssen sich bezahlt machen. Das kann dazu führen, dass aus wirtschaftlicher Überlegung statt ausschließlich aus medizinischer Notwendigkeit Untersuchungen und Therapien bis hin zu Eingriffen durchgeführt werden.

Therapie statt Prophylaxe

Grundsätzlich muss man sagen, dass Mediziner in den westlichen Industrieländern erst auf den Plan treten, wenn jemand krank ist. Während in ländlichen Regionen Chinas Ärzte heute noch dann einen guten Ruf genießen, wenn ihre Patienten keinerlei Beschwerden bekommen, geht es in Europa ausschließlich darum, bereits vorhandene Gebrechen zu bekämpfen. Ein einfaches Beispiel: Obwohl eine Schreibtischarbeiterin mit Krankengymnastik und Massagen den Zustand ihrer Halswirbelsäule erheblich verbessern könnte, bewilligt die Krankenkasse nur sechs Anwendungen. Zahlt sie keine weiteren Behandlungen aus eigener Tasche, muss sie mit chronischen Schäden durch die permanente Fehl- und Überbelastung rechnen.

An der falschen Stelle gespart

Immer wieder ist im Zusammenhang mit dem Gesundheitswesen von einer Kostenexplosion die Rede. Die Gesundheitsausgaben in Deutschland beliefen sich 2017 auf rund 375,6 Milliarden Euro, 12 % des Bruttoinlandprodukts (Statistisches Bundesamt 2017). Damit überschritten sie erstmals die Marke von einer Milliarde Euro pro Tag. An erster Stelle standen mit 15 % die Herz-Kreislauf-Erkrankungen, an zweiter mit 13 % die psychischen. Dagegen belief sich der Anteil der Ausgaben für medizinische Reha und Vorsorge auf rund 2,6 % der gesamten Gesundheitsausgaben. Fast die Hälfte der Gesamtkosten wird gebraucht, um die immer älter werdenden Menschen medizinisch zu versorgen. Wiederum davon muss mehr als die Hälfte aufgewendet werden, um Herz-Kreislauf-Erkrankungen, Beschwerden des Bewegungsapparates, psychische Störungen und Erkrankungen des Verdauungstraktes zu behandeln. Die Kosten in all diesen vier Gruppen könnten durch günstigere vorbeugende Maßnahmen erheblich gesenkt werden.

Symptomen auf den Grund gehen

Bestimmt kennen Sie das selbst. Sie haben Kopfschmerzen und nehmen dagegen eine Tablette. Das hilft. Jedenfalls für den Moment. Wenn Sie sich nicht damit befassen, woher das Symptom kommt, wird es Sie immer wieder behelligen. In diesem Fall könnten Verspannungen dahinterstecken. Werden die gelöst, tritt der Schmerz erst gar nicht auf, und die Tabletten könnten eingespart und dem Organismus erspart werden.

IGeL-Leistungen

Leistungen, die Ihre Krankenkasse nicht vorsieht, nennt man IGeL-Leistungen (individuelle Gesundheitsleistungen). Das sind medizinische Vorsorge- oder Wunschleistungen, die Ihnen nach der Gebührenordnung für Ärzte berechnet werden. Manche können durchaus wichtig für Sie sein. Lassen Sie sich daher von Ihrem Arzt gründlich und schriftlich über die Kosten und die Konsequenzen der Untersuchungen aufklären.

Gegenbewegung

Wird nur ein Symptom behandelt, ist die Unzufriedenheit nicht weit. Immer mehr Patientinnen wünschen sich einen Arzt, der die Zusammenhänge erkennt, der weiß, wenn ein Problem zuerst in Angriff genommen wird, löst sich ein anderes unter Umständen von ganz allein. Verschiedene Heilmethoden aus der alten Volksmedizin mit jahrtausendealter Tradition oder auch neueren Datums, setzen hier an und schreiben Ganzheitlichkeit groß. Dazu gehören zum Beispiel Homöopathie, Anthroposophie oder auch die Traditionelle Chinesische Medizin. Einerseits etablieren sich diese Methoden heutzutage zunehmend, andererseits sind viele Frauen nicht zufrieden, wenn sie ausschließlich »alternativ« therapiert werden. Sowohl mit apparativen und Labormethoden als auch mit ganzheitlicher Anamnese soll der Arzt die Ursache ihrer Beschwerden finden. Wie so oft im Leben gilt auch im Gesundheitswesen: Der Mix macht's.

Den richtigen Behandler finden

Einige Begriffe gehen selbst bei Fachleuten manchmal durcheinander. Daher klären wir hier die Begrifflichkeiten.
Ein Homöopath kann ein Arzt oder ein Heilpraktiker sein. Er setzt zur Behandlung homöopathische Mittel ein.
Ein Heilpraktiker muss kein Homöopath sein, er kann auch mit Pflanzenarzneien arbeiten. Er hat nicht Medizin studiert, sondern eine 1–3-jährige Ausbildung gemacht. Schwerpunktmäßig beschäftigt er sich mit ganzheitlichen Methoden, die auf eine Unterstützung des Organismus abzielen und die Selbstheilungskräfte aktivieren sollen. Auch die Krankheitsvorsorge ist für ihn ein wichtiges Thema.
Ein Arzt für Naturheilverfahren tut dies auch, hat aber vorher mindestens 6–7 Jahre Medizin studiert und sich meist auch auf Teilgebiete spezialisiert. Während der Ausbildung hat er nur wenig von ganzheitlichen Methoden gehört, dafür ist er fit in der Krankheitsdiagnostik, der chirurgischen und medikamentösen Therapie. Naturheilverfahren und Homöopathie muss er während seiner Praxis- oder Kliniktätigkeit in zertifizierten Kursen lernen.
Im Anhang finden Sie eine Liste von Fachgesellschaften, über die Sie entsprechende Therapeuten in Wohnortnähe finden.

»Auch« statt »Entweder oder«

Integrative Medizin ist das Stichwort. Tatsächlich wünschen sich mehr als 80% der Frauen einen Arzt, der sich mit Naturheilverfahren auskennt. Doch sie wollen – oder können es sich aus Kostengründen nicht leisten – keinen, der sich darauf beschränkt. Der ideale Arzt der Zukunft begleitet die Frau gewissermaßen vom Kindes- bis in das Seniorenalter. Er klärt sie über die verschiedenen infrage kommenden Diagnose- und Therapiemöglichkeiten auf, erklärt ihr die Vor- und Nachteile der Leistungen, die sie zusätzlich haben kann, aber selbst bezahlen muss, und versetzt sie in die Lage, aktiv Gesunderhaltung zu betreiben und leichte Beschwerden selbst zu behandeln.

Wenn wir wollen, dass immer mehr Ärzte, nicht nur Frauenärzte, ihre Patientinnen als informierte Partnerinnen ernst nehmen, müssen wir dies deutlich machen. Das geht zum Beispiel, indem Sie sich einem Arzt anvertrauen, für den integrative Medizin kein Fremdwort ist.

Der kleine Unterschied

Frauen und Männer sind anders. Und zwar nicht nur, weil vielleicht die einen besser einparken und die anderen besser zuhören können. Auch körperlich biologisch unterscheiden sich die Geschlechter natürlich. Was eigentlich völlig selbstverständlich sein sollte, hat bisher nur in geringem Maße dazu geführt, dass Frauen und Männer aus unterschiedlichen Blickwinkeln betrachtet werden, wenn sie eine Arztpraxis betreten. Dabei beschränkt sich Frauenmedizin längst nicht auf Frauenleiden. Und geschlechtsspezifische Medizin meint nicht nur Erkrankungen der jeweiligen Geschlechtsorgane. Sie geht viel weiter. Ein Beispiel: Männer sind generell eher Vorsorgemuffel und schlucken lieber eine Tablette als ihren Lebensstil zu

Rein biologische Unterschiede

- Der Chromosomensatz ist anders, Frauen haben XX, Männer XY.
- Männliche und weibliche Hormone sind in unterschiedlicher Gewichtung vorhanden.
- Der Stoffwechsel funktioniert anders.
- Gewicht und Umfang der inneren Organe und des Gehirns unterscheiden sich.
- Die Gehirnaktivität ist unterschiedlich.
- Knochen- und Gefäßdicke weichen ebenso voneinander ab wie der Umfang der Muskelmasse.

überdenken. Sie müssen also ganz anders an Verhaltensänderungen herangeführt werden. Oder: Frauen nehmen Schmerzen anders wahr als Männer. Trotzdem wird bisher zu wenig unterschieden. Das wird deutlich, wenn man bedenkt, dass bestimmte Medikamente nicht oder kaum an Frauen getestet werden. Ein noch sehr junger Zweig der Medizin, die sogenannte Gender-Medizin (Gender, engl.: Geschlecht) befasst sich genau mit diesen Unterschieden und setzt sich zum Ziel, sie zum Wohle beider Geschlechter in Zukunft mehr zu berücksichtigen.

Wieso Frauen anders krank sind

Es fängt mit den Genen an und hört bei den Hormonen auf, könnte man sagen. Zum Thema Gender-Medizin gibt es eigene Bücher, die ich Ihnen sehr empfehlen kann. Schon folgender kleiner Überblick dürfte allerdings klar machen, warum gleiche Diagnostik und Therapie nicht zum gleichen Erfolg führen kann.

Hinzu kommen Faktoren der Umwelt. Früher wurde die Arbeitswelt von Männern dominiert. Heute stehen auch Frauen »ihren Mann«, versorgen nicht selten allein eine Familie. Damit kommen Anforderungen und Belastungen auf sie zu, die noch vor 50 Jahren fast ausschließlich Männer krank gemacht haben. Und auch vermeintlich typisch männliche Verhaltensweisen werden zunehmend übernommen, unangenehme Konsequenzen inklusive. Der wachsende Konsum von Zigaretten und Alkohol bei Frauen schon in jungen Jahren ist nur ein Beispiel dafür.

Trotzdem haben Frauen und Männer auch heute noch beispielsweise eine sehr unterschiedliche Art zu kommunizieren. Während sie sich ausführlicher mitteilen will, bringt er – übertrieben gesagt – kein Wort heraus. Kommunikation ist keine Einbahnstraße. Nicht nur die Art sich auszudrücken, unterscheidet sich, sondern auch das, was bei dem Gegenüber ankommt. Daraus resultieren Fehldiagnosen und auch Fehler in der gewählten Therapie.

Fazit für die Patientin

Sie haben jetzt einen Überblick über die heutige Situation der Medizin und damit über Ihre Situation als Patientin. Nun ist es an Ihnen, das Beste daraus zu machen.

Fühlen Sie sich aufgefordert, selbst Verantwortung für sich und Ihre seelische und körperliche Gesundheit zu übernehmen!

Selbstinformation und -verantwortung

Damit ist nicht gemeint, dass Sie sich selbst diagnostizieren und behandeln sollen. Es geht vielmehr darum, dass Sie erkennen: Auch in der Medizin gibt es nicht immer richtig und falsch. Es gibt nur: für Sie ideal oder für Sie eher nicht geeignet. Darum sollten Sie an Entscheidungen weitestgehend beteiligt sein. Das funktioniert aber nur, wenn Sie auch wissen, wovon die Rede ist. Magazine, wie die Apotheken Umschau oder Ratgeber von Fachgesellschaften und Selbsthilfegruppen helfen Ihnen, auf einem aktuellen Stand zu sein.

Wenn Sie speziell Naturheilkunde und Homöopathie nutzen wollen, dann werden Sie Mitglied bei Natur und Medizin, der Fördergemeinschaft der Karl und Veronica Carstens-Stiftung (https://www.naturundmedizin.de). Dort erhalten Sie fundierte Informationen zur Wirksamkeit von naturheilkundlichen Verfahren und werden über Möglichkeiten und Grenzen der alternativen Medizin aufgeklärt. Regelmäßig erscheinen Patientenratgeber, die Zeitschrift »Natur und Medizin« und die Informationsserie »Kompass Komplementärmedizin«. Mit den Mitgliederbeiträgen und Spenden an Natur und Medizin wird die Forschungsarbeit der Carstens-Stiftung zu Naturheilverfahren und Homöopathie finanziert. Gleichzeitig profitiert Natur und Medizin von deren wissenschaftlicher Kompetenz.

Die zweite Meinung

Wenn es um Information und Verantwortung geht, ist eine einzige Ärztemeinung manchmal nicht genug. Sie sollen nicht ermutigt werden, bei leichten Erkrankungen immer mehrere Ärzte aufzusuchen, was zu höheren Kosten aber bestimmt nicht zu einem besseren Resultat führen würde. Geht es aber um schwerwiegendere Dinge, ist es sehr oft sinnvoll, mindestens eine zweite Meinung einzuholen. Nicht jeder Mediziner hat mit allen Bereichen des menschlichen Körpers oder der Seele im gleichen Maß Erfahrungen. Und zuletzt gibt es einfach Diagnosen, die auch einen gestandenen Arzt herausfordern. Die Auswertung einer Mammografie etwa verlangt viel Erfahrung und ist dennoch nicht einfach. Deshalb ist es sinnvoll, wenn die Röntgenaufnahmen der Brust immer von zwei Fachleuten unabhängig voneinander betrachtet werden. Sollten die Diagnosen nicht übereinstimmen, wird eine dritte Meinung eingeholt.

Sie sollten sich um eine zweite Meinung kümmern, wenn:

- Sie dem Arzt, der die Diagnose gestellt hat, nicht vertrauen;
- Ihnen nicht genug über die Anzeichen, die zu der Diagnose geführt haben, und die weitere Vorgehensweise erklärt wurde;
- die Diagnose so schwerwiegend ist, dass sie ernste Konsequenzen für Ihr Leben hat;
- es sich um eine eher seltene Erkrankung handelt, und Sie wissen, dass es dafür Spezialisten gibt, die Sie konsultieren können.

Stimmen zwei Ärztemeinungen nicht überein, hadern Sie nicht mit der Entscheidung, wem Sie glauben und vertrauen sollen, sondern holen Sie sich ruhig auch noch eine dritte Einschätzung ein.

Die Dinge im Griff

Sind Sie ernsthaft erkrankt, dann sammeln Sie alle Arztbefunde und notieren Sie sich, wann bei Ihnen welche Untersuchungen gemacht worden sind und welche Medikamente (auch naturheilkundliche und Nahrungsergänzungen) Sie eingenommen haben. Bedenken Sie: Es geht um Ihre Gesundheit, und Sie wollen das Heft in der Hand behalten, Sie sind Ihre eigene Gesundheitsmanagerin!

Und noch etwas: Rechnen Sie damit, dass Ihr Arzt viele der ganzheitlichen Methoden, über die ich Sie in diesem Buch informieren werde, nicht kennt oder nichts von ihnen hält. Lassen Sie sich nicht entmutigen. Leider ist heute das Medizinstudium noch nicht ganzheitlich ausgerichtet, und die Studierenden und jungen Ärzte erfahren wenig über Naturheilkunde und Homöopathie.

Vorsorge treffen

Wenn es darum geht, gesund zu bleiben oder schnell wieder völlig gesund zu werden, übernimmt die richtige Vorsorge eine Schlüsselrolle.

Vorsorge teilt sich in zwei Bereiche auf: entsprechende Untersuchungen und Impfungen. Leider gehen die Meinungen darüber, was sein muss, was hilft und was sogar schadet, weit auseinander.

Von einer Vorsorgeuntersuchung ist dann die Rede, wenn ohne vorliegende Beschwerden eine Routineuntersuchung erfolgt. Sie dient dem Zweck, Erkrankungen bereits in einem frühen Stadium zu entdecken, in dem sie sich noch nicht bemerkbar machen aber deutlich höhere Heilungschancen aufweisen als später. Ein Teil der Untersuchungen wird von den Krankenkassen bezahlt, ein Teil, meist modernere Methoden, wird Ihnen Ihr Arzt als IGeL-Leistung (Seite 18) anbieten.

Empfohlene regelmäßige Untersuchungen

Ab 20 Jahren:
Die Genitaluntersuchung zur Krebsfrüherkennung mit dem sogenanntem Pap-Abstrich vom Muttermund und dem Zervikalkanal erfolgt jedes Jahr. Lassen Sie sich von Ihrem Frauenarzt über die seit 2020 neu geltenden Richtlinien zu Pap-Abstrich und HPV-Test aufklären. Außerdem können sich Frauen von 20–25 Jahren pro Jahr einmal auf eine Chlamydieninfektion untersuchen lassen.

Ab 30 Jahren:
Das Abtasten der Brust zur Brustkrebsfrüherkennung erfolgt jedes Jahr. Auch die Untersuchung der Haut zur Hautkrebsvorsorge sollten Sie jedes Jahr machen lassen.

Ab 35 Jahren:
Ab 2020 besteht nur noch alle 3 Jahre Anspruch auf einen Pap-Abstrich, der aber kombiniert wird mit einem HPV-Test (Papillomaviren). Diese Kombination wird als Ko-Test (ausführlich im Kap. »Gebärmutterhalskrebs« Seite 317) bezeichnet. Außerdem sollten Sie alle 3 Jahre den »Gesundheits-Check-up« machen (Urinuntersuchung, Blutdruck, Blutfette, Blutzucker), damit mögliche Herz-Kreislauf- und Stoffwechselerkrankungen rechtzeitig erkannt werden.

Ab 45 Jahren:
Der chemische Schnelltest auf Blut im Stuhl zur Darmkrebsfrüherkennung empfiehlt

sich jedes Jahr. Außerdem können Sie sich einmalig auf die sogenannte Eisenspeicherkrankheit, eine Stoffwechselerkrankung, untersuchen lassen.

Ab 50 Jahren:
Die Einladung zum Mammografie-Screening erfolgt alle 2 Jahre bis zum Alter von 70.

Ab 55 Jahren:
Machen Sie die Darmspiegelung zur frühen Erkennung von Darmkrebs zweimal im Abstand von 10 Jahren.

Zusätzliche Untersuchungen auf eigene Kosten

Hierzu zählen z. B. spezielle Ultraschalluntersuchungen, erweiterte Blutuntersuchungen zur Risikoabschätzung von Herz-Kreislauf- und Krebserkrankungen sowie Spezialuntersuchungen zum Osteoporoserisiko, Bluttests auf Mikronährstoffe.

Impfungen

Das Ziel von Impfungen ist klar: den Einzelnen und die Gemeinschaft vor einer ansteckenden Krankheit schützen sowie in einem bestimmten Gebiet oder schließlich sogar weltweit einen Erreger ausrotten. Dafür aktualisiert die Ständige Impfkomission (STIKO) des Robert Koch-Instituts in Berlin jedes Jahr ihre Impfempfehlungen. Hier eine kurze Zusammenfassung.

Zur Zeit werden Kinder ab dem 2. Lebensmonat bis zum Ende des 2. Lebensjahres gegen 13 verschiedene Erkrankungen geimpft: Rotaviren, Diphtherie, Keuchhusten, Tetanus, Kinderlähmung, Hämophilus influenzae Typ B (kurz Hib genannt), Hepatitis B, Pneumokokken, Meningokokken, Masern, Mumps, Röteln und Windpocken. In diesem Zeitraum sind 2–4 Wiederholungsimpfungen erforderlich, damit das Immunsystem genügend trainiert wird und Abwehrstoffe für einen möglichen Kontakt bereitstellt. Neben den Einfachimpfstoffen sind bis zu Sechsfachkombinationen möglich.

Das rät die Ärztin

Einzelimpfstoffe bevorzugt

Grundsätzlich sind Kombipräparate, die gegen mehrere Erreger »auf einen Schlag« impfen, natürlich praktisch. Leider besteht dabei die Gefahr, dass die Immunantwort auf den einzelnen Impfstoff unter Umständen nicht hoch genug ausfällt. Auch das Risiko von Nebenwirkungen kann sich dadurch erhöhen.

Grundsätzlich sind Impfungen mit guter Verträglichkeit und seltenen Nebenwirkungen bei ernsten oder gar potenziell tödlich verlaufenden Erkrankungen, wie Tetanus, Diphtherie oder Kinderlähmung, natürlich ein Segen. Leider können durch den Impfstoff selbst oder durch Begleitstoffe auch Nebenwirkungen hervorgerufen werden, beispielsweise örtliche Reaktionen oder Fieber oder sogar Erkrankungen des Immun- und des Nervensystems, Rheuma oder Zuckerkrankheit. Diskutieren Sie darum mit Ihrem Kinderarzt zum Beispiel über den Zeitpunkt der einzelnen Impfungen. Jedes Kind ist anders und reagiert auch anders. Besonders wenn Ihr Kind bereits Hinweise auf Erkrankungen hat, etwa Neurodermitis, wägen Sie Vor- und Nachteile der einzelnen Impfungen gut ab. Besprechen Sie eine Impfung gegen Mumps, Röteln und

Masern kurz vor der Pubertät, wenn durch eine Blutuntersuchung gesichert ist, dass diese Erkrankungen nicht bereits unbemerkt abgelaufen sind. Bedenken Sie, dass ein Erkranken an einer sogenannten Kinderkrankheit durch Abklingen des Impfschutzes (in der Regel nach 6–10 Jahren) in höherem Alter auftreten und dann einen schwereren Verlauf mit Komplikationen haben kann. Impfungen, wie gegen Hepatitis B oder Windpocken sind eigentlich nur bei Kindern mit bestimmten chronischen Erkrankungen oder im Zusammenhang mit einer besonderen familiären Situation notwendig. Über die HPV-Impfung lesen Sie ausführlich in Kap. Gebärmutterkrebs, Seite 317.

Erkundigen Sie sich, ob der verwendete Impfstoff Quecksilber enthält (Thiomersal/Thimerosal), das für Gehirnschädigungen und Autismus verantwortlich sein könnte. Aluminiumhydroxyd, das in fast jedem Impfstoff enthalten ist, wird verdächtigt, Nervenentwicklungsstörungen und Autoimmunerkrankungen hervorzurufen.

Machen Sie sich klar, dass die Entscheidung für oder gegen eine Impfung nach der Beratung durch den Arzt bei Ihnen liegt! Gegen Zwangsimpfungen sollten wir uns mit aller Kraft wehren. Leider wurde 2020 die Masern-Zwangsimpfung gesetzlich festgelegt.

Für Erwachsene wird die Auffrischimpfung gegen Wundstarrkrampf und Diphtherie alle 10 Jahre empfohlen. Weitere nötige Impfungen sind die gegen durch Zecken übertragene Gehirnentzündung (FSME) und – falls Sie Fernreisen machen – die gegen Hepatitis A. Erkundigen Sie sich vor Fernreisen in einem Tropeninstitut, ob weitere Vorsorgemaßnahmen für Ihr Reiseziel angebracht sind. Über 60-Jährigen wird die Pneumokokken- und Grippeimpfung empfohlen. Allerdings mehren sich die Hinweise, dass deren Wirkung überschätzt worden ist, weil der ältere Organismus offenbar nicht mehr genügend auf die Impfung reagiert. Inzwischen stehen spezielle Impfstoffe auch für ältere Menschen zur Verfügung, die eine verstärkte Immunantwort auslösen sollen. Relativ neu ist die Impfung gegen Herpes zoster (Totimpfstoff, zweimalig im Abstand von 2–6 Monaten).

Manchmal können Impfungen Beschwerden oder andere Krankheiten auslösen. Beobachten Sie sich und informieren Sie Ihre Ärzte. In der Naturheilkunde und Homöopathie gibt es wirksame Mittel gegen die Impffolgen.

Teil 2

Die 6 Säulen der Gesundheit

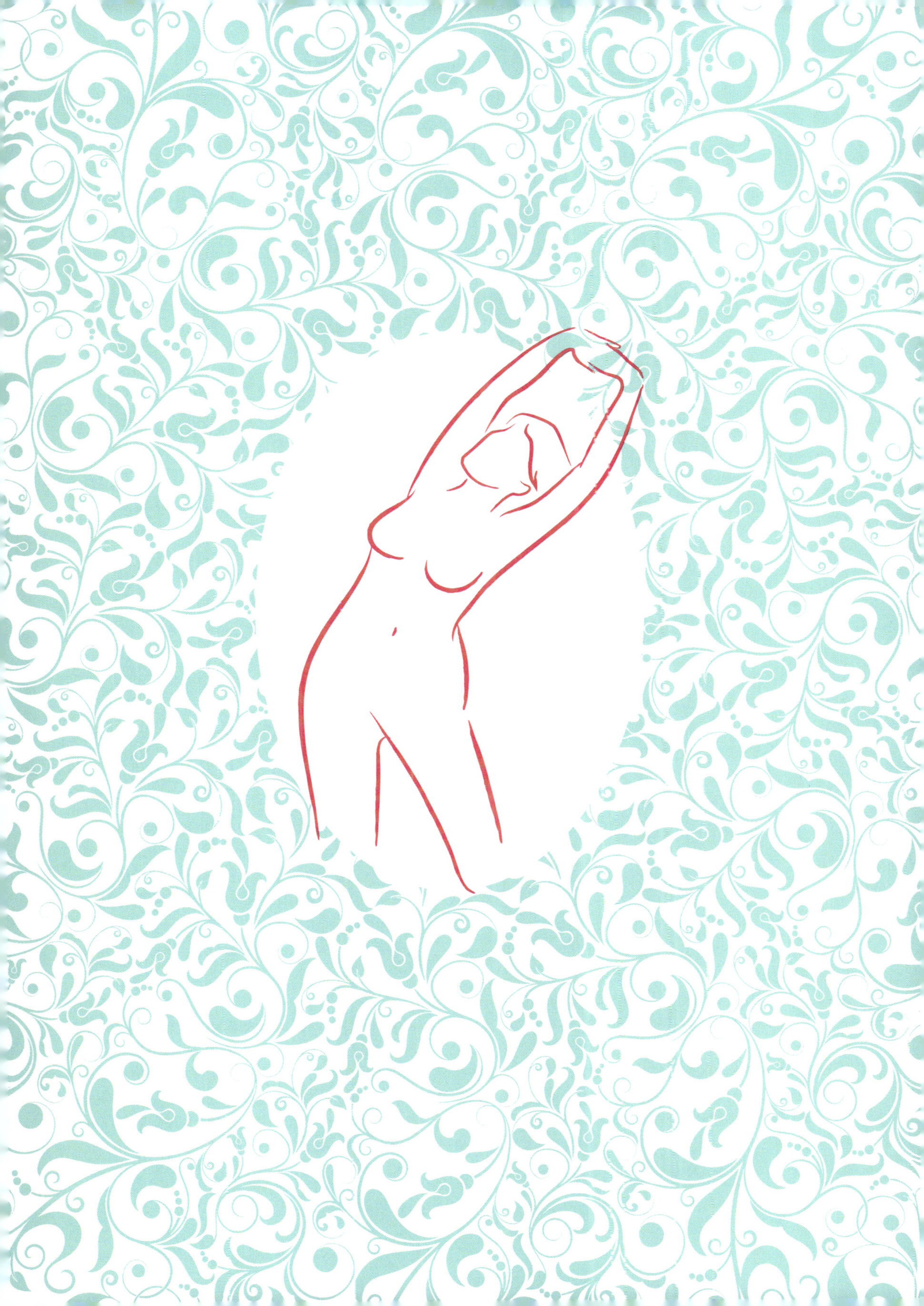

Umwelt

Die Umwelt hat sich in den letzten rund 150 Jahren extrem verändert. Umweltschadstoffe haben dramatisch zugenommen. Das hat auch Einfluss auf den Menschen.

Kein Wunder, dass Asthma, Neurodermitis, Herz-Kreislauf-Erkrankungen, Krebs und Depression auf dem Vormarsch sind. Aber nicht nur Kinder und Erwachsene leiden unter diesen chronischen Zivilisationskrankheiten, sondern bereits die Ungeborenen.

Negative Einflüsse

Industriechemikalien und Pestizide haben sich in der Natur angereichert. Über Wasser, Nahrung und Luft nehmen wir sie auf, ohne dass unser Körper es spürt. Feinster Staub gelangt über die Lungenbläschen in den Blutkreislauf, aus Getränken und Lebensmitteln nimmt der Darm Gifte auf, und auch über die Haut dringen sie ein.

Inzwischen hat die Wissenschaft herausgefunden, dass Umweltgifte Veränderungen an den Erbträgern bewirken können, die Stoffwechselstörungen verursachen, sogenannte Epigenetik. Über die Eizelle oder das Spermium werden die veränderten Gene an die nächsten Generationen weitergegeben, die früher und schwerer erkranken. Das gilt auch für die Gifte im Zigarettenrauch! Um sich wenigstens teilweise schützen zu können, hilft nur genügend Wissen und Energie, notwendige Änderungen im Lebensstil und im eigenen Umfeld durchzusetzen.

Sie rauchen, sitzen den ganzen Tag in einem Büro, in dem viele elektrische Geräte laufen, und wohnen nahe einer Hochspannungsleitung? Dann sind Sie vielen negativen Einflüssen gleichzeitig ausgesetzt. Nehmen Sie die Auswirkungen der Gefahrenstoffe – von Holzschutz- bis Insektenvernichtungsmitteln – nicht auf die leichte Schulter. Sie können unter anderem zu Sterilität, Zyklusstörungen, Akne, ständig wiederkehrenden Infektionen, Autoimmunerkrankungen, Fettleibigkeit, multipler Chemikalien-Sensibilität, Burn-out, Verhaltensauffälligkeiten bis hin zu Alzheimer führen.

Elektrosmog

Von Smog spricht man, wenn Rauch und Abgase einen dichten Nebel bilden. Ihn kann man sehen. Unter Elektrosmog werden elektrische, magnetische und elektromagnetische Felder zusammengefasst, die von fließendem Strom, Funkwellen (WLAN, Bluetooth), Radaranlagen, Induktionskochfeldern oder auch Mikrowellengeräten kommen. Auf Basis der bisherigen Informationen ist durch den Aufbau von 5G (die fünfte Generation des Mobilfunks) mit einer weiteren, und zwar erheblichen, schon derzeit vielerorts zu intensiven Hochfrequenzexposition der Bevölkerung zu rechnen. Die fernablesbaren Funkzähler und das »smarte« Haus sind weitere Problemfelder. Wir sehen diese Strahlung nicht, trotzdem umgibt sie uns. Ob und inwieweit sie die Gesundheit gefährden, wird nach wie vor kontrovers diskutiert. Als Umweltmedizinerin und Naturheilkundeärztin weiß ich, dass gerade hochfrequente elektromagnetische Felder (HF-EMF-) Wellenlängen haben, die in derselben Größenordnung liegen, mit der sich unsere Körperzellen gegenseitig informieren. Über 500 Studien belegen inzwischen die Wirkungen von HF-EMF auf biologische Systeme. Die schon jetzt beunruhigend zunehmenden Auswirkungen hochfrequenter Felder, auch auf immer jüngere Menschen, können sein:

- Schlafstörungen
- allgemeine Erschöpfung
- Kopfschmerzen oder Schmerzzustände in anderen Körperbereichen
- Sehstörungen
- Schwindel
- Brechreiz
- Denk-, Konzentrations-, Lern- und Gedächtnisstörungen
- Ohrenschmerzen und Ohrgeräusche
- Bluthochdruck
- Herzrhythmusstörungen
- Nervosität, Gereiztheit oder depressive Verstimmung
- Burn-out
- Angst bis hin zu Panikattacken
- Unfruchtbarkeit
- Tumorbildung

Große Vorsicht bei Handys und WLAN!

Wenn Studien auch immer wieder behaupten, Handystrahlung sei nicht schädlich, gibt es doch genügend Hinweise auf das Gegenteil. Deshalb:

- Sie sind nicht für Kinder unter zwölf Jahren geeignet, da deren Schädelkalotte noch nicht so dick ist wie bei Erwachsenen.
- Nie im Schlafzimmer nutzen.
- Nicht in der Hosentasche transportieren und möglichst immer Freisprechanlagen benutzen, um Abstand zum Körper zu halten.
- Schränken Sie die Nutzung grundsätzlich ein.
- Während Auto- und Zugfahrten ausschalten, da die unterschiedlichen Signalstärken zu Leistungserhöhungen des Geräts und damit zu höherer Belastung führen.
- Reduzieren Sie die »hausgemachte« Strahlung. Schalten Sie WLAN zumindest nachts total ab.

- oxidativer Zellstress
- DNA-Brüche
- Genveränderungen
- und vieles mehr

Dass Studien einander widersprechen, ist nicht verwunderlich, erstens treten die Effekte erst sehr verzögert ein, sodass es sich um Langzeitstudien handeln muss. Zweitens ist extrem schwer nachweisbar, welchen Anteil der Elektrosmog an diversen Beschwerden hat. Und schließlich ist jeder Organismus unterschiedlich empfindlich.

Pestizide

Pestizide sind chemische Substanzen, die eingesetzt werden, um Pflanzen vor Schädlingen zu schützen. Dabei gibt es zwei erhebliche Risiken. Zum einen lagern sie sich in den Pflanzen selbst ab und gelangen durch Verzehr in den menschlichen Organismus. Einige von ihnen sind nachgewiesenermaßen krebserregend! Zum anderen belasten sie auch Nützlinge. Ganze Bienenvölker sterben zum Beispiel durch Pestizide. Leider können Sie sich nicht darauf verlassen, dass bestehende Grenzwerte Ihnen ausreichenden Schutz bieten. Der Einfluss derer, die an hohen schnellen Erträgen viel Geld verdienen, ist zu groß. So ist es bedauerlicherweise Tatsache, dass zulässige Mengen heute wieder höher liegen als vor einigen Jahren. Und zusätzlich werden Holz, Möbel oder Kleidung mit Pestiziden behandelt, sodass Sie sie über die Luft oder Haut in den Körper aufnehmen.

Hormonaktive Umweltgifte

In den letzten 20 Jahren hat unser Wissen über die Hormonwirkung von Umweltgiften zugenommen. Es ließ sich nicht mehr leugnen, dass Missbildungen und Hormonstörungen, die bei Tieren beobachtet wurden, auch bei Menschen zunahmen. Experten gehen davon aus, dass von den etwa 85.000 synthetischen Chemikalien etwa 1000 endokrin disruptive Chemikalien (EDC) sein könnten. Da diese vor ihrer Zulassung nicht umfassend auf ihre Unbedenklichkeit getestet wurden, besteht über den genauen Anteil große Unsicherheit. Zu den bekanntesten endokrinen Disruptoren zählen Pestizide, Schwermetalle, Industriechemikalien, Kosmetika und natürlich die Hormone, die wir über tierische Lebensmittel aufnehmen.

EDC können auf vielfältige Weise den Hormon-Stoffwechsel beeinflussen: Sie können an die Hormon-Rezeptoren der Zellen andocken, die eigentlich für die körpereigenen Hormone gedacht sind. Das können die Östrogen- oder Androgen-Rezeptoren sein, aber auch andere, die Informationen von außen an die Zelle übertragen. Sie können den Aufbau und Abbau körpereigener Hormone und deren Ausscheidung beeinflussen und eine Vielzahl von Genen an- und abschalten. Das Tückische dabei ist, dass sich EDC im Körper anhäufen können, auch wenn die Konzentrationen sehr niedrig erscheinen mögen, und dass sie als Giftcocktail sehr viel stärker belasten können, als wenn es nur ein einzelner Stoff wäre. Und meistens ist es sehr schwierig, eine typische Wirkung herauszufinden, sodass man, außer vielleicht in der Arbeitsmedizin, selten eine Krankheit einem bestimmten Gift zuschreiben kann.

Immerhin ist heute unbestritten, dass durch den Einfluss von EDC Folgendes beim Menschen zugenommen hat:

- unerfüllter Kinderwunsch
- Fehl- und Totgeburten

- schlechtes Spermiogramm mit herabgesetzter männlicher Fruchtbarkeit
- verfrühte Pubertät
- Missbildungen der Genitalorgane
- vorzeitiger Eintritt der Menopause
- hormonabhängige Krebsarten (Brust-, Gebärmutterschleimhaut-, Hoden-, Prostatakrebs)
- Diabetes mellitus
- metabolisches Syndrom
- Verhaltensauffälligkeiten

Besondere Sorgfalt ist bei Kinderwunsch und in der Schwangerschaft geboten, denn die meisten Gifte können ganz leicht die Plazenta passieren und Ihr Baby belasten. Da dessen Leber und Entgiftungssysteme aber noch nicht reif sind, kann es sich weniger schützen als der Erwachsene. Während des Wachstums in der Gebärmutter werden die Weichen für seine Zukunft gestellt, sodass es nicht verwunderlich ist, wenn in großen Studien nachgewiesen werden konnte, dass Bluthochdruck, Diabetes, Allergien und Autoimmunerkrankungen nach Umweltbelastungen in der Schwangerschaft lebenslang häufiger sind als bei den weniger belasteten Kindern.

Schwermetalle

Es gibt Schwermetalle, die in Spuren im Körper vorhanden sind und sein müssen. Man spricht von Spurenelementen. Dazu gehören beispielsweise Kupfer und Zink. Weitere Schwermetalle sind Blei, Kadmium, Quecksilber oder auch Nickel. Problematisch wird es, wenn zu viel von einem Metall im Körper vorkommt, oder sich dort eines anreichert, das überhaupt nicht in den Körper gehört. Das geschieht durch die Nahrung, die bereits belastet ist: Fisch ist mit Quecksilber, Fleisch mit Kadmium belastet. Mit dem Trinkwasser nehmen wir Uran und Blei auf und Zahnfüllungen werden immer noch aus Amalgam gemacht, das zur Hälfte aus Quecksilber besteht. Zusätzlich gelangen aus der Luft und durch Berührung mit Kunststoffen und veredelten Metallen Schwermetalle in den Körper. Ein sogenanntes Biomonitoring, das verschiedene Labore anbieten und das Sie selbst bezahlen müssen, gibt Aufschluss über Ihre persönliche Belastung. Lassen Sie sich mit dem Ergebnis bei Bedarf über eine Ausleitung und Lebensumstellung beraten.

Tattoos

Bei Jung und Alt erfreuen sich Tattoos großer Beliebtheit. Die körperfremden, allergenen und toxischen Tattoo-Gemische können neben anorganischen und organischen Pigmenten auch Trägerflüssigkeiten, Substanzen zur Viskositäts-Einstellung, Konservierungsstoffe oder Lösungsmittel enthalten. Außerdem Schwermetalle (Nickel, Blei, Arsen, Kadmium), Leichtmetalle (Aluminium), Phthalate und diverse Verunreinigungen. Diese Partikel werden über die Lymphe in die Lymphknoten transportiert, die gereizt und schmerzhaft reagieren können. Von dort aus sind bereits nach 6 Wochen schon etwa ein Drittel der injizierten Substanzen im Körper verteilt.

Bei Tattoos im Genitalbereich werden gehäuft Veränderungen der Haut- und Schleimhäute festgestellt: Neigung zu Kondylomen, Lichen sclerosus, wiederkehrenden Scheideninfektionen, aber auch knotige Verhärtungen bis hin zu Vulvakrebs. Bei Tattoos im Brust- und Axillarbereich kann es ebenfalls zu schmerzhafter Lymphopathie kommen, ein Einfluss dieser giftigen Substanzen auf das Brustkrebsrisiko ist bisher nicht ausgeschlossen. Unter Umständen kann durch Tätowierungen die Präventions-

und Rezidiv-Diagnostik von einem Mammakarzinom erschwert werden.

Viele tätowierte Frauen haben auch eine gesteigerte Tendenz zu Sonnenallergie mit erhöhter Lichtempfindlichkeit. Sie bekommen nicht nur unmittelbar im Bereich ihrer Tätowierungen, sondern auch an anderen lichtexponierten Körperstellen Hautprobleme, vor allem allergische Exantheme, Inflammationen, Ödeme, Pruritus etc.

Industriechemikalien

Dioxine entstehen bei Verbrennungsprozessen und bei der Herstellung verschiedener Substanzen, die in der Industrie Verwendung finden. Obwohl es nur winzige Mengen sind, sind sie hochgefährlich, da sie im Fettgewebe gespeichert werden und von dort aus alle Organe schädigen können. Inzwischen sind es täglich eine Fülle anderer Stoffe, die wir aufnehmen und nicht mehr ausscheiden können: Flammschutzmittel aus dem Computer, Benzpyren aus dem Zigarettenrauch, Weichmacher aus Plastikflaschen, Lebensmittelverpackungen und Duftstoffen. Für viele Gifte ist gesichert, dass sie das Erbgut schädigen, bei Kindern Fehlbildungen hervorrufen und zur Krebsentstehung beitragen können. Viele von ihnen haben auch eine Hormonwirkung und agieren im Körper wie ein Östrogen oder Testosteron. Deshalb können auch Menstruationsstörungen, Fehlgeburten und bestimmte Formen von Brustkrebs (oder beim Mann Prostatakrebs) mit Umweltgiften zusammenhängen.

Entgiften ist zwar leicht gesagt, funktioniert aber bei vielen Giften gar nicht, da sie fest an das Fett gebunden sind, und zwar überall im Körper, wo Fett ist, und das ist in jeder Zellmembran. Verhütung von Giften ist deshalb oberstes Gebot.

Pestizide und hormonaktive Umweltgifte vermeiden

Ernährung

- Kaufen Sie Bio-Produkte! Hier ist die Chance am größten, rückstandfreies Obst und Gemüse zu bekommen. Wenn Sie im Supermarkt kaufen, dann in einem, der freiwillig unter den gesetzlichen Vorgaben bleibt.
- Essen Sie Obst und Gemüse der Saison. Wenn Sie im Januar Erdbeeren kaufen, können Sie sicher sein, dass diese stärker behandelt wurden als die heimischen im Juni. Frische Produkte sind immer erste Wahl. Greifen Sie zur Not lieber zu Tiefkühlkost oder getrockneten Produkten statt zu Konserven.
- Achten Sie auf die Herkunft. Produkte aus Süd- und Osteuropa sind besonders stark belastet.
- Waschen Sie Obst und Gemüse unter fließendem Wasser, um wenigstens einen geringen Teil der Schadstoffe zu entfernen. Zwar gehen wasserlösliche Vitamine zum Teil verloren und auch die Nährstoffe, die in der Schale stecken, jedoch überwiegt inzwischen offenbar der Vorteil der »Entgiftung«. Noch wirksamer ist, wenn Sie Obst mit fester Schale und Gemüse 5–10 Min. in Wasser einweichen, dem Sie Natron zugefügt haben (1 TL pro Liter), dann klar nachspülen und trocken reiben. So vorbehandelt dürfen Sie es mit Schale genießen.
- Entfernen Sie die äußeren Blätter von Salat und Kohlgemüse.
- Vegetarier sind weniger mit Pestiziden und Umweltgiften belastet als Mischköstler. Dies liegt unter anderem daran, dass

viele Gifte im tierischen Fett konzentriert werden.

- Beim Rösten, Braten oder Frittieren entsteht leicht Acrylamid. Garen Sie nicht mit höchsten Temperaturen oder nur kurz mit hohen Temperaturen, und verzichten Sie auf Chips und Pommes frites sowie andere frittierte Speisen.
- Auch Trinkwasser ist normalerweise belastet, deshalb sollten Sie sich bei Ihrem Wasserversorger erkundigen, woher Ihr Wasser kommt und wie es aufbereitet wird. Wenn Sie sich aber vorstellen, dass man heute davon ausgehen muss, dass im Trinkwasser mehrere Millionen Verbindungen und Stoffe sind, für die zum Teil noch Nachweismethoden fehlen, und dass diese Untersuchungen sehr teuer sind, dann wird klar, dass wir kein sauberes Trinkwasser erwarten dürfen. Medikamentenrückstände, Hormone, Pestizide, Schwermetalle u. a. werden nicht untersucht und nicht vor Ihrem Wasserhahn herausgefiltert! Im Zweifelsfalle gehen Sie auf Nummer sicher, wenn Sie zumindest für die Küche ein Filtersystem erwerben, das Schadstoffe verringert oder sogar entfernt, nach Möglichkeit in Kombination mit einem System, das auch Viren entfernt.

Wohnung, Kleidung, Pflanzenschutz

- Verzichten Sie in Ihrer Wohnung auf Teppiche und Polstermöbel, die gegen Mottenfraß behandelt sind. Selbst das angeblich so natürliche Chrysanthemengift (Pyrethrum und seine chemischen »Verbesserungen«) ist für Menschen ein Nervengift. Auch in Ihrem Kleiderschrank haben diese Gifte nichts zu suchen. Wählen Sie gesunde Alternativen, wie Lockstoffe, Lavendel, Zedernholz.
- Ehe Sie Ledermöbel kaufen, erkundigen Sie sich, wo sie hergestellt wurden. Häufig sind sie mit Pestiziden oder giftigen Metallen imprägniert. Wie es scheint, lagern sich Wohngifte in den Riechnerven oberhalb der Schneidezähne ab. Zusammen mit der Wirkung der Zahngifte scheint das zu einer Hirnschädigung führen zu können, die mit der Alzheimer-Erkrankung vergleichbar ist.
- Bei den Holzschutzmitteln handelt es sich ebenfalls um Gifte, die auch nach 20 Jahren noch ausdünsten. Achten Sie bei Farben grundsätzlich darauf, dass sie keine schädlichen Stoffe ausgasen. Leider ist weder die Bezeichnung Bio- noch Naturfarbe geschützt und damit klar definiert. Suchen Sie daher nach den Begriffen aromaten- und lösungsmittelfrei. Bei Wandfarben finden Sie relativ leicht das Richtige, wenn Sie nach dem Umweltzeichen Blauer Engel sehen. Bei Lacken hilft Ihnen das nicht so viel, denn die dürfen trotz des Blauen Engels bis zu 10 % Lösemittel enthalten. Ist ein Farbrest kompostierbar, können Sie von einer unbelasteten Naturqualität ausgehen.
- Sind Ihre Zimmerpflanzen verlaust, gehen Sie vorsichtig mit Läusekillern um. Statt eines Sprays, das Sie dann selber einatmen, benutzen Sie lieber verdünntes Spülmittel, sorgen Sie für einen besseren Standort, versuchen Sie es mit Bach-Blüten, und wenn gar nichts mehr hilft, lieber entsorgen. Verzichten Sie auch auf den Einsatz von Insektenvernichtern in Ihrem Garten.
- Haben Sie mal überlegt, wie lange Sie jeden Tag aus Ihrer Kleidung Gifte über die Haut und die Riechnerven aufnehmen? Was für die Kosmetik gilt, gilt auch für die Kleidung. Achten Sie auf Prüfzeichen wie »Naturtextil« oder »Öko-Tex Standard 100«. Wählen Sie Bio-Baumwolle oder

Seide aus biologischer Seidenraupenzucht. In den Kleidungsstücken finden Sie genaue Angaben über das Herkunftsland, die Gewinnung der Rohstoffe bis zur Fertigstellung. Kaufen Sie Kleidung ohne genaue Angaben, dann immer gut waschen und aushängen vor dem ersten Tragen. Triclosan in Sportkleidung kann die Leber belasten. Leder wird unter anderem mit krebserregenden Chromsalzen gegerbt und gefärbt. Formaldehyd ist oft dafür zuständig, dass Textilien bügelfrei sind, löst aber auch Allergien aus.

- Verzichten Sie auf überflüssige Kosmetikprodukte, wie Nagellack, Haarfarbe oder Dauerwelle. Körperpflegemittel sollten aus natürlichen Substanzen sein und auch nur natürliche Duftstoffe enthalten. Besonders wichtig ist das in der Schwangerschaft! Mit der App Toxfox vom BUND und der App Codecheck.info können Sie im Laden überprüfen, ob das Produkt hormonaktive oder andere giftige Zusätze enthält.
- Schränken Sie den Verbrauch von Chemikalien ein. Lufterfrischer oder WC-Steine sind unnötig. Greifen Sie zu umweltfreundlichen Reinigungsmitteln, Fleckentfernern und Farben, Lacken und Klebstoffen. Produkte auf Wasserbasis sind lösungsmittelfrei und daher zu begrüßen. Verzichten Sie auf Sprays, da Sie selber zu viel davon einatmen.
- Verwenden Sie Glasflaschen. In Getränken, die in Plastikflaschen (PET) angeboten werden, wird nicht selten Acetaldehyd gefunden, ein Stoff, der sogar als Geschmacksstoff willentlich verwendet wird, da er ein süßlich-fruchtiges Aroma macht. Er geht vom Plastik in das Getränk über. Große Mengen können zu Leberschäden führen. Auch Phthalate und Bisphenol A lösen sich aus Plastik, sie haben eine Hormonwirkung. Denken Sie schon bei der Nuckelflasche für Ihr Baby daran!
- Ähnliches gilt für PVC, das in Folien zu finden ist, die Lebensmittel verpacken. Die Weichmacher gehen in das Nahrungsmittel über. Schon kleine Mengen der beispielsweise nachweisbaren Substanz Bisphenol A scheinen laut neuen Studien die Hirnentwicklung kleiner Kinder zu beeinträchtigen.

Entgiftungsfähigkeit testen

Der eine Organismus kann gut mit den Umweltgiften umgehen, der andere weniger. Das hängt neben dem unterschiedlichen Lebensstil auch davon ab, wie er von Geburt an mit Entgiftungsenzymen ausgestattet ist. Man kann im Labor die Entgiftungskapazität der Leber überprüfen lassen.

In der ersten Phase der Entgiftung werden die Stoffe oxidiert, wobei zum Teil sehr schädliche Zwischenprodukte entstehen, die schnell wasserlöslich gemacht werden müssen. In der zweiten Entgiftungsphase werden Glutathion-S-Transferasen und die N-Acetyl-Transferase 2 (NAT2) benötigt, die auf den Chromosomen doppelt codiert sind. Durch Mutationen kann ihre Funktion stark eingeschränkt sein. Bei wem das der Fall ist, treten Erkrankungen durch Umweltgifte früher auf als bei Menschen mit vollständiger Enzymausstattung. Aber keine Angst, wenn man das einmal weiß, kann man mit Nahrungsergänzungen sehr gut gegensteuern!

- Für eine hohe Brenndauer werden Kerzendochte mit Blei versetzt. Kaufen Sie nur Kerzen, die ausdrücklich ohne Blei hergestellt wurden.
- Elektrosmog kann die Gefährlichkeit anderer Gifte verstärken und selber das Hormon- und Immunsystem durcheinanderbringen. Entstören Sie.

Was Sie noch wissen sollten

- In der Mikrowelle sollten Sie nicht kochen. Aus dem angeblich so stabilen Plastik werden bei größerer Erhitzung Stoffe freigesetzt, die in das Essen gehen, u. a. Gifte mit Hormonwirkung.
- Zigarettenrauch schädigt auch den Nichtraucher. Suchen Sie bewusst rauchfreie Restaurants auf, ganz gleich, welche gesetzlichen Regelungen hierzu gelten.
- Durch optimale Wärmedämmung können sich in Wohn- und Arbeitsräumen Stäube und Ausdünstungen des Inventars sammeln. Im Extremfall kann dies zum sogenannten Sick Building Syndrom führen, einer unklaren Erkrankung mit Kopfschmerzen, Allergien, gereizten Schleimhäuten und Magen-Darm-Problemen. Deshalb ziehen Sie nicht zu früh in renovierte Wohnungen, und achten Sie auf regelmäßiges Lüften.
- An belebten Straßen sind die Konzentraionen der Autoabgase in Kinderwagenhöhe höher als in der Kopfhöhe von Erwachsenen. Schützen Sie Ihre Kinder, indem Sie autofreie Zonen bevorzugen.

Positive Einflüsse

Wenn Sie die letzten Seiten gelesen haben, mag es Ihnen so vorkommen, als wäre man hilflos einer Flut von Giften und negativen Einflüssen ausgesetzt. Da ist leider etwas dran, aber glücklicherweise gibt es auch eine ganze Reihe von positiven Aspekten, die Sie ganz bewusst für sich nutzen können.

Licht und Sonne

Für gute Gesundheit und Wohlbefinden ist neben einer guten Ernährung, sauberer Luft und ausreichender Bewegung ganz besonders der richtige Umgang mit Licht (Sonne und Tageslicht) erforderlich.

Das Sonnenlicht ist in die Schlagzeilen gekommen, da es vermehrt Hautkrebs infolge von Sonnenbränden verursachen kann. Aber, wie so oft, entscheidet das richtige Maß über schädlich oder wohltuend.

Klar ist, dass der Mensch UV-Licht braucht. Nur wenn dieses auf die Haut fällt, kann Vitamin D gebildet werden, das an einer

Achtung bei Arbeitsplatzbrillen

Arbeitsplatzbrillen werden oft mit zusätzlichem Blaulichtschutz angeboten, den sich die Optiker dann auch teuer bezahlen lassen. Diese Art von »Blaulichtschutz«, bei dem die Brillengläser keine auf den ersten Blick erkennbare Färbung aufweisen, ist in den meisten Fällen nicht ausreichend, um die Netzhaut vor aggressiver Bildschirmstrahlung zu schützen.

Waldbaden

Shinrin Yoku oder »Waldbaden« wurde in den 1980er-Jahren in Japan entwickelt. Es geht darum, sich bewusst und achtsam im Wald aufzuhalten und dadurch die heilende Kraft des Grüns zu genießen. Das Einatmen der von den Bäumen abgegebenen ätherischen Öle entspricht einer Aromatherapie. Die Terpene (natürliche Chemikalien) lösen im Körper Glücksgefühle aus, verringern Ängste, Depressionen, Wut und Stress, aktivieren das Immunsystem, stabilisieren den Blutdruck sowie den Blutzuckerspiegel und verbessern den Schlaf.

ganzen Reihe von hormonellen Steuerungen beteiligt ist. So hat es zum Beispiel Einfluss auf den Kalzium-Haushalt und damit auf die Knochen. Und auch für das Immunsystem ist dieses Provitamin sehr wichtig.

Wenn Sie in der Wohnung Ihre Beleuchtung optimieren wollen, dann werfen Sie die Energiesparlampen in den Sondermüll. Erstens enthalten sie Quecksilber, zweitens flackern sie, ohne dass man es bewusst registriert und verursachen dadurch Kopfschmerzen und Unwohlsein, und drittens ist das Lichtspektrum weit entfernt von natürlichem Licht. Das gilt auch für das heute zunehmend gebräuchliche LED-Licht. Leider zählt heute beim Licht nur noch die Energieeffizienz.

Lichtfülle macht kreativ, glücklich und energiegeladen, Rotlicht führt zur Regeneration. Lichtmangel macht dick, mürrisch bis hin zur Depression.

Das Licht einer weißen LED, auch mit Warmtönen, führt durch den hohen Blaulichtanteil zu einem Stressfaktor für die Makula (der Stelle des schärfsten Sehens in der Netzhaut), eine Ansammlung von freien Radikalen und letztlich zu einer Schädigung der Netzhaut bis hin zur Makula-Degeneration. Daneben führt es durch Reduzierung der Melatoninausschüttung zu Schlafstörungen, Übergewicht und Herz-Kreislauf-Erkrankungen.

Es gibt zunehmend Warnungen vor dem Gebrauch von LED-Lampen im privaten Bereich, aber keine Abhilfe von offizieller Stelle.

Daher muss sich jeder selber schützen:

- Benutzen Sie LED-Lampen so wenig wie möglich. Besorgen Sie sich stattdessen Glühlampen bzw. Halogenglühlampen, solange es noch welche gibt (zu bekommen im Online-Handel).

Das rät die Ärztin

So ist Sonne gesund

Ihr Hauttyp entscheidet darüber, wie viel Sonne Sie vertragen. Hauttyp I ist sehr hell, hat meist blonde oder rote Haare, grüne oder blaue Augen und neigt zu Sommersprossen. Das Solarium (generell nicht empfehlenswert) ist für diesen Hauttyp tabu. Ansonsten gilt für alle: Am besten die Haut mit Textilien bedecken und noch besser: im Schatten bleiben. Kinderhaut ist extrem empfindlich und gehört nie in die pralle Sonne!

- Tragen Sie beim Arbeiten am PC und Tablet und auch bei längerem Fernsehen Blaulicht-Schutzbrillen und
- reduzieren Sie an ihren Geräten, besonders am Abend, den Blaulichtanteil.

So nutzen Sie das Licht am besten
Der erste Rat lautet: Gehen Sie täglich einmal raus, um sich die benötigte Menge UV-Licht zu geben. Besonders im Winter ist es sinnvoll, die Phase zu nutzen, in der sich die Sonne zeigt. Eine geringe Dosis UV-Licht reicht völlig aus! Sie können davon ausgehen, dass 10–15 Minuten Tageslicht auf Gesicht und Händen den erwünschten Effekt bringt. Und das auch bei bewölktem Himmel. Aber Achtung, das wirkt sich nicht auf den Vitamin-D-Spiegel aus!

Der zweite Rat lautet: Nutzen Sie die entspannenden Farben von Park und Wald und die Energie von Bäumen, dann werden auch noch Glückshormone freigesetzt. Nicht umsonst spricht man inzwischen von der wohltuenden Wirkung des »Waldbadens«.

Bei Neigung zur sogenannten Winterdepression hat sich die Lichttherapie bewährt. Dabei wird der Patient direkt nach dem Aufstehen einer künstlichen Lichtquelle zwischen 2500 und 10.000 Lux ausgesetzt. Er muss nicht direkt ins Licht schauen, es reicht, wenn der Schein auf die Netzhaut fällt.

Ein bisschen Feng-Shui

Feng-Shui kommt aus China (chin.: Wind und Wasser) und ist Teil der sogenannten daoistischen Philosophie. Im Westen ist Feng-Shui vor allem bekannt, um Wohnräume möglichst harmonisch und lebensfreundlich zu gestalten. Während in China schon beim Bau von Häusern die Grundlagen berücksichtigt werden, nutzen die Menschen westlicher Kulturkreise die Lehren eher für die Inneneinrichtung. Hauptziel ist es, die Energie in sämtlichen Räumlichkeiten ausgeglichen und gleichmäßig fließen zu lassen, um die Lebensqualität zu erhöhen.

Wenn Sie Ihre vier Wände nach Feng-Shui-Kriterien gestalten wollen, sollten Sie sich entweder einen qualifizierten Berater ins Haus holen oder sich wenigstens intensiv mit dem Thema beschäftigen.

Gesundes Wohnen

Auch wenn ein Teppichboden Gemütlichkeit ausstrahlt, so ist er doch ein Staubfänger und für Familien mit Allergikern ein großes Problem. Hinzu kommen Imprägnierungen, Kleber und Lösemittel. Besser sind Kacheln, Fliesen, Parkett (fertig versiegelt oder fertig geölt) oder Linoleum.

Achten Sie auf schadstoffarme Kleber für die Böden, eines der Kennzeichen ist »EMI«-Code EC1. Die Wandfarben sollten lösemittelfrei sein und Hölzer nicht mit Holzschutzmitteln gestrichen. Billigmöbel gasen häufig sehr lange Lösemittel aus, besser sind unbehandelte Vollholzmöbel. Nach Feng Shui geben die verschiedenen Materialien Holz, Glas und Metall einem Raum die richtige Energie. Achten Sie auf gute Durchlüftung (Stoßlüftung) und vermeiden Sie Schimmelbildung. Grünpflanzen können zur Verbesserung der Luft beitragen, da sie Gifte aus der Luft filtern, z. B. die Grünlilie, der Drachenbaum, Efeu und Efeutute. Auch tragen großblättrige Pflanzen im Winter zur Befeuchtung der Räume bei, wie die Zimmerlinde oder das Zyperngras, da sie 97 % des Wassers wieder abgeben.

Ernährung

Sich gut und schmackhaft zu ernähren ist unser aller Ziel, denn der Mensch ist, was er isst. Versuchen Sie daher zu sich zu nehmen, was Sie optimal gesund hält!

Gesund ernähren, das ist so einfach und scheint doch so kompliziert zu sein. Nicht zuletzt, weil nahezu täglich neue Ernährungsphilosophien veröffentlicht werden, die den Verbraucher letztendlich nur verunsichern. Merken Sie sich: Vollwertig heißt voller Wert!

Die 10 Regeln der Deutschen Gesellschaft für Ernährung

Ernährungsregeln Die Deutsche Gesellschaft für Ernährung (DGE) bietet eine hervorragende Übersicht im Ernährungsdschungel. Sie hat zehn Regeln formuliert, die Ihnen helfen, durch Essen und Trinken Ihre Gesundheit zu erhalten:

Vielfalt Ernähren Sie sich abwechslungsreich. Hören Sie auf Ihren Bauch, und lassen Sie die Sachen weg, die zu Unwohlsein, Blähungen und Stuhlunregelmäßigkeiten führen.

Getreide und Kartoffeln In Vollkorngetreideprodukten und Kartoffeln sind schon fast alle benötigten Nährstoffe enthalten. Achten Sie darauf, ob Sie bestimmte Vollkorngetreide nicht vertragen, dann eventuell austesten. Die Häufigkeit von Glutenunverträglichkeit nimmt mit dem Alter zu.

5 am Tag Genießen Sie fünf Portionen Obst und Gemüse pro Tag, gern auch mal als Saft und roh. Insgesamt wären es täglich rund 400 g Gemüse und ca. 250 g Obst. Die meisten schaffen nur 260 g insgesamt pro Tag! Um nicht alles wiegen zu müssen, merken Sie sich: Eine Portion passt in Ihre hohle Hand. Achtung: Fünf Portionen Obst ersetzen nicht das Gemüse! Am besten zweimal Gemüse, einmal Salat, zweimal Obst. Kartoffeln und Reis zählen nicht zu den Gemüsen. Mein Vorschlag: nicht fünf Mahlzeiten daraus machen, sondern in zwei bis drei Mahlzeiten abwechslungsreich essen.

Milch, Fisch, Fleisch und Ei Nehmen Sie täglich mäßig Milchprodukte, etwa zweimal wöchentlich Fisch und maximal 600 g rotes Fleisch oder Wurst zu sich. Fleisch sollte von Tieren aus Biozucht (freilaufend) stammen. Es enthält deutlich mehr gute Omega-3-Fettsäuren und weniger Hormone als konventionell gemästete Tiere. Rotes Fleisch sollte gut durchgebraten sein, sonst können die darin möglicherweise vorhandenen Viren oder Bakterien Schaden anrichten. Neben Durchfall sollen sie auch an der Entstehung von Darmkrebs beteiligt sein. Im tierischen Fett sammeln sich Umweltgifte, sodass Sie möglichst mageres Fleisch vorziehen sollten. Weißes Fleisch von Geflügel kräftigt den Organismus und ist mit etwas Gemüse, wie in Hühnersuppe, die ideale Krankenkost. Pasteurisierte Milchprodukte, wie wir sie in Deutschland fast nur noch kaufen können, wirken sauer in unserem Stoffwechsel. Außerdem haben viele Erwachsene mit dem Milchzucker (Laktose) ein Problem. Joghurt wird meist besser als Milch vertragen.

Fetter Fisch wird zwar wegen seiner Omega-3-Fettsäuren propagiert, aber da sich auch darin die Umweltgifte sammeln, sollte man nicht übertreiben und besser zusätzlich auf geprüfte Nahrungsergänzungen zurückgreifen. Dies gilt besonders für Schwangere. Vegetarier leben länger und sind gesünder als Nichtvegetarier. Das gilt aber nicht für Veganer, die jegliche tierische Produkte ablehnen, also auch keine Eier und keine Milchprodukte zu sich nehmen, da bei ihnen mit einem Mangel an bestimmten Vitaminen und Mineralstoffen zu rechnen ist. Das gilt auch nicht für die Puddingvegetarier, die zwar auf tierische Produkte verzichten, aber nicht täglich wertvolles Pflanzeneiweiß, etwa aus Hülsenfrüchten, zu sich nehmen. Zwei bis drei Eier pro Woche schaden auch Personen mit erhöhten Cholesterinwerten nicht. Sie sättigen beim Frühstück besser als nur Getreideprodukte und können auch gut in verschiedene Diäten eingebaut werden.

Mein Vorschlag: als Erwachsener keine Kuhmilch trinken; wegen der hohen Hormonbelastung bei unserer Intensiv-Tierhaltung besser auf Ziegen- und Schafprodukte ausweichen. Sie können aber auch selber leckere Pflanzenmilch herstellen (oder kaufen). Das »weniger« an Fleisch sollten Sie nicht durch ein »mehr« an Käse ausgleichen.

Fett Bevorzugen Sie pflanzliche Fette und ziehen Sie bei 60–80 g täglich die Grenze. Berücksichtigen Sie aber, dass der Großteil des Fetts in Nahrungsmitteln versteckt ist (Wurst, Chips, Käse usw.). Die ungesättigten Fette in guten Ölen sind sehr hitzeempfindlich. Zum Braten oder bei starker Hitze daher Ghee oder Kokosfett benutzen. Zum Backen Olivenöl nehmen, für Salate und Soßen Lein- und Walnussöl. Auf Margarinen, die Transfettsäuren enthalten, lieber verzichten. Das ayurvedische Ghee oder Butterschmalz ist breit einsetzbar und wird in der ayurvedischen Medizin sogar als Heilmittel genutzt. Auch Nüsse und Mandeln enthalten gute Fette und Mineralstoffe, eine Handvoll täglich sollten Sie sich gönnen. Kokosfett dürfen Sie ruhig großzügig gebrauchen.

Salz und Zucker Gehen Sie mit beidem sparsam um und verwenden Sie Alternativen! Kristallsalz (z. B. Himalayasalz) mit seiner feinen Struktur kann der Körper besser ausnutzen als Kochsalz. Jod- und Fluorzusätze im Kochsalz sowie Rieselhilfen sind nicht für jeden verträglich und werden wissenschaftlich durchaus kontrovers beurteilt.

Neue Forschungsergebnisse zeigen, dass es sogenannte intelligente Zucker gibt: diese

Zucker liefern gleichmäßige Energie, ohne dass es zu einem schnellen Blutzuckeranstieg kommt, Insulin wird entweder gar nicht oder nur sehr wenig benötigt, um den Blutzucker stabil zu halten. Zu diesen Zuckern, die kalorienarm oder sogar kalorienfrei sind, zählen Galaktose, Ribose, Isomaltulose, Tagatose, Trehalose. Außerdem gibt es intelligente Süßstoffe oder Zuckeraustauschstoffe, wie z. B. Xylitol, den Birkenzucker. Er hat nur halb so viele Kalorien wie Saccharose, verhindert Karies und steht nicht im Verdacht, Krebs auszulösen. Da Xylitol inzwischen auch synthetisch hergestellt wird, lesen Sie das Kleingedruckte, wenn Sie den natürlichen Zucker wollen. Einziger Nachteil: abführende Wirkung, wenn man zu viel davon isst. Erythrol ist ein Zuckeraustauschstoff, der kalorienfrei ist, keinen Einfluss auf den Blutzuckerspiegel besitzt und sich optimal im Rahmen einer kohlenhydratreduzierten Ernährung einsetzen lässt.

Trinken Trinken Sie 30 ml pro kg Körpergewicht Wasser, Kräutertee, Fruchtschorle. Mehr bei schweißtreibenden Tätigkeiten, weniger bei hohem Obst- und Rohkostkonsum. Messhilfe Urin: Ist er gelb und konzentriert, brauchen Sie Flüssigkeit, ist er hell oder sogar wasserklar, haben Sie genug Wasser. Leitungswasser ist in Deutschland von unterschiedlicher Qualität. In manchen Gegenden empfiehlt sich Abkochen. Wegen der enthaltenen Schadstoffe (Schwermetalle, Medikamente, Pestizide etc.) sollten Sie sich für das Haus oder zumindest für die Küche einen Wasserfilter auf Carbonbasis zulegen. Wollen Sie lieber Trinkwasser kaufen, dann nur in Glasflaschen. Gegen Alkohol in Maßen ist nichts einzuwenden, er darf aber nicht zu Ihrer Trinkmenge dazugerechnet werden, da er entwässert. Kohlensäure macht Hunger!

Schonend zubereiten Garen Sie möglichst bei niedriger Temperatur. Moderne Dampfgarer sparen viel Zeit und Strom und schonen die Lebensmittel. Oder Sie lassen länger bei niedrigen Temperaturen brutzeln, wie zu Großmutters Zeiten. Dadurch sind zahlreiche Inhaltsstoffe besser verwertbar und der Geschmack intensiviert sich. Entsorgen Sie Ihre Teflonpfannen und braten sie mit keramikbeschichteten Pfannen.

Zeit lassen Essen Sie in Ruhe, mit Genuss und ohne Ablenkung. Kauen Sie gründlich. Die Verdauung der Kohlenhydrate erfolgt im Wesentlichen schon durch den Speichel. Nur bei Ruhe werden die Verdauungssäfte richtig ausgeschüttet. Halb- oder unverdautes Essen schädigt den Darm. Auch Fernsehen oder Probleme wälzen beim Essen hemmt die Verdauung.

Bewegen 30–60 Minuten täglich Bewegung gehören dazu! Am besten machen Sie nach dem Essen einen Spaziergang, das regt die Darmtätigkeit an.

Vorsicht bei Lebensmittelzusätzen

Glutamat, Aspartam, Zitronensäure und andere verändern den Gehirnstoffwechsel, die Hormone und das Immunsystem, können möglicherweise Alzheimer oder Parkinson begünstigen. Sie stehen im Verdacht, Kinder hyperaktiv zu machen. Andere können zu Allergien, Übergewicht und Depressionen führen.

Unsere Nahrungsmittel enthalten Kohlenhydrate, Fette, Proteine, Vitamine, Mineralstoffe und sekundäre Pflanzenstoffe. Deren Bedeutung wurde erst im Laufe der letzten

Jahre deutlich. Dabei handelt es sich um Pflanzenstoffe, die vielfältige Aufgaben im Organismus haben: Sie können wie Hormone und Antibiotika wirken und als Antioxidanzien. Die Ballaststoffe sind wertvolle Nahrungsmittel für die Darmbakterien und Ausgangssubstrat für Fettsäuren, sie putzen die Gefäße und senken den Cholesterin- und Blutzuckerspiegel. Einzelne Extrakte werden bereits als Nahrungsergänzungen angeboten, was in bestimmten Situationen sinnvoll sein kann. Berücksichtigen Sie aber, dass durch die Kombination verschiedener Nahrungsmittel bei einer Mahlzeit die Verwertung der Inhaltsstoffe viel besser ist, der Fachmann sagt, sie sind »biologisch hochwertiger«. Setzen Sie viele frische Kräuter ein, die zusätzliche Vitaminschübe bringen und durch die Bitterstoffe das Essen bekömmlicher machen.

Und noch ein Tipp: Jeder Mensch hat ein unterschiedlich entwickeltes Verdauungs- und Stoffwechselsystem und jeden Tag andere Bedürfnisse. Beschäftigen Sie sich mal mit der Ernährung nach den fünf Elementen oder mit der ayurvedischen Ernährung, beide berücksichtigen die verschiedenen Menschentypen. Die Kombination aus wissenschaftlicher Ernährungslehre und typgerechter individueller Ernährung ist ideal und leicht zu lernen.

Bio-Produkte

Studien aus England, den USA und Deutschland belegen: Bio-Lebensmittel sind gesünder. Sie haben höhere Gehalte an Vitaminen, Mineralien und anderen Pflanzenstoffen. Dafür sind sie weniger oder gar nicht mit Schadstoffen belastet. Die Nährstoffdichte ist höher, weshalb weniger Kalorien nötig sind, um den täglichen Bedarf zu decken. Außerdem wichtig: Die biologische Lebensmittelproduktion schont Umwelt und Klima und führt zu einer erhöhten Produktivität der Böden. Nicht zuletzt profitieren Nutztiere in diesem Zusammenhang, weil sie artgerecht leben dürfen. Entscheiden Sie sich also bewusst für Bio-Produkte, und achten Sie auf entsprechende geprüfte Siegel. Bevorzugen Sie saisonale Lebensmittel aus Ihrer Umgebung, dann entfallen Treibstoffkosten und aufwendige Behandlungen zur Haltbarmachung.

Vorsicht vor Gentechnik! Unter Gentechnik versteht man gezielte Veränderungen am Erbgut von Pflanzen, um sie beispielsweise resistent gegen Fraßfeinde zu machen oder einfach nur den Ertrag zu erhöhen. Da man noch nicht abschätzen kann, wie die veränderten Eiweiße bei Verzehr langfristig auf die Gesundheit des Menschen wirken, sollten Sie nur gentechnisch unveränderte Produkte zu sich nehmen.

Das rät die Ärztin

Alternative Ernährung

Falls Sie sich vegetarisch ernähren, ist dies auch für Ihre Kinder kein Problem, wenn Sie für eine ausreichende Zufuhr von pflanzlichem Eiweiß sorgen. Ernähren Sie sich jedoch vegan oder anders alternativ, machen Sie bei Ihren Kindern Ausnahmen, damit deren optimale Entwicklung gesichert ist. Widerstrebt Ihnen das sehr, sprechen Sie unbedingt mit einem Arzt, der den Entwicklungsstand des Kindes regelmäßig kontrollieren sollte.

Sport

Mit dem Sport ist es so eine Sache: Die einen bekommen nicht genug davon, die anderen können sich nicht dazu aufraffen. Fest steht: Der menschliche Körper ist für Bewegung gemacht.

Neben Kreislauftraining ist auch ein Muskelaufbautraining von Bedeutung für unseren Körper. Doch besonders wichtig ist auch das Maßhalten.

Kreislauftraining

In den Industrieländern führen Herz-Kreislauf-Erkrankungen, dazu gehören auch Gefäßerkrankungen, die Liste der Todesursachen nach Häufigkeit an. Ganz oben steht die Arterienverkalkung (Arteriosklerose). Sie verursacht Durchblutungsstörungen der Herzkranzgefäße, Bluthochdruck, Herzinfarkt oder Schlaganfall. Wenn Sie regelmäßig Sport treiben, das bedeutet mindestens dreimal wöchentlich 30–45 Minuten, wird das Muskelgewebe des Herzens stärker, mehr Blut kann pro Herzschlag fließen, weshalb Ihr Herz auf Dauer weniger leisten muss, um Ihren gesamten Organismus dennoch ausreichend mit Blut zu versorgen. Die Gefäße erweitern sich, und die Fließeigenschaft des Blutes wird besser. Im Ruhezustand werden Sie tendenziell einen niedrigeren Blutdruck haben. Und ein niedriger Blutdruck ist der beste Garant für ein langes Leben.

Muskelaufbautraining

Wenn Sie eine gute Figur behalten oder gar bekommen wollen, dann ist es mit dem Kreislauftraining nicht getan. Unsere Muskulatur, die früher durch schwere Arbeit im Haushalt oder in Feld und Garten täglich gefordert wurde, verkümmert heute. Stattdessen macht sich Fett breit. Durch die nachlassende Muskelkraft fällt der Belastungsreiz für die Knochen weg, die werden dünner und Osteoporose droht. Nicht umsonst schießen Fitnessstudios aus dem Boden. Denn das Trainieren an den Geräten ist nicht nur etwas für Mister Universum, sondern gerade auch für Frauen, die ein höheres Risiko für Osteoporose als Männer haben. In jedem Alter kann man damit anfangen, allerdings sollte man sich vergewissern, dass das Personal gut ausgebildet ist und die Geräte sicher sind. Im Alter lassen Kraft und Koordination viel stärker nach als die Ausdauer, dafür kann man aber einen Muskel selbst im hohen Alter in relativ kurzer Zeit noch aufbauen. Und selbst bei Übergewicht, Herzerkrankungen oder Zuckerkrankheit ist der Effekt von Krafttraining für den Stoffwechsel ausgeprägter als bei Kreislauftraining. Beim Sport bilden die Muskeln sogar ein Antioxidans, die extrazelluläre Superoxiddismutase, die das Gewebe vor freien Radikalen schützt und damit vor vielen chronischen Erkrankungen.

Maßhalten

Finger weg von Hochleistungssport. Jedenfalls dann, wenn der Sie zusätzlich unter Druck setzt. Für die Gesundheit ist die moderate Variante erheblich besser. Beachten Sie dabei folgende Tipps:

- Falls Sie bereits auf die Lebensmitte zugehen, oder sie erreicht oder überschritten und bisher keinen Sport getrieben haben, sollten Sie mit einem ärztlichen Check starten. Fachliche Beratung und eventuell sogar Begleitung brauchen Sie auch, wenn Sie unter chronischen Erkrankungen oder starkem Übergewicht leiden.
- Gehen Sie es langsam aber konsequent an. Lieber mit zwei schwungvollen Spaziergängen zu je 30 Minuten beginnen, als sich überfordern und die Lust verlieren. Seien Sie sich aber darüber klar, dass nur Regelmäßigkeit den positiven Effekt hat. Streben Sie vier Einheiten Sport pro Woche à 45 Minuten an.
- Bauen Sie auch kleine Bewegungseinheiten in Ihren Tagesablauf ein. Entscheiden Sie sich öfter mal bewusst dazu, einen Weg zu Fuß oder mit dem Fahrrad zu erledigen, statt immer gleich ins Auto zu steigen. Und gewöhnen Sie sich an, prinzipiell auf einen Fahrstuhl oder die Rolltreppe zu verzichten.

Gewichtskontrolle

Eigentlich toll: Der durchschnittliche Bewohner eines Industrielandes lebt im Schlaraffenland. Er braucht sich nicht mehr körperlich anzustrengen für seine Nahrung und hat trotzdem mehr als genug davon zur Verfügung. Dass mit Notzeiten momentan eher nicht zu rechnen ist, hat der Organismus allerdings noch nicht registriert. Das Ergebnis ist einfach: Er bekommt mehr als er braucht und speichert den Überschuss.

Das passiert im Körper

Je aktiver Sie sind, desto höher ist Ihr Energieumsatz. Die Stoffwechselaktivität wird beim Sport angekurbelt und Sie verbrennen mehr Fett. Gleichzeitig bauen Sie Ihre Muskeln auf. Wer eine Sportart mit diesem Schwerpunkt wählt, kann auf der Waage sogar eine Gewichtszunahme entdecken, weil Muskeln schwerer sind als Fett. Sie verbrennen aber auch mehr Energie als Fett. Und zwar auch im Ruhezustand. Das bedeutet also, dass Sie es viel leichter haben werden, weitere Pölsterchen loszuwerden bzw. keine neuen anzusetzen, wenn Sie erst einmal Muskeln aufgebaut haben.

Kriegen Sie Ihr Fett weg!

Neuesten Erkenntnissen zufolge ist nicht nur Übergewicht riskant, sondern vor allem ein dicker Bauch. Zu viele Kilos – vor allem am Bauch – lassen das Risiko, an einer Herz-Kreislauf-Erkrankung zu leiden, steigen. Forscher fanden jetzt heraus, dass speziell Bauchfett zusätzlich vermehrt entzündungsfördernde Stoffe produziert. Eine wirkliche Erklärung haben sie dafür noch nicht, aber sie haben festgestellt, dass neben Herzbeschwerden auch Diabetes und Krebs im Vergleich häufiger bei Personen mit dickem Bauch auftreten, als bei solchen, die ihr Übergewicht auf den Hüften oder eher am Po mit sich herumtragen. Dr. med. Helmut Gohlke, Vorstandsmitglied der Deutschen Herzstiftung, brachte es auf den Punkt: »Ab einem Bauchumfang von 102 cm ist bei Männern mit einem deutlichen Anstieg des Herzinfarktrisikos zu rechnen, bei Frauen sogar bereits ab 88 cm.«

Glückshormone durch Sport

Kennen Sie das auch: Erst können Sie sich nicht aufraffen, dann laufen Sie aber doch Ihre Runde und sind hinterher viel fröhlicher. Sehen Sie in solchen Momenten mal in den Spiegel. Okay, Sie sind verschwitzt, haben gerötete Wangen, aber Ihre Augen strahlen vor Glück. Das ist keine Einbildung. Beim Sport werden nämlich sogenannte körpereigene Opiate freigesetzt. Wie viel die Glückshormone tatsächlich bewirken, ist umstritten. Die einen behaupten, erst bei einer Höchstleistung wie einem Marathon ist ihre Freisetzung spürbar, andere meinen, dass sie nach jeder sportlichen Betätigung vermehrt produziert werden. Relativ neu ist die wissenschaftliche Erkenntnis, dass die Muskeln selbst Glückshormone produzieren.

Das passiert im Körper ...

Glück ist nach aktueller Forschung im Grunde nichts anderes als Chemie. Das erklärt, warum Menschen mit bestimmten Störungen im Gehirn trotz optimaler Lebensbedingungen traurig sein können. Um Glück oder Freude, Trauer oder Wut empfinden zu können, sind Botenstoffe nötig, die Informationen an die entsprechenden Stellen transportieren. Beim Sport wird ein ganzer Cocktail solcher Botenstoffe ausgeschüttet. Das sind beispielsweise Dopamin, Noradrenalin und Serotonin. Dopamin etwa ist für den Antrieb zuständig. Es motiviert, lenkt die Konzentration auf das Positive. Wenn Sie sich oft lustlos fühlen, kann regelmäßiges Schwimmen oder Radeln daran einiges ändern. Serotonin ist als Stimmungsaufheller bekannt. Man weiß, dass sich depressive Verstimmungen damit lindern lassen. Außerdem hilft der Stoff, Ängste unter Kontrolle zu halten.

Achten Sie auf Ihre Mineralien

Wenn Sie regelmäßig Sport treiben, achten Sie darauf, dass Sie sich besonders reichlich mit Gemüse und Salat versorgen, sonst kann es Ihnen passieren, dass Sie durch das Schwitzen neben Flüssigkeit zu viele wichtige Mineralstoffe verlieren: neben Kochsalz auch Magnesium, Kalium und Zink. Gleichen Sie rasch Ihren Flüssigkeitshaushalt wieder aus, am besten mit Mineralwasser, Fruchtsaftschorle (1/3 Saft, 2/3 Wasser) oder grünem Tee. Die meisten der angepriesenen Sportgetränke sind überflüssig und zudem noch voller Zusatzstoffe.

... und im Geist

Erwarten Sie bitte nicht den ultimativen Glücksrausch. Oder besser: Hängen Sie die Laufschuhe nicht gleich wieder an den Nagel, wenn dieser von manchem Trainer versprochene Rausch ausbleibt. Auf jeden Fall wird sich schnell ein psychischer Effekt einstellen. Sie werden merken, dass Sie direkt nach der Sporteinheit stolz sind, den inneren Schweinehund besiegt zu haben. Je länger Sie trainieren, desto mehr werden Sie schaffen und das mit weniger Anstrengung. Spätestens wenn Sie bemerken, welche Fortschritte Ihr Körper macht, jubelt auch Ihre Seele. Nicht zuletzt das Selbstbewusstsein verändert sich positiv. Sie bekommen wieder ein besseres Körpergefühl und wissen, dass Sie bei Unternehmungen mit Freunden und Ihren Kindern besser mithalten können. Das macht auf jeden Fall glücklich.

Sport für Frauen

Es gibt kaum Unterschiede zwischen Sport treibenden Männern und Frauen. Und im Grunde eignen sich alle Sportarten sowohl für Frauen als auch für Männer, von Gymnastik bis Boxen. Das beweist immer wieder eindrucksvoll die Fußballnationalmannschaft der Frauen.

Besonders im fortschreitenden Alter treten zunehmend Frauen Sportvereinen bei. Das hängt stark mit der Gesundheitsvorsorge zusammen, um die sie sich mehr kümmern als die Herren.

Trotzdem gibt es zumindest in bestimmten Phasen etwas zu beachten. Und es gibt Bewegungsarten, die speziell dem weiblichen Körper guttun.

Mit Baby im Bauch

Generell dürfen und sollen Sie ruhig auch während der Schwangerschaft Sport treiben. Gerade in den ersten Monaten sind keine Probleme zu befürchten. Als Maßstab gilt mehr denn je: nicht übertreiben! Nur solange Sie sich wohlfühlen, tut es Ihnen und dem Ungeborenen auch gut. Was Sie vermeiden sollten, sind Gefahren. Reiten auf einem wilden ungestümen Pferd birgt ein zu hohes Risiko, ebenso Speedskating und vergleichbar Rasantes. Außerdem ist Leistungssport nur mit fachlicher Begleitung empfehlenswert. Wenn Sie auf Bauchmuskeltraining nicht verzichten wollen, wechseln Sie einfach die Übungen, da die herkömmlichen Sit-ups ab etwa der 15. Woche nicht mehr ratsam sind. Besprechen Sie mit einer Hebamme, welche Übungen in Ihrem Fall für Bauch und Beckenboden angezeigt sind.

Bedenken Sie außerdem, dass Bänder, Sehnen und Gelenke geschmeidiger und damit verletzungsanfälliger werden und dass das zunehmende Gewicht die Gelenke stärker belastet als üblich. Bewegung im Wasser bietet sich jetzt besonders an.

Regelmäßig während der Regel

Grundsätzlich hilft regelmäßiger Ausdauersport dem Körper, die Menstruation lockerer und schmerzfreier über die Bühne zu bringen. Überanstrengung durch Höchstleistungen kann dagegen den Rhythmus durcheinanderbringen und sogar dafür sorgen, dass die Regel völlig ausbleibt. Auch während der kritischen Tage selbst muss auf keine Sportart verzichtet werden. Wenn Sie Lust auf Bewegung haben, dann werden Sie auch aktiv. Regelschmerzen können gelindert werden, weil die gesamte Muskulatur sich lockert.

Der kleine Unterschied

Rein biologisch haben Frauen Männern gegenüber Vor- und Nachteile im Sport:

- Der Fettanteil vom gesamten Körpergewicht ist bei Frauen höher, ihr Muskelanteil entsprechend niedriger, weshalb Kraftsportarten und Schnellkraft eher männlich sind.
- Dafür sind Frauen leichter.
- Frauen haben weniger Hämoglobin als Männer. Das ist der Transporter für Sauerstoff im Blut.
- Weibliche Bänder, Muskeln und Gewebe sind elastischer und besser dehnbar.

Stressbewältigung

Menschen, die ausgeglichen sind und bewusst abschalten können, sind besser gegen die Auswirkungen von Stress gewappnet und haben ein stärkeres Immunsystem.

Probieren Sie aus, und suchen Sie sich die Methoden oder Techniken heraus, die am besten zu Ihnen passen. Ganz wichtig: Es ist unmöglich, Sie an dieser Stelle mit allem ausführlich vertraut zu machen. Besorgen Sie sich zunächst ein Buch über die Methode, die Sie näher interessiert, und buchen Sie dann unbedingt einen Kurs, um von Anfang an Fehler zu vermeiden und am besten zu profitieren.

Stressabbau

Stress scheint ein Schlagwort unserer Zeit zu sein. Dabei ist er im Grunde so alt wie die Menschheit selbst. Stellen Sie sich nur einmal einen Höhlenmenschen vor, der ein Tier jagen muss oder, vielleicht noch schlimmer, von einem gejagt wird. Der hatte richtig Stress! Das Wort kommt aus dem Englischen und bedeutet Druck; Anspannung stammt ursprünglich aus dem Lateinischen (stringere = anspannen). Heute müssen wir nicht mehr um unser Leben fürchten. Der Stress hat sich verändert, ist jetzt seelischer Natur. Ärger mit dem Chef, Streit in der Familie oder ein Tagesablauf, der von früh morgens bis spät abends von Hektik gekennzeichnet ist.

Die Stressreaktionen, die sich im Körper abspielen, sind zu verstehen, wenn man ihren Ursprung betrachtet. Bei Gefahr oder der Aussicht auf Beute, begann das Herz mehr zu pumpen, der Blutdruck stieg. Die Atmung beschleunigte, die Pupillen weiteten sich und die Muskeln wurden angespannt. Das geschah durch vermehrte Ausschüttung einiger Hormone, wie beispielsweise Adrenalin, Noradrenalin oder auch Kortisol. Die sorgten dafür, dass die Reaktionsfähigkeit gesteigert, das Schmerzempfinden gesenkt und die Durchblutung der Muskulatur erhöht wurde. Wenn Sie all diese Reaktionen betrachten, stellen Sie fest, dass sie den Menschen optimal in die Lage versetzt haben, seine Beute zu erlegen oder erfolgreich die Flucht zu ergreifen. Der Körper wurde auf Höchstleistung programmiert und hat diese auch tatsächlich erbracht. Das genau ist der Knackpunkt. Durch die Aktivität benutzen Sie gewissermaßen den vermehrten Sauerstoff und die erhöhte Muskelspannung. Die Hormone können langsam ab-, die verschiedenen Stressreaktionen zurückgebaut werden.

Stressstau vermeiden

Wird Stress ausgelöst, weil Ihre Kinder Sie kränken oder der Chef Ihnen eine zusätzliche Aufgabe aufbürdet, spielen sich noch immer die gleichen Reaktionen ab wie vor Tausenden Jahren. Nur: Sie laufen nicht mehr weg oder jagen Ihre Kinder. Der Körper wird die Stresssymptome nicht los. Kommt es zum Stau, bleibt also der Sympathikus, der anregende Teil des Nervensystems, dauernd in Aktion, stellen sich allmählich Langzeitfolgen ein. Die Muskulatur verhärtet sich, das Immunsystem ist überlastet, der Blutdruck bleibt dauerhaft hoch, und das Herz-Kreislauf-System zeigt Störungen. Steuern Sie rechtzeitig dagegen, indem Sie gerade, wenn es stressig zugeht, Sport treiben! Zwanzig Minuten flott durch die Natur zu spazieren, kann schon reichen. Noch günstiger sind Mannschaftssportarten oder auch Gymnastik. Ihre Gedanken müssen sich dabei ganz auf Ihre Tätigkeit konzentrieren, der Ärger ist vergessen.

Verhaltenstherapie

Unter dem Begriff der Verhaltenstherapie werden verschiedenste psychotherapeutische Methoden zusammengefasst. Sie alle haben das Ziel, dem Patienten Hilfestellungen an die Hand zu geben, damit der in Zukunft Probleme besser und vor allem allein bewältigen kann.

In erster Linie wird von den verschiedenen Methoden Gebrauch gemacht, wenn Ängste, Persönlichkeits- und Essstörungen oder auch Suchterkrankungen vorliegen. Darüber hinaus sind sie für psychosomatische Beschwerden interessant, also dann, wenn sich körperliche Symptome im Zusammenhang mit psychischen Störungen einstellen. Sinnvoll sind die verschiedenen Methoden aber auch, um erst gar keine psychischen Beschwerden zuzulassen. Leistungsdruck ist heutzutage ein Faktor, der das Entstehen erheblich begünstigen kann. Das fängt schon in der Schule an und zieht sich durch alle Berufe. Darum finden Sie hier ein paar Tipps, wie Sie verhindern, dass der Leistungsdruck Sie erdrückt.

Überprüfen Sie Ihr Selbstwertgefühl

Wie schon erwähnt, verlangen Frauen heute oft Übermenschliches von sich: gut im Job, schön, sportlich, die perfekte Mutter mit dem saubersten Designer-Haushalt. Das kann nicht funktionieren und führt dazu, dass jede Einschränkung als Versagen empfunden wird. Das Selbstwertgefühl sinkt. Typische Anzeichen dafür sind:

- Kritik nehmen Sie erheblich stärker wahr als Lob.
- Komplimente sind Ihnen eher peinlich.
- Ihnen fallen sofort negative Eigenschaften an sich auf aber kaum positive.
- Betont jemand Ihre positiven Eigenschaften, meinen Sie, das sei nichts Besonderes.
- Sie sind Perfektionistin und wollen besser sein als das Mittelmaß.
- Wenn Sie sich mit anderen vergleichen, dann nur mit denen, die etwas besser können, mehr haben, besser aussehen als Sie.

Treffen mindestens drei der Aussagen auf Sie zu, scheint es mit Ihrem Selbstbewusstsein nicht zum Besten zu stehen. Tun Sie etwas dagegen, denn Sie sind mit Sicherheit bewundernswerter und liebenswerter, als Sie gerade glauben.

Sagen Sie Nein

Damit der Leistungsdruck Sie gar nicht erst in den Strudel von Selbstwertkrise und psychischen Beschwerden zieht, ziehen Sie die Bremse. Der Hebel dafür heißt: Nein. Gerade Frauen befürchten, nicht mehr geliebt zu werden, wenn sie eine Bitte ablehnen. Aber gerade Frauen können ein Nein auch durchaus liebenswürdig rüberbringen.

Entspannung für Körper und Geist

Glauben Sie, dass Sie vollkommen entspannt sein können, wenn Sie eilig durch die Gegend rennen? Oder meinen Sie, im Lotussitz bei tiefer Atmung können Sie dennoch nahezu hysterisch sein? Wohl kaum.

Über Körperübungen können Kreislauf, Nervensystem und auch Herzschlag beeinflusst werden, die wiederum helfen, Geist und Seele zu regulieren.

Yoga

Yoga ist so wichtig für die Weltbevölkerung, dass die Generalversammlung der Vereinten Nationen am 11. Dezember 2014 beschloss, einen Weltyogatag einzuführen. Dieser wird seit 2015 jährlich am 21. Juni gefeiert. Yoga verkörpert die Einheit von Körper und Geist, Handeln und Denken und verstärkt die Harmonie zwischen Mensch und Natur. In Europa am bekanntesten sind die Körper- und Atemübungen. Deshalb ist Hatha Yoga zu empfehlen. Hierbei stehen bestimmte Haltungen und Körperübungen (Asanas) sowie Atemübungen (Pranayama) absolut im Vordergrund. Inzwischen gibt es so viele Yogaschulen bei uns, dass es sinnvoll ist, Schnupperstunden bei verschiedenen Einrichtungen zu nehmen, um die für einen persönlich stimmigste Methode zu finden.

Fünf Tibeter Auch hierbei handelt es sich um eine Kombination aus leichten Bewegungen bzw. Haltungen und Atmung. Da Mönche in Tibet seit Hunderten von Jahren Körper und Geist damit gesund halten sollen, bekamen die fünf Basisübungen den Namen »Fünf Tibeter«.

Qi Gong Bei Qi Gong handelt es sich um eine Bewegungskunst, deren Tradition mehrere Tausend Jahre alt ist. Es offenbart ein umfangreiches und detailliertes Wissen über die Kernkraft allen Lebens, über seine Aktivierung, Stärkung und ausgeglichene Verteilung in unserem Körper.

Im Grunde besteht Qi Gong aus drei Teilen:

- Bewegung, wozu auch stille, ruhende »Bewegungen« zu zählen sind, die dem äußeren Anschein nach bewegungslos sind
- Atmung
- Visualisierung

Jeder dieser drei Aspekte dient dem Ziel, die vitalisierende und regulierende Lebensenergie im Organismus zu aktivieren, zu vermehren, psychische, emotionale und/oder körperliche Blockaden aufzulösen sowie für einen durchgängigen Energiefluss zu sorgen. Hierauf weisen auch die Schriftzeichen hin, aus denen der Begriff Qi Gong besteht: »Qi« bedeutet Lebensenergie und Lebenskraft, »Gong« weist auf Arbeit und regelmäßiges Üben hin. Qi Gong bedeutet somit frei übersetzt die Fähigkeit, mit der Lebensenergie zu arbeiten.

Tai Chi Ziel der Bewegungs- und Entspannungsmethode ist es, die Balance zwischen Yin und Yang zu erhalten oder wiederherzustellen. Überwiegt dauerhaft Yin oder Yang, wird man nach der Vorstellung der TCM krank. Deshalb werden die harmonisierenden Körperübungen als praktische Gesundheitsvorsorge angesehen.

Bauchtanz Es gibt wohl kaum einen Tanz, bei dem man seine Weiblichkeit so gut spürt wie beim Bauchtanz – und zwar nicht nur bei Idealfiguren. Zwei Aspekte sind aus gesundheitlicher Sicht wichtig. Zum einen ist es der seelische Aspekt. Frauen, die mit ihrem Körper nicht zufrieden sind oder gar den Kontakt zu ihrem Körper verloren haben, nehmen beim Bauchtanz intensiv Kontakt auf und lernen die schönen Seiten kennen. Zum anderen ist es der körperliche Aspekt. Die Bewegungen sorgen, natürlich nur nach einer gewissen Trainingszeit, für eine gute aufrechte Haltung. Muskelpartien werden gedehnt und gelockert, die Wirbelsäule wird gestärkt. Immer mehr Frauenärzte raten ihren Patientinnen zu Bauchtanz, wenn diese unter Menstruationsschmerzen leiden. Außerdem sind die Übungen das beste Beckenbodentraining und hilfreich bei beginnender Harninkontinenz.

Bewusstsein verändern

Kinesiologie Der Begriff kommt aus dem Griechischen (kinesis = Bewegung; logos = Wort, Lehre), die Methode verbindet die neuesten wissenschaftlichen Erkenntnisse, beispielsweise der Gehirnforschung, mit traditionellen natürlichen Heilverfahren, die Körper und Geist als Einheit betrachten.

NLP Die Abkürzung steht für neurolinguistisches Programmieren. Schädliche Verhaltensmuster sollen sozusagen von besseren überdeckt werden. Sie programmieren sich also, jedenfalls in Hinsicht auf bestimmte Situationen, neu.

Bioenergetische Analyse Grundlage ist, dass seelische Vorgänge, wie psychische Verletzungen oder verdrängte Triebe, sich körperlich bemerkbar machen. Und zwar in einer Verhärtung von Muskelgruppen. Achtung: Suchen Sie sich unbedingt einen zertifizierten Therapeuten (CBT = Certified Bioenergetic Therapist).

Autogenes Training Der Berliner Psychiater J. H. Schultz entwickelte aus der Hypnose eine Entspannungstechnik, die jeder leicht erlernen kann. Mit etwas Übung kann das Autogene Training genutzt werden, um etwa vor einer Prüfungssituation ruhig und gleichzeitig konzentriert zu werden.

Progressive Muskelentspannung nach Jacobson Durch eine besondere Technik der Muskelanspannung und -entspannung, die leicht zu lernen ist, wird die Wahrnehmung des Körpers geschult, sodass über die Beschäftigung mit der Muskulatur psychische Symptome vom Übenden selber beeinflusst werden können. Hat sich auch bei chronischen Schmerzen und Schlafstörungen bewährt.

Visualisieren Der Begriff bedeutet, etwas sichtbar zu machen. Im Idealfall ist das die Gesundheit. Stellen Sie sich immer wieder vor, dass Sie fit und gesund sind. In der praktischen Anwendung geht es meist um konkrete Vorstellungen, wie die, dass Sie komplett entspannt sind. Oder noch effektiver: Sie stellen sich täglich im Geist vor, wie Sie ein bestimmtes Ziel erreichen wollen, egal ob im Beruf, im Sport oder in einer Beziehung.

Meditation Es gibt viele verschiedene Meditationstechniken, die zum Ziel haben, den aufgewühlten Geist zur Ruhe zu bringen, zu entspannen und neue Bewusstseinsebenen zu erreichen. In allen Religionen und Kulturen war es üblich, zu meditieren. Neben den medizinisch genau beschriebenen relativen Bewusstseinszuständen Wachen, Träumen und Schlafen gibt es weitere, die sich durch Meditation erreichen lassen. So macht man in der Meditation die subjektive Erfahrung der ruhevollen Wachheit ohne Gedanken. Darüber hinaus können Empfindungen des Einsseins mit der Natur auftreten und himmlische Ebenen wahrgenommen werden. Durch regelmäßige Meditationsübungen werden Ruhe, Frieden und Glücksgefühle in den Alltag mitgenommen. Dies wirkt sich positiv nicht nur auf den Meditierenden selbst aus, sondern auch auf das soziale Umfeld. Krankheiten kann vorgebeugt und Gesundheit erlangt werden.

Die Liebe zum Leben Es gibt einen entscheidenden Unterschied zwischen unserem westlichen Gesundheitsverständnis und der Anschauung indigener Kulturen. »Naturvölker« vertrauen auf eine dem ganzen Kosmos – folglich auch dem Menschen – inne wohnende Lebensintelligenz oder implizite Ordnung. Folgt der Mensch dieser Ordnung, können sich die universalen Regulationsimpulse ungehindert in ihm und durch ihn entfalten. Schneidet er sich von ihr ab, blockiert er den Fluss der Lebenskraft. Das Geheimnis für körperliche, seelische, geistige, aber auch für soziale und kollektive Gesundheit ist somit die Pflege eines konstruktiven – liebenden – Bezugs zur Welt.

Die westliche Zivilisation setzte die Wissenschaften anstelle der natürlichen Lebensintelligenz. Erst allmählich erkennen wir, dass wir uns damit buchstäblich von unserer wahren Natur und Selbstheilungskraft abgetrennt haben. Holen wir also die Liebe zum Leben und den Respekt vor den natürlichen Gesetzen wieder in unsere Kultur zurück! Wir werden sehr schnell erfahren, wie heilsam das ist.

Die Ethnologin Dr. phil. Christina Kessler entwickelte das Life Intelligence Program als Kompass für Selbstrealisation, Kulturwandel und neues Denken, das sie in Seminaren und Ausbildungen weitergibt.

Soziales Umfeld

Um sich lange guter geistiger und körperlicher Gesundheit zu erfreuen, ist das soziale Umfeld von großer Bedeutung. Vertrauen Sie nicht nur auf die Familie, sondern bauen Sie sich frühzeitig einen eigenen Freundeskreis auf. Engagieren Sie sich ehrenamtlich in einem Verein, treiben Sie mit Gleichgesinnten Sport oder besuchen Sie Konzerte. Sprechen Sie viel mit anderen Menschen und auch über Themen, die Ihnen nicht so geläufig sind, das strukturiert Ihre Hirnverbindungen täglich neu. Gestatten Sie sich ein Hobby, auch wenn sie es nicht täglich ausüben können, das Sie erfüllt und mit anderen Menschen zusammenkommen lässt, wie Singen, Malen, ein Instrument spielen oder Tanzen. Seien Sie offen für Neues. Bedenken Sie: Das wahre Leben spielt sich nicht nur in Ihren vier Wänden und am Fernseher oder PC ab, sondern mit Menschen zum Anfassen, Austauschen, Freuen und Lieben.

Sexualität

Keinen Sex zu haben, ist nicht lebensbedrohlich. Ein erfüllendes Sexualleben ist allerdings ein schöner Baustein, um gesund zu bleiben.

Erfüllte Sexualität zu erleben und zu genießen ist ein Geschenk der Natur, die im Einklang mit sich selbst und der eigenen wertfreien Erfahrung mit dem Gegenüber entsteht. Vitalität, Lebensfreude und sexuelle Gesundheit können wir nutzen für Gesunderhaltung und Genesung. Sexualität als Wohlbefinden für Körper, Geist und Seele zu erleben und zu betrachten, ist gelebte Präventivmedizin und bereichert unseren Alltag mit einer Fülle und Freude, aus der wir Kraft schöpfen können. Dieses Potenzial aus uns hervorzubringen geschieht und klappt nicht immer von selbst. Viele Einflüsse spielen eine Rolle.

Hormone und Sexualität

Sexualität als Feinabstimmung zwischen seelischen und körperlichen Funktionsabläufen zu verstehen klingt einfach. Schöpfungsgeschichtlich diente die sexuelle Vereinigung von Mann und Frau der Entstehung eines neuen Lebens. Hochkomplexe Systeme aus hormonellen und körperlichen Funktionsabläufen arbeiten dafür perfekt zusammen. Ein Wunder der Natur! Der weibliche Zyklusablauf schafft die körperliche Voraussetzung für Fruchtbarkeit, Austragen einer Schwangerschaft, Wochenbett und Stillzeit. Bis zum vollständigen Aufwachsen des Kindes werden stetig neue körperliche und seelische Herausforderungen an das weibliche Geschlecht gestellt. Die hormonelle Feinjustierung der jeweiligen Lebensphase unterscheidet sich gravierend und das bemerkt die Frau sehr eindrucksvoll am wechselnden Körperempfinden und ihrer emotionalen Verfassung. Hochkomplexe Systeme sind aber auch leicht störanfällig.

Der männliche Part scheint es da leichter zu haben. Zumindest ist seine Rolle bei der Fortpflanzung eine völlig andere und das Fehlen des klassischen Zyklusablaufes bedingt eine andere seelische und körperliche Verfassung. Diese Polarität der Geschlechter in der Rolle der Fortpflanzung bedingt die Polarität der Geschlechter in der Sexualität und dürfte auch der Zündstoff vieler Disharmonien untereinander sein.

Beim Sex werden jede Menge Hormone ausgeschüttet: Östrogen und Progesteron sorgen für das Feuchtwerden der Vagina. Dopamin und Endorphine sorgen für ein Gefühl von Glück und Zufriedenheit. Oxytocin wird schon bei Zärtlichkeiten vermehrt produziert. Er wirkt direkt auf die Nerven und macht ruhig. Besonders in der Entspannungsphase nach dem Höhepunkt kommen Serotonin und Prolaktin zum Einsatz. Serotonin sorgt vor allem für vollständiges Wohlbefinden, Prolaktin löst Verspannungen und damit zusammenhängende Schmerzen (ausführlich im Kap. »Hormone aus dem Gleichgewicht« Seite 282).

Sexualität heute

Sexualität nur aus der schöpfungsgeschichtlichen Historie der Fortpflanzung zu betrachten, wird unserem heutigen Anspruch allein nicht mehr gerecht. Trotz allem sind aber unsere Körperfunktionen und Steuerungsabläufe genetisch diesem Muster angepasst. Ein Dilemma, denn viele zwischenmenschliche Aspekte passen damit nicht zusammen. Sexualität hat in unserer Epoche einen immensen Stellenwert auf partnerschaftlicher und gesellschaftlicher Ebene.

Die Stetigkeit der Veränderung ist eine verlässliche Konstante – in der Sexualität selbst und auch im gesellschaftlichen Rollenbild der Geschlechter untereinander. Ein kurzer Blick in die Vergangenheit lohnt, wollen wir doch die vielen Fragen und Irrtümer rund um das Thema Sexualität besser verstehen. Der immense Wissensdurst der Menschen und das öffentliche Interesse zu sexuellen Themen zeigt aber auch ein unübersehbares Wissensdefizit rund um die Themen Sexualität, Sexualstörungen und sexuelle Gesundheit, die durch alle Schichten der Gesellschaft geht. Die Medizin der Zukunft wird Antworten finden müssen, die weit über das Erklären von Funktionsweisen der Geschlechtsorgane hinausgehen. Eine neue Offenheit im ärztlichen Umfeld, Frauen und Männer von ihrer Pubertät bis ins hohe Alter in Sexualfragen vertraut begleiten zu können, ist unabdingbar.

Von der Antike bis zur Gegenwart erkennen wir gravierende Unterschiede in der Art und Weise, wie Sexualität praktiziert und gesellschaftlich bewertet wurde. Eines lässt sich über alle Zeitalter hinweg nicht leugnen: Das sexuelle Rollenbild von Frau und Mann war nicht gleichberechtigt. Schlagworte wie Keuschheitsgürtel, Zwangsheirat, weibliche Genitalverstümmelung und Vergewaltigungen untermauern das. Im Mittelalter geprägte Normen eines vermeintlich korrekten Sexualverhaltens sind bis heute in den Köpfen verankert. Der Mann als aktiver Part, der etwas mit einer Frau tut – ein gleichberechtigtes erfüllendes Miteinander war nicht das Ziel. Sexuelle Wünsche und Bedürfnisse der Frau blieben außen vor. Religiöse Dogmen prägen gesellschaftliche Vorurteile bis in die Gegenwart. Auf diesem Nährboden konnte über die Jahrhunderte hinweg kein auf Augenhöhe basierendes Vertrauen im sexuellen Umgang der Geschlechter untereinander wachsen. All dies und vieles mehr wirkt bis in die Gegenwart hinein und färbt unser aktuelles Bild vom sexuellen Handeln, Erleben und dem Umgang damit. Unzählige Missverständnisse und Kommunikationsprobleme zwischen Mann und Frau sind vorprogrammiert.

Unser Zeitalter kann der Schritt in eine völlig neu interpretierte und erlebte Sexualität sein. Der Mut und die Courage, in der Öffentlichkeit Sexualität zu diskutieren, sexuelle Freiheit und Orientierung zu leben, Verhütung selbst zu organisieren und eigene Wünsche und Bedürfnisse zu benennen und zu erfahren, sind ein guter Anfang. Die Vergangenheit können wir nicht ändern. Die Einstellung im Umgang mit der Sexualität liegt aber in unseren eigenen Händen!

Das eigene Körperbild

Die beste Voraussetzung für ein erfülltes Sexualleben ist das Erlernen der eigenen Bedürfnisse und Erfahren des eigenen Körpers. Unzählige Angebote speziell für Frauen – auch außerhalb der Arztpraxis – helfen Ihnen dabei, sich Ihres Körpers bewusst zu werden. Lernen Sie Ihren Körper wertzuschätzen, so wie er ist. Bekommen Sie Zugang zur eigenen Sexualität durch Abbau von Ängsten, Schamgefühl und falschen Moralvorstellungen, wie etwas zu sein hätte. Das eigene Körper- und Selbstbild ist der Schlüssel zur Akzeptanz Ihrer eigenen Person, und das strahlen Sie dann auch aus auf ihren Partner. Erotik kommt von innen, und die Liebe zur eigenen Person kann dann erfüllend geteilt werden. Suchen Sie gezielt nach Beratungsangeboten, um einen selbstbewussten Umgang mit sich selbst zu lernen. In der Sexualität gibt es kein Richtig und Falsch. Alles ist willkommen und nichts muss – solange es im Einklang stimmig ist.

Auch das männliche Selbstbildnis ist teilweise geprägt vom Leistungsdruck und vermeintlichen Normbildern. Das mediengeprägte Rollenverständnis vom Mann- und Frausein in unserer heutigen Gesellschaft wird wohl eher einem Idealbild mit Schubladendenken genügen. Die erlebte eigene Realität steht im Widerspruch dazu und der Stress, eigenen Erwartungen an anatomische Gegebenheiten und Funktionsabläufe nicht zu genügen, ist der Nährboden für ein gehemmtes Sexualverhalten. Enttäuschungen sind vorprogrammiert, wenn Erektion und Orgasmushäufigkeit im Mittelpunkt einer sexuellen Begegnung stehen. Auch für Männer existiert ein breites Angebot zum Erlernen einer neuen Rolle mit sich selbst im Hinblick auf das eigene Körperbild und wertfreiem Annehmen der eigenen Persönlichkeit.

Lernen Sie sich und Ihren Partner neu kennen und gehen Sie aufeinander zu. Die Offenheit im gegenseitigen Umgang, auch sensible Themen anzusprechen, wird Ihnen beiden völlig neue Horizonte öffnen. Vielleicht möchten Sie auch professionelle Beratungsangebote annehmen. Der ehrliche Umgang in der gemeinsamen Kommunikation kann viele Fragen aufwerfen und Ansätze zur gemeinsamen Entwicklung bieten. Nutzen Sie diesen spannenden Prozess der Selbsterfahrung. Eine funktionierende Beziehungsebene ist der Schlüssel zum Erleben einer erfüllten Sexualität.

Gesunde Sexualität leben

Eine funktionierende Partnerschaft ist kein Garant für fortwährend stimmiges sexuelles Miteinander. Entwickeln Sie Ihre Sexualität im Einklang mit Ihrer Persönlichkeitsentwicklung. Die verschiedenen Lebensphasen mit diversen Wünschen und Praktiken sind dann eine Bereicherung, wenn sie im Einklang mit sich und dem Gegenüber erlebt werden. Die Zeit während und nach einer

Schwangerschaft oder die Wechseljahre können der Grund für extreme Schwankungen in der sexuellen Bedürfnislage sein.

Finden Sie Ihren ganz persönlichen Weg. Ob als Single oder in der Partnerschaft – auch unsere Epoche sucht nach Antworten und Wahrheiten. Sex ohne Liebe, Monogamie, Polyamorie, Sexualität ohne Beziehung oder Homosexualität. Gute Sexualität zu praktizieren ist gelebtes individuelles Gesundheitsbewusstsein und darf nicht mehr an Dogmen und Normen gebunden sein. Klar abzugrenzen sind jegliche sexuelle Handlungen an Schutzbefohlenen oder die fehlende gegenseitige Zustimmung zur Handlung.

Lieben Sie sich selbst, so wie Sie sind! Die Einheit von Körper, Geist und Seele spiegelt sich am besten in Ihrer Ausstrahlung wider. Jeder Mensch fasziniert auf seine ganz individuelle Weise. Dieser Einklang ist gelebte Erotik. Genießen Sie dieses wunderbare Gefühl für sich allein und in der körperlichen Begegnung.

Das passiert im Körper

Dass Ihr Körper ziemlich deutlich anzeigt, wenn er erregt ist, können Sie zum Beispiel an Ihren Brustwarzen beobachten. An dieser Stelle geht es aber um die unterschwelligen Reaktionen. Das ist zum einen die Durchblutung. Sie wird verbessert, der Blutdruck steigt, der Pulsschlag beschleunigt, und der gesamte Organismus wird besser mit Sauerstoff versorgt. Natürlich hat das Auswirkungen auf das Herz-Kreislauf-System, das kräftig angekurbelt wird. Im Grunde ist die körperliche Reaktion mit der beim Sport vergleichbar. Es tritt auch eine starke Muskelanspannung auf. Erleben Sie dann einen Orgasmus, kommt es zur schlagartigen völligen Entspannung.

Das rät die Ärztin

Sex während der Schwangerschaft

Auch während der Schwangerschaft können Sie normalerweise völlig unproblematisch Sex haben. Aber: Falls Sie bereits eine Fehlgeburt erlitten haben oder bei dieser Schwangerschaft Komplikationen auftreten, sprechen Sie bitte unbedingt mit Ihrer Gynäkologin!

Klitoris und G-Punkt

Ausgelöst wird diese Kaskade von Veränderungen durch die Stimulation der Klitoris. Das bisschen Klitoris, das man an der Oberfläche sieht, ist nur die Spitze des Eisbergs, nämlich eines Schwellkörpers von 8–9 cm Länge, dessen kompliziertes Nerven- und Gefäßgeflecht weit in die Scheide hineinragt, die Harnröhre umschließt und sich mit anderen Organen verbindet. Der berühmte G-Punkt, benannt nach dem Gynäkologen Gräfenberg, der sich an der vorderen Scheidenwand befindet, gehört dazu.

Versuche haben gezeigt, dass Druck auf diesen Bereich die Schmerzempfindlichkeit der Frau um nahezu die Hälfte drosseln kann. Je lustvoller die Stimulation, desto geringer das Schmerzempfinden. Während des Orgasmus nahmen die Frauen überhaupt keinen Schmerz wahr.

Masturbation

Selbstbefriedigung oder Masturbation wird in jedem Alter praktiziert, vom Säugling bis zum Greis. Umfragen haben ergeben, dass 60 % der Erwachsenen bis zu 10-mal im Monat masturbieren, 25 % bis zu 30-mal, Männer etwas häufiger als Frauen. Glücklicherweise sind alle Ammenmärchen bezüglich der »gefährlichen Folgen« von Masturbation in wissenschaftlichen Studien widerlegt worden. Im Gegenteil: Masturbation trägt zur Gesundheit und Ausgeglichenheit bei. Die Hormonausschüttung erfolgt wie beim Sex mit dem Partner, Schmerzen werden gelindert, Schlaflosigkeit gebessert, das Selbstwertgefühl steigt. Regelmäßiges Masturbieren stärkt den Beckenboden und schützt vor Blasenentzündungen. Je besser Sie sich durch die Masturbation kennenlernen, desto besser können Sie Ihren Partner dazu anleiten, was Ihnen guttut. Kürzlich wurde in einer Studie gezeigt, dass verheiratete Frauen, die regelmäßig masturbierten, signifikant mehr Orgasmen erlebten, mehr Lust und ein höheres Selbstwertgefühl hatten sowie mit ihrem ehelichen Liebesleben glücklicher waren als Frauen, die keine Selbstbefriedigung praktizierten.

Störungen der Sexualität

Ist die Sexualität gestört, liegt nicht zwingend eine Erkrankung vor. In vielen Fällen handelt es sich eher um psychische Beschwerden. Nehmen Sie die nicht auf die leichte Schulter, denn sie können – vor allem wenn sie lange andauern – zu einer großen Belastung werden. Die folgenden Seiten machen Sie mit den häufigsten Formen vertraut.

Sexuelle Lustlosigkeit

Geht das geschlechtliche Verlangen ab einem gewissen Alter verloren, könnte man meinen, das wäre nicht schlimm. Dann findet eben kein Sex mehr statt. Das trifft aber nur zu, wenn Sie und gegebenenfalls Ihr Partner nicht darunter leiden. Wann liegt überhaupt eine Störung der Libido vor? Das ist dann der Fall, wenn die Lust auf Sex spürbar reduziert oder vollkommen erloschen ist. Es ist trotzdem möglich, dass weiterhin sexuelle Fantasien und Lust an der Selbstbefriedigung bestehen. Auch kann sich der Spaß am Sex spontan entwickeln, wenn Sie sich auf zärtliche Berührungen einlassen. Wird die Lustlosigkeit zum Dauerzustand, können Erregungs- und Orgasmusstörungen die Folgen sein. Im englischen Sprachgebrauch hat sich der Ausdruck HSDD (hypoactive sexual desire disorder) eingebürgert, vielleicht hören Sie von Ihrem Arzt auch den Ausdruck »Störung mit verminderter sexueller Appetenz«. Man wird Ihnen vielleicht vorschlagen, ein Antidepressivum auszuprobieren, auch wenn Sie glauben, gar nicht depressiv zu sein. Aber da die sexuelle Funktion auch was mit Überträgerstoffen im Gehirn zu tun hat, hilft das etwa einem Drittel der Frauen.

Phytotherapie Harmloser ist ein Versuch mit dem »Viagra der Natur«, der Macawurzel. Sie enthält hormonähnliche Substanzen, die Überträgerstoffe im Gehirn beeinflussen und die Durchblutung der Beckenorgane anregen sollen. Ein pflanzliches Aphrodisiakum ist Turnera diffusa, die Damianawurzel, schon von den Mayas eingesetzt. Ein wirkungsvoller Extrakt ist bei uns erhältlich: Remisens (Schaper und Brümmer). Es wirkt entspannend und durchblutungsfördernd und erleichtert somit die Erregung, es aktiviert und stärkt die Libido. Falls vom Arzt nicht anders verordnet, wird Remisens 3 × täglich nach den Mahlzeiten unzerkaut mit reichlich Flüssigkeit eingenommen, vorzugsweise mit einem Glas Wasser. Da pflanzliche Arzneimittel ihre Wirksamkeit nicht sofort entfalten, sollte Remisens regelmäßig über 4–8 Wochen eingenommen werden.

Mykotherapie Cordyceps gilt in der Traditionellen Chinesischen Medizin (TCM) als Aphrodisiakum, weil er einen anregenden Effekt auf die weiblichen Geschlechtsorgane und damit auf die körpereigene Hormonproduktion hat. Auch Roter Ginseng ist ein klassisches Stärkungsmittel und wirkt aktivierend, antidepressiv und aufbauend. Dosierung: jeweils morgens und mittags 2 Kapseln Cordyceps, Roter Ginseng.

Aber erst mal keine Panik, wenn Sie sich häufig lustlos fühlen sollten: Wahrscheinlich sind Sie nur überlastet, weil der Tag nur 24 Stunden hat, in dem Sie Job, Kinder, Freunde und Ehemann unterbringen müssen, ganz zu schweigen vom chronischen Schlafmangel.

Erregungsstörungen

Per Definition liegen dann Erregungsstörungen vor, wenn die Beckenorgane trotz entsprechender Stimulation nicht verstärkt durchblutet werden. Klitoris und Schamlippen schwellen nicht oder nur sehr wenig an, die Vagina wird nicht feucht, und der hintere Scheidenbereich weitet sich ebenfalls nicht so, wie es im erregten Zustand zu erwarten wäre. Wenn Sie sich trotz der Störung zum Sex zwingen, kann dieser schmerzhaft erlebt werden, was die Lust verständlicherweise erheblich bremsen kann.

Verflixter Orgasmus

Dass eine Frau keinen oder nur höchst selten einen Orgasmus hat, ist nicht ungewöhnlich, denn es handelt sich um die zweithäufigste weibliche Sexualstörung. Eine körperliche Ursache liegt deutlich seltener vor, als man vielleicht vermuten mag. Meist hängt es mit falscher »Aufklärung« oder auch mangelndem Austausch zwischen den Partnern zusammen. Der Sexualpartner sollte beispielsweise wissen, dass viele Frauen durch Stimulation der Klitoris am schnellsten, durch die der Vagina dagegen häufig gar nicht zum Orgasmus kommen. Auch die überhöhte Erwartung, die sicher mit durch die Medien verursacht wird, kann zu der subjektiven Einschätzung führen, man erlebe keine wirkliche Erregung und schon gar keinen Orgasmus. Manche Frauen fühlen sich schuldig, wenn Sie keinen Höhepunkt gemeinsam mit ihrem Partner erleben. Sprechen Sie mit Ihrem Frauenarzt über Ihr Problem. Entweder lässt sich in wenigen Gesprächen, am besten zusammen mit Ihrem Partner, die Situation durch einfache Tipps verbessern oder er wird Ihnen eine Sexualtherapeutin empfehlen können.

Abwehr gegen und Schmerzen beim Sex

Bei einigen Frauen lösen sexuelle Aktivitäten immense körperliche Abwehrreaktionen aus. Die können von Ekel bis hin zu Erbrechen reichen. Manchmal beschränken sie sich auf einen bestimmten Partner oder auf eine spezielle Praktik. Klären Sie mit einem Therapeuten, woher die extrem ausgeprägte Abneigung kommt. Sie kann sich sonst gegen die körperliche Liebe generell ausweiten und zu Lust-, Erregungs- und Orgasmusstörungen führen. Das gilt auch für Schmerzen bei sexueller Stimulation generell oder speziell beim und nach dem vaginalen Geschlechtsverkehr. Treten diese hin und wieder oder zunehmend auf, sollten Sie Ursachenforschung betreiben. Interessant ist etwa, ob die Symptome seit dem ersten Geschlechtsverkehr oder vielleicht seit einem bestimmten Ereignis, wie einer Entbindung oder einem sexuellen Gewaltakt auftreten. Außerdem ist es hilfreich, wenn Sie sagen können, ob sie bei bestimmten Praktiken oder Formen der Stimulation besonders stark sind, bei anderen kaum oder gar nicht einsetzen. Lassen Sie Ihren Frauenarzt prüfen, wie die Stellung Ihres Gebärmutterhalses ist: ragt er zu weit in die Scheide hinein, kann es sein, dass das männliche Glied darauf stößt statt in das hintere Scheidengewölbe, sodass Sie bei einer normalen Stellung Schmerzen im ganzen Unterleib bekommen. Oft reicht es dann schon, wenn Sie den Penis etwas »dirigieren«. Auf jeden Fall sollten auch andere körperliche Ursachen, wie beispielsweise eine Endometriose oder Narben, durch Ihren Frauenarzt ausgeschlossen werden.

Scheidenkrampf

Ein Scheidenkrampf kommt viel seltener vor, als man nach Lesen der Laien- und Fachpresse annehmen sollte. In der Fachsprache wird er als Vaginismus bezeichnet und ist eine starke körperliche Reaktion, die nicht bewusst gesteuert werden kann. Ein Teil der Scheidenmuskulatur und des Beckenbodens zieht sich dabei krampfartig zusammen, sodass es nur schwer möglich oder sogar unmöglich wird, etwas in die Scheide einzuführen. Dabei spielt es oft keine Rolle, ob es sich um einen Tampon, einen Finger oder einen Penis handelt. Bei einigen Betroffenen reicht schon der Gedanke, etwa an die gynäkologische Untersuchung, um den Krampf auszulösen. Man unterscheidet zwischen dem primären Vaginismus, der seit der Pubertät besteht, und dem sekundären, der erst nach gewisser symptomfreier Zeit auftritt. Eine leichte Verkrampfung bei ersten sexuellen Erfahrungen ist normal und fast immer durch Nervosität und Unsicherheit zu erklären. Grundsätzlich ist beim echten Scheidenkrampf von psychischen Ursachen auszugehen, die es aufzudecken gilt.

Trauma

Ein sexuelles Trauma ist eine körperliche oder auch seelische Verletzung, die durch sexuelle Gewalt verursacht wurde (Seite 59). Das kann unabsichtlich, zum Beispiel durch eine Verletzung beim von beiden Seiten gewollten Geschlechtsverkehr, geschehen. Natürlich kann es sich auch um einen gewollten Gewaltakt handeln, wie beim sexuellen Missbrauch oder der Vergewaltigung. Der Schutz vor derartigen Erlebnissen sollte höchste Priorität haben. Da die Schwelle, die bei einem Mädchen oder einer Frau zum Trauma führt, höchst unterschiedlich sein kann, ist dabei größtmögliche Sensibilität gefragt. Während die eine sich eine gesunde psychische Distanz zu Abbildungen, Texten und Sprüchen bewahren kann, erleidet die andere schon durch das bloße Anschauen drastischer sexueller Szenen eine seelische Verletzung. Dieser Aspekt sollte auf jeden Fall dazu führen, dass Kinder und Jugendliche nicht allein Zugriff per Computer oder Fernseher auf derartiges Material haben. Und: Wo mutwillige Verletzungen vorliegen, muss gegen den Täter vorgegangen werden!

Schluss mit sexuellen Störungen

Um sich von den genannten und anderen Störungen zu befreien, ist ein Arzt wichtig, der einerseits einfühlsam ist, andererseits Dinge aber auch beim Namen nennt. Suchen Sie sich einen Gynäkologen, der nicht um den sprichwörtlichen heißen Brei herumredet, sondern mit Ihnen offen und gezielt über Beschwerden, Probleme, Vorlieben und Praktiken spricht. Er kann Ihnen zum Beispiel Übungen für den Beckenboden zeigen, die unter anderem Schmerzen beim Verkehr mindern oder beseitigen können.

Wird Ihre Vagina nicht feucht, helfen Gleitmittel (Seite 191). Hier sind wasserlösliche Präparate vorzuziehen, da sie leichter zu entfernen sind und das Risiko von Infektionen geringer ist als bei denen auf Ölbasis.

Sind Scheide oder Scheideneingang zu eng (durch Verkrampfungen, Operationen, Entzündungen usw.) dann können Sie mit medizinischen Dehnungsstiften (Dilatatoren) aus Silikon in Ruhe zu Hause Dehnungsübungen machen, indem Sie nach und nach immer größere Stifte ohne Probleme einführen können, z. B. mit Dyspareunie Vagiwell Vaginaldehner (Medintim Kessel).

Grundsätzlich sollte, je nach Leidensdruck, auch immer über eine Psychotherapie nachgedacht werden. Sinnvoll ist bei festen Beziehungen eigentlich immer eine Paartherapie. Sie kann Ihnen helfen, sexuelle Bedürfnisse aber auch Abneigungen besser mitzuteilen. Verhaltensübungen allein oder mit dem Partner bringen oft Klarheit über Ursachen und vermitteln einen neuen Umgang mit sich selbst oder der Sexualität allgemein, sodass die Störungen nachlassen. Auch die Vermittlung gezielter sexueller Techniken ist in einigen Fällen hilfreich. Ganz wichtig: Beide Partner müssen hinter der Therapie stehen und Vertrauen zum Therapeuten haben.

Das sagt das Gesetz

Sexueller Missbrauch liegt vor, wenn Kinder oder Jugendliche zu sexuellen Handlungen veranlasst werden. Diese reichen vom Fotografieren in nackter, sexueller Pose über Berühren und Streicheln der Geschlechtsorgane bis hin zum oralen, vaginalen oder rektalen Einführen von Gegenständen oder Geschlechtsorganen.
Unter sexueller Nötigung versteht man, wenn sexuelle Handlungen unter Androhung von Strafe oder Gewalt erzwungen werden.
Eine Vergewaltigung ist schließlich der Gipfel der sexuellen Nötigung. Dabei gilt der erzwungene Beischlaf schon dann als vollendet, wenn das männliche Glied in den Scheidenvorhof eingedrungen ist, ein Samenerguss muss nicht erfolgt sein. Etwa 8–15 % aller jungen Frauen erlebt Vergewaltigung, die Zahl der versuchten Übergriffe ist etwa doppelt so hoch. Außerdem gibt es eine große Dunkelziffer, da die Mehrzahl der Vergewaltiger aus der Familie oder dem Bekanntenkreis stammen und die Mädchen bzw. Frauen sich aus Schamgefühl oder Angst niemandem anvertrauen.

Sexualität im Alter

Lustvolle sexuelle Begegnungen der Frau ab einem fiktiven Alter nach der Menopause sind nach wie vor ein in den Köpfen verankertes Tabuthema, bestenfalls ignoriert oder mit Begriffen wie Alterssexualität stigmatisiert. Mit der Sexualität muss eigentlich nie Schluss sein. Mehr als ein Drittel aller 60–80-jährigen Frauen haben Sex und noch mehr äußern ihr Interesse daran. Viele praktizieren Selbstbefriedigung. Mit zunehmendem Alter nimmt zwar das körperliche Verlangen ab, aber der Wunsch nach Zärtlichkeit, Sexualität und Befriedigung bleibt. Die Erregung läuft langsamer ab (auch beim Mann), dafür kommt dem Vorspiel größere Bedeutung zu. Die Hälfte der älteren Frauen klagt jedoch über nicht ausreichende sexuelle Kontakte, da der Partner oder sie selber durch Erkrankungen oder Medikamenteneinnahme gehandicapt sind oder der Partner fehlt.

Jeder Lebensabschnitt hat seine eigene Qualität. Nutzen Sie Ihre Lebenserfahrung und nehmen Sie sich Zeit für die Liebe. Slow Sex ist keine Technik – es ist Hommage an die Begegnung mit sich selbst, um im Spüren und Berühren neue Dimensionen des gemeinsamen Erlebens zu erfahren. Gehen Sie auf Entdeckungsreise. Dabei können Sie sich auch durch die Aromatherapie (Seite 140) und Phytotherapie (Seite 123) unterstützen lassen. Zum Beispiel mit dem wirkungsvollen Extrakt der Maca-Wurzel in Remisens (Schaper und Brümmer).

Schlafen

Gesunder Schlaf ist lebenswichtig, damit sich der Organismus regenerieren kann. Doch leider gibt es eine ganze Reihe von Störungen, die die nötige Erholung boykottieren.

Es gibt Schlafbedürfnisse und Schlaftypen, aber auch das Alter kann Einfluss auf den Schlafbedarf haben. Lernen Sie mehr über die Vorgänge des Schlafes und verhindern Sie so Schlafstörungen.

Das passiert im Körper

Sie hatten einen harten Tag, gehen ins Bett und schlafen ein. Kurz zusammengefasst, passiert dabei Folgendes: Die Muskelspannung sinkt, die Hirnwellen verändern sich. Vom leichten Schlaf gehen Sie allmählich in die Tiefschlafphase über. Dabei sinkt der Blutdruck, der Herzschlag verlangsamt sich, der Atem wird flacher aber meist gleichmäßiger, und die Körpertemperatur sinkt. All das geschieht aber nur, wenn Ihre Zirbeldrüse genug Melatonin ausschüttet, ein Hormon, das dann in die Blutbahn gelangt, wenn kein Licht mehr über die Netzhaut ins Auge fällt. Ein Grund dafür, dass Sie nicht einschlafen können, wenn Sie noch bis in die Nacht hinein auf den PC-Bildschirm starren. Da Melatonin auch noch viele andere wichtige Funktionen im Körper hat, es wird auch »Polizist der Polizisten« genannt, sollten Sie dauerhaft nicht auf Ihr Schlafhormon verzichten.

Typen und Bedürfnisse

Man kann keine allgemeingültige Regel darüber aufstellen, um wie viel Uhr man am besten ins Bett geht und wie lange man schlafen sollte. Jeder Mensch ist verschieden und muss sich zusätzlich auf seine Tagesform einstellen. Die Gene bestimmen, ob Sie zu den »Eulen« gehören, die morgens eher schwer aus dem Bett kommen und abends zur Hochform auflaufen, oder ob Sie doch die »Lerche« sind, die früh aus den Federn springt aber auch früh wieder müde wird. Auch die benötigte Schlafmenge ist genetisch verankert. Ob jemand nach sechs oder erst nach acht Stunden putzmunter ist, hat nichts mit Faulheit zu tun.

Schlafphasen

Schlafen ist nicht einfach nur ein Zustand, sondern man macht verschiedene Stadien durch, die unterschiedlich lang und tief sind. Wenn man vom Wachzustand langsam in den Schlaf gleitet, durchläuft man erst zwei leichte und oberflächliche Stadien und erlangt meist zügig das dritte und vierte Stadium des Tiefschlafs. Diese Tiefschlafphasen sind besonders wichtig für die Regeneration des Körpers und des Gehirns. Nach etwa 90 Minuten beginnt die fünfte Schlafphase, die man REM-Phase nennt, in der die Augen sich heftig bewegen (Rapid Eye Movement) und das Gehirn so aktiv wie im Wachzustand ist, denn jetzt werden die Eindrücke des Tages in Träumen verarbeitet.

Der Einfluss des Alters

Interessant zu wissen ist, dass das Schlafbedürfnis bis etwa zum 20. Lebensjahr abnimmt. Das ist auch gut so, denn als Säugling braucht der Mensch rund 18 Stunden. Es ist deshalb durchaus sinnvoll, Kinder nicht bis spät in die Nacht wach bleiben zu lassen. Um auf ihr benötigtes Pensum zu kommen, müssten sie sonst bis weit in den nächsten Tag schlafen. Und: In der Pubertät wird so ziemlich jeder zur Nachteule. Wenn Ihr Kind im entsprechenden Alter abends den Weg ins Bett so schwer findet, wie morgens den Weg aus den Kissen, ist das eine völlig normale, von dem Hormon-Chaos ausgelöste Veränderung. Erst nach der Pubertät kristallisiert sich heraus, ob der Mensch Frühaufsteher oder Morgenmuffel ist.

Kinder brauchen ihren Schlaf

Sind die Bedürfnisse auch unterschiedlich, passen Sie auf jeden Fall auf, dass Ihre Kinder genug Schlaf bekommen. Man hat herausgefunden, dass Kinder umso übergewichtiger sind, je weniger sie nachts schlafen.

Schlafstörungen vermeiden

Inzwischen leidet jeder dritte bis fünfte Deutsche an Schlafstörungen. Es gibt eine ganze Reihe von Ein- und Durchschlafstörungen und Erkrankungen, die im Zusammenhang mit der Nachtruhe stehen. Wenn Sie morgens nie erholt aufwachen, sich immer müde durch den Tag schleppen, sollten Sie unbedingt Ursachenforschung betreiben. Schichtarbeit kann ebenso ein Problem sein wie kribbelige Beine, Schlafwandeln oder Schnarchen. Darüber hinaus gibt es simple Umstände, die Ihren Schlaf beeinträchtigen können. Es lohnt sich, diese zuerst zu überprüfen und gegebenenfalls zu ändern.

Computer und Fernsehen bis in die Nacht

Wie schon im Kapitel »Umwelt« (Seite 28) beschrieben, gehören nicht ins Schlafzimmer: Fernseher, PC oder Laptop, Handy oder Radiowecker. Das WLAN sollte mittels Zeitschaltuhr nachts ausgeschaltet sein. Wenn Sie nach 18 Uhr noch am Computer arbeiten müssen, reduzieren Sie das Blaulicht des Displays, denn das stimuliert unsere Stressachse (gilt übrigens auch für den Fernseher) und unterdrückt die Melatoninbildung.
Sie können sich kostenfreie Programme aus dem Internet laden (z. B. f.lux). Noch wirksamer ist eine spezielle Computerbrille mit Blaulichtschutz, die die aktivierenden Lichtfrequenzen eliminiert.

Das Bett Auch das Bett selbst spielt natürlich eine ganz besondere Rolle. Es sollte wegen des Erdmagnetfelds am besten in Nord-Süd-Richtung stehen. Der Kopf sollte nach Norden gelagert werden. Wählen Sie Matratze und Lattenrost sorgfältig. Berücksichtigen Sie, dass die Matratze auf Ihr Körpergewicht abgestimmt sein muss. Achten Sie auch beim Gestell auf Naturmaterialien ohne Schadstoffe. Die Maße hängen von Ihrer Körpergröße ab. Für eine Person sollte das Bett mindestens einen Meter, ein Doppelbett mindestens 1,80 m breit sein.

Das Abendessen Es sollte leicht, nicht zu spät sein und wenig Eiweiß enthalten, denn das kann nachts nicht mehr richtig verdaut werden. Am besten etwas Gemüse und Brot. Auch Salat und Obst sind nach 18 Uhr für empfindliche Mägen zu unverdaulich. Alkohol macht zwar rasch müde, aber wenn der Alkoholspiegel fällt, wacht man auf, und das erneute Einschlafen kann sehr schwer werden. Manchen hilft ein Glas heiße Milch, in dem viel Tryptophan, ein Eiweiß, das beim Aufbau des Schlafhormons Melatonin hilft, enthalten ist.

Schlafrituale Sie helfen, von der Aktivität des Tages auf die Ruhe der Nacht umzuschalten. Das fängt bei Kindern an, die nicht ohne Gute-Nacht-Geschichte und das Glas Milch einschlafen. Solche Rituale sind gut, denn sie geben Sicherheit und lösen einen Automatismus aus. Gewöhnen Sie sich zum Beispiel an, jeden Tag mit einer Tasse Tee in Ihrem Lieblingssessel ausklingen zu lassen. Oder gehen Sie noch eine Runde spazieren. Es ist egal, was es ist. Die Hauptsache, Ihr Ritual regt Sie weder geistig noch körperlich an, sondern lässt Sie tatsächlich ruhig werden. Oder lauschen Sie einer CD mit ruhiger oder meditativer Musik, wenn Sie bereits im Bett liegen. Das reicht meist schon zum Abschalten und in den Schlaf »gesungen« werden.

Sanfte Helfer Auch die Natur bietet ihre Hilfe an. Dabei muss man wissen, dass die Wirkung nicht – wie bei synthetischen Mitteln üblich – umgehend eintritt. Richten Sie sich auf eine 2–4-wöchige Therapie ein, bevor Sie besser einschlafen können.

Will sich trotz aller Bemühungen kein gesunder Schlaf einstellen, schlafen Sie vielleicht sogar in fremden Betten oder in einer anderen Umgebung deutlich besser, dann sollten Sie unbedingt einen Baubiologen zurate ziehen, der neben detaillierten Untersuchungen auf Elektrosmog auch geologische Besonderheiten feststellen kann.

Therapie von Schlafstörungen

Konventionelle Therapie

Vermutlich wird Ihr Arzt Ihnen Schlaftabletten verschreiben. Aber Vorsicht, die machen abhängig. Versuchen Sie es lieber anders. Melatonin zum Beispiel ist kein Schlafmittel, sondern ein Hormon, das den Schlaf-wach-Rhythmus steuert. Daher muss man es immer zur gleichen Zeit einnehmen. Ausreichend sind 1–3 mg, circa 2 Stunden vor dem Zubettgehen. Sprechen Sie mit Ihrem Arzt, denn normales Melatonin verkürzt zwar die Einschlafzeit, fördert aber nicht das Durchschlafen. Inzwischen gibt es ein retardiertes Melatonin (Circadin), das verschreibungspflichtig ist und durch die langsame Freisetzung des Wirkstoffs auch das Durchschlafen erleichtern soll.

Alternative Therapie

Richten Sie sich bitte auf eine 2–4 wöchige Therapie ein, bevor Sie besser einschlafen.

Nahrungsergänzungen Über Vitamin D wird zwar viel aufgeklärt, aber es wird oft vergessen, dass Schlafstörungen ein sehr häufiges Symptom für einen Vitamin-D-Mangel darstellen. Also unbedingt Vitamin D messen lassen und für hochnormale Spiegel sorgen. Wer nachts unter Beinkrämpfen oder Muskelverspannungen leidet, hat unter Umständen Magnesium-Mangel. Abhilfe schaffen 300 mg Magnesium: es entspannt die Muskeln, z. B. als Magnesiumbisglycinat, das durch Glycin eine zusätzliche entspannende Wirkung aufweist (Heidelberger Chlorella). Bei unruhigen Beinen oder Jetlag kann auch ein Zinkmangel vorliegen. Lutschen Sie das Schüßler-Salz Zincum metallicum D12 (Nr. 21) und substituieren Sie Zink (in organischer Verbindung, z. B. Unizink (Köhler) oder Acerola.Zink (hypo-A).

Sind Alpträume oder depressive Verstimmungen das vorherrschende Problem, kann man einige Wochen versuchsweise Vitamin B_6 (50–100 mg) einnehmen, am besten in der aktiven Form (Heidelberger Chlorella), in Kombination mit Aminosäuren. Vitamine aus der B-Gruppe versorgen die Nerven.

Die Aminosäure Tryptophan hellt die Stimmung auf und fördert den Schlaf. Es ist die Vorstufe des Hormons Melatonin, das den Tag-Nacht-Rhythmus steuert. Als mildes Schlafmittel ist es ohne Rezept erhältlich. In der Pflanze Griffonia ist natürliches 5-HTP enthalten und als Rezeptur in der Eisbär-Apotheke erhältlich. In der Regel nimmt man davon 0,5–1 g, in schweren Fällen bis zu 2 g.

Studien haben aber auch bewiesen, dass sich die Einschlafzeit deutlich verkürzt, wenn man innerhalb einer Stunde vor dem Schlafengehen Melatonin/B12 (Dr. Jacobs) lutscht. Wichtig: Versorgen Sie sich immer gut mit Vitamin B_{12} und Folsäure, diese Vitamine sind für die körpereigene Melatoninproduktion dringend erforderlich, z. B. Folgamma Tabletten (Folsäure 1,5 mg und Cyanocobalamin 0,025 mg, Wörwag). Daneben ist Melatonin ein starkes Antioxidans, koordiniert und verstärkt die Immunabwehr und verzögert die Gefäßalterung. Durch die oben beschriebenen Tipps wird die körpereigene Melatonin-Bildung gefördert. Ganz neu ist eine Bodylotion, die Melatonin, Zechstein Magnesium und MSM enthält, die Relax Bodylotion (Dr. Jacobs). Durch die langsame und kontinuierliche Aufnahme dieser wirksamen Substanzen über die Haut wird das Durchschlafen verbessert. Während das reine Magnesium Oil die Haut austrocknet, sorgen Sheabutter und Mandelöl für eine glattes und entspanntes Hautgefühl.

1 Kapsel ENAZYM Plus (Life Light) mit Tryptophan, Passionsblume, Vitamin B_6, Coenzym1 (NADH) und Magnesium vor dem Schlafengehen hat eine positive Auswirkung auf den Schlaf-wach-Rhythmus und auf die Stimmungslage. In hektischen Phasen sehr hilfreich: 3 × täglich 2 Dragees Phosetamin Dragees (Köhler) mit Magnesium, Kalium und Kalzium, Mineralstoffen, die die Nervenerregbarkeit normalisieren.

Phytotherapie Die Passionsblume ist ein traditionelles und sanftes Beruhigungsmittel. Hauptanwendungsgebiet der Passionsblume sind ängstliche Spannungs- und Unruhezustände. Daneben gehören psychosomatische Störungen, wie Herzklopfen, Magen-Darm-Beschwerden, Spannungskopfschmerz, Schweißneigung und Stresssymptome zu den typisch traditionellen Anwendungsgebieten der Heilpflanze.

Häufig wird die Passionsblume mit anderen beruhigend wirkenden Heilpflanzenextrakten (Baldrian, Hopfen, Melisse, Lavendel) verwendet. Klinische Studien zeigten für die Kombinationspräparate mit Baldrianwurzel (mit oder ohne Hopfenzapfen) eine gute Wirksamkeit bei leichten bis mittelschweren Einschlaf- wie auch Durchschlafstörungen. Pflanzliche Präparate gibt es in Form von Kapseln, Tabletten, Tropfen und Dragees; darüber hinaus werden auch sanft wirkende Schlaf- und Beruhigungstees vertrieben.

ALLUNA (Repha) ist ein pflanzliches Schlaf- und Beruhigungsmittel, das einen methanolisch gelösten Spezialextrakt aus Baldrianwurzeln und Hopfenzapfen enthält. Bei Unruhezuständen am Tag kann das pflanzliche Arzneimittel helfen, gelassen und entspannt zu bleiben. Dabei verursacht es weder Tagesmüdigkeit (»Hang-over«), noch führt es zu einer Abhängigkeit. Wechselwirkungen mit anderen Medikamenten sind nicht bekannt. Die gute Verträglichkeit und Wirkung der speziellen Baldrian-Hopfen-Kombination wurde in zahlreichen Studien produktspezifisch bestätigt. Die arzneilich wirksamen Bestandteile beeinflussen den Organismus ähnlich wie die körpereigenen Müdemacher Adenosin und Melatonin: Zum einen binden die sogenannten »Schlaflignane« aus dem Baldriananteil an bestimmte Adenosin-Rezeptoren im Gehirn und verstärken den Schlafdruck wie das körpereigene Adenosin. Zum anderen binden Hopfenbestandteile an Melatonin-Rezeptoren und erhöhen – wie das Schlafhormon Melatonin – die Schlafbereitschaft. Die beiden physiologischen Schlafprozesse werden auf diese Weise natürlich unterstützt.

Eine bewährte pflanzliche Kombination mit Hopfen, Baldrian und Melisse sind Sedacur forte Beruhigungsdragees (Schaper & Brümmer). Die Heilpflanzen ergänzen sich synergistisch und führen zur belegten Wirksamkeit. Vor dem Schlafengehen oder bei starker Nervosität auch zusätzlich morgens 1 Filmtablette/Kapsel einnehmen.

Als Heilpflanze ist der Lavendel – vor allem das Lavendelöl – für seine angstlösenden Eigenschaften bekannt. Auf innere Unruhe und Angstzustände, Einschlafstörungen, Spannungskopfschmerzen und nervöse Magen-Darm-Beschwerden wirken die Inhaltsstoffe nachweislich positiv, denn Lavendel ist krampflösend und beruhigend, durchblutungsfördernd und entblähend. Lavendelöl, insbesondere die darin enthaltenen Substanzen Linalool und Linalylacetat, wirken sich positiv auf Schlaf und Psyche aus. Wer schlecht einschläft oder nachts aufwacht, dem kann das Öl eventuell helfen. Denn dessen Inhaltsstoffe wirken Studien zufolge beruhigend und schlaffördernd.

Der Spezialextrakt Silexan WS 1265, den Lasea enthält, zeigt in vielen Studien Ähnlichkeiten zum Wirkungsmechanismus des etablierten Anxiolytikums Pregabalin, allerdings interagiert Lasea nicht mit demselben Rezeptor.

Die Melisse ist eine uralte Heilpflanze. Ihre Anwendung kann bis ins Altertum verfolgt werden. Von nervösen Beschwerden bis hin zu Verdauungsbeschwerden kann sie lindernd eingesetzt werden. Daneben hat sie durch die Zusammensetzung des ätherischen Öls antimikrobielle und antivirale Eigenschaften. Bestätigt ist die Anwendung bei nervösen Schlafstörungen sowie nervösen Magen-Darm-Beschwerden. Die WHO betont die antimikrobiellen, krampflösenden und beruhigenden Effekte der Melisse.

Melissentee hat eine zu schwache Wirkung, wenn er noch schmecken soll, ist aber begleitend auf jeden Fall sinnvoll.

Phytopharmaka stören die natürliche Schlafarchitektur nicht, in dieser Hinsicht helfen sie besser als Schlaftabletten gegen Schlafstörungen. Sie machen außerdem nicht süchtig und haben tagsüber keine narkotischen Effekte.

Bei der Einnahme pflanzlicher Medikamente ist zu beachten, dass sich die volle Wirkung meist nicht sofort entfaltet. Sie sind mindestens für 2 Wochen einzunehmen.

Die passende Heilpflanze wählt man je nachdem, welcher Aspekt des Schlafes verbessert werden soll, eine Kombination ergibt auf jeden Fall Sinn. Diese sogenannten Multi-Target-Systeme, die Vielstoffgemische, die die klassischen bei Schlafstörungen eingesetzten Pflanzen enthalten, haben dadurch nicht nur additive, sondern auch sich potenzierende Wirkungen.

Mehrmals täglich ½–1 TL Tinktur aus der Baldrianwurzel in etwas Wasser. Morgens und abends je 1 Tasse Hopfenzapfen. 1 TL zerkleinerte Droge pro Tasse mit kochendem Wasser, 10 Minuten ziehen lassen.

Kräutermixtur 14 Rosentau
(NEM Eisbär-Apotheke)
Das ist eine besondere Rezeptur, die Hydrolate und Destillate von Passionsblume, Lavendel, Baldrian und Rose vereint. Diese Pflanzen können auch im Alltag angewendet werden und beruhigen in allgemeinen Stresssituationen, Prüfungssituationen oder beim Zahnarztbesuch. Kräutermixtur 14 Rosentau gibt es als Spray (auf die Zunge) und als Globuli.

Kräutermixtur 101 Melissenzauber
(NEM Eisbär-Apotheke)
Inhalt: Melisse, Pfefferminze, Frauenmantel und Rose. Sorgt für innere Balance und wirkt gleichzeitig entkrampfend, gerade bei den Menschen, denen der Stress auf den Magen schlägt. Dosierung: 1–2 TL.

Mykotherapie Hericium und/oder Reishi morgens und mittags je 2 Kapseln mit reichlich Wasser

Homöopathie Ambra (Ambra): Schlafstörungen wegen Nervosität, Sorgen und Angstzuständen, Empfindlichkeit oder Schüchternheit, Überarbeitung, schwachen Nerven und Vergesslichkeit im Alter, Stabilisierung des seelischen Gleichgewichts.

Blauer Eisenhut (Aconitum napellus): Schlafstörungen durch Herz- und Kreislaufstörungen, lebhafte und robuste Menschen. Schlafstörungen nach Schreck, auch Unruhe und Angst, bei Herzklopfen.

Brechnuss (Nux vomica): Schlafstörungen, Reizbarkeit, bei Alkohol-Kater, exzessivem Leben. Morgens unausgeschlafen, unlustig, verkatert, sehr reizbar, schlaflos von 2–5 Uhr.

Damiana (Turnera diffusa): Schlaflosigkeit wegen Nervosität, Niedergeschlagenheit, Verkrampfung und Verspannung, Spannungskopfschmerzen.

Kaffee (Coffea): Einschlafstörungen bei Ideenfülle, geistiger Anstrengung, nach großer Erregung, nervöser Reizbarkeit oder Kaffeegenuss.

Hafer (Avena sativa): Rekonvaleszenz, bei Schwäche, Schlaflosigkeit und Erschöpfung, Folgen von Stress, Sorgen, Drogen.

Das rät die Ärztin

Mein Lieblingsrezept

30 g Melissenblätter, 30 g Johanniskraut, 20 g Frauenmantelkraut, 10 g Hopfen. Eine halbe Stunde vor dem Schlafengehen 2 TL mit 200 ml kochendem Wasser aufgießen und 10 Minuten ziehen lassen.

In einer hochrangigen randomisierten Studie, die bei Schlafstörungen individuelle Homöopathie (hochpotenzierte Präparate in individueller Dosierung) gegen Plazebo einsetzte, verbesserten sich die Schlafstörungen nach Homöopathie signifikant stärker als unter Plazebo. Die am meisten eingesetzten Mittel waren dabei Natrium muriaticum, Nux vomica, Calcium carbonicum, Lycopodium clavatum, Mercurius solubilis, Phosphorus, Sulphur, Pulsatilla pratensis, Sepia succus und Thuja occidentalis.

Homöopathische Komplexmittel eignen sich ebenfalls, z. B. Nervoregin H Tabletten (Inhalt: Acidum phohsphoricum, Avena sativa, Passiflora incarnata, Humulus lupulus, Pflüger): Anfangs mehrmals täglich 1 Tablette lutschen, auf 3 × täglich reduzieren.

Das homöopathische Komplexmittel Dormi-Gastreu S R14 Tropfen enthält die Wirkstoffe: Eschscholzia californica D2, Humulus lupulus D2, Passiflora incarnata D2, Zincum valerianicum D6, Avena sativa D1, Coffea D4, Valeriana ø (Dr. Reckeweg). Sie stärken die Nerven, und helfen, die innere Balance wieder zu finden. Sie wirken schon tagsüber beruhigend bei nervösen Reiz- und Verstimmungszuständen und fördern einen gesunden Schlafrhythmus ohne nächtliches Aufwachen. Es besteht keine Gefahr von Tagesmüdigkeit oder einer Gewöhnung. Dosierung: 1–3 × täglich je 5 Tropfen. Bei Besserung der Beschwerden ist die Häufigkeit der Anwendung zu reduzieren.

Schüßler-Salze Kalium bromatum D6 (Nr. 14) bei nervösen Beschwerden (z. B. Schlafstörung und Kopfschmerzen) oder Beschwerden der Schilddrüse (Überfunktion, Unruhe, Bluthochdruck, Abmagerung).

Magnesium phosphoricum D6 (Nr. 7) bei Einschlafproblemen wegen Gedankenflut, Gedankenkarussell.

Kalium phosphoricum D6 (Nr. 5) bei Problemen der Nerven und der Muskeln: Nervosität, Melancholie bis zu Schlafbeschwerden, Gedankenflut.

Calcium carbonicum D6 (Nr. 22) bei unruhigem Schlaf mit heftigen Träumen.

Zincum chloratum D6 (Nr. 21) bei Unruhe, Hyperaktivität und Depression zur Unterstützung der ärztlichen Behandlung.

Das rät die Ärztin

Mischen Sie zu gleichen Teilen Kalium bromatum D12, Magnesium carbonicum D8, Zincum metallicum D12, Natrium chloratum D12 und Nux vomica D12. Davon 10–20 Tropfen vor dem Schlafengehen unter die Zunge. Bei Durchschlafstörungen auch nach dem nächtlichen Aufwachen wirkungsvoll.

Teil 3

Methoden zum Gesundwerden

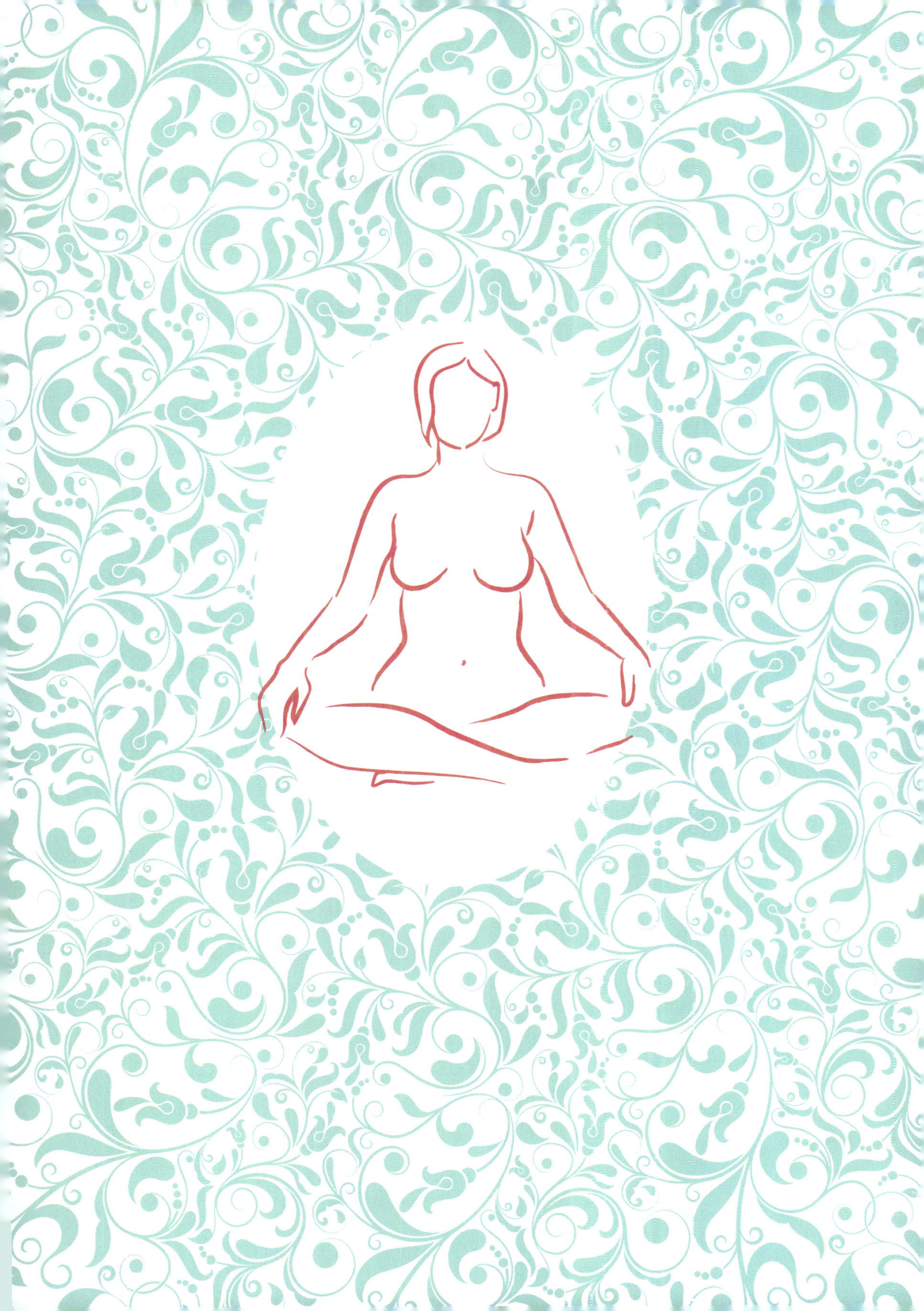

Was Sie mit Ernährung alles erreichen können

Der Bedarf eines Menschen an Nahrung ist sehr individuell, sodass man einer allgemeinen Ernährungsempfehlung nur bedingt folgen kann. Was brauchen Sie, was tut Ihnen gut?

Im Kap. »Ernährung« (Seite 38) konnten Sie erfahren, wie ich mir eine gesunde Ernährung vorstelle. Dieses Thema lässt sich noch ausführlich verfeinern und individuell anpassen. Denn schließlich haben wir alle unterschiedliche Bedürfnisse und brauchen in wechselnden Lebensphasen auch andere Nahrungsmittel, eine andere Zubereitung oder auch andere Essensintervalle.

Grundsätzlich: Lassen Sie die Finger von herkömmlichen Diäten. Es liegt in der Natur der Sache, dass eine Diät dann als gut empfohlen wird, wenn sie einen schnellen kräftigen Gewichtsverlust zur Folge hat. Der aber ist meist nicht gesund und vor allem nicht von Dauer. Darum hilft nur eine generelle Ernährungsumstellung. Müssen oder wollen Sie ein paar Kilos loswerden, brauchen Sie »nur« weniger Energie zuzuführen, als Sie verbrauchen. Eigentlich.

Warum wir zunehmen

Wer mehr Energie aufnimmt als er verbraucht, der nimmt zu. So einfach war es früher. Heute spielen Faktoren eine Rolle, die wir nur beeinflussen können, wenn wir sie kennen. So weiß man inzwischen beispielsweise, dass Weichmacher aus Plastikverpackungen, Pestizidrückstände aber auch künstliche Geschmacksverstärker so auf den Hirnstoffwechsel einwirken können, dass die Gewichtsregulation gestört ist. Darum wieder der dringende Rat: Ernähren Sie sich möglichst naturbelassen, und vermeiden Sie – auch der Umwelt zuliebe – Verpackungen.

Was der Stoffwechsel damit zu tun hat

Um gesund zu bleiben, sind bestimmte Ernährungsformen wichtig. Gemeinhin tragen sie den Namen »Diät«. So haben Studien gezeigt, dass die Atkins-Diät und die mediterrane Ernährung auf lange Sicht bedeutende Stoffwechselparameter verbessern. Selbst über Jahre verloren die fettleibigen

Probanden zwar nur rund vier Kilo, hatten aber einen gesünderen Stoffwechsel. Die Ernährung nach Atkins, die vor allem auf einer Reduktion der Kohlenhydrate basiert, hatte eine Verbesserung des Cholesterinwertes zur Folge. Bei der mediterranen Kost war die Energiezufuhr pro Tag begrenzt. Es kam viel Obst und Gemüse, wenig rotes Fleisch, dafür Geflügel und Fisch auf den Tisch, was sich positiv auf den Blutzuckerspiegel auswirkte.

Der glykämische Index

Immer häufiger ist vom glykämischen Index, kurz Glyx, die Rede. Der gibt Auskunft über den Blutzuckeranstieg nach dem Verzehr eines kohlenhydrathaltigen Lebensmittels. Je höher der Glyx ist, desto schneller steigt der Blutzucker, was der Körper mit der Ausschüttung von reichlich Insulin beantwortet. Das wiederum bewirkt den schnellen Abfall des Blutzuckerspiegels. Durch das viele Insulin werden auch andere Hormone vermehrt produziert, nämlich Wachstumshormone, was die ungünstige Wirkung auf Gefäße und Krebswachstum erklärt.

Fazit

Auch zum gesunden Abnehmen haben die Regeln der Deutschen Gesellschaft für Ernährung ihre Gültigkeit. Reduzieren Sie die Energiezufuhr und verbrauchen Sie mehr durch Ausdauersport (ausführlich im Kap. »Übergewicht« Seite 335).

Ernährung im Alter

Mit den Jahren können verschiedene Aspekte das Essen verleiden. Da sind einmal die zurückgehenden Geschmacksknospen. Das bewirkt, dass Süßes und Salziges nicht mehr intensiv geschmeckt wird, dafür Saures und Bitteres dominiert. Hinzu kommt die Zahngesundheit. Wer nicht mehr gut kauen kann, verliert schnell die Lust am Essen. Auch können Schluckbeschwerden auftreten oder der Appetit kann »einfach so« wegbleiben. Betreiben Sie unbedingt Ursachenforschung, überprüfen Sie beispielsweise auch, ob es sich um die Nebenwirkung eines Medikaments handeln kann. Lebensmittel mit hoher Nährstoffdichte sorgen dafür, dass auch mit wenig Essen kein Defizit entsteht. Würzen Sie abwechslungsreich, achten Sie auf ein gutes Gebiss. Falls Sie mit dem Kauen mal Probleme haben, pürieren Sie einfach das Gemüse oder Obst, nur Weißbrot lutschen ist keine Alternative. Ganz wichtig: Viel trinken, besonders Wasser, nach Bedarf kalt oder heiß! Wer Schlafstörungen hat, sollte auf jeden Fall bis zum Nachmittag den größten Teil seiner mindestens zwei Liter am Tag getrunken haben und den abendlichen Alkoholkonsum reduzieren.

Die Deutsche Gesellschaft für Ernährung hat eine Richtlinie für die Energie- und Nährstoffversorgung älterer Menschen herausgegeben. Danach sollten täglich nicht mehr als 1800 Kalorien aufgenommen werden, abhängig vom Bewegungspensum natürlich. Meiden Sie darum sehr fette und sehr süße Nahrungsmittel, vor allem tierische Produkte. Kaufen Sie seltener Fleisch, doch wenn, dann Biofleisch. Nehmen Sie viel frisches Obst und Gemüse sowie Vollkornprodukte zu sich. Die Pflanzenhormone darin senken die Blutfette, verbessern die Zuckerverwertung, schützen vor Krebs, entlasten die Leber, verhindern den Knochenabbau, fördern die geistigen Fähigkeiten und machen gute Laune. Verteilen Sie Ihre Kost über den Tag, sodass Sie nicht belastende Portionen essen. Fettarmer Joghurt oder Quarkspeisen sind ebenso günstige Zwischenmahlzeiten wie ein Apfel oder eine andere Frucht. Glauben Sie nicht, wegen der Knochen Milch trinken zu müssen. Längst ist erwiesen, dass bei älteren Menschen Milchprodukte keinen Effekt haben. Im Gegenteil: der Säure-Basen-Haushalt verschiebt sich, man übersäuert und Kalzium muss aus dem Knochen zur Abpufferung herausgelöst werden. Bei dem üblichen Mangel an Vitamin K_2 entsteht das Kalzium-Paradox (Seite 348), indem das Kalzium statt im Knochen in den Gefäßen landet und sie sklerotisch macht. Mediterrane Kost ist ideal. Sie enthält mehr Fisch als Fleisch, verwendet reichlich hochwertige Pflanzenöle, vor allem Olivenöl, und macht viele freie Radikale unschädlich, die die Zellen zerstören und damit den Alterungsprozess vorantreiben. Werten Sie ihre Nahrung durch viele frische Kräuter auf, essen Sie jeden Tag eine halbe Handvoll Nüsse (besonders gut sind Paranüsse) oder Mandeln, 1 EL Leinöl und geschroteten Leinsamen (Seite 200). Trinken Sie nicht zu viel Kaffee, besser grünen Tee (Seite 97), der viele Schutzstoffe enthält und sogar Krankheiten heilen kann.

Wenn der Organismus mit zunehmendem Alter weniger Energie benötigt, kann es schwierig werden, über die normale Ernährung genügend Schutzstoffe aufzunehmen. Dann sind Nahrungsergänzungen angesagt. Geeignet sind Kanne Bio Brottrunk, frische verdünnte Pflanzensäfte der Saison oder auch monatsweise Mikronährstoffmischungen. In der Ernährung deutscher Frauen fehlt es oft an Jod, Selen, Magnesium, Folsäure und anderen B-Vitaminen, Vitamine C und D. Besonders Menschen, die in Heimen oder Krankenhäusern leben oder arbeiten und auf Kantinenkost angewiesen sind, sind immer unterversorgt, sodass eine regelmäßige Nahrungsergänzung nachweislich die Lebensqualität verbessert und Krankheiten reduziert. Lassen Sie gegebenenfalls Ihre Versorgungslage durch eine Blutuntersuchung überprüfen (ausführlich im Kap. »Orthomolekulare Therapie« Seite 103).

Durch die Wechseljahre und das zunehmende Alter verändert sich auch Ihr Stoffwechsel. Der Bereich des Stoffwechsels ist extrem vielfältig. Er umfasst zum Beispiel den Fett-, Eiweiß- und Energiestoffwechsel sowie den Wasserhaushalt, kurz die komplette Aufnahme und Ausscheidung, die Umwandlung und den Transport von Stoffen durch den Organismus.

Deshalb beginnen wir in diesem Kapitel damit, Ihnen vorzuschlagen, wie Sie Übergewicht vermeiden können, damit auch gleichzeitig Zuckerkrankheit und Fettstoffwechselstörungen.

Besondere Ernährungsformen

Dinner Cancelling und Intervallfasten

In den letzten Jahren hat die Forschung gezeigt, dass neben dem Kalorienverbrauch und der Nahrungsmittelzusammensetzung noch ein weiterer Faktor für Gesundheit, Leistungsfähigkeit und ein langes Leben verantwortlich ist, das regelmäßige Fasten. Das muss gar nicht über Wochen gehen, sondern es funktioniert supereinfach mit dem Intervallfasten.

Einige schwören darauf, ab 17 Uhr nicht mehr zu essen (Dinner Cancelling). Erwiesen ist es nicht, dass dies den Alterungsprozess beim Menschen bremst. Klar ist aber, dass der Verdauungsapparat in der Nacht ruhen will. Er sollte darum nicht noch spät mit üppigen Portionen belastet werden, auch Salate und Rohkost sind abends ungeeignet. Probieren Sie es einfach aus: Vielleicht schlafen Sie mit »leerem« Bauch besser. Andere dagegen bringt ein knurrender Magen gerade um den Schlaf. Für die wäre eine leichte Gemüsesuppe ideal.

Wenn Ihnen das Dinner Cancelling zu schwierig ist oder nicht in Ihren Tagesablauf passt, dann können Sie sich vielleicht 1–2 × in der Woche (gerne auch mehr) für das Intervallfasten (auch intermittierendes Fasten genannt) entscheiden. Wichtig ist dabei eine völlige Ernährungspause von 16 Stunden. Wer ein Morgenmuffel ist und noch nie gerne gefrühstückt hat, trinkt morgens nur einen Tee oder Kaffee und isst erst zu Mittag. Wenn dann das Abendessen 5–6 Stunden später ist, darf es ruhig eine vollständige Mahlzeit sein. Wichtig ist, dass auch zwischendurch nicht genascht, sondern nur kalorien- und zuckerfrei getrunken wird. Die Forschung zeigt, dass sich die Zellen in den täglichen Fastenphasen viel besser regenerieren, als wenn sie sich ständig mit der Verdauung beschäftigen müssen.

Vorteile des Intervallfastens:

- verbesserte Fettverbrennung und Erhalt (sogar Stärkung) der Muskulatur
- Verbesserung des Zuckerstoffwechsels
- Abfall der Blutfette
- Reduzierung von erhöhtem Blutdruck
- antioxidativ und regenerierend für die Mitochondrien
- Anstieg des Wachstumshormons und damit Aufbau der Muskulatur
- entzündungshemmend
- Schutz der Bauchspeicheldrüse und Verbesserung der Verdauung
- immunstimulierend und vor Krebs schützend
- Schutz vor neurologischen Erkrankungen und Demenz

Muttersaft besser als Smoothie

Smoothies – püriertes und mit Wasser trinkbar gemachtes Obst und Gemüse – sind im Kommen. Aber: Aufgrund ihrer hohen Energiedichte bringen sie kein Sättigungsgefühl bei einer Menge, die dem Körper viel Energie (= Kalorien) bringt. Greifen Sie lieber zu einem Muttersaft. Das ist gepresster Pflanzensaft, der noch sämtliche sekundären Pflanzenstoffe enthält. Der gewinnt aufgrund der Abfüllung in großen Glasflaschen auch gegen die umweltfeindlichen kleinen Plastikfläschchen der Smoothies.
Übrigens ist ein Gemüse-Smoothie besser als ein Obst-Smoothie, da Obst natürlich Fruchtzucker enthält.

Functional Food

Ein Trend, der in Japan so richtig Gestalt angenommen hat, geht zu funktionellen Lebensmitteln. Statt einer Vitamintablette wird etwa ein Saft mit Vitaminzusatz angeboten.
Solche Zusätze sind:

- probiotische Bakterienkulturen, also solche, die lebend im Dickdarm ankommen
- Omega-3-Fettsäuren
- Folsäure und Vitamine
- Jod, Eisen, Magnesium und Kalzium sowie sekundäre Pflanzenstoffe

Designer Food

Hierbei handelt es sich um maßgeschneiderte Nahrungsmittel, zum Beispiel Mineralgetränke für Sportler. Sie brauchen isotonische Getränke mit Mineralsalzen, die sie beim Schwitzen verlieren, und Kohlehydratmischungen für den Energiestoffwechsel. Bei intensivem Training wird auch vermehrt Eiweiß zum Muskelaufbau gebraucht. Dabei eignen sich Nahrungsergänzungen mit Mischungen aus pflanzlichem und tierischem Eiweiß, die am besten gleich die wichtigsten Vitamine und Mineralstoffe zur besseren Verwertung mit enthalten.

Ob Nahrungsergänzungsmittel, als Kapsel oder in ein Lebensmittel eingearbeitet, sinnvoll sind oder nicht, darüber lässt sich gewiss streiten. Als Vorteil ist eine stets gleichbleibende Qualität und Konzentration zu nennen. Bei einem vorübergehenden Mangel kann der Konsum angebracht sein.

Es ist nicht eine Substanz allein, die für eine positive Wirkung sorgt. Es geht immer um das Zusammenspiel einer Substanzenkombination, sowohl im Fisch als auch in Pflanzen. Für Ihre Gesundheit und Ihren Geldbeutel ist also eine ausgewogene Ernährung bei normaler Beanspruchung hilfreicher und absolut ausreichend.

Ketogene Ernährung

Seit 100 Jahren streiten Experten über Sinn und Unsinn einer ketogenen Ernährung. Die ketogene Ernährung ist im Wesentlichen eine fettreiche, eiweißreduzierte und kohlenhydratarme Kost. Durch die ketogene Ernährungsweise entstehen im Organismus deutlich mehr Ketonkörper als bei allen anderen Ernährungsformen. In diesem Zustand der Ketose bezieht der Körper seine Energie aus der Verbrennung von Fett anstatt von Kohlenhydraten. Dadurch sinken Blutzuckerspiegel, Insulin und Blutfette (Cholesterin, Triglyzeride).

Wenn man die ketogene Ernährung richtig machen will, darf man nicht mehr als 10–30 g Kohlenhydrate täglich essen, d. h. Zucker und sämtliche Süßungsmittel sind verboten. Aber wenn Sie jetzt denken, Sie dürften jede Menge Fleisch stattdessen essen, ist das auch falsch, denn es darf nicht mehr als 1 g Eiweiß pro Kilogramm Körpergewicht täglich sein. Aber richtig viel Fett schafft den leckeren Ausgleich, wobei gerade das bei anderen Ernährungskonzepten verpönte Kokosöl, Sahne und Butter neben vielen Pflanzenfetten erlaubt sind. Und natürlich sind alle Gemüse und Salate unbegrenzt erlaubt.

Und das sind die Erfolge einer ketogenen Ernährung:

- Man hat weniger Heißhungerattacken und es stellt sich ein erhöhtes Gefühl von Sattheit ein.
- Die Gehirnfunktion verbessert sich. Die Ausdauerleistung, die Aufmerksamkeit und Konzentration werden deutlich erhöht.
- Es entsteht ein gesteigertes allgemeines Wohlempfinden.
- Systemische Entzündungen gehen zurück.
- Man nimmt ab, ohne Kalorien zählen zu müssen und ohne Hungergefühle. Insofern ist es auch eine hervorragende medizinische Diät.

Bei den folgenden Erkrankungen kann die ketogene Ernährung hilfreich sein:

- Störungen des Gehirns wie Alzheimer, Parkinson, Autismus oder Epilepsie
- Migräne

Das rät die Ärztin

Ausprobieren lohnt sich

Bei den oben genannten Erkrankungen und um dauerhaft sein Gewicht zu halten, ist ein Versuch mit ketogener Ernährung durchaus lohnenswert. Sie sollten sich aber vorher von Ihrem Arzt untersuchen lassen und sich ein gutes ketogenes Kochbuch kaufen.

- Depressionen
- Übergewicht
- (Alters-)Diabetes (Typ 2)
- Schilddrüsenerkrankungen
- Autoimmunerkrankungen
- Krebs (Diese Ernährung kann den Krebs nicht heilen, bei etlichen Patienten das Fortschreiten aber bremsen.)

Säure-Basen-Haushalt

Übersäuerung ist ein Elend unserer Zeit – mit schwerwiegenden Konsequenzen. Darüber, ob jemand sauer ist, gibt der pH-Wert Aufschluss. Was steckt genau hinter der Bezeichnung? Die Abkürzung pH steht für Potentia hydrogenii (= Konzentration der Wasserstoff-Ionen). Wasser (H_2O), besteht aus zwei positiv geladenen Wasserstoffionen und einer negativ aufgeladenen OH-Gruppe. Überwiegen in einer Flüssigkeit die freien Wasserstoffionen, so ist sie sauer, überwiegen die OH-Ionen, so ist sie basisch. Die Skala umfasst die Spanne zwischen 1 und 14, wobei 1 den höchsten Säuregrad, 14 den höchsten basischen Wert angibt. Der neutrale Wert 7 ist der von reinem Wasser. Darm, Blut, Speichel, Haut oder auch Urin haben unterschiedliche Säuregrade, die stark schwanken können.

Trinken Sie sich basisch

Mineralwässer und Schorle haben einen pH-Wert von 6 oder weniger, machen also sauer. Wenn Sie zu Übersäuerung neigen, sollten Sie Leitungs- und stilles Wasser trinken.

Warnsignale

Jeder hat seine Schwachstellen, wo er Übersäuerungen zuerst bemerkt: Sodbrennen, Schmerzen in den Gelenken, Kopfschmerzen, Schlaflosigkeit, Muskelzittern. Auf Dauer hilft es aber nicht, nur ein Basenmittel einzuwerfen. Im Gegenteil, das kann die Störung nur bis hin zur Krankheit verschlimmern. Finden Sie die Ursache heraus und steuern Sie gegen.

So bleiben Sie in Balance

Täglich, ja in jeder Minute, fallen im Stoffwechsel Säuren an. Das ist völlig normal. Sie werden neutralisiert und abgebaut. Die Lungen scheiden zum Beispiel gasförmige, die Nieren feste Säuren aus. Der menschliche Körper ist ein echtes Wunderwerk. Treten durch Stress, Bewegungs- und Sauerstoffmangel, Umweltbelastungen (hierzu gehört auch Elektrosmog) und eine Zufuhr von Lebensmitteln, die überwiegend Säuren bilden, mehr saure Stoffwechselendprodukte auf als gerade abtransportiert werden können, speichert der Organismus sie zwischen. Dafür werden bestimmte Moleküle gebraucht, die sich durch ihre Tätigkeit verbrauchen. Greifen Sie ständig auf dieses Zwischenlager zu, kommt es zur Übersäuerung. Die Leber ist das wichtigste Organ im Säure-Basen-Haushalt, sie kann 50-mal mehr Wasserstoffionen entgiften als über die Niere ausgeschieden werden können.

Deshalb sollten Sie darauf achten, dass Ihr Körper genug Sauerstoff und Bewegung, nicht zu viel negativen Stress und vor allem basische Lebensmittel bekommt. Machen Sie entweder eine 3–4-wöchige Basen-Kur (s. Kasten rechts) oder gewöhnen Sie sich einen Basentag pro Woche an. Mineralstoffpräparate helfen zusätzlich, zum Beispiel Magnesium-Kalzium (hypo-A), 3 × täglich 2 Kapseln oder Phosetamin (Köhler), das Magnesium, Kalzium und Kalium enthält, oder 2 × täglich einen Messlöffel Dr. Jacobs Basenpulver (das kaliumreichste Basenpulver auf Citrat-Basis). Kalium ist der wichtigste basenbildende Mineralstoff in allen Körperzellen und auch in Gemüse und Obst enthalten. Die täglich empfohlenen mindestens 4 g Kalium erreichen die Wenigsten durch die normale Ernährung.

Das rät die Ärztin

Mein Basenpulver

Lassen Sie sich das in der Apotheke mischen: 85 g Natriumbicarbonat, 60 g Kalziumcarbonat, 10 g Kaliumbicarbonat, 15 g Kaliumcitrat, 20 g Magnesiumcitrat und 10 g Natriumphosphat. Davon einen halben oder ganzen Teelöffel in einem Glas Wasser lösen und vor dem Schlafengehen trinken. Bei Sodbrennen auch eine Stunde nach dem Essen.

Beugen Sie vor!

Ihr Körper tut alles, um den pH-Wert des Blutes im Idealbereich zu halten. Darum kann eine Übersäuerung nicht leicht nachgewiesen werden. Einmalige pH-Messungen im Urin sind wegen der normalen Schwankungen sinnlos. Beugen Sie mit einer Kur ein- oder zweimal jährlich vor, ehe Symptome auftreten. Dafür eignet sich beispielsweise eine Kartoffel-Quark-Diät oder eine Gemüse(-saft-)kur. Auch das Basenfasten nach Wacker ist ideal, da neben dem Entsäuern und Entschlacken auch die Leber regeneriert wird.

Basische Mineralien aus Algen und Korallen mineralisieren bis in die Zelle hinein, basische Fuß- und Körperbäder, die Meer- und Himalayasalz, Mineralerde, Dolomit und Korallenfossilien enthalten, leiten über die Haut aus. Ein Kräutertee mit verschiedenen Bio-Kräutern fördert die Ausscheidung über die Nieren und versorgt mit wichtigen sekundären Pflanzenstoffen.

Wenn Sie ein »Allheilmittel« gegen Übersäuerung einsetzen wollen, dann besorgen Sie sich Kanne Bio Brottrunk (Seite 94). Durch die Einnahme führen Sie sich Mineralstoffe und wichtige gute Darmbakterien zu, Fußbäder mit dem Trunk beruhigen und entsäuern. Der abendliche Leberwickel regt dieses Organ zu Hochleistungen an.

Darmgesundheit

Der Darm beansprucht einen großen Platz in unserem Bauchraum – und das zu Recht: Er ist das zentrale Verdauungsorgan und obendrein ein bedeutendes Immunorgan.

Im Darm wird täglich entschieden, was für uns gut ist und aufgenommen werden soll oder was unverdaulich beziehungsweise schädlich ist. Daher wird auch unser Immunsystem zu einem großen Teil über den Darm trainiert. Halten Sie Ihren Darm gesund, dann sind Sie insgesamt weniger angreifbar.

Der Darm

Das Bauchnervensystem ist von zentraler Bedeutung. Nicht umsonst sprechen wir von »Bauchgefühl« und davon, dass uns negative Dinge »auf den Magen schlagen«. Denn das »Bauchgehirn« funktioniert ähnlich wie das im Kopf. Mit 100 Millionen Nervenzellen (Neuronen) ist das die größte Ansammlung von grauen Zellen außerhalb des Kopfes. Ohne dass wir es merken, senden sie ständig Informationen zum Kopfhirn, während umgekehrt nur wenige Informationen vom Kopf zum Darm fließen. Allerdings kann Aufregung oder Stress durchaus den Darm beeinträchtigen.

Deshalb dürfen Sie auch ruhig auf Ihren Bauch hören! Und deshalb müssen Sie Ihren Darm pfleglich behandeln. Mindestens 40 verschiedene Nervenbotenstoffe hat man gefunden, die im Darm – zum Teil auch von Bakterien – gebildet werden. Unter anderem finden sich 95 % unseres Glückshormons Serotonin im Darm. Dort wirkt es zum Beispiel auf die Darmbewegung und kann Schmerzen beeinflussen.

Bis in die kleinen Zotten hinein ziehen Nerven und Blutgefäße. Das Blut nimmt die Nährstoffe aus dem Darm auf und transportiert sie erst einmal zur Leber – dem zentralen Stoffwechselorgan. Damit wir gut versorgt werden, ist eine gut funktionierende Verdauung und Aufnahme der Nahrungs- und Energiebausteine notwendig. Dabei unterstützen uns sehr viele kleine Helfer: die Darmflora.

Dünn- und Dickdarm

Der Darm besteht aus zwei völlig verschiedenen Abschnitten: dem 3–5 m langen Dünndarm und dem etwa 1,5 m langen Dickdarm, der den Dünndarm umrahmt.

Im Dünndarm spielt sich die bereits im Mund und Magen begonnene Verdauung ab: Amylasen spalten die Zuckerketten, Proteasen die Eiweiße und Lipasen die Fette. Dabei stammen zahlreiche Verdauungsenzyme aus der Bauchspeicheldrüse. Selbst produziert die Darmschleimhaut ebenfalls Enzyme, zum Beispiel die Laktase, die Milchzucker aufspaltet. Das funktioniert nur bei einer gesunden Schleimhaut. Ist sie geschädigt, kann eine Milchzucker-Unverträglichkeit entstehen, wobei bei vielen Menschen die Laktase-Produktion im Alter ohnehin nachlässt.

Ist die Nahrung in kleinste Bausteine zerlegt, werden die Nährstoffe mittels Transportproteinen durch die Darmwand in das Blut gebracht. Etwa 80 % des Wassers resorbiert der Dünndarm ebenfalls und dickt so den nicht aufgenommenen Speisebrei ein.

Im Dickdarm wird der jetzt als »Stuhl« bezeichnete Nahrungsbrei während des Transports weiter eingedickt. Er besteht aus unverdaulichen Nahrungsbestandteilen, abgestorbenen Schleimhautzellen und Darmbakterien, Gärungsprodukten sowie Verdauungssekreten. Seine Farbe erhält er hauptsächlich durch Gallenfarbstoffe, wobei auch verschiedene Lebensmittel färben können.

Dank Falten und besonders der vielen Zotten, die in den Hohlraum unseres Dünndarms hineinragen, hat der Darm eine geschätzte Oberfläche von 500 m^2 – eine Fläche, auf der spielend ein Zweifamilienhaus Platz hätte. Dagegen sind die 2 m^2 Haut und die 50 m^2 Lungenfläche wenig! Der Dickdarm besitzt keine Zotten, nur Einsenkungen – die Krypten – und ebenfalls Falten zur Oberflächenvergrößerung.

Da die große Oberfläche der Darmschleimhaut potenziell ein Einfallstor für Schadstoffe und Krankheitserreger darstellt, muss sie zwar die Nährstoffe aufnehmen, aber gleichzeitig als Barriere fungieren. Dazu sitzen die Zellen der Darmschleimhaut eng aneinander und die Zellzwischenräume sind ebenfalls abgedichtet. Der namensgebende Schleim, der die Zellen schützt, unterstützt die Barrierefunktion. Zur Abwehr von Krankheitserregern trägt unsere Darmflora wesentlich bei.

Die Darmflora

Sie besteht aus Billionen von Mikroorganismen, wobei die Bakterien vorherrschen. Geschätzt wohnen über 1000 verschiedene Arten von Mikroorganismen in den verschiedenen Darmabschnitten in uns; wobei jeder einzelne etwa 200–500 Arten beherbergt. Die genauen Angaben zur Zahl der Mikroorganismen schwanken allerdings, denn sie beruhen auf Hochrechnungen. Einige Wissenschaftler gehen von einem Verhältnis von Bakterien zu Körperzellen von 10:1, andere nur von 1,0–1,3:1 aus. Immerhin sind die Bakterien nicht gleichmäßig im Verdauungstrakt verteilt: Während im Magen nur etwa 10–1000 Keime pro Milliliter Mageninhalt zu finden sind, leben im Dünndarm zwischen 10.000 und 1.000.000.000 (1 Milliarde) Keime pro Gramm Darminhalt und im Dickdarm tummeln sich zwischen 10 Milliarden und 10 Billionen Mikroorganismen pro Gramm Darminhalt. Zusammen ergeben sich etwa 40 oder sogar mehr als

100 Billionen Mikroben, die ein Gewicht von 1–2 Kilogramm auf die Waage bringen!

Aufgaben der Darmflora

Die Darmbakterien nutzen Nahrungsbestandteile zur Energiegewinnung und versorgen uns mit Abbauprodukten, die wir verwerten können. So stellen sie beispielsweise verschiedene Vitamine her wie Biotin oder Vitamin K. Besonders wichtig sind die kurzkettigen Fettsäuren, die die Bakterien vorwiegend im Dickdarm aus – für den Menschen – unverdaulichen Ballaststoffen produzieren. Sie sind der Hauptnährstoff für die Darmschleimhautzellen. Außerdem fungieren sie als Signalstoffe: Butter- und Propionsäure steigern das Sättigungsgefühl, verbessern die insulinstimulierte Aufnahme von Glukose in die Zellen und wirken so einer Insulinresistenz – Ursache für Typ-2-Diabetes – entgegen. Buttersäure wirkt antientzündlich und unterstützt die Dichtigkeit der Darmschleimhaut.

Weitere Aufgaben der Darmflora sind der Schutz vor Krankheitserregern und Training des Immunsystems, das sich auch auf andere (Schleimhaut-)Bereiche des Körpers auswirkt. Über die Produktion von Signalstoffen wie Neurotransmittern haben die Bakterien sogar Einfluss auf das Gehirn und unsere Psyche!

Entwicklung der Darmflora

Unsere Gesundheit hängt maßgeblich von einer intakten Darmschleimhaut mit ausgewogener Darmflora ab – also von den »richtigen« Mikroorganismen im »richtigen« Verhältnis. Bereits während der Geburt siedeln sich die ersten Bakterien im Säuglingsdarm an. Sie stammen vor allem aus der Scheide und auch dem Darm der Mutter. Das klingt für die Meisten ekelig, ist aber notwendig, um eine gute Darmflora und darüber ein gut funktionierendes Immunsystem aufzubauen. Denn die Bakterien im Darm sind für Ausbildung und Stimulierung unserer Immunabwehr unabdingbar. Per Kaiserschnitt geborene Kinder tragen zuerst unspezifische Hautbakterien der Mutter und Klinikkeime in sich. Gleichzeitig haben sie ein erhöhtes Risiko, später im Leben an Atemwegsinfekten, Allergien oder auch chronisch entzündlichen Darmerkrankungen zu erkranken! Durch das Stillen erhalten die Säuglinge weitere nützliche Bakterien: Die Muttermilch enthält vorwiegend Bifidobakterien, die vor Krankheitserregern schützen können und obendrein die Entwicklung von Immunzellen beeinflussen.

Jeder Mensch besitzt eine individuell zusammengesetzte Darmflora, die durch zahlreiche Faktoren geprägt wird: Dazu zählen die Ausstattung ab Geburt, die Ernährung als ganz wesentlicher Faktor, der Lebensstil, auch Stress oder Reisen und die Einnahme von Medikamenten, besonders von Antibiotika. Die eine »gesunde« Darmflora gibt es nicht, aber wichtige nützliche Bakterien sollten in einer Mindestmenge vorhanden sein, »schädliche« Keime gar nicht beziehungsweise nur in geringer Zahl.

Vorteilhaft ist in der Regel eine große Vielfalt an Bakterien. Ursprünglich lebende Menschen besitzen eine deutlich vielfältigere Bakterienausstattung in ihrem Darm als ein Mensch der westlichen Zivilisation. Die sogenannte Hygienehypothese besagt: Wer bereits im Mutterleib und als Säugling mit vielen Bakterien in Kontakt kommt, leidet im späteren Leben seltener an Autoimmunerkrankungen und Allergien. Besonders vorteilhaft wirken sich eine natürliche Geburt und Stillen, eine Bauernhofumgebung und der Kontakt zu anderen Menschen aus. Unsere ausgeprägte Hygiene hat zwar die Gefahr für bestimmte – lebensgefährliche – Infektionskrankheiten verringert, aber die Wahrscheinlichkeit für Allergien und andere Erkrankungen erhöht. Viele Krankheiten gehen mit einer veränderten Darmflora einher, wobei Reizdarm-Symptome oder eine erhöhte Infektanfälligkeit durch die Gabe bestimmter Bakterien im Rahmen einer mikrobiologischen Therapie (ausführlich im Kap. »Darmpflege«, Seite 81) behandelt werden können.

Funktionsgruppen der Darmflora

Wesentlich für die Gesundheit ist das Vorhandensein von Bakterien aus bestimmten Funktionsgruppen, und von sogenannten Schlüsselarten, die (fast) jeder Mensch besitzt. Die Mikroorganismen unterstützen die Verdauung und produzieren Vitamine und andere nützliche Substanzen. Darüber hinaus haben sie weitere Aufgaben: So unterteilt das Herborner Schema des Arbeitskreises Mikrobiologische Therapie (AMT e.V.) Bakterien in Schutzflora, Immunflora, schleimhauternährende Flora oder ballaststoffabbauende Flora, wobei manche Bakterien mehrere Funktionen ausüben. Der Begriff »Darmflora« stammt noch aus Zeiten, in denen die Bakterien zu den Pflanzen zählten. Heute nutzen Wissenschaftler die Begriffe Mikrobiota oder Mikrobiom.

Generell gilt: Besiedeln genügend nützliche oder »neutrale« Bakterien den Darm, verbrauchen sie Platz und Nährstoffe, und »schlechte« Bakterien können sich nicht ansiedeln. Das nennen Fachleute »Kolonisationsresistenz«. Sie wird durch Abwehrmechanismen der Schutzflora unterstützt. Dazu zählen vor allem die Milchsäurebakterien, das sind im Dünndarm vorwiegend Laktobazillen und im Dickdarm die Bifidobakterien. Sie säuern mithilfe der produzierten Milchsäure das Darmmilieu an und können andere Mikroorganismen mittels antimikrobieller Substanzen bekämpfen. Deshalb werden sie auch oft hoch dosiert zur Vorbeugung oder Behandlung von Durchfallerkrankungen eingesetzt. Besonders effektiv sind Laktobazillen, die Wasserstoffperoxid (H_2O_2) ausscheiden. Im Dickdarm sind auch viele Bacteroides-Bakterien zu finden, die über kurzkettige Fettsäuren zu einem sauren Milieu beitragen.

Schleimhaut: Sitz von Immunzellen

Schleimhäute finden sich an vielen Stellen des menschlichen Körpers: im Verdauungstrakt, im Atemtrakt, in der Blase, in Scheide und Gebärmutter sowie im Auge (Bindehaut). Sie grenzen die Organe an der Oberfläche ab und sorgen für deren Schutz. Namensgebendes Merkmal ist der produzierte Schleim, der die Barrierefunktion unterstützt.

Während Nährstoffe, Wasser oder Wirkstoffe aus Medikamenten sehr wohl die Schleimhaut passieren sollen, dürfen Schadstoffe, Bakterien oder Bakterienbruchstücke dagegen nicht in das Körperinnere gelangen. Daher ist neben der mechanischen Barriere ein weiterer Mechanismus nötig, um das sensible System zu schützen: die Abwehr von Krankheitserregern. Im Bereich der Schleimhäute finden sich zahlreiche Zellen des Immunsystems, besonders viele an der Darmschleimhaut. Dort sitzen etwa dreiviertel aller Immunzellen des menschlichen Körpers.

Kommen bestimmte Bakterien in Kontakt mit den Immunzellen, lösen sie die Produktion von Abwehrstoffen aus. Die sogenannte

Immunflora stimuliert das Immunsystem, wobei die Bakterien sowohl überschießende Immunreaktionen wie bei Allergien herunterregulieren als auch die Schlagkraft gegen Krankheitserreger erhöhen und so das Immunsystem stärken können. Die Wirkung der Immunbakterien kann im Darm stattfinden oder auch an darmfernen Orten. Der Grund: Alle Schleimhautbereiche des Körpers sind quasi über das Immunsystem verbunden. Kommen Bakterien im Darm mit dort ansässigen Immunzellen in Kontakt, stimulieren sie die Produktion von Abwehrstoffen an allen Schleimhautbereichen, auch im Nasen-Rachen-Raum, in den Bronchien, und sie erhöhen die Konzentration der Abwehrstoffe sogar in den Brustdrüsen der stillenden Mutter.

Bakterien halten Darmschleimhaut gesund
Das zum Darm fließende Blut ist nährstoffarm, denn es nimmt ja dort Nährstoffe auf. Deshalb ernähren sich die Zellen der Darmschleimhaut hauptsächlich von Buttersäure, die von Darmbakterien gebildet wird. Auch wirkt die Buttersäure antientzündlich. Die schleimhauternährenden Bakterien kommen bei gesunden Menschen reichlich vor, sind aber bei vielen Erkrankungen deutlich verringert. Dann wird die Darmbarriere durchlässig, und im ganzen Körper können Entzündungen auftreten, die als Heilhindernis wirken. Die schleimhauternährenden Bakterien leben hauptsächlich von Ballaststoffen, die sie teilweise selbst oder die ballaststoffabbauende Bakterien verarbeiten können.

Was stört die Darmflora?
Falsche Ernährung, Stress, Medikamente und Bewegungsmangel stören Flora und Schleimhaut und damit die Funktion des Darms. Auch Alkohol, Zigaretten und zu viel Kaffee sind die natürlichen Feinde des Verdauungsorgans. Ein Gramm Kot enthält 1 Billion Bakterien, die, wenn sie an die falschen Schleimhäute gelangen, wieder krank machen können. Nicht umsonst bringen wir unseren Kindern das Händewaschen nach dem Toilettengang bei.

Besonders Antibiotika können nicht nur die krank machenden Bakterien abtöten, sondern auch viele der nützlichen Helfer. Deshalb sollten Antibiotika nur dann genommen werden, wenn sie unumgänglich sind – und nicht bei jedem kleinen Schnupfen. Die meisten Erkältungen oder »grippalen Infekte« lösen Viren aus, gegen die Antibiotika ohnehin nicht wirken. Um einen Kahlschlag der Darmflora und Durchfall durch die Antibiotika-Einnahme zu verhindern, ist es sinnvoll, Präparate mit Milchsäurebakterien begleitend zur Antibiotika-Gabe einzunehmen!

Darmpflege

Am besten Sie gehen so gut mit Ihrer Verdauung um, dass der Darm erst keine Probleme bekommt. Vermeiden Sie Stress, bewegen Sie sich regelmäßig, und essen Sie 30–35 g Ballaststoffe täglich. Nehmen Sie außerdem Milchsäurebakterien zu sich, wie sie im Sauerkraut oder im Kanne Bio Brottrunk enthalten sind. Viel trinken ist überhaupt wichtig, denn dadurch wirken Sie Verstopfungen entgegen. Übrigens sind auch Joghurtsorten mit speziellen Kulturen empfehlenswert.

Haben Sie eine unausgewogene Ernährung oder leiden Sie unter Blähungen oder Übersäuerung, dann sind Heilerden für Sie richtig. Das sind Mineralien natürlichen Ursprungs wie Smektite – aus Ton – oder

Zeolithe, aus umgewandelten vulkanischen Aschen, deren besondere geologische Struktur sich in Millionen von Jahren im Wasser gebildet hat. Zeolithe stellt man sich wie einen Schwamm vor, ohne dass dieser bei Flüssigkeitsaufnahme aufquillt. Aufgrund der Hohlräume verfügt die innere Oberfläche über eine außergewöhnlich hohe Aufnahmekapazität für unerwünschte Stoffwechselprodukte wie Schwermetalle, Gär- und Verdauungsgase. Diese werden in den Zeolithen eingelagert und über die Verdauung ausgeschieden. Besonders entlastend zeigt sich die Ausscheidung von Ammoniumionen, ein Zersetzungsprodukt aus eiweißreicher Nahrung.

Smektite quellen im Darm dagegen auf und legen sich als zähflüssiger Film wie eine Schutzschicht auf die Darmschleimhaut. Das schützt vor Bakteriengiften, Schadstoffen wie Schwermetallen und so vor Entzündungen. Deshalb eignen sich Smektite sowohl bei akutem Durchfall (z. B. Symbiodetox – 3 × täglich 1 Stick in Wasser auflösen) als auch zur Detox-Kur (1 × täglich 1 Stick Symbiodetox). Wichtig bei Einnahme: Trinken Sie genügend, damit es keine Verstopfung gibt.

Kapuzinerkresse und Bärlauch sind zwei Pflanzen, die dem Darm guttun. Während Erstere verhindert, dass sich Pilze festsetzen, fördert Letztere die Durchblutung und wirkt antibiotisch.

Liegt Ihnen das Essen immer schwer im Magen oder haben Sie eine Laktoseintoleranz, dann fehlen Ihnen vielleicht Verdauungsenzyme. Enzym-Komplex DI (Heidelberger Chlorella) enthält ein breites Spektrum von Enzymen, ist hoch dosiert und vegan, sodass Sie zu jeder Mahlzeit nur 1 Kapsel schlucken müssen.

Wenn Sie nach dem Essen an Oberbauchschmerzen, Völlegefühl, Blähungen und Durchfällen (Fettstuhl) leiden, da die Nährstoffe unverdaut in tiefere Darmregionen gelangen, könnte es sein, dass Sie unter einer Schwäche der Bauchspeicheldrüse leiden. Eine Stuhluntersuchung bringt dann Klarheit. Bei dieser chronischen Minderfunktion der Bauchspeicheldrüse (exokrine Pankreasinsuffizienz, EPI), werden zu wenig Verdauungsenzyme gebildet und in den Dünndarm abgegeben. Um die EPI-bedingten Verdauungsbeschwerden zu mindern, müssen die notwendigen Verdauungsenzyme zur Spaltung von Fett, Eiweiß und Kohlenhydraten zu jeder Mahlzeit in Kapselform aufgenommen werden. Bei den Verdauungsenzymen handelt es sich üblicherweise um Pankreatin aus Schweinepankreas. Alternativ können Enzyme aus Reispilzen (Rizoenzyme) eingenommen werden, wie z. B. beim Verdauungspräparat NORTASE (Repha), die im Gegensatz zu Pankreatin von Natur aus säurestabil sind. Dadurch kann die effektive Wirkung der Rizoenzyme bereits im sauren Magen beginnen und im Dünndarm fortgesetzt werden. Beschwerden durch unverdaute Nahrungsbestandteile können so reduziert werden, ohne dass weitere säureneutralisierende Medikamente eingenommen werden müssen.

Wenn Sie ohne zu fasten etwas abnehmen oder Ihr Gewicht halten möchten, ist es wichtig, dass Sie mit einfachen Methoden Darm und Leber unterstützen. So können Sie über 2–4 Wochen eine Yucca-Kur (Life Light) machen. Sie besteht aus Kapseln mit Yucca-Extrakt, der heiligen Pflanze der Navajo-Indianer, die eine stoffwechselaktivierende Wirkung hat, Flohsamenschalen, die Darmgifte binden und verdauungsfördernd wirken, vermehrungsfähigen Darmbakterien in Kapselform und Bittersegen, einem Auszug aus Kräutern und Gewürzen, die die Galle- und Leberfunktion anregen, die Darmschleimhaut regenerieren und basisch wirken.

Eine weitere Möglichkeit der Darmpflege und -therapie bietet die mikrobiologische Therapie.

Mikrobiologische Therapie

Genau wie auf der Haut haben sich auf den Schleimhäuten »freundliche« Mikroorganismen – in der Mehrzahl Bakterien – angesiedelt, die den Körper mit Energiebausteinen und antibiotikaähnlichen Substanzen versorgen und eine bedeutende Schutzfunktion ausüben, indem sie das Immunsystem trainieren und unterstützen. Leider besitzen viele Menschen zu wenige dieser nützlichen Helfer. Die Versorgung mit einzelnen Bakterienstämmen oder die Unterstützung ihrer Arbeit wird mikrobiologische Therapie genannt. Auch wenn nur wenige Stämme zugeführt werden, beeinflussen sie doch das ganze System.

Wie Sie oben gesehen haben, besiedeln geschätzt 10–100 Billionen Bakterien unseren Darm. Davon ist die Mehrheit nützlich für uns – und sei es nur als Platzhalter, um schädliche Mikroorganismen zu verdrängen. Zwar besitzt jeder Mensch eine individuelle Darmflora, aber bestimmte Funktionsgruppen beherbergt (fast) jeder Mensch. Daher ist es wenig sinnvoll, sämtliche Bakterien zu bestimmen, die sich im Darm befinden. Besser ist es, gezielt nach Vertretern mit wichtigen Funktionen zu suchen, wobei im Dünndarm andere Arten als im Dickdarm wohnen.

Probiotika

Dabei handelt es sich um lebende Mikroorganismen, die – in ausreichender Menge verabreicht – einen gesundheitlichen Nutzen für den Wirt haben können.

Vor der Behandlung steht die mikrobiologische Diagnostik (etwa beim MVZ Institut für Mikroökologie in Herborn): Dabei wird in einer Stuhlprobe (KyberBiom) überprüft, welche, beziehungsweise wie viele gesund oder krank machende Keime aus definierten Funktionsgruppen im Darm vorhanden sind. Ergänzend können auch die Verdauungsleistung betrachtet (KyberPlus) und die Fragen beantwortet werden: Funktioniert die unspezifische Immunabwehr oder ist sie beeinträchtigt? Ist die Darmschleimhaut in Ordnung oder entzündet und übermäßig durchlässig? Arbeitet die Bauchspeicheldrüse richtig? Je nach Ergebnis gibt es entsprechende Behandlungsoptionen.

Bei der mikrobiologischen Therapie werden gezielt Darmbakterien zugeführt, die zu einer gesunden natürlichen Darmflora gehören und das Darm-Ökosystem positiv beeinflussen können. Man spricht auch von Probiotika.

Der Schwerpunkt der mikrobiologischen Therapie liegt auf Arzneimitteln mit definierten Bakterienstämmen, die das Immunsystem beeinflussen können. Ist der Gesundheitszustand schlecht, so beginnt man mit Präparaten, die abgetötete oder inaktivierte Mikroorganismen enthalten, z. B. Pro-Symbioflor (SymbioPharm GmbH). Manchmal ist es erforderlich, mit nur 1 Tropfen 2 × täglich zu beginnen. Dann kann die tägliche Dosis langsam bis auf 2 × 20 Tropfen gesteigert werden. Nach etwa 4 Wochen erfolgt der Umstieg auf lebende, vermehrungsfähige Mikroorganismen, z. B. Symbioflor 1, das Enterococcus-faecalis-Bakterien enthält, 2 × täglich 30 Tropfen. Im Anschluss wird dann für weitere 2 Monate zusätzlich Symbioflor 2 (Escherichia-coli-Bakterien) gegeben – beginnend mit 2 × täglich 5 Tropfen, schrittweise Steigerung auf 2 × täglich 20 Tropfen.

Begleitend zu den bakterienhaltigen Arzneimitteln können Präparate mit Milchsäurebakterien – wie zum Beispiel SymbioLact Comp. oder SymbioLact PLUS – sinnvoll sein. Diese gibt es auch zusammen mit Vitaminen (z. B. SymbioVital Immun). Meist handelt es sich hier um Nahrungsergänzungsmittel. Ihr Vorteil gegenüber Joghurt oder Sauerkraut ist die hohe Konzentration an definierten Bakterienstämmen. Denn zum Aufbau einer gesunden Darmflora sind ausreichend vermehrungsfähige Keime nötig.

Zu den Milchsäurebakterien gehören die Laktobazillen, die vorwiegend im Dünndarm – und der Scheide geschlechtsreifer Frauen – leben, und die Bifidobakterien, die im Dickdarm vorkommen. Im Darm gestillter Säuglinge dominieren die Bifidobakterien sogar, wobei die Bakterien zu einem großen Teil aus der Muttermilch stammen. Vorteilhaft sind Präparate, die sowohl Laktobazillen als auch Bifidobakterien beinhalten. Besonders wirksame Laktobazillen produzieren Wasserstoffperoxid (H_2O_2) wie beispielsweise Lactobacillus acidophilus.

Hat eine gebärfähige Frau zu wenige Laktobazillen in der Scheide, kann sie die Bakterien entweder direkt mit Scheidenzäpfchen zuführen (SymbioVag) oder als Nahrungsergänzungsmittel (z. B. SymbioLact A) verzehren. Die Laktobazillen in der Scheide stammen ohnehin aus dem Darm – es dauert bei externer Zuführung nur länger.

Bei Durchfallerkrankungen und Darmentzündungen werden ebenfalls gerne Milchsäurebakterien oder auch spezielle Hefen eingesetzt, die die normale Darmflora rasch regenerieren können. Seit 2011 stehen in der Leitlinie zur Behandlung des Reizdarmsyndroms verschiedene Probiotika, die die Symptome Schmerzen, Blähbauch oder Stuhlunregelmäßigkeiten – also Durchfall oder Verstopfung – lindern können. Dabei handelt es sich teils um Milchsäurebakterien, insbesondere Bifidobakterien, teils um E. coli (wie Symbioflor 2) oder auch Kombinationspräparate. Die unterschiedlichen Bakterienstämme besitzen verschiedene Wirkungen.

Bakterienstämme

Bakterienarten unterteilen sich in der Regel in zahlreiche Stämme. So gibt es von Escherichia coli (kurz: E. coli) viele krank machende Vertreter wie beispielsweise enterohämorrhagische E. coli (EHEC). Daneben gehören aber nicht krank machende Stämme zu unseren regulären Darmbewohnern. Sie wirken positiv auf unser Immunsystem. Leben zu wenige Immunbakterien wie E. coli beziehungsweise Enterococcus faecalis im Darm, ist der Mensch anfälliger für Infekte und Allergien. Auch von Enterococcus faecalis gibt es »gute« Stämme im Darm und schädliche Stämme, die z. B. Harnwegsinfekte auslösen.

In der Krebstherapie hat sich ein Extrakt aus Colibakterien bewährt, mit dem man Schleimhautschäden durch Chemotherapie oder Strahlenbehandlung vorbeugen kann.

Ein weiteres Beispiel für Kombinationspräparate mit Laktobazillen und Bifidobakterien ist Mikrobio Protect (Heidelberger Chlorella). Es enthält Bifidobakterium lactis, Lactobacillus acidophilus und Lactobacillus rhamnosus (insgesamt 2 Milliarden Bakterien pro Kapsel), zusätzlich die Aminosäure L-Glutamin und Biotin für die Darmschleimhaut. Außerdem ist es laktosefrei. 1 Kapsel täglich ist ausreichend.

Auf dem Markt tummeln sich inzwischen viele Produkte, die Milchsäurebakterien enthalten. Dabei müssen Sie wissen, dass »viel« nicht unbedingt viel helfen muss. Mehr als sechs verschiedene Stämme scheinen nicht sinnvoll zu sein. Verlassen Sie sich bitte auf Firmen, die schon jahrelange Erfahrung mit der Herstellung dieser sensiblen Produkte haben.

Bitte achten Sie während der langfristigen Behandlung, mit der Sie Ihr Immunsystem stärken wollen, auf eine ballaststoffreiche Kost mit vielen bioaktiven Substanzen. Präbiotika, für den Menschen unverdauliche Kohlehydrate, werden von den guten Darmbakterien zum Wachstum benötigt. Dazu zählt der Ballaststoff Inulin aus Chicorée oder Topinambur, den Sie gut als Zuckerersatz verwenden können, der aber auch manchen Probiotika-Kapseln gleich zugesetzt wird (z. B. 3-Symbiose von hypo-A). Besonders gut verträglich ist der Ballaststoff »resistente Stärke«, der in nicht ganz reifen Bananen, gekochten und – möglichst rasch – abgekühlten Kartoffeln oder Nudeln, in Brot und in Hülsenfrüchten vorkommt. Er ist ebenfalls als Nahrungsergänzungsmittel erhältlich (z. B. SymbioIntest). Resistente Stärke unterstützt Bakterien im Darm, die Buttersäure herstellen und damit die Zellen der Darmschleimhaut ernähren (nehmen Sie resistente Stärke Typ3 von Heidelberger Chlorella und dosieren Sie sie langsam hoch bis 10–15 g täglich). Auch Polyphenole aus dunkler Schokolade, dunklen Trauben oder Rotwein (wie in PolyZink, Symbiopharm) und Cranberrysaft fördern nützliche Darmbakterien.

Weitere Darmtherapeutika

Neben Probiotika und Präbiotika (zusammen auch Synbiotika genannt) gibt es verschiedene Naturheilmittel, die geeignet sind, das Mikrobiom zu stärken und antientzündlich zu wirken. Mit Kolostrum ist dies in vielen Studien überraschend gut gelungen. Es genügt die Anwendung von Vicosan immun Colostrum (MEDI CINE) für eine Anwendungsdauer von 2–3 Monaten, um den Darmtrakt und sein Mikrobiom zu regulieren: 2 Kapseln oder 1 EL des flüssigen Serums täglich auf nüchternen Magen.

MYRRHINIL-INTEST (Repha) ist ein traditionelles pflanzliches Arzneimittel aus Myrrhe, Kaffeekohle und Kamille, das seit mehr als 60 Jahren zur unterstützenden Behandlung bei Magen-Darm-Störungen mit Durchfall, Krämpfen und Blähungen eingesetzt wird. Seine Wirksamkeit bei verschiedenen Erkrankungen, die mit Durchfall einhergehen (akute Magen-Darm-Infektionen, chronisch entzündliche Darmerkrankungen und durchfalldominanter Reizdarm), wurde in wissenschaftlichen Studien gezeigt. Sowohl für die drei Einzelpflanzen als auch für deren Kombination wurden antientzündliche und entkrampfende Wirkungen belegt, die erregerunabhängig waren. Zudem konnte eine Untersuchung an der Charité Berlin zeigen, dass die Pflanzenkombination die Darmbarriere stabilisiert (»löchrige« Darmwand). In der für Ärzte wichtigen S3-Leitlinie Colitis ulcerosa wird eine Pflanzenkombination aus Myrrhe, Kamille und Kaffeekohle in der Therapie zur Erhaltung der beschwerdefreien Phase empfohlen.

Behandlung mit Autovaccinen
Eine Sonderform der mikrobiologischen Therapie ist eine Behandlung mit Autovaccinen (sprich: Autovakzinen). Die individuellen Heilmittel bestehen im Fall der AutoColiVaccinen aus körpereigenen E. -coli-Bakterien des jeweiligen Anwenders. Sie werden aus dem Stuhl gewonnen, speziell aufbereitet und abgetötet. Auf ihrer Oberfläche tragen die inaktivierten Bakterien Antigene, die das Immunsystem anregen. Dabei können sie den Körper gegen wiederkehrende Atemwegserkrankungen oder wiederkehrende Blasenentzündungen genauso wappnen wie gegen Heuschnupfen. Die infektionsbezogenen Autovaccinen bestehen aus isolierten Erregern wie Hefepilzen aus der Scheide, Parodontitis-Erregern aus den Zahntaschen oder Entzündungserregern aus schlecht heilenden Hautwunden. Auch in diesen Fällen werden die Erreger isoliert, inaktiviert und aufbereitet. Sie stärken die Immunabwehr gezielt gegen die vorliegenden Krankheitserreger. Der einzige Hersteller von Autovaccinen in Deutschland ist die SymbioVaccin GmbH in Herborn. Die Firma bietet die Autovaccinnen als Nasenspray, als Spray für Mund oder die Haut oder zur Injektion an.

Übungen für den Darm
Radfahren regt den Darm besonders an. Sie können sich dafür auch gern auf den Boden legen und mit den Beinen in der Luft radeln. Oder probieren Sie die Storchenhaltung: Auf ein Bein stellen, das andere anziehen, das Knie umfassen und an den Bauch ziehen. Rund 15 Sekunden halten und wieder absetzen. Wiederholen Sie das mehrmals am Tag im Atemrhythmus.

Verwöhnen Sie Ihren Bauch regelmäßig mit einer Bauchmassage. Dabei legen Sie sich entspannt auf ihr Bett, beide Handflächen auf den Bauch und atmen Sie zunächst ruhig und tief ein und aus. Dann führen Sie abwechselnd jeweils zwei Minuten lang kreisende Bewegungen im Uhrzeigersinn mit jeder Hand und anschließend gleichzeitig mit beiden Händen aus. Zum Abschluss lassen Sie wieder beide Handflächen ruhig auf dem Bauch liegen und atmen gleichmäßig ein und aus.

Hilfe bei Magen-Darm-Problemen auf einen Blick

Hier möchte ich Ihnen einige Tipps für den Umgang mit häufigen Magen-Darm-Beschwerden geben.

Sodbrennen

Fast die Hälfte der Erwachsenen ist von Sodbrennen betroffen und schätzungsweise 80% der Schwangeren. Es kann durch einen Magensäureüberschuss entstehen, aber auch das Gegenteil kann der Fall sein, ein Mangel an Magensäure. Manchmal liegen organische Ursachen vor. Der Schließmuskel kann zum Beispiel geschwächt sein oder ein Zwerchfellbruch dafür sorgen, dass ein Teil des Magens sich in den Brustraum verlagert. Der Magen produziert zu viel Säure, z. B. nach üppigem Essen mit viel Fett, alkoholischen oder stark kohlensäurehaltigen

Getränken. Ebenso können Medikamente Sodbrennen auslösen. Eine Schwangerschaft begünstigt das vorübergehende Auftreten durch den gesteigerten Druck im Bauch. Und auch Übergewicht und Rauchen erhöhen das Risiko, denn Ersteres sorgt für hohen Druck im Bauch, während der Glimmstängel die Speiseröhre schwächt.

Am häufigsten liegt wohl eine chronische Übersäuerung des Körpergewebes vor. Der Magen produziert zusätzlich zur Salzsäure Natriumhydrogencarbonat, damit die Magenschleimhaut nicht verätzt wird. Ein Teil des Natriumhydrogencarbonats gelangt auf dem Blutweg in andere Körpergewebe, wo es zur Neutralisierung von zu viel Säuren benötigt wird. Liegt nun eine chronische Übersäuerung im Gewebe vor, so wird viel Natriumhydrogencarbonat zum Abpuffern benötigt, der Magen muss entsprechend mehr Säure produzieren, was dann im Magen zu Sodbrennen führt. Wie bei allen Organen, die überstrapaziert werden, erschöpfen sich irgendwann die Belegzellen im Magen, es können nicht mehr genug Puffersubstanz und Magensäure gebildet werden. Jetzt gibt es aber auch Sodbrennen

Salzsäuremangel

Bei älteren Menschen ist Sodbrennen häufig durch einen Salzsäuremangel bedingt. Sie können einfach den Test machen und einmal Betain-Hydrochlorid-Kapseln zum Essen einnehmen. Wenn dann die Verdauung besser wird (kein Sodbrennen, keine Blähungen, kein »Stein im Magen«), besprechen Sie das weitere Vorgehen mit Ihrem Therapeuten.

bei Magensäuremangel! Sie verstehen jetzt sicher, warum Protonenpumpenhemmer weder bei einem Magensäureüberschuss und erst recht nicht bei einem Magensäuremangel eine dauerhafte Lösung sind.

Risiken der Protonenpumeninhibitoren
Protonenpumeninhibitoren (PPI) sorgen dafür, dass keine Magensäure mehr produziert wird. Nur wenn der Speisebrei gut mit Magensäure vermischt wird, können die folgenden Darmabschnitte mithilfe ihrer Verdauungssäfte die Nahrung richtig aufspalten. Zu viel schlecht verdaute Nahrung reizt die Darmschleimhaut, verändert die Zusammensetzung des Mikrobioms und verhindert, dass wichtige Mikronährstoffe in ausreichender Menge aufgenommen werden können. Zur Behebung der Gewebeübersäuerung muss der Organismus auf andere Puffersubstanzen zurückgreifen. Gesichert sind inzwischen die langfristigen Nebenwirkungen:

- Zunahme von Allergien
- signifikant erhöhtes Risiko für schwere Durchfallerkrankungen, z. B. wiederkehrende Clostridium-difficile-Infektionen
- Vitamin-B_{12}-Mangel
- Osteoporose und Knochenbrüche
- Erhöhung des Mortalitätsrisikos bei Patienten, die PPI über längere Zeit ohne gesicherte Diagnose einnehmen

Auch wenn Sie inzwischen PPI ohne Rezept kaufen können, nehmen Sie PPI nicht länger als 2 Monate ohne gesicherte Diagnose. Und sprechen Sie mit ihrem Arzt über Alternativen. Aber vorsichtig beim eigenmächtigen Absetzen von PPI: Insbesondere nach Langzeiteinnahme kann der Magen eine Zeit lang mehr Säure als normal bilden, bevor sich wieder Normalität einstellt. Das kann das Sodbrennen und die Refluxsymptome verschlimmern oder sogar bei Patienten auslösen, die zuvor keine hatten, sodass erneut zum Medikament gegriffen wird!

Das können Sie tun

- Essen Sie in Ruhe, kauen Sie gründlich, essen Sie nicht zu große Portionen und nicht zu viel durcheinander, vermeiden Sie Nahrungsmittel, die Sie nicht vertragen (Alkohol, Süßes, Scharfes, Kaffee).
- Auch Himalaja-Salz kann helfen. Rühren Sie 1 TL in ein Glas warmes Wasser und trinken Sie das morgens auf nüchternen Magen. Zwei Wochen durchhalten!
- Ein traditionelles ayurvedisches Nahrungsergänzungsmittel ist das Fruchtpulver der indischen Stachelbeere (Amalaki, Emblica officinalis) Amalaki Churna, von dem Sie 2 × täglich 1 TL einnehmen. Achten Sie auf Bioqualität.
- Kuzu ist ursprünglich eine heilende Wurzel aus China. Das Pulver bekommen Sie in Naturkost- und Asialäden. 1 TL in einer Tasse kaltem Wasser anrühren, kurz aufkochen, bis die Flüssigkeit dicklich wird, etwas abkühlen lassen und dann in kleinen Schlucken morgens auf nüchternen Magen trinken. Der Schleim legt sich schützend über die Magenwand und heilt die Schleimhaut. Kann auch 2–3 × täglich eine halbe Stunde vor dem Essen getrunken werden.
- Die Basenpulvermischung (Seite 358) können Sie abends vor dem Schlafengehen trinken.
- Führen Sie eine Darmsanierung durch (s. o.) mit Smektiten oder Zeolithen, Prä- und Probiotika, Flohsamenschalenpulver (viel dazu trinken).
- Regulieren Sie langfristig eine gesunde Magensäureproduktion durch Bitterstoffe, frischen Weißkohlsaft sowie milchsauer vergorene Produkte.

Durchfall

Dünner Stuhl ist noch kein Durchfall. Erst wenn mehr als dreimal täglich ein wässriger oder breiig-dünner Stuhl ausgeschieden wird, bzw. die Menge pro Tag auffällig erhöht ist, ist überhaupt von Durchfall die Rede. Verursacher können Bakterien, Viren, Parasiten oder Pilze sein. Auch Nahrungsmittelunverträglichkeiten, Medikamente, Schilddrüsenüberfunktion oder zu viel Stress können Durchfall auslösen. Wenn er länger als drei Tage dauert oder von Fieber und Kopfschmerzen begleitet wird, oder wenn er in Abständen immer wiederkehrt, müssen Sie ihn vom Arzt abklären und behandeln lassen.

Behandlung

Bei der medikamentösen Therapie steht Loperamid zur Verfügung. Es drosselt die Darmtätigkeit, bekämpft aber nicht den Auslöser und sollte nie länger als zwei Tage genommen werden. Für Kinder unter 12 Jahren ist es gar nicht geeignet. Gerbstoffe können die Schleimhaut vor Bakterien schützen, Kohle pulvis (Köhler) bindet Schadstoffe und Bakterien.

Das können Sie tun

- Essenspause einlegen, nur trinken und für genügend Mineralstoffe sorgen.
- Dünnen Schwarztee oder stilles Mineralwasser mit 1 Messlöffel Basensalz (Dr. Jacobs) in Abständen schluckweise trinken. Oder eine klare Gemüsebrühe genießen.
- Wenn Ihnen wieder nach Essen ist, beginnen Sie vorsichtig mit dünnem Reis- oder Haferschleim (nur in Wasser gekocht). Später dann geriebenen Apfel (die Pektine sind gut für den Darm, binden Wasser) oder zerdrückte Banane.
- Myrrhinil intest (3 × täglich 2 Tabletten; Repha) ist ein hervorragendes pflanzliches Präparat aus Myrrhe, Kaffeekohle und

Kamille, das bei den unterschiedlichsten Durchfallursachen (auch nach Chemotherapie) hilfreich ist. Das sollten Sie immer vorrätig haben.

- Die Arzneihefe Saccharomyces boulardii (z.B. in Perenterol) kann sowohl vorbeugend als auch während des Durchfalls eingenommen werden. Antibiotika hemmen ihre Wirkung nicht. Sie gehört ebenfalls in die Haus- und Reiseapotheke.
- Auch homöopathische Mittel können helfen. Ist der Stuhldrang sehr plötzlich und besteht die Gefahr, dass bei Blähungen Stuhl entweicht, versuchen Sie Aloe D12. Kommen Erschöpfung und Kraftlosigkeit sowie brennende Magenschmerzen hinzu, riecht der wässrige Stuhl scharf, bietet sich Arsenicum album D12 an. Dies gerade, wenn der Durchfall nach einer Chemotherapie auftritt. Kann die Stuhlentleerung nicht willentlich gesteuert werden, werden danach Bauchschmerzen und Krämpfe weniger, dann ist Podophyllum D12 angezeigt. Vom jeweiligen Mittel 2 bis mehrmals täglich 4 Globuli einnehmen.
- Das homöopathische Komplexmittel Gastroplex (Steierl-Pharma) enthält mit Kamille D2, Daphne mezereum D4, Hydrastis canadensis D4 und Marsdenia condurango D3 Wirkstoffe, die bei entzündlichen Magen-Darm-Erkrankungen mit Bauchschmerzen und Durchfall angebracht sind. Im akuten Fall nehmen Sie alle halbe bis 1 Stunde 5 Tropfen und reduzieren bei Besserung.
- Mit Schüßler-Salzen können Sie sich auch selber helfen: ist der Stuhl wässrig-schleimig, nehmen Sie Natrium chloratum D6 (Nr. 8), mit Bauchkrämpfen Magnesium phosphoricum D6 (Nr. 7), mit körperlicher Schwäche Kalium phosphoricum D6 (Nr. 5), bei entzündlicher Reizung Kalium aluminium sulfuricum D6 (Nr. 20).
- Anschließend muss das Mikrobiom regeneriert und mit Pro- und Präbiotika (Seite 84) unterstützt werden. Kolostrum hat selbst in schweren Fällen von chronischem Durchfall in Studien eine sehr gute Wirkung gezeigt, indem Darmentzündungen abheilten und sich die Stuhlfrequenz normalisierte. Als Verzehrempfehlung gilt hier die Einnahme von täglich 2 Kapseln Vicosan immun Colostrum (MEDI CINE).

Verstopfung

Verstopfung oder Obstipation liegt vor, wenn ein Mensch weniger als dreimal wöchentlich Stuhlgang hat. Auch Schwierigkeiten bei der Darmentleerung gehören dazu. Während der Schwangerschaft oder auf Reisen kann es vorübergehend zur Verstopfung kommen. Auch Darmerkrankungen, eine Schilddrüsenunterfunktion und diverse Medikamente können der Hintergrund sein. Diabetes, Multiple Sklerose oder Nierenleiden können die Entstehung begünstigen. Übrigens: Auch die Einnahme von Abführmitteln kann zur Darmträgheit und damit zur Verstopfung führen. Die häufigsten Ursachen sind allerdings:

- ballaststoffarme Ernährung
- zu wenig Flüssigkeitszufuhr
- Bewegungsmangel

Das können Sie tun

In ganz seltenen Fällen kommen Abführmittel zum Einsatz, nämlich wenn der After verletzt oder erkrankt ist oder wenn zu starkes Pressen aus gesundheitlichen Gründen vermieden werden muss. Macrogol sorgt dafür, dass der Stuhl weicher und feuchter wird. Gewöhnen Sie sich an, gleich morgens 1–2 Gläser lauwarmes Wasser mit etwas Zitrone oder Honig zu trinken. Weichen Sie abends getrocknete Feigen oder Backpflaumen ein. Trinken Sie morgens das Wasser oder pürieren Sie die Früchte zu einem Smoothie. Oder genießen Sie die Früchte in einem Vollkornmüsli. Dazu passt ein pürierter Apfel, der gute Ballaststoffe liefert. Wenn Sie es bisher nicht für sinnvoll hielten, jetzt ist Zeit für Kanne Bio Brottrunk, der nicht nur die Verstopfung behebt, sondern Ihnen mit seinen wertvollen Inhaltsstoffen auch neue Energie gibt. Da Flohsamenschalen regulierend wirken, helfen sie nicht nur gegen Durchfall, sondern auch gegen Verstopfung. Weizenkleie und Leinsamen leisten ähnlich gute Dienste. Oder Präbiotika, wie z. B. Inuvit (SymbioPharm) oder Akazienfaser, die den guten Darmbakterien zum Wachstum verhelfen. Aufgrund ihrer guten Verträglichkeit können sie auch längere Zeit genutzt werden. Ebenfalls langfristig einsetzbar ist Tee aus Faulbaumblättern und Faulbaumrinde.

Wechselt die Verstopfung mit Durchfall ab, treten Hämorrhoiden auf. Sind Sie reizbar, ungeduldig und neigen zum Frösteln, nehmen Sie Nux vomica D12. Opium D12 kommt infrage, wenn Krämpfe oder Koliken auftreten, Müdigkeit und Erbrechen hinzukommen. Jeweils 2–4 × täglich 4 Globuli nehmen. Versuchen Sie es auch mal mit den Schüßler-Salzen Natrium sulfuricum D6 (Nr. 10) und Natrium chloratum D6 (Nr. 8).

Hämorrhoidalbeschwerden

Hämorrhoiden hat jeder. Es ist ein Geflecht aus Gefäßen am Darmausgang, das dafür sorgt, dass der Enddarm bei Druck verschlossen bleibt. Schätzungsweise rund die Hälfte der Deutschen ab 50 Jahre leidet unter Hämorrhoidalbeschwerden, Männer etwas häufiger als Frauen. Aufgrund schlechter Ernährung, Übergewicht, von zu wenig Bewegung und zu vielem Sitzen tritt die Erkrankung aber auch schon deutlich früher auf. Die Gefäße quellen hervor, entzünden sich oder bluten und schmerzen. Frauen leiden in der Schwangerschaft und nach der Geburt durch die veränderten Druckverhältnisse im Bauch häufig darunter. Versuchen Sie bei den ersten Anzeichen etwas dagegen zu tun, damit die Beschwerden nicht zu einer chronischen Erkrankung werden und im fortgeschrittenen Stadium operiert werden müssen.

Das können Sie tun

Trinken Sie zur Unterstützung der Gefäße Tee aus Mäusedorn, Zauberstrauch und Rosskastanie oder greifen Sie zu Fertigpräparaten. Zusätzlich tun Sitzbäder gut. Köcheln Sie 3 EL Eichenrinde in einem ½ Liter Wasser 15 Minuten lang. Abseihen und dem Sitzbad zufügen. Und wenden Sie Honigkompressen an. Dazu einen ½ TL festen Honig auf etwas Mull geben und nach dem Stuhlgang auf den After legen. Achtung: Es muss kalt geschleuderter fester Bio-Honig sein! In der physikalischen Therapie kommen kalte Analduschen oder -auflagen infrage. Jegliches Gefäßtraining, etwa wechselwarme Schenkelgüsse, ist geeignet. Das Gel von Aloe Vera hat eine desinfizierende und kühlende Wirkung auf der Haut und kann so den Schmerz lindern. Oder tauchen Sie ein Stück Watte in Apfelessig und tragen Sie ihn am After auf. Anfangs brennt es ein wenig, doch die Linderung ist gewaltig. Die Schwellung der Hämorrhoiden wird durch den Essig gehemmt.

Leberstoffwechsel

Die Leber ist das Entgiftungsorgan Nummer eins. Auf eine einfache Formel gebracht, wandelt sie körpereigene Abbauprodukte und Gifte in eine Form um, die dann ausgeschieden werden kann.

Die Entgiftung durch die Leber geschieht in zwei Schritten. Am Anfang steht die Umwandlung. Darauf folgt das Binden an Moleküle, die den Abfallstoff in den Darm oder die Nieren leiten, von wo er entsorgt werden kann. Gifte von außen, die auf diese Art abgebaut werden, sind zum Beispiel Metalle oder Lösungsmittel, aber auch Konservierungs- und Farbstoffe, Geschmacksverstärker und andere Lebensmittelzusätze und Medikamentenrückstände. Auch körpereigene Stoffe, wie etwa Hormone, werden von der Leber abgebaut. Ähnlich verheerend wie das Alkoholtrinken können sich auch körpereigene Fuselalkohole und Ammoniak auswirken. Sie werden von schädlichen Darmbakterien produziert und müssen ebenfalls von der Leber entgiftet werden.

Wenn die Leber leidet

Ein Sprichwort sagt, Müdigkeit sei der Schmerz der Leber. Das trifft es sehr gut, denn wenn die Leber von zu vielen Giften überflutet wird, kommt es zum Stau. Sie kann nicht mehr ausreichend funktionieren, wandelt ständig Stoffe um, die sich sammeln. Das führt zu Müdigkeit und Konzentrationsmangel.

So schützen Sie Ihre Leber

Am besten Sie gehen Umwelt- und Nahrungsgiften weitestgehend aus dem Weg. Das bedeutet zum einen, dass Sie sensibel werden, was Ihren Kontakt zu Farben, Lacken, Schwermetallen oder auch Amalgam angeht (ausführlich im Kap. »Umwelt« Seite 28). Zum anderen sollten Sie sich so naturbelassen ernähren wie nur möglich. Verzichten Sie auf künstliche Stoffe, die für Ihren Organismus absolut fremd sind. Eine große Belastung ist natürlich Alkohol. Leben Sie mindestens einmal im Jahr 4 Wochen ganz ohne und halten Sie auch sonst Maß. Und auch bei Kaffee sollten Sie ruhig einmal abstinent sein und generell auf die Menge achten.

Mit diesen Lebensmitteln helfen Sie Ihrer Leber:

- Knoblauch
- Ingwer
- Zitrone
- Brokkoli
- Rettich
- Löwenzahn und bittere Salate
- Rote Bete
- Artischocken
- Walnüsse
- Leinöl
- Grüntee
- Kurkuma

Gifte werden damit schneller ausgeschieden, die Fettverbrennung wird angeregt, die Durchblutung verbessert und die Leberzellen geschützt.

Gönnen Sie sich ab und zu vorbeugend eine Leberkur:

- Ein Leberwickel mit Kanne Bio Brottrunk vor der Mittags- oder Nachtruhe unterstützt das Organ optimal bei seiner Entgiftungsarbeit.
- Nehmen Sie zur Stärkung außerdem etwa 6 Wochen lang täglich Mariendistelkapseln ein. Ihr Wirkstoff Silymarin regeneriert das Organ von ersten Störungen. Achten Sie darauf, dass Sie 200–400 mg Silymarin (Substanz der Mariendistel) täglich zu sich nehmen.
- Oder Sie nehmen eine Kombination aus Mariendistel- und Gelbwurzelextrakt Bilisan Duo (Repha). Die Mariendistel fördert und erhält die Fähigkeit der Leberzellen, Giftstoffe abzuwehren bzw. abzubauen. Die Gelbwurz fördert den Gallefluss und die Gallebildung und unterstützt dadurch den reibungslosen Ablauf der Verdauungsprozesse. Beide Pflanzen enthalten außerdem Naturstoffe, welche den Schutz empfindlicher körpereigener Moleküle vor freien Radikalen verbessern können.
- Bei der Kräutermixtur »25a Leber« (Eigenrezeptur Eisbär-Apotheke) handelt es sich um Tropfen zum Einnehmen, die die Leberenergie steigern. Inhalt: Enzian, Tausendgüldenkraut, Schmalblättriges Weidenröschen, Angelika, Mariendistel, Boldo, Queckenwurzel, Lapacho, Zichorie in Alkohol 40 %; Dosierung: 3 × täglich 10–15 Tropfen.
- Eine Reihe von klinischen Studien hat gezeigt, dass Propolis (in Kapselform; BIO-BEE) durch seine entzündungshemmenden Eigenschaften effektiv zur Behandlung von Leber- und Gallenerkrankungen wie auch Hepatitisarten, Leberzirrhose und Fettleber eingesetzt werden kann. Zusammen mit Honig, Pollen und Perga fördern sie die Entgiftungsfähigkeit der Leber und bieten Zellschutz. Die ersten Anzeichen können bereits nach ca. 4–6 Wochen sichtbar werden.

Einmal im Jahr eine 10-tägige Fastenkur führt ebenfalls zur Lebererholung (ausführlich im Kap. »Entgiften«, Seite 157), oder

Das rät die Ärztin

Wie viel Alkohol und Kaffee?

Pro Tag sollte die Menge von 15 g für Frauen und 30 g Alkohol für Männer nicht überschritten werden (15 g Alkohol entsprechen 0,25 Liter Bier oder ⅛ Liter Wein).
Drei-Tassen-Regel für Kaffee: Wenn Sie gesund sind, wird Ihre Leber mit drei Tassen Kaffee am Tag fertig. Mehr sollten es nicht werden!

jede Woche ein reiner Obst- und Gemüsetag. Schließlich gibt es das empfehlenswerte Prometheusprogramm. Das Vier-Wochen-Programm beruht auf einer bewussten Ernährungsveränderung, reichlich bitteren Tees, Schüßler-Salzen (Seite 137) und Entspannungsübungen.

Erkrankungen der Leber und Gallenblase

Die gute Nachricht ist: all diesen Erkrankungen können Sie durch einen gesunden Lebensstil und Leberpflege vorbeugen.

Fettleber

In den westlichen Industrienationen leiden geschätzt bis zu 40 % der Erwachsenen darunter. Frauen sind nur etwa halb so oft betroffen wie Männer. Man spricht dann von einer Fettleber, wenn sich in der Hälfte der Leberzellen Neutralfette abgelagert haben. Hauptursache bzw. Hauptrisikofaktor ist der Alkohol. Bei seinem Abbau wird viel Sauerstoff verbraucht, der dann nicht mehr für die Verarbeitung von Fettsäuren zur Verfügung steht. Außerdem schädigt Alkohol die Fettzellen dergestalt, dass Fett in der Leber eingelagert, statt, wie im gesunden Organismus, in ein anderes Fettdepot abtransportiert wird. Weitere Ursachen der Erkrankung sind verschiedene Stoffwechselkrankheiten, zum Beispiel Diabetes, Übergewicht, Darmerkrankungen, Medikamente und Giftstoffe oder auch Mangelernährung. Während der Schwangerschaft kann eine leichte Fettleber auftreten, die sich jedoch von allein normalisiert. Das Problem ist, dass ein Drittel der Menschen mit Fettleber gar nicht wissen, dass sie eine haben! Das trifft natürlich am meisten für die zu, die gar keinen Alkohol trinken. Sie wird dann unter Umständen zufällig entdeckt bei einer Blutuntersuchung oder einem Ultraschall des Bauchraums. Im Laufe der Jahre wird das Fett in der Leber dann durch Bindegewebe ersetzt, und die Leberfunktion wird immer schlechter bis hin zur Leberzirrhose.

Leberentzündung

Eine Fettleber ist anfälliger für Entzündungen. Verschiedene Viren können eine Hepatitis auslösen. Gegen einige sind Schutzimpfungen möglich.

Gallensteine

In der Gallenblase wird die von der Leber produzierte Gallenflüssigkeit gespeichert, die für die Fettverdauung unentbehrlich ist. Bei Bedarf zieht die Gallenblase sich zusammen und schüttet Flüssigkeit über den Gallengang in den Zwölffingerdarm aus. Diese Flüssigkeit kann eindicken, meist enthält sie zu viel Cholesterin, das verklumpt, es bilden sich Cholesterinsteine. Gallensteine können sich in der Blase oder im Gallengang ablagern. Frauen leiden doppelt so oft darunter wie Männer. Jede fünfte Erwachsene ist etwa betroffen, mit zunehmendem Alter steigt die Rate. Übergewicht und Lebererkrankungen erhöhen das Erkrankungsrisiko. Gleiches scheint für eine zusätzliche Zufuhr weiblicher Hormone, zum Beispiel durch Einnahme der Pille, zu gelten. Die meisten Gallensteine machen keine Symptome und werden zufällig entdeckt. Symptomatische Gallensteine können zu Oberbauchbeschwerden, Aufstoßen, Völlegefühl und Blähungen führen. Wenn Sie darunter leiden, nicht nur Magentabletten schlucken, sondern auch die Gallenblase checken lassen. In schwereren Fällen machen sich die Steine durch Koliken bemerkbar.

Besondere Nahrungsmittel

Manche Nahrungsmittel sind besonders reichlich mit Nährstoffen ausgestattet. Sie bringen unserem Körper viel Gutes. Dazu gehören nicht nur exotische Superfoods, sondern auch altbekannte Dinge.

Die meisten der hier vorgestellten Nahrungsmittel werden Sie kennen, doch ihren Inhalt und die besondere Wirkung lohnen einen zweiten Blick.

Kanne Bio Brottrunk

Unsere Vorfahren haben in Ermangelung eines Gefrierschranks sehr viel Gemüse vergoren, um es haltbar zu machen. Außer Sauerkraut, das bei uns ja nicht regelmäßig auf dem Speiseplan steht, kommen wir selten in den Genuss milchsauer vergorener Nahrungsmittel, die den Säure-Basen-Haushalt stabilisieren, den Darm pflegen und uns mit Enzymen, Vitaminen und Mineralstoffen verwöhnen. Aber es gibt Abhilfe. Bäckermeister Wilhelm Kanne hat den nach ihm benannten Trunk entwickelt, nachdem er über viele Jahre Gärungsprozesse beobachtet hat. Aus biologisch angebautem Getreide wird heute für die Herstellung Brot gebacken, zerkleinert und mit Quellwasser in Gärkessel gegeben. Dort bleibt es unter Ausschluss von Sauerstoff. Bei der Gärung, die bis zu 9 Monate dauern kann, nehmen die Kohlenhydrate ab, Milchsäure und Kohlendioxid nehmen zu. Während dieses Prozesses werden milchsäureproduzierende Bakterien gebildet, die das Brot durch ihre Fermente in sehr kleine und dadurch sehr gut bioverfügbare Anteile aufschließen. Wilhelm Kanne senior sprach von den sogenannten »Brotsäurebakterien«, laut Prof. Hademar Bankhofer die »Elitetruppe« der Milchsäurebakterien, da sich diese Gruppe von Bakterien in ihrer Zusammensetzung, Wirksamkeit und Bekömmlichkeit von anderen, milchsäureproduzierenden Bakterien, z. B. aus dem Joghurt oder denen des Sauerkrauts, unterscheidet.

Es entsteht eine trübe Flüssigkeit, die weiterverarbeitet wird und den Handelsnamen Brolacta trägt. Darin befinden sich die nicht wasserlöslichen, festen Bestandteile, die sogenannte Maische, die sich am Boden absetzt. Trennt man beide Phasen, die flüssige und die feste, erhält man einerseits den goldgelben Brottrunk und auf der anderen Seite das Kanne-Bio-Enzym-Fermentgetreide, das in getrockneter Form als Pulver vorliegt. Dieses Pulver enthält viele Ballaststoffe, die wichtig für die Verdauung sind, sowie eine zum Brottrunk unterschiedlich andere Zusammensetzung der nicht wasserlöslichen Nährstoffe enthält, wie z. B. Vitamine, vermehrt Mineralien, Spurenelemente und Aminosäuren, die die Bausteine der Eiweiße im Körper sind. Am intensiv wirksamsten hat sich inzwischen das Brolacta, die Kombination zwischen fest und flüssig mit allen Nährstoffen, Ballaststoffen, den probiotischen Bakterien und der Milchsäure, herausgestellt.

Die Milchsäure ist ein Energieträger und ein sehr kleines Molekül, das in der Körperzelle rasch in Energie umgewandelt wird. Säuren, die im Gewebe und in den Zellen gespeichert worden sind, werden durch die Milchsäure ausgetauscht und können über die Niere und die Haut ausgeleitet werden. Da die Milchsäure schließlich abgebaut wird, wirkt der Brottrunk sogar entsäuernd. Es ist daher sinnvoll, die innerliche Anwendung, d. h. das Trinken von Brottrunk oder Brolacta oder das Essen von Fermentgetreide, mit der äußerlichen Anwendung dieser Produkte zu kombinieren (Bäder, Wickel, Einreibungen, usw.).

Inhalt und Wirkung

Kanne Bio Brottrunk enthält Vitamine, Mineralstoffe und Spurenelemente sowie wichtige Aminosäuren. Den Ausschlag geben aber die Enzyme und lebenden Laktobazillen, die aufgrund des durchlaufenen Prozesses säureresistent geworden sind. Das bedeutet, dass sie die Magensäure unbeschadet überstehen und in den Darm gelangen können. Wegen der lebenden Milchsäurebakterien gilt das Getränk als probiotisches Lebensmittel. Über die heißt es, sie würden schädliche Keime verdrängen und für eine neue Besiedelung mit erwünschten Bakterien (sogenannte Symbionten) sorgen. Kritiker sagen, viele probiotische Lebensmittel würden auch erwünschte Darmbewohner und damit das Gleichgewicht zerstören. Für eine sinnvolle Neubesiedlung reiche die Menge enthaltener Milchsäurebakterien nicht aus, sodass der Effekt bald nach der Einnahme wieder vorüber sei. Für Kanne Bio Brottrunk lässt sich sagen, dass die ca. fünf Millionen koloniebildenden Milchsäurebakterien es durchaus schaffen, langfristig die Darmflora wieder ins Gleichgewicht zu bringen, da neben der Milchsäure auch die hoch aufgeschlossenen Nährstoffe helfen, ein Milieu zu bilden, in dem sich die im Darm notwendigen Symbionten (positive Darmbakterien, die uns bei der Verdauung helfen) ernähren und wieder ansiedeln können. Der Darm und damit der gesamte Organismus werden entgiftet und gereinigt, der Säure-Basen-Haushalt normalisiert, der Stoffwechsel reguliert und das Immunsystem gestärkt. Entzündungen werden gelindert, neuen wird vorgebeugt.

Anwendung

Zur Vorbeugung und Stärkung der Gesundheit: Trinken Sie jeden Morgen ein Glas auf nüchternen Magen. Wenn Sie einen empfindlichen Magen oder Darm haben, beginnen Sie mit kleinen Portionen. Verdünnen Sie den Brottrunk auch ruhig mit etwas Wasser oder/und ein wenig mit Frucht- oder Gemüsesäften (z. B. Apfelsaft). Steigern Sie langsam die Menge.

Nach der chinesischen Organuhr hat die Leber zwischen 1 und 3 Uhr ihren Höhepunkt der Stoffwechselaktivität. Mit den Nährstoffen aus dem Brottrunk kann die Leber besser entgiften. Damit einem nicht des Nachts »die Laus über die Leber läuft«, wie der Volksmund sagt, wenn man unruhig ist und nicht durchschlafen kann, nehmen Sie abends vor dem Schlafengehen noch einmal eine Portion Brottrunk zu sich. Da der Brottrunk die Leber zu dieser Zeit unterstützt, hat sich gezeigt, dass der Schlaf durch die Einnahme von Brottrunk verbessert werden kann.

Der Brottrunk ist sogar für Diabetiker geeignet. Durch die Fermentation wird die Stärke fast komplett in Milchsäure umgewandelt. Es verbleiben nur ca. 5 kcal pro 100 ml, sodass der Brottrunk durch die Milchsäure ein Nährstoff- und Energieträger ist, ohne die Bauchspeicheldrüse aktivieren zu müssen.

Bei allen Formen von Darmbeschwerden, die eine Sanierung erfordern, eignen sich Einläufe. Bei chronischen Unterleibserkrankungen und wiederkehrenden Harnwegsinfekten trinkt man mehrere Monate lang 3 × täglich 200 ml. Bei chronischen Hauterkrankungen, schlechtem Allgemeinzustand und Appetitlosigkeit über Monate sollte man ansteigende Mengen bis zu einem Liter täglich trinken. Zusätzlich die Haut mit dem Trunk einreiben. Trockene rissige Haut großflächig abreiben oder ein Vollbad nehmen. Tränken Sie ein Baumwolltuch oder Wattepad mit Brottrunk, fixieren Sie es an der betroffenen Stelle und lassen Sie den Brottrunk über mehrere Stunden oder über Nacht einwirken. Bei Entzündungen der Vulva oder der Scheidenschleimhaut ebenfalls ansteigende Mengen trinken. Zusätzlich helfen Sitzbäder und Scheidenspülungen mit verdünntem Brottrunk. Oder Sie tauchen einen Tampon in den Trunk und führen ihn in die Scheide ein. Spülungen und Umschläge mit verdünntem Brottrunk helfen auch bei schmierigen Wunden und Geschwüren. Gegen Stauungen und Einlagerungen von Flüssigkeiten helfen feucht-warme Wickel, die häufig gewechselt werden sollten. Vor und während der Krebstherapie trinken Sie so viel des Trunks, wie Sie vertragen und machen Sie vermehrt Fußbäder mit Kanne Bio Brottrunk (s. u.). Das reduziert die Nebenwirkungen der konventionellen Therapie. Während und nach der Chemotherapie und generell zur Stärkung der Leber tauchen Sie ein Tuch in den Brottrunk, wringen es grob aus und legen damit einen Leberwickel (Seite 168). Nach der Chemotherapie wirken auch Einläufe heilsam. Allgemein

Die richtige Menge

Für manche ist der saure Geschmack zunächst gewöhnungsbedürftig, andere sind sofort begeistert. Aber trinken Sie nicht gleich zu viel auf einmal, sonst könnten Sie in den ersten Tagen Durchfall oder Sodbrennen bekommen. Insgesamt können bis zu einem Liter über den Tag verteilt hilfreich sein. Sollte die tägliche Menge an Brottrunk beim Verzehr oder der Transport im Handgepäck ein Problem darstellen, bietet die Firma Kanne eine konzentrierte Power-Essenz an, in der in 40 ml eine übliche Tagesportion (3 × 100–150 ml) untergebracht ist.

wirken Fußbäder ausleitend. 200–400 ml Brottrunk werden mit ca. 2 l angenehm warmen Wassers gemischt und die Füße über 45–60 Minuten gebadet. Die Bäder wirken wohltuend und fördern zur Nacht einen besseren Schlaf.

Tees

Die Klassiker, um sich selbst oder seine Familie von Beschwerden zu kurieren, sind Tees. Damit sie helfen, gilt es einiges zu beachten. Meist werden sie aus Heilkräutern hergestellt. Die gehören in die Phytotherapie (Seite 123). In diesem Abschnitt finden Sie die wichtigsten Heilpflanzen für den Hausgebrauch und natürlich solche, die speziell Frauen guttun. Hier einige Informationen über den allgemeinen Umgang und die Zubereitung.

Heilpflanzentee

Wenn von Heilpflanzentee die Rede ist, geht es nicht darum, einen Beutel Pfefferminztee in einen Becher zu hängen und mit kochendem Wasser zu übergießen. Es kommt darauf an, ob Sie Blüte (flos), Blatt (folium), Rinde (cortex), Wurzel (radix), Kraut (herba), Frucht (fructus) oder Samen (semen) verwenden. Auch die exakte Zubereitung und Dosierung ist nicht beliebig, sondern je nach gewünschtem Effekt festgelegt.

Ein Tee setzt sich meist aus einer Grundpflanze mit für die Beschwerden besonders geeigneten Eigenschaften, einer weiteren Droge, die die Wirkung unterstützt, Füllmittel und einer Zutat für den besseren Geschmack zusammen. Als Droge bezeichnet der Fachmann übrigens zu Heilzwecken aufbereitete Pflanzenteile.

Achten Sie darauf, dass die Pflanzen aus biologischem Anbau kommen. Lassen Sie sich immer eher eine kleine Menge in der Apotheke anmischen und bewahren Sie sie kühl und trocken in einem lichtgeschützten Glasgefäß auf. Bereiten Sie den Tee direkt vor dem Verzehr zu und trinken Sie ihn ungesüßt. Wenn Sie Honig verwenden, bedenken Sie, dass er nicht über 40 Grad erhitzt werden darf. Deshalb rühren Sie ihn erst ein, wenn der Tee ein wenig abgekühlt ist, damit die Inhaltsstoffe erhalten bleiben.

Zubereitung von Heilpflanzentee

Blüten, Blätter	½–1 TL auf 150 ml Wasser	mit kochendem Wasser überbrühen	2–5 Minuten zugedeckt ziehen lassen
feste Blätter, Stängel	½–1 TL auf 150 ml Wasser	in kochendes Wasser geben	5 Minuten zugedeckt ziehen lassen
Stängel, Früchte, Samen, Rinde, Hölzer	½–1 TL auf 150 ml Wasser	kalt ansetzen, teilweise auch über mehrere Stunden	10–15 Minuten köcheln lassen, vor dem Abseihen noch einige Minuten ziehen lassen
Zubereitung für äußere Anwendungen	1–2 TL oder auch 1–2 EL auf 500 ml Wasser	je nach Pflanzenteilen	in der Regel 10–15 Minuten kochen, mit Ausnahme von Ätherisch-Öl-Drogen

Haben Sie wenig Zeit, so gibt es wunderbare fertige Teemischungen aus ökologischem Anbau, in denen sich die Eigenschaften der Pflanzen ergänzen und die reich an zellschützenden Inhaltsstoffen und Mineralien sind. Die Filterbeutel werden ohne Chlorbleiche hergestellt und werden zu Kompost. Gewürzt wird nur mit natürlichen Aromen und Früchten. Neben spezifischen Frauentees (Wechseljahre, Stillen etc.) gibt es auch verschiedene Grüntee-Sorten, 3–5 Tassen täglich ist für jeden Erwachsenen eine kleine Lebensversicherung.

Schwarztee, Grüntee, Matchatee

Bei grünem Tee handelt es sich um dieselben Ursprungspflanzen wie bei schwarzem Tee. Bei Grüntee werden lediglich die frischen Blätter erst erhitzt, dann gerollt und getrocknet. Bei Schwarztee werden die Blätter angetrocknet, gerollt, weiter fermentiert, geschnitten und schließlich bei großer Hitze getrocknet. Die unterschiedliche Verarbeitungsart sorgt dafür, dass im grünen Tee noch sämtliche Inhaltsstoffe der Pflanze nahezu unverändert enthalten sind.

Grundsätzlich hängt der Gehalt an gesundheitsfördernden oder auch schädlichen Substanzen von sehr vielen Faktoren ab. Dazu gehören Teesorte, Qualität des Bodens und der Luft und damit der geernteten Blätter, Erntezeitpunkt, Verarbeitung und Form des Endproduktes (etwa: Beutel oder loser Tee). Es ist davon auszugehen, dass der Koffeingehalt in Schwarztee am höchsten, in frischen Teeblättern am geringsten ist. Der Gehalt an Catechinen ist dagegen im Grüntee besonders hoch, in Schwarztee am niedrigsten. Catechine sind Gerbstoffe mit zahlreichen positiven Wirkungen auf den Organismus. So ist es sehr wahrscheinlich, dass sie freie Radikale höchst effektiv bekämpfen, das Herz-Kreislauf-System stärken, die Auswirkungen einer Strahlentherapie lindern, Blutdruck und Blutfettwerte regulieren, helfen, der Entstehung bösartiger Tumoren vorzubeugen und vor Karies schützen.

In Grüntee haben die Forscher ein hochwirksames Antioxidans gefunden. Es hemmt das Enzym Urokinase, das von Tumorzellen in großen Mengen für ihre Verbreitung produziert wird. Dadurch wird der Tumor gehindert, Tochtergeschwülste zu bilden. Die Phenole verringern auch das Risiko einer Arteriosklerose. Außerdem gibt es Hinweise, dass die gefährlichen Eiweißablagerungen im Gehirn bei Parkinson und Alzheimer reduziert werden. Um seine Heilwirkung voll genießen zu können, sollten Sie jeden Tag einen Liter Grüntee trinken. Regt er Sie durch das Teein zu sehr an, dann nicht mehr nach 16 Uhr. Oder verwenden Sie entkoffeinierten Grüntee. Für eine Tasse von etwa 200 ml brauchen Sie einen gehäuften Teelöffel. Das kochende Wasser ca. 5 Minuten auf etwa 70 Grad abkühlen lassen, da sonst wichtige Inhaltsstoffe zerstört werden. 2 bis max. 5 Minuten ziehen lassen. Sie können es auch wie in Asien machen und immer wieder heißes Wasser zu Ihrem Grüntee dazugießen, oder neue Aufgüsse auf die alten Blätter machen, die dann weniger stark sind. Wechseln Sie die Sorten und die Anbaugebiete, da manchmal, wie bei unseren Nahrungsmitteln auch, Pestizidreste vorhanden sein können. Auch ist anbaubedingt der Aluminiumgehalt in chinesischen Tees oft erhöht.

Matcha wird aus den jungen zarten Blattspitzen von Tencha Tee, einem Grüntee, gewonnen, ohne Stängel und Stiele. Die Ernte wird getrocknet und dann in Stein- oder Granitmühlen gemahlen, bis daraus das grüne, sehr feine Pulver entsteht. Da bei Matchatee die Inhaltsstoffe des Blattes mit verzehrt werden (bei einem Grüntee-Aufguss werden die Teeblätter ja nach dem Ziehen entsorgt), nimmt man auch größere Mengen der gesundheitlich relevanten Stoffe auf. Die Aminosäure L-Theanin regt an und kann die Gehirnleistung aber auch die Entspannung und den Stressabbau verbessern. Das Polyphenol EGCG (Seite 120) wirkt stark antioxidativ und entzündungshemmend. Viele andere Mikronährstoffe und Antioxidanzien entsprechen denen des normalen Grüntees, liegen aber oft in höherer Konzentration vor. Im Gegensatz zu Kaffee tritt die wach machende Wirkung langsamer ein, hält aber dafür länger an. Mehr als zwei Tassen pro Tag sollten nicht getrunken werden. Ähnlich wie für andere Grüntees gilt, dass die Aluminiumbelastung erheblich sein kann (das Aluminium aus den Böden wird von der Pflanze aufgenommen). Dadurch können die tolerierbaren Aufnahmemengen (TWI) von Aluminium (1 mg pro Kilogramm Körpergewicht in der Woche) rasch überschritten werden. Ein täglicher Verzehr von einer Portion Matcha (2 g auf 100 ml) wäre dann bereits zu viel. Um dem aus dem Weg zu gehen, können Sie Chi-Tea (Dr. Jacobs) trinken, der Pflanzenauszüge (u.a. aus grünem Tee und grünem Kaffee, Matetee), Guarana, Acerola und Ashwagandha, wichtige Mikronährstoffe, aber 99 % weniger Aluminium enthält.

Weitere Tees

Rooibos-, Lapacho- und Cystustee enthalten reichlich Vitamine, Mineralien und Spurenelemente, wirken antientzündlich, immunstärkend oder vegetativ ausgleichend. Informieren Sie sich, in welcher Situation und mit welcher Zubereitungsart Ihnen diese Tees helfen können.

Superfoods

Der Hype um Superfoods lässt vermuten, dass es sich nur um gewieftes Marketing der Gesundheitsindustrie handelt. Teilweise trifft das sicher zu, vor allem, wenn uns neben Nahrungsergänzungsmitteln noch ein ganzer Haufen exotischer Produkte angepriesen wird, die vom Waschbrettbauch bis zum faltenlosen Seniorenstand alles garantieren sollen, was unserem Wohlbefinden dient. Doch eben nur teilweise: Die erstaunliche Wirkung von Superfoods ist belegt, und sie gilt selbstverständlich auch für heimische Gewächse. Schließlich sind Pflanzen aufgrund bestimmter Inhaltsstoffe seit vielen Generationen höchst potente Mittel für Prävention und Heilung.

Neben Mineralien und Vitaminen produzieren Pflanzen eine Fülle von sekundären Pflanzenstoffen, die wir manchmal despektierlich als Ballaststoffe bezeichnen. Aber sie sind viel mehr als das, es sind Bioaktivstoffe mit den unterschiedlichsten Funktionen, mit denen sich die Pflanze vor Fraßfeinden oder Umweltgiften schützt, die hormonaktiv sind, antioxidativ wirken und vor Krebs schützen.

Ich möchte an dieser Stelle nur auf drei besondere Pflanzen, ein Obst, ein Gemüse und ein Gewürz, eingehen: den Granatapfel, den Brokkoli und Kurkuma. Merken Sie sich dafür die Farben rot, grün und gelb. Denn je farbiger Ihre Essenszusammenstellung ist, desto besser, nicht nur fürs Auge, sondern auch wegen der unterschiedlichen sekundären Pflanzenstoffe!

Granatapfel

In allen alten Kulturen war der Granatapfel das Sinnbild für Unsterblichkeit, Liebe, Reinheit, Sinnlichkeit. Und nach unseren heutigen Kenntnissen der Pflanzeninhaltsstoffe ist dies nicht übertrieben. Der Granatapfel besteht aus Schale, Fruchtfleisch, Früchten und Kernen. Im Fruchtfleisch und den Früchten liegen neben Vitaminen und Mineralstoffen wichtige sekundäre Pflanzenstoffe vor, wobei besonders der hohe Gehalt an Polyphenolen von Bedeutung ist. Die Vielfalt an Granatapfel-Polyphenolen ist ein natürlicher Weg, die antioxidativen Schutzsysteme des Körpers zu stärken. Granatapfelsaft hat die 3–4-fache antioxidative Kraft von Rotwein oder Grüntee. In vielen Studien konnte gezeigt werden, dass der tägliche Verzehr von durchschnittlich 570 mg Polyphenolen (als Gallussäure-Äquivalent) in Form von Granatapfelsaft viele positive Wirkungen hat: Entzündungen werden gehemmt, Krebs gebremst, die Gefäße und das Gehirn geschützt. Zur Gesunderhaltung dürfte täglich ein halbes bis ein Glas hochwertiger Saft ausreichen. Achten Sie beim Kauf darauf, dass der Polyphenol-Antioxidanzien-Gehalt vom Hersteller angegeben und durch regelmäßige Analysen nachgewiesen wird.

Ein Nachteil von Granatapfelsaft ist sein hoher Zuckergehalt von 15 %. Durch Fermentation wird der Zuckergehalt stark reduziert und der Wirkstoffgehalt erhöht. Fermentiertes Granatapfel-Elixier (Dr. Jacobs) ist daher gesünder: Es hat im Verhältnis zum Polyphenol-Gehalt 80 % weniger Zucker und eine verbesserte Bioaktivität der Polyphenole.

Brokkoli

Menschen, die Brokkoli und andere Kohlsorten regelmäßig essen, verzehren damit auch Schutzstoffe gegen Krebs. Am Beispiel von Brokkoli wurde erforscht, dass es die wirksame Substanz Glukoraphan ist, die durch das Enzym Myrosinase in Sulforaphan umgewandelt werden muss. Allerdings kann es beim Kochen oder Einfrieren dazu kommen, dass dieses Enzym inaktiviert wird. Mit einem kleinen Trick kann man die Ausbeute an Sulforaphan erhöhen: kombinieren Sie mit Meerrettich oder Wasabi oder rohen Brokkolisprossen, die reichlich Myrosinase enthalten.

Kurkuma

Die Kurkumawurzel enthält den gelben Naturfarbstoff Kurkumin, ein Polyphenol. In den asiatischen Ländern ist pulverisierte Kurkumawurzel ein Heilmittel bei Leber-, Magen-, Darm- und Krebserkrankungen. Kurkumin wirkt antioxidativ, antientzündlich und hemmt viele Signalwege, die die Tumorerkrankung und Metastasierung verhindern. Allerdings gibt es ein Problem: Kurkumin hat eine schlechte Bioverfügbarkeit und wird von der Leber viel zu schnell verstoffwechselt. Wenn Sie also Kurkuma in Ihren wässrigen Smoothie tun, haben Sie praktisch nichts von seiner Wirkung. Auch hier gibt es einen Trick: Lösen Sie Kurkuma in Kokosfett oder Ghee, und nehmen Sie dann diese Paste ein (als Aufstrich oder untergemischt in einer Mahlzeit). Dann wird Kurkumin über die Lymphe resorbiert und entgeht erst mal der Leber.

Neben diesen Superfoods gibt es viele andere starke Lebensmittel. Haben Sie Probleme, ausreichend davon zu essen, dann nehmen Sie sie als spezifische Extrakte in Nahrungsergänzungsmitteln ein.

Nahrungsergänzung und Therapie aus der Natur

In bestimmten Fällen kann es sein, dass gesunde Ernährung nicht ausreichend ist, um Defizite auszugleichen. Dann können Sie, nach professioneller Beratung, zu Nahrungsergänzungsmitteln greifen.

Im Kapitel »Ernährung« (Seite 38) haben Sie gelesen, wie wichtig für Ihr Wohlbefinden eine kalorienangepasste Ernährung mit vielen Ballaststoffen aus Obst, Gemüse, Salat und Vollkorngetreide ist. Da dies im normalen Alltag oft nur schwer umsetzbar ist und außerdem durch Herstellung, falsche Zubereitung und Lagerung die heutige Industriekost nährstoffarm ist, kann es in Zeiten erhöhten Bedarfs wichtig sein, die Ernährung durch Nahrungsergänzungsmittel in konzentrierter Form auszugleichen.

Weniger ist mehr

An dieser Stelle soll nicht die Einnahme von Dutzenden Vitaminen und Mineralstoffen täglich propagiert werden. Vielmehr geht es um bestimmte Nährstoffe und deren Wirkungen, die gerade zur Vorbeugung, zur Unterstützung der Krebstherapie und bei der Behandlung chronischer Erkrankungen zum Einsatz kommen.

Nahrungsergänzungen

Bei der Zufuhr von Nahrungergänzungen haben wir es mit drei Möglichkeiten zu tun: Entweder man nimmt zusätzlich zu den normalen Nahrungsmitteln Produkte aus dem Pflanzen- oder Tierreich ein, die durch die spezielle Verarbeitung eine Fülle von wichtigen Inhaltsstoffen in konzentrierter Form enthalten (z. B. Dr. Wolz). Oder man wählt ein Produkt aus, das Vitamine, Mineralstoffe und sekundäre Pflanzenstoffe in ernährungsüblichen, nicht überhöhten Konzentrationen enthält und die etwa 70–90 % des Tagesbedarfs abdecken. In den hypoallergenen Kombinationspackungen (hypo-A) sind auch wichtige Prä- und Probiotika für den Darm enthalten. Schließlich kann man besonders bei chronischen Erkrankungen gezielt einzelne Mikro- oder Makronährstoffe in hoher Dosierung ergänzen.

Es gibt einige Gründe, weshalb man davon ausgehen muss, dass die Nahrungsmittel, die wir heute im Laden kaufen können, nicht mehr in jedem Fall die Nährstoffe enthalten, die unser Organismus für den Erhalt der Gesundheit benötigt. So kann bei der Untersuchung von Obst und Gemüse nachgewiesen werden, dass von einem Großteil der Vitamine und Mineralien nur noch 20–50 % von dem enthalten ist, was man vor 20 Jahren fand.

Durch sauren Regen, Überdüngung, unreife Ernte, Lagerung oder lange Transportwege leiden die Pflanzen selbst unter Nährstoffmangel. Da ihre Widerstandskraft gegen Fraßfeinde geschwächt ist, müssen vermehrt Pestizide gegen Insekten, Würmer und Unkraut eingesetzt werden. Die technische Verarbeitung der Lebensmittel vernichtet weitere Inhaltsstoffe, stattdessen setzt man Aromen, Konservierungs und Farbstoffe, Wachse u. a. zu.

Durch die Fortschritte unserer Zivilisation sind wir vermehrt Umweltbelastungen ausgesetzt, die in unserem Körper freie Radikale erzeugen. Das sind Moleküle, die ein freies oder mehrere freie ungepaarte Elektronen tragen. Dieses ungebundene Elektron ist hoch aggressiv für alle Zellen unseres Organismus. Freie Radikale entstehen ständig im Verlauf der Energiegewinnung in unserem Körper und werden durch körpereigene Schutzsysteme unschädlich gemacht. Ein guter Teil von ihnen ist sogar sehr nützlich, denn sie werden als biologische Waffen von unserem Immunsystem gegen Bakterien eingesetzt. Sind allerdings zu viele freie Radikale da oder nehmen wir zusätzlich durch falsche Ernährung und Umweltgifte noch welche auf, dann nehmen sie überhand und zerstören die eigenen wichtigen Zellen. Wir müssen dann zusätzliche Radikalenfänger aufnehmen, zu denen die Antioxidanzien gehören, wie viele Vitamine und sekundäre Pflanzenstoffe. Besonders grenzwertig ist bei uns die Versorgung mit den Vitaminen A, D, Folsäure, B_6 und B_{12}, den Mineralien Magnesium, Kalzium, Jod, Eisen, Zink und Selen, den Omega-3-Fettsäuren und L-Karnitin.

Inzwischen ist es so, dass es für verschiedene Lebensphasen dringend empfohlen wird, wegen des erhöhten Bedarfs Nährstoffergänzungen einzunehmen, beispielsweise bei Kinderwunsch, in der Schwangerschaft, bei regelmäßiger sportlicher Betätigung, stärkerem geistigem und körperlichem Stress, chronischen Krankheiten und im Alter. Im Folgenden möchte ich Sie mit den wichtigsten Nährstoffen bekannt machen, Ihnen helfen, sie durch ausgewogene Ernährung ausreichend aufzunehmen und Ihnen Hinweise geben, wann ein Mangel vorliegen könnte.

Die Zufuhrmengen wurden von den Ernährungsgesellschaften von Deutschland, Österreich und der Schweiz empfohlen, die EU gibt teilweise wieder andere aus. Die DACH-Referenzwerte geben aber nur Durchschnittswerte für gesunde Erwachsene an. Der tatsächliche Bedarf kann in Abhängigkeit von Geschlecht, Tätigkeit und Gesundheitszustand deutlich darüber hinausgehen. In der Regel gehen Sie kein Risiko ein, wenn Sie im Rahmen von festen Kombinationen bis zum Dreifachen der empfohlenen Tagesdosis einnehmen. Achten Sie auch bei diesen Produkten auf höchste Qualität, also auf Angaben wie: hypoallergen, ohne Zusatzstoffe, ohne Konservierungsstoffe, ohne künstliche Farbstoffe, ohne künstliche Aromen, gluten- und laktosefrei.

Orthomolekulare Therapie

Vitamine, Mineralstoffe, Spurenelemente und Aminosäuren einzeln und hoch dosiert (das heißt, ein Vielfaches der empfohlenen Tagesdosis) eingenommen, das ist hier mit der orthomolekularen Therapie gemeint. Normalerweise sollte sie nur ärztlich begleitet stattfinden. Jedenfalls dann, wenn sie langfristig eingesetzt wird. Dabei empfiehlt sich außerdem eine individuelle Ernährungsanamnese und eine oder wiederholte Laboruntersuchungen, die den Bedarf anzeigen. Die Dosierung ist nämlich nicht so einfach, wie uns die Industrie weismacht. Auch die richtige Analytik im Blut ist wichtig und kann längst nicht von allen Ärzten und Labors richtig angeordnet und beurteilt werden.

Manche Metalle, wie z. B. Zink und Magnesium, liegen vorwiegend intrazellulär vor. Andere hingegen, wie z. B. Kupfer, sind im Extrazellularraum angereichert. Weitere sind unterschiedlich verteilt. Die Mineralstoffanalyse im EDTA- oder Heparin-Vollblut (5 ml) erlaubt die gleichzeitige Bestimmung von intra- und extrazellulär lokalisierten Metallen und gibt daher im Unterschied zur Analyse im (zellfreien) Serum eine bessere Sicht auf die Versorgungslage des Organismus. Im EDTA-Blut kann allerdings Kalium nicht mit analysiert werden, da das im Abnahmeröhrchen vorhandene EDTA Kalium enthält.

Analysiert werden sollten immer die Mineralstoffe: Magnesium, Selen, Zink, Kalzium, Kalium, Natrium, Phosphor, Chrom, Kupfer, Mangan und Molybdän. Da die Gegenspieler dieser Mineralstoffe giftige Metalle sind (Aluminium, Arsen, Blei, Kadmium, Nickel, Quecksilber) bieten Speziallabore an, im Vollblut parallel zusätzlich diese toxischen Metalle mit zu analysieren (IMD Labor Berlin).

Bei erhöhten Blutspiegeln dieser sechs toxischen Metalle sollten einerseits die Expositionsquellen aufgedeckt und beseitigt werden (Ernährung, Zahnersatz etc.) und andererseits die als direkte Gegenspieler bekannten Mineralstoffe ggf. höher dosiert werden, um mindestens den oberen Normbereich zu erreichen. Die kompetitiven »Partner« sind: Aluminium/Eisen, Selen/Arsen, Kalzium/Blei, Zink/Kadmium, Quecksilber/Selen.

Trotz exakter Analytik kann die Dosierung schwierig sein, da Stoffwechsel und Bedarf individuell sind. Ein Beispiel: Die optimale Vitamin-C-Zufuhr ist gegeben, kurz bevor ein Durchfall eintritt. Diese Schwelle kann hoch oder niedrig sein. Hinzu kommt der Aspekt, dass hoch dosierte Gaben einer Substanz den Mangel einer anderen auslösen oder begünstigen können. Einen kurzfristigen Mangel können Sie jedoch auch mal eigenmächtig ausgleichen. Lernen Sie hier die wichtigsten Vitalstoffe kennen: Unterschieden werden die fettlöslichen Vitamine A, D, E, K und die übrigen wasserlöslichen.

Die fünf wichtigsten Mikronährstoffe

Bei 80–90 % der Frauen sind die folgenden Mikronährstoffe im Mangel: Vitamin D, Magnesium, Omega-3-Fettsäuren, Jod und Selen.

Vitamin D Vitamin D wird hauptsächlich im Körper gebildet. Dazu braucht er Sonnenlicht, und zwar die UVB-Strahlen. Vitamin D ist strukturell und funktionell ein Hormon und nicht wie andere Vitamine Kofaktor für Enzymreaktionen. Vitamin D bindet an intrazelluläre Transkriptionsfaktoren (oft als Vitamin-D-Rezeptoren bezeichnet) und beeinflusst so in nahezu allen Körperzellen Stoffwechselprozesse. Außerdem ist es enthalten in fettem Fisch, Pilzen, Milchprodukten – aber zu wenig. Es ist wichtig für viele Stoffwechselprozesse, für die Zusammensetzung der Knochen, die Funktion des Nervensystems und des Immunsystems, ebenso als wichtiger Krebs-Schutzfaktor.

Diagnostik:
Zur Ermittlung des Vitamin-D-Status eignet sich im Blutserum die Bestimmung von 25-OH-Vitamin-D (25-OHD), 1,25-(OH)2-Vitamin-D (1,25-OHD) und freiem Vitamin D.

Den 25-OH-Vitamin-D-Wert (25-OHD) können Sie bei Ihrem Arzt, aber auch über das Internet bestimmen lassen. Bei Eigenblutabnahme geschieht das über den Finger. Der Wert macht eine Aussage über den »Reservepool« an Vitamin D. Ein guter Wert soll zwischen 75–125 nmol/l (30–50ng/ml) liegen. Meine Erfahrung mit vielen Patienten ist, dass spürbare Besserungen von Beschwerden erst bei dauerhaften Werten von 70–100ng/ml 25-OHD zu erzielen sind.

Bei einem vorliegenden Vitamin-D-Mangel kann es in manchen Fällen sinnvoll sein, zusätzlich den 1,25-(OH)2-Vitamin-D-Spiegel zu bestimmen. Essenziell ist dieser Wert nur bei Patienten mit Niereninsuffizienz. Häufig wird er aber genutzt, um bei Vitamingaben in höheren Dosen frühzeitig zu erkennen, ob ein Anstieg des Vitamin-D-Status (Anstieg des Quotienten aus 1,25-OHD und 25-OHD) vorliegt. Da dem 1,25-OHD auch proentzündliche Wirkung beigemessen wird, sollte in diesem Fall die Dosis reduziert und zunächst mit einer entsprechenden Therapie die Entzündungsursache bekämpft werden.

Analog zu anderen Hormonen ist im Blut der überwiegende Teil des Vitamins D (sowohl 1,25-OHD als auch 25-OHD) an Bindungsproteine gebunden (ca. 95%, v.a. Vitamin-D-bindendes Protein), welche die Aufnahme in die Zelle verhindern. Wirksam kann aber nur freies Vitamin D sein. Da der Blutspiegel und auch die Bindungsaffinität des Vitamin-D-bindenden Proteins individuell verschieden sind (auch genetisch bedingt), ist der freie (wirksame) Anteil nur durch die direkte Messung möglich (IMD Labor Berlin). Vor allem neuere Studien weisen darauf hin, dass sich der Substitutionsbedarf an dem freien Vitamin-D-Anteil orientieren sollte, v.a., wenn das 25-OHD im Grenzbereich von 30–50ng/ml liegt.

Aufdosierung von Vitamin D:
Wurde ein Vitamin-D-Mangel festgestellt, sollte der Serumwert durch eine Nahrungsergänzung in den Normalbereich angehoben werden. Im Internet werden Sie Formeln finden, die Ihren Bedarf in Abhängigkeit von Ihrem Körpergewicht berechnen.

Lassen Sie sich beraten

Wie Sie sich vorstellen können, kann man als Laie einen Gesamtextrakt großzügig einsetzen, während die Einnahme von einzelnen hoch dosierten Vitaminen oder Mineralien problematisch ist, denn sie können sich gegenseitig bereits bei ihrer Aufnahme oder anschließend im Stoffwechsel positiv oder negativ beeinflussen. Deshalb sollten Sie die orthomolekulare Therapie auf jeden Fall mit Ihrem Arzt absprechen.

Die berechnete Vitamin-D-Menge sollte auf etwa zehn Tage verteilt aufgenommen werden. Sinnvoll ist hierbei die kombinierte Einnahme von Vitamin D mit Vitamin K_2 (s. u.). Denn sehr hohe Vitamin-D-Dosen innerhalb eines kurzen Zeitraums sind eher unphysiologisch und können mit Risiken einhergehen (s. u.). Generell sind Vitamin-D-Präparate auf Ölbasis vorteilhaft. In dieser Form ist die Bioverfügbarkeit des fettlöslichen Vitamins D am besten. Trotzdem sollte es immer mit einer fetthaltigen Mahlzeit eingenommen werden.

Tagesbedarf an Vitamin D:
Ist der gewünschte Vitamin-D-Serumwert erreicht, sind täglich 40–60 I.E. Vitamin D_3 pro kg Körpergewicht als Erhaltungsdosis empfehlenswert. Bei einem Körpergewicht von 70 kg wären also etwa 3500 I.E. Vitamin D pro Tag ratsam. Neben dem Körpergewicht sollten dabei auch eventuelle Entzündungsprozesse sowie die körpereigene Vitamin-D-Bildung durch Sonneneinstrahlung berücksichtigt werden. Wenn Sie sich regelmäßig im Freien aufhalten, reichen im Frühling und Sommer möglicherweise niedrigere Vitamin-D-Mengen aus. Aber berücksichtigen Sie bitte, dass Ihre Haut nur dann Vitamin D bilden kann, wenn sie unbekleidet ist, nicht mit UV-Filter-haltigen Sonnencremes gecremt ist und die Sonne hoch steht, sodass genug UV-B-Strahlen die Erde und Sie treffen. Wichtiger Selbsttest: Wenn Ihr Schatten länger ist als Sie selbst, bringt die Sonne bezüglich Vitamin D nichts mehr! Besprechen Sie Ihren individuellen Bedarf mit Ihrem Arzt oder Heilpraktiker. Achtung: Bei Autoimmunerkrankungen können unter ärztlicher Aufsicht Ultrahochdosen Vitamin D eingesetzt werden nach dem Coimbra-Protokoll (http://coimbraprotokoll.de).

Magnesium Magnesium ist an über 80 % unserer Stoffwechselvorgänge beteiligt und sorgt u. a. dafür, dass viele Vitamine und Mineralstoffe richtig arbeiten können. Ein beschwerdefreier Zyklus und eine normale Schwangerschaft sind nur mit genügend Magnesium möglich. Wichtig für den Aufbau des Skeletts und der Zähne, für Nerven-, Muskel- und Enzymfunktionen. Enthalten in Weizenkleie, Vollkornbrot, Vollkornreis, Sojaprodukten und einigen Mineralwässern. Die Diagnostik eines Magnesiummangels ist schwierig, da der Hauptanteil in den Zellen gebunden ist. Deshalb sagen Serumwerte nicht genug aus. Besser ist eine Bestimmung im Vollblut (erfasst zellulären und Serumanteil) oder manchmal auch über die Urinausscheidung. Empfohlene Zufuhr: mindestens 450 mg reines Magnesium pro Tag, immer über den Tag verteilen. Das entspricht ca. 15 mmol. Bei Sportlern und viel Stress kann das Doppelte bis Dreifache nötig sein.

Organisch gebundenes Magnesium (Citrat, Orotat, Malat) kann der Körper besser verwerten und ist magenschonender als die anorganischen Salze (Oxid, Carbonat).

Umrechnung: 24 mg Magnesium = 1 mmol = 2 mval

Bespiele für Magnesiumverbindungen, die oft noch einen Zusatznutzen bieten:

- Magnesiumoxid: Oxid, führt ab, neutralisiert Magensäure, häufig in Multivitamin-Mineralstoffen, preiswert, Bioverfügbarkeit ist umstritten
- Magnesiumcarbonat, Salz der Kohlensäure, (hypo-A)
- Magnesiumcitrat, Salz der Zitronensäure, führt ab und beugt Nierensteinen vor (Magnesium von Köhler Pharma oder Heidelberger Chlorella)

- Magnesiumbisglycinat, Aminosäure, Glycin hat Wirkung im zentralen Nervensystem, wirkt entspannend und entgiftend (Heidelberger Chlorella)
- Magnesiumorotat, Salz der Orotsäure, die gute Wirkung auf Herz und Kreislauf hat, magnerot CLASSIC N (WÖRWAG Pharma)
- Magnesiummalat, Salz der Apfelsäure, die die ATP-Synthese fördert, aufmuntert und gegen Schmerzen wirkt (Heidelberger Chlorella)
- Magnesiumlaktat, rechtsdrehende Milchsäure, wichtig für Darmschleimhaut, entlastet die Leber (Heidelberger Chlorella)
- Magnesiumsulfat, Salz der Schwefelsäure, als Bittersalz, abführend; wichtig für die intravenöse Injektion durch den Arzt, Cormagnesin 400 i.v. (WÖRWAG Pharma)
- Magnesiumchlorid als Magnesium-Öl wird nur auf der Haut angewendet, die resorbierten Mengen sind für eine Therapie unzureichend.

Von Magnesiumhydrogenaspartat und Magnesiumglutamat ist abzuraten.

Omega-3-Fettsäuren Fettsäuren (FS) sind in allen unseren Körperzellen und täglich nehmen wir sie in Form von Fetten zu uns. Aber ihre chemische Zusammensetzung ist sehr unterschiedlich, sodass wir gute von schlechten Fetten unterscheiden müssen. Die Forschung der letzten Jahre hat gezeigt, dass das Verhältnis von Omega-3-FS zu Omega-6-FS hoch sein sollte, um vor vielen Zivilisationskrankheiten geschützt zu sein. Das ist wichtig für die Funktion des Gehirns, als Gefäßschutz, den Blutdruck, die Blutgerinnung und zur Linderung entzündlicher Erkrankungen. Enthalten in Seefisch, bzw. Fischöl, Algenöl, Oliven- und Leinöl (als Linolensäure). Aber nur in Fisch- und Algenöl ist die entzündungshemmende Eicosapentaensäure (EPA) enthalten und die für die Gehirnfunktion wichtige Docosahexaensäure (DHA). Diagnostik: Fettsäurestatus im EDTA-Blut. Empfohlene Zufuhr: 0,5–1 g pro Tag. Das entspricht 1,5–3 g Fischöl. Bei zahlreichen Erkrankungen und hohem Verzehr von tierischen Produkten kann der Bedarf weit höher sein. Fischöl enthält in der Regel 30–40 % Omega-3-FS, Hochkonzentrate etwa 85 %. Da im Fischfett auch Umweltgifte wie PCB und Schwermetalle gespeichert sind, ist es wichtig, zum Produkt einer Firma zu greifen, die das Fischöl reinigt und regelmäßig auf Umweltgifte kontrolliert.

Jod Jod ist offenbar viel wichtiger für die Frauengesundheit als bisher angenommen. Besonders die Brustdrüse und die Fortpflanzungsorgane sind auf Jod angewiesen. Um Jod aus dem Blut in die Zellen hineinzupumpen, haben sowohl Schilddrüsen- als auch Brust- und Eierstockzellen kleine Transportsysteme, die Natrium-Jodid-Symporter. Jod ist wichtig für die Synthese von Schilddrüsenhormonen, aber inzwischen wissen wir, dass jede Körperzelle Jod benötigt. Enthalten ist es in fettem Seefisch, von dem aber wegen der Schwermetall-, Pestizid- und Plastikbelastung abgeraten wird, und Algen. Empfohlene Zufuhr: Menschen bis 50 Jahre brauchen 200 µg, ältere Menschen nur noch 180 µg täglich. Diese Zufuhrempfehlungen orientieren sich aber nur am Schilddrüsenjod, das 20 % des Ganzkörperjods (50 mg) ausmacht. Deshalb empfehle ich deutlich höhere Mengen, wobei es wichtig ist, nicht nur Jodid zu sich zu nehmen, sondern auch elementares Jod, das von den Zellen direkt verwertet werden kann (aus Algen oder Lugol-Lösung).

Diagnostik:
Es gibt 3 Möglichkeiten, die Jod-Versorgung zu untersuchen: 1. Jod im Urin. Bis vor Kurzem war dies die Methode, die als beste und aussagekräftigste galt. Der Urin wird als 24-Stunden-Urin oder als zweiter Morgenurin gesammelt, 5–10 ml davon werden ins Labor geschickt. Die Tagesausscheidung im 24-Stunden-Sammelharn bzw. die kreatininbezogene Jodkonzentration im Morgenurin zeigt die tagesaktuelle Jodzufuhr an. Die langfristige Versorgungslage wird hingegen nicht erfasst. 2. Jod im Blut (-Serum). Diese Untersuchung zeigt die im Blutkreislauf zirkulierende Jodmenge an, die der Aufnahme ins Gewebe zur Verfügung steht. Zu beachten ist, dass das Messverfahren (ICP-MS) auch den an Schilddrüsenhormone gebundenen Jodanteil erfasst. Bei Schilddrüsenerkrankungen kann eine veränderte Bildung der Schilddrüsenhormone daher die im Serum gemessene Jodkonzentration beeinflussen. 3. Jodsättigungstest (Iodine Loading Test nach Dr. Brownstein und Dr. Abraham). Die beiden Ärzte Dr. Brownstein und Dr. Abraham haben diesen Test vor ca. 10 Jahren entwickelt, um die Jodversorgung des ganzen Körpers, aller Körperzellen, und nicht nur der Schilddrüse, bestimmen zu können. Hier geht man davon aus, dass ein Erwachsener ca. 50 mg Jod im Körper gespeichert hat. Man gibt diese Menge in Form von Tabletten und sammelt ab der Einnahme den Urin 24 Stunden lang. Aus der gesammelten Urinmenge entnimmt man eine Probe von 10 Milliliter und schickt sie zur Analyse ins Labor. Nach Brownstein und Abraham ist der Körper erst mit Jod gesättigt, wenn mindestens 90 % der eingenommen Jod-Menge im 24-Stunden-Urin ausgeschieden werden. Wenn weniger ausgeschieden wird, deutet dies darauf hin, dass der Jodbedarf von Organen und Gewebe (nicht allein der Schilddrüse) nicht gesättigt ist. Aber Vorsicht! Beim Jod-Sättigungstest werden so hohe Jodmengen zugeführt, dass er ausschließlich nach Indikationsstellung durch den behandelnden Arzt und nicht auf eigene Faust durchgeführt werden darf.

Selen Deutschland ist ein Selenmangelland. Neunzig Prozent der Deutschen nehmen nicht mal die minimale Menge auf, die von der WHO empfohlen wird. Selenmangel wird in Verbindung mit vielen Krebserkrankungen, Autoimmunkrankheiten und Schilddrüsenstörungen gebracht. Wichtig ist es zur Unterstützung der Schilddrüse und Entgiftung des gesamten Organismus. Enthalten ist Selen in Fleisch und Seefisch, Eiern, Linsen, Spargel. Paranüsse sollen einen besonders hohen Selengehalt haben. Diagnostik: Empfohlen wird die Analyse im EDTA- oder Heparin-Vollblut. Hier sollten Werte zwischen 90 und 230 µg/L angestrebt werden. Sofern Selen im Serum gemessen wird, sollte der Spiegel 130–150 µg/L betragen.

Empfohlene Zufuhr:
70–150 µg pro Tag, bei Schilddrüsenstörungen und Autoimmunerkrankungen 300 µg pro Tag, in der Krebsbehandlung bis zu 1000 µg pro Tag unter Laborkontrolle. Angeboten wird Selen als Natriumselenit, das rasch aufgenommen wird und dem Körper umgehend zur Verfügung steht. Es sollte im Abstand von 1–2 Stunden zu einer Mahlzeit eingenommen werden, da es durch Vitamin C sonst unwirksam gemacht wird. Selenhefe als Selenmethionin kann zum Essen eingenommen werden, sie muss aber erst in der Leber verstoffwechselt werden, sodass es länger dauert, bis man eine Wirkung erwarten kann.

Weitere wichtige Mikronährstoffe für Frauen
An erster Stelle möchte ich hier die B-Vitamine nennen. Die Standardmethode für den Nachweis von B-Vitaminen ist die Mengenbestimmung mittels HPLC. Dieses Verfahren differenziert jedoch nicht zwischen aktiven und inaktiven Vitaminmetaboliten. Die Analyse der aktiven Formen kann in Speziallaboren erfolgen (IMD Labor Berlin). Lediglich für Vitamin B_{12} werden Biomarker gewählt (Seite 109).

Folsäure Das Vitamin der B-Gruppe kann in geringen Mengen von den Darmbakterien hergestellt werden. Wichtig für Blutbildung, Eiweißaufbau, Nervenbotenstoffe und Zellwachstum. Besonders wichtig für Frauen mit Kinderwunsch und in der Schwangerschaft, um bestimmte Missbildungen des Babys zu verhüten. Enthalten in grünem Blattgemüse, Eigelb, Walnüssen, Weizenkeimen, Leber. Achtung: Unter Sauerstoffeinfluss und durch Hitze wird dieses Vitamin leicht zerstört oder geht in das Kochwasser über!

Diagnostik:
Folsäuregehalt der Erythrozyten sollte über 570 nmol/L liegen, erhöhter Homocysteinspiegel im Serum kann auf Folsäuremangel hinweisen.

Empfohlene Zufuhr:
0,4–1 mg Folsäure täglich. Für manche Frauen mit einem Enzymdefekt kann es besser sein, statt der synthetischen Folsäure das aktive Folat einzunehmen. Das patentierte Quatrefolic ist die bioaktive, stabile Form der Folsäure als 5-Methyltetrahydrofolat (5-MTHF). Diese Form von Folat ist im Körper sofort verfügbar und wirksamer als herkömmliche Folsäure, da es seine Aufgaben im Körper unmittelbar erfüllen kann, ohne zuerst im Körper in aktives Folat umgewandelt werden zu müssen. Ein erhöhter Bedarf kann bestehen bei Einnahme einer Antibabypille, in der Schwangerschaft, im Alter und bei verschiedenen chronischen Erkrankungen.

Vitamin B_1 (Thiamin) Wichtig für den Energiestoffwechsel, die Nervenübertragung und den Eiweißstoffwechsel. Enthalten in Weizenkleie, Haferflocken, Nüssen, Tomaten, Kartoffeln und Schweinefleisch.

Empfohlene Zufuhr:
1 mg täglich, bei erhöhtem Energieumsatz (z. B. durch Sport oder Erkrankungen) mehr, am besten in Kombination mit den anderen B-Vitaminen. Das fettlösliche Benfothiamin ist zehnmal stärker wirksam als die wasserlöslichen Sulfide oder Nitrate, kann deshalb niedriger dosiert werden.

Vitamin B_2 (Riboflavin) Wichtig für den Energiestoffwechsel, zur Medikamentenentgiftung und für den Stoffwechsel der Vitamine Folsäure, B_1, B_6, K. Enthalten in allen Milchprodukten, in Fleisch (besonders in Leber), Getreide, Hefe.

Empfohlene Zufuhr:
1,2 mg täglich, bei erhöhtem Energieumsatz, z. B. durch Sport oder Erkrankungen, mehr.

Vitamin B_3 (Niacin) Wichtig für Fett-, Eiweiß- und Kohlenhydratstoffwechsel. Wird auch für die Entgiftung benötigt. Enthalten in Fleisch, Vollkorn und Hülsenfrüchten.

Empfohlene Zufuhr:
13 mg Niacin-Äquivalent. Kann aus der Aminosäure L-Tryptophan gebildet werden. Nimmt man mehr als 30 mg Nikotinsäure am Tag, kann es zu Hitzegefühl und Haut-

rötung kommen. Es gibt aber spezielle Zubereitungen, die diese Nebenwirkungen nicht mehr haben.

Vitamin B_4 (Cholin) Eigentlich kein richtiges Vitamin, sondern eine vitaminähnliche Substanz, da der Körper sie selber bilden kann, sofern er genug Methionin und Folsäure über die Nahrung aufnimmt. Wichtig für die Bildung des Neurotransmitters Acetylcholin, Homocysteinabbau, Ausgangsstoff der Biosynthese von Phosphatidylcholinen, die essenzieller Bestandteil von Biomembranen sind, Fettstoffwechsel, Schutz vor Fettleber. Deshalb besonders wichtig in der Schwangerschaft und Stillzeit. Es ist enthalten in: Fleisch, Eiern, Meeresfrüchten und Milchprodukten.

Empfohlene Zufuhr:
Durchschnittliche Zufuhr mit Nahrung 356 mg täglich, in der Schwangerschaft 480 mg täglich, in der Stillzeit 520 mg.

Vitamin B_6 (Pyridoxin) Vitamin B_6 ist für Frauen besonders wichtig, um einen regelmäßigen Zyklus und kein Prämenstruelles Syndrom zu bekommen. Es ist von Bedeutung für die Entgiftung von Homocystein, Aminosäure-, Fett-, Kohlenhydrat-, Gehirn-, Hormon- und Nervenstoffwechsel. Enthalten ist es in Fleisch, besonders Innereien, Vollkorn und Hülsenfrüchten.

Empfohlene Zufuhr:
1,2 mg täglich. Zur Prophylaxe von Erkrankungen bis zu 25 mg täglich. Bei längerfristiger zu hoher Dosierung (mehr als 300 mg täglich) können Nervenstörungen auftreten. Es gibt Menschen mit einem Enzymdefekt (HPU, ausführlich im Kap. »Die Hämopyrrollaktamurie« Seite 294), die lebenslang aktives Vitamin B_6 (Pyruvat) einnehmen müssen.

Vitamin B_{12} (Cobalamin) Wichtig für die Bildung der roten Blutkörperchen, den Eiweißstoffwechsel, das Nervensystem und zur Entgiftung von Homocystein. Kann im Gegensatz zu den anderen wasserlöslichen Vitaminen im Körper (in Leber und Muskulatur) gespeichert werden. Enthalten ist es in Eiern, Leber, Fleisch von Rind und Kalb, Fisch, Käse und Milchprodukten.

Diagnostik:
B_{12}-Serumspiegel ungenau, besser Bestimmung von Holotranscobalamin im Blut (erniedrigt bei Mangel) oder Methylmalonsäure in Blut oder Urin (erhöht bei Mangel).

Empfohlene Zufuhr:
Bis 3000 µg täglich. Dabei ist zu berücksichtigen, dass nur 1 % der zugeführten Menge überhaupt aufgenommen wird. Bei fehlender Magensäure oder einer anderen Resorptionsstörung muss es 1 × im Monat gespritzt werden. Achtung: Veganer haben immer einen Mangel, der sich erst nach 5–10 Jahren als schwere Muskel- und Nervenstörungen zeigen kann. Deshalb vorsorglich regelmäßig substituieren. Dr. Jacobs B_{12} MecobalActive enthält das weltweit reinste Methylcobalamin – die Form von Vitamin B_{12}, die für den Körper direkt verwertbar ist und über die Mundschleimhaut resorbiert wird. Bei starkem Mangel B12 Ankermann (Wörwag) als Spritzenkur.

Biotin (Vitamin H) Biotin kann bei Frauen für Haut und Haare entscheidend sein. Es ist wichtig für die Verarbeitung von Glukose und den Abbau von Amino- und Fettsäuren. Enthalten ist es in Leber, Nüssen, Fisch, Milch, Eiern und Vollkorngetreide.

Empfohlene Zufuhr: 30–60 µg täglich.

Achtung: Biotin aus Nahrungsergänzungsmitteln kann Laborergebnisse verfälschen. Ist Ihr Biotinspiegel im Blut hoch (keine Angst, Überdosierungen sind nicht bekannt!) kann es Testergebnisse verfälschen, z. B. bei Troponin, einem Marker für Herzmuskelschädigungen, oder TSH, das bei Schilddrüsentherapien gemessen wird. Informieren Sie ihr Labor oder Ihren Arzt, wenn Sie Biotin einnehmen (Mitteilung Nr. 044/2019 des Bundesinstituts für Risikobewertungen vom 14. November 2019).

Pantothensäure Sie ist wichtig für viele Stoffwechselvorgänge. Enthalten ist Pantothensäure in Fleisch, vor allem Leber, Hering, Vollkorngetreide, Tomaten sowie einigen Gemüsesorten.

Empfohlene Zufuhr:
6 mg pro Tag. Als Dexpanthenol/Panthenol wird sie auch gut über die Haut aufgenommen und lokal bei Wunden oder Strahlenschäden der Haut eingesetzt.

Wie Vitamin D gehören auch die Vitamine A, E und K zu den fettlöslichen Vitaminen. Bei einigen Diätformen, bei denen mit Fett gespart wird, kann es leicht zu einem Mangel kommen.

Vitamin A (Retinol) und Carotinoide (Lutein, Lycopin) Wichtig für den Aufbau der Plazenta, die Gesundheit von Spermien, Sehfunktion, Lungenreifung, Zellwachstum von Haut, Knochen und Schleimhäuten. Enthalten in Leber, Nieren von Rind und Schwein, Lachs, Butter und Käse, Carotinoide in roten, grünen und gelben Obst- und Gemüsesorten.

Diagnostik:
Eine Blutspiegelbestimmung dieses wichtigen antioxidativ wirkenden Vitamins ist aus Serum möglich. Allerdings muss nach der Blutentnahme die Probe lichtgeschützt und gekühlt (+2 bis +8 °C) ins Labor transportiert werden, da sonst falsch niedrige Werte zu erwarten sind. Wir empfehlen, die Blutabnahme im Labor durchführen zu lassen.

Empfohlene Zufuhr:
Die Aufnahme darf 10.000 IE, entsprechend 3 mg Retinol, am Tag und insgesamt 25.000 IE pro Woche auf keinen Fall überschreiten. Während der Schwangerschaft liegt der Wert deutlich darunter. Bitte sprechen Sie mit dem Arzt, um kindliche Fehlbildungen zu vermeiden. Umrechnung: 1 mg Retinol = 6 mg Betacarotin.

Vitamin E Es handelt sich um eine Stoffgruppe, die Tocopherole. Wichtig als Schutz vor Oxidation. Enthalten in Weizenkeim-, Sonnenblumen-, Soja-, Raps- und Olivenöl sowie Nüssen.

Empfohlene Zufuhr:
Zwischen 15 und 30 mg pro Tag. Günstig ist, wenn in der Nahrungsergänzung nicht nur das Alpha-Tocopherol enthalten ist, sondern auch die anderen Untergruppen.

Vitamin K gibt es natürlicherweise in verschiedenen Formen:

- Vitamin K_1 (Phyllochinon): enthalten in Pflanzen, vor allem in grünem Blattgemüse, wie z. B. Grünkohl oder Spinat. Vitamin K_1 macht mit etwa 90 % den Hauptanteil des über die Nahrung aufgenommenen Vitamins K aus. Es wird im Körper relativ schnell abgebaut (Halbwertszeit 1–2 Stunden) und ist wichtig für die Blutgerinnung.

- Vitamin K_2 (Gruppe der Menachinone): wird von Bakterien gebildet. Enthalten ist es in geringen Mengen in tierischen Lebensmitteln, wie z. B. Rinderleber. Die einzig wirklich gute Vitamin-K_2-Quelle ist jedoch Natto, ein japanisches Gericht aus bakteriell fermentierten Sojabohnen. Wichtig ist es für den Knochenaufbau und den Schutz vor Kalziumeinlagerungen in den Gefäßen (Halbwertszeit 3 Tage) (siehe Kalzium-Paradox, Seite 348).

Die ausreichende Aufnahme von Vitamin K_1 über die Nahrung ist bei regelmäßigem Verzehr von grünem Gemüse möglich, doch Vitamin K_2 fehlt in unserer Ernährung weitgehend. Durch eine Nahrungsergänzung sollte daher vor allem Vitamin K_2 aufgenommen werden. Besonders empfehlenswert ist die Aufnahme von Vitamin K_2 in Form von Menachinon-7 (MK-7), da dieses eine außergewöhnlich hohe Bioverfügbarkeit aufweist.

Diagnostik:
Die Analyse des Blutspiegels kann nicht empfohlen werden, da sie in Abhängigkeit von der Nahrungsaufnahme starken Schwankungen unterworfen ist. Da es sich um ein fettlösliches Vitamin handelt, widerspiegelt der Serumwert auch nicht den im Gewebe gespeicherten Anteil. Für die Beurteilung des Versorgungsstatus empfiehlt sich, das uncarboxylierte Osteocalcin (ucOC) im Serum zu bestimmen. Im Vergleich zu dem in der Aussage ähnlichen Biomarker Matrix-Gla-Protein ist ucOC präanalytisch weniger anfällig und kann unkompliziert ins Labor versendet werden.

Empfohlene Zufuhr:
Tagesbedarf an Vitamin K_2 beträgt vorbeugend täglich 0,5–1 µg Vitamin K_2 pro Kilogramm Körpergewicht. Bei bereits bestehender Osteoporose 2–4 µg Vitamin K_2 pro Kilogramm Körpergewicht. Bei der Einnahme von mehr als 4000 I.E. Vitamin D_3 am Tag (z. B. zur Aufdosierung) ist je 800 I.E. Vitamin D_3 die Ergänzung mit etwa 20 µg Vitamin K_2 ratsam.

Vitamin C (Ascorbinsäure) Es ist wichtig, um Infekte abzuwehren, für die Produktion von Bindegewebe, die Eisenverwertung (weshalb Eisen möglichst immer zusammen mit Vitamin C aufgenommen werden sollte) und zur Bekämpfung sogenannter Nitrosamine, die ein Krebswachstum fördern können. Enthalten ist es in frischem Obst und Gemüse, vor allem in Zitrusfrüchten, Brokkoli und Paprika. Achtung: Es ist extrem licht- und sauerstoffempfindlich. Dunkel und nicht lange aufbewahren!

Diagnostik:
Vitamin C kann zwar im Blut bestimmt werden, es wird aber wegen des Aufwandes relativ selten gemacht. Wir empfehlen, die Blutabnahme im Labor durchführen zu lassen.

Empfohlene Zufuhr:
100 mg täglich. Raucher und Menschen, die oft Rauch einatmen, benötigen 150 mg täglich. Will man seinen Vitamin-C-Spiegel auffrischen, kann man über den Tag verteilt 3–5 g einnehmen, aber nur in Einzeldosen von 200 mg ist Vitamin C zu 100 % verfügbar. Pflanzliches Vitamin C, etwa aus der Acerolakirsche, wird besser aufgenommen, kann deshalb niedriger dosiert werden und ist magenverträglicher als Ascorbinsäure in Pulver- oder Tablettenform. Liposomales Vitamin C können Sie selbst herstellen, es ist sehr gut magenverträglich und kann deshalb in genügend hohen Konzentrationen eingenommen werden. Bei schweren Erkran-

kungen muss es in hohen Konzentrationen intravenös verabreicht werden. Vitamin C hat sich in der Coronakrise als *der* Virenkiller erwiesen.

Eisen Frauen leiden nicht selten unter Eisenmangel, besonders wenn die Menstruation stark und häufig ist.

Eisen ist wichtig für die Bildung des roten Blutfarbstoffs Hämoglobin, den Energiestoffwechsel, die Kollagensynthese, Produktion von Hormonen (z.B. Schilddrüse) und Neurotransmittern (z.B. Dopamin) und Entgiftung. Enthalten in Fleisch, besonders Leber, Bierhefe, Haferflocken. Inzwischen ist bekannt, dass auch aus Pflanzen Ferritin-Eisen gut aufgenommen werden kann. Das Protein Lactoferrin kann zusätzlich die Eisenaufnahme über den Darm verbessern.

Diagnostik:
Ferritin als Maß für den Eisenspeicher (optimal über 100), löslichen Transferrin-Rezeptor (sTfR), daraus Berechnung des Ferritin-Index. Entzündungsprozesse vor Bewertung ausschließen.

Empfohlene Zufuhr:
Vor der Menopause benötigt eine Frau 15 mg, danach nur noch 10 mg pro Tag, Schwangere brauchen 30 mg. Zusammen mit Vitamin C wird Eisen besser aufgenommen. Auch möglich ist Eisen aus Mikroalgen, z.B. Chlorella, Hanfsaat oder Hanfprotein, Gerstengraspulver, Moringa. Bei starkem Mangel gibt es Eiseninfusionen beim Arzt und 50 mg täglich oral als Eisengluconat, -fumarat, -bisglycinat, -phospholipid oder Curryblatteisen.

Zink Frauen leiden häufiger als Männer unter Zinkmangel, da sie weniger Fleisch verzehren, mehr Getreideprodukte (Bindung von Zink an Phytinsäuren) essen und durch die Menstruation neben Eisen auch Zink verlieren. Weitere Verluste entstehen bei Darmerkrankungen, durch Alkohol oder Medikamente. Es ist wichtig für zahlreiche Stoffwechselfunktionen, für die Arbeit vieler Enzyme und Hormone, die Fortpflanzung sowie für die Körperabwehr und Entgiftung von Schwermetallen. Für schöne Haut, Haare, Fingernägel (weißfleckig, brüchig) braucht man Zink. Enthalten ist es in Weizenkeimen, Rind, Geflügel und Vollkornbrot.

Diagnostik:
Eine Serumanalyse ist ungenau, da Zink zu über 90 % in den Körperzellen gebunden vorliegt. Deshalb sollte die Bestimmung im EDTA-Vollblut erfolgen.

Empfohlene Zufuhr:
Pro Tag 15–20 mg. Bei Erkrankungen und Operationen bis zu 75 mg täglich. Organische Zinkverbindungen (Histidin, Aspartat, Orotat, Gluconat, Picolinat) werden besser aufgenommen als anorganische (Sulfat, Oxid). Bei manchen Erkrankungen ist es wichtig, das Verhältnis von Kupfer zu Zink im Vollblut zu bestimmen.

Coenzym Q10 (Ubiquinon/Ubiquinol) Coenzym Q_{10} ist eine wichtige vitaminähnliche Substanz, die in allen Zellen vorkommt und die Funktion unserer Mitochondrien, besonders die ATP-Bildung, ermöglicht. Schädliche Sauerstoffradikale werden durch Q_{10} unschädlich gemacht. Es ist wichtig für den Energiestoffwechsel, das Immunsystem, die Fortpflanzung, Schutz vor Krebs, Herz-Kreislauf-Erkrankungen und neurologischen Störungen. Enthalten in Innereien, Fleisch, Fisch, Hülsenfrüchten, grünen

Gemüsen. Diagnostik durch Messung des Q_{10}-Blutspiegels, der zwischen 2,5 und 4 µg/ml liegen sollte. Zufuhr: je nach Bedarf und Erkrankung 50–500 mg Q_{10}, wobei Ubiquinol 2- bis 4-fach besser als Ubiquinon aufgenommen wird.

Sonstige Mikronährstoffe

Chrom Wichtig für Zucker- und Fettstoffwechsel. Dieses Spurenelement ist Bestandteil des Glucosetoleranzfaktors. Biologisch aktive Chrom-Komplexe sorgen dafür, dass unter dem Einfluss von Insulin die Zellen besser Glukose aufnehmen können, eine Insulinresistenz also durchbrochen wird. Enthalten in Vollkorngetreide, Samen, Nüssen.

Empfohlene Zufuhr bei besonderen Situationen:
Sucht nach Süßem, Diabetes 1 und 2, hohen Blutfettwerten oder Sport 200 µg täglich, am besten als Picolinat.

Kupfer Wichtig für die Entgiftung, die Sauerstoffversorgung der Zellen, die Melanin- und Bindegewebsbildung. Enthalten in Innereien, Fisch, Getreideprodukten, Nüssen, Schokolade, Kaffee und Tee, wird aber nur zu 30–50 % daraus aufgenommen.

Empfohlene Zufuhr:
5 mg täglich. Meistens stimmt die Versorgung durch die Ernährung.

Mangan Wichtig für die Verwertung der Nahrung, den Aufbau des zentralen Nervensystems, die Spermienbildung und die Blutgerinnung. Enthalten in Hülsenfrüchten, Vollkornprodukten, Nüssen und Reis.

Empfohlene Zufuhr:
2–5 mg täglich.

Silizium Silizium wird nicht als essenzielles Spurenelement eingestuft. Eine Unterversorgung mit diesem Spurenelement kann aber trotzdem körperliche Beschwerden verursachen.

Wichtig für Haut, Haare, Nägel, Knochen, Gelenke und Gefäßelastizität, indem es die Bildung der Bindegewebsfasern Elastin und Kollagen fördert. Aktiviert das Immunsystem. Hemmt die Aluminiumaufnahme. Enthalten in Randschichten des Getreidekorns, Hirse, Kartoffeln, Petersilie, Schachtelhalm.

Diagnostik:
Silizium im EDTA-Vollblut, nicht im Serum.

Empfohlene Zufuhr:
5–40 mg Silizium täglich, kolloidales Silizium ist gut bioverfügbar.

L-Karnitin Wichtig für den Fett- und damit den Energiestoffwechsel. Enthalten in Schaf-, Rind- und Schweinefleisch. Achtung: Veganer sind immer unterversorgt! Empfohlene Zufuhr: 500–1000 mg täglich.

L-Arginin/L-Citrullin Wichtig für den Schutz von Herz und Gefäßen. Es ist eine semiessenzielle Aminosäure, aber bei Mehrbedarf (Schwangerschaft, Alter, Stress, vegetarische Ernährung, Sportler) reicht die Eigenproduktion nicht aus. L-Citrullin ist die Vorstufe von L-Arginin und verstärkt die Wirkung und Verweildauer von L-Arginin im Blut. Beide sind Vorläufer des gefäßschützenden Stickstoffmonoxids NO. Wichtig auch für Muskelaufbau, Immunabwehr, Entgiftung, körperliche und geistige Fitness. Enthalten in Hülsenfrüchten, Nüssen, rohem Fisch.

Diagnostik:
Argininspiegel im Blutplasma und ADMA (asymmetrisches Dimethylarginin) als Gegenspieler.

Empfohlene Zufuhr:
Je 1 g L-Arginin und L-Citrullin täglich bei Belastung, bei Erkrankungen (Arteriosklerose, Diabetes, Hypertonie, Demenz, Infektanfälligkeit etc.) 5–40 g L-Arginin und L-Citrullin täglich, verteilt auf 3 Dosen. Am besten in Kombination mit den B-Vitaminen Folsäure, B_6 und B_{12} bei erhöhten Homocysteinwerten.

Glutathion Es handelt sich hier um eine Verbindung, die sich aus drei Aminosäuren (Glutamat, Cystein und Glycin) zusammensetzt und eng mit dem Selenstoffwechsel zusammenhängt. Glutathion ist eines der wichtigsten Antioxidanzien überhaupt und in nahezu allen Zellen nachweisbar. Der Körper bildet es selbst, aber bei chronischen Erkrankungen oder besonderen Belastungen reicht das nicht aus. Es kann sinnvoll sein, reduziertes Glutathion einzunehmen. Achten Sie darauf, dass es magensäurestabil ist, damit es erst im Dünndarm aufgenommen wird. Trotzdem landet nur 20–50% davon in der Zelle, da es unterwegs abgefangen wird. Achtung: Nimmt man Glutathion als Nahrungsergänzung, so erkennt der Körper das und hört auf, eigenes zu bilden. S-Acetylglutathion (Eumetabol) wird erst in der Zelle abgebaut, die Eigenproduktion bleibt erhalten.

Diagnostik:
Glutathion sollte immer intrazellulär in Blutleukozyten bestimmt werden, da nur dieses einen Rückschluss auf die Versorgung der Körperzellen zulässt. Analysiert wird dabei die reduzierte Form (GSH), da diese den »wirksamen« Anteil darstellt (10 ml Heparinblut).

Dosierung:
1–2,5 g S-Acetylglutathion täglich. Bei schweren (Tumor-)Erkrankungen sollte S-Acetylglutathion (Eumetabol, Viktoria Ap) unter Kontrolle der Blutspiegel intravenös verabreicht werden.

Vitalstoffe, deren Ergänzung noch sehr widersprüchlich beurteilt wird

Lithium Die Behandlung mit Lithium ist in der Psychiatrie bei bipolaren Störungen und Depressionen etabliert. In Gegenden mit hohem Lithiumgehalt des Wassers werden die Menschen älter, unabhängig davon ist die Suizidrate geringer. Lithium ist jedoch in Deutschland nicht als essenzielles Spurenelement anerkannt. Es ist wichtig für den Gehirnstoffwechsel, soll vor Alzheimer schützen, Aktivität und Stimmung verbessern ohne Nebenwirkungen, die bei der sehr hohen Dosierung in der Psychiatrie bekannt sind. Enthalten in Mineralwässern, Fisch, Algen, Hefe, Gemüse.

Diagnostik:
Vollblutmineralanalyse (EDTA) mit hochsensitiver ICP-MS-Analyse. Die dagegen weit verbreitete Analytik zur Kontrolle des Medikamentenspiegels Lithium ist nicht geeignet zur Beurteilung des Versorgungsstatus, weil sie wenig sensitiv ist und bei nicht mit Lithium medikamentös therapierten Patienten im Normalfall Werte unter der Nachweisgrenze zeigt.

Dosierung:
Tagesbedarf 0,5–5 mg, am besten über lithiumreiche Mineralwässer, Lithiumsalze, wie Lithiumorotat.

> **Gute Ernährung hilft auch**
>
> Wie Sie bei den Beschreibungen der verschiedenen Mikronährstoffe erkennen, finden sich fast alle in Pflanzen wieder. Wenn Sie sich also gesund ernähren, mit Bioprodukten aus der Region und Ihr Essen überwiegend selbst zubereiten, Fast Food und leere Kohlenhydrate vermeiden, dann brauchen Sie sich über das ausgeklügelte System der Nahrungsergänzungen im Normalfall keine Gedanken zu machen. Pflanzennahrung füttert die guten Darmbakterien an, die für ein stabiles Immunsystem, Wohlbefinden und Glückshormone sorgen. Auch wenn dieses Buch für Frauen geschrieben ist, gelten die meisten Regeln auch für Männer und Kinder.

Bor Bor ist ein Ultraspurenelement, das heißt, dass es nur in sehr geringen Konzentrationen im Körper zu finden ist. Im Knochen wird fünfmal so viel Bor gespeichert wie im Blut zirkuliert. Es wird angenommen, dass genug Bor über die Nahrung aufgenommen werden kann. Die WHO empfiehlt eine Tagesdosis von 1–2 mg Bor. Da aber über die Pflanzen immer weniger Bor aufgenommen wird und die Böden borärmer (dafür aluminiumreicher) geworden sind, sind Mangelerscheinungen denkbar. Bor ist wichtig für den Elektronentransport und das Magnesium-Kalzium-Gleichgewicht. Bor soll für die Nebenschilddrüse genauso wichtig sein wie Jod für die Schilddrüse. Es schützt vor Osteoporose, Entzündungen, wirkt effektiv gegen Pilzinfektionen, soll Tumorentwicklung hemmen, hilft beim Muskelaufbau und stabilisiert den Zuckerstoffwechsel. Außerdem hilft es bei Arthritis und Arthrose und spielt für die Fortpflanzung eine Rolle. Aber Achtung: bei Überdosierung sehr schnell toxisch, da geringe therapeutische Breite. Enthalten in Pflanzen, Trockenfrüchten, sehr wenig in Fleisch- und Milchprodukten.

Diagnostik:
Serumanalyse. Nur bei Verdacht auf Bor-Vergiftung Ausscheidung im Urin messen.

Dosierung:
10 mg Bor täglich sind für einen Erwachsenen ungefährlich; als Boraxlösung, Borwasser oder Borat. Da sich die Ernährungs- und Ärztegesellschaften in Deutschland noch nicht einig sind, ob es sich tatsächlich um ein essenzielles Spurenelement handelt, ist Zurückhaltung bei der Eigenbehandlung angebracht. Sprechen Sie sich unbedingt mit dem Arzt ab.

Kolostrum

Kolostralmilch bezeichnet die Erstmilch am Tag der Niederkunft eines jeden Säugetiers und auch des Menschen. Die Kolostralmilch der Rindskuh gilt seit Jahrtausenden als eines der wertvollsten Heilmittel. Kolostralmilch der Kuh wird in der Fachliteratur auch als bovines Kolostrum (kurz Kolostrum) bezeichnet. Diese sehr spezielle Substanz produziert die Milchdrüse in den Tagen vor der Geburt und an den ersten fünf Tagen nach der Geburt, wobei die wertvollen kolostralen Wirkstoffe von Tag zu Tag stark abnehmen und nach dem fünften Tag nahezu nicht mehr vorhanden sind. Das Kolostrum des ersten Tages ist besonders nährstoffreich und ein immunologisches Abbild der Mutter als auch der gesamten Region: Es enthält viele Immunglobuline (Antikörper), Wachstumsfaktoren und für die gesunde Entwicklung wichtige Botenstoffe.

Für den Nachwuchs bedeutet Kolostrum eine Startdosis ins Leben für alle Organe, das Immunsystem, den Stoffwechsel, gesundes Wachstum für den jungen und noch in Teilen unreifen Organismus. Und das kann auch für Sie ein Segen sein. Wie wichtig Kolostrum für die Neugeborenen ist, zeigt das Beispiel der Paarhufer (Rind, Schaf, Ziege etc.) die ohne Kolostrum am Tag der Geburt nicht überleben können, auch nicht mit Unterstützung pharmazeutischer Präparate, und binnen fünf Tagen verenden. Daher wird für die Produktion von Kolostrum als Immunmodulat für den menschlichen Verzehr oder die Herstellung von kosmetischen Produkten nur das überschüssige Kolostrum verwendet, welches das Neugeborene nicht zu sich nimmt und von den Landwirten abgemolken werden muss.

Inhalt und Wirkung

Kolostrum ist eine hochpotente passive Grundimmunisierung und eine unspezifische Immunstimulation auf breitester Ebene. Es besitzt durch seine besondere Zusammensetzung verschiedene bioaktive Substanzen, die als Therapeutika außerordentlich vielfältig eingesetzt werden können. Kolostrum hat die Fähigkeit, in die Regelkreise der Zellen und des Immunsystems einzugreifen – zu regulieren, zu aktivieren und somit lindernde und heilende Effekte auszulösen. Aufgrund der vielseitigen Wirkungen ist Kolostrum ein außerordentlich exzellenter Immunmodulator. Es stimuliert das Nervensystem und wirkt homöostatisch auf das Hormonsystem. Nach längerer Substitution von Kolostrum kann eine Optimierung vielfältiger zellulärer Mechanismen des Darmes, des Immunsystems sowie des Nerven- und Hormonsystems erfolgen.

Kolostrum beinhaltet eine Vielzahl an bioaktiven Substanzen wie Peptide und Proteine, bei üblicher Dosierung in ausreichender Quantität, welche durch schonende, kalte Produktionsprozesse bioaktiv erhalten bleiben.

Dazu zählen:

- die Immunglobuline (Antikörper) der Klassen G, A und M
- Wachstumsfaktoren und Zytokine sind biochemisch wirksame Signal-Peptide, die in sehr geringen Mengen wirksam sind und das Wachstum und die Differenzierung der Zellen beeinflussen und fördern. Sie beeinflussen stimulierend auch die DNS-Synthese.
- Lymphokine sind biochemisch aktive Proteine, die auf Lymphozyten wirken, welche dann wiederum bestimmte immunaktive Substanzen synthetisieren.
- das antiviral und antimikrobiell wirksame Lactoferrin
- das eisenbindende Transferrin
- Vitamine, Botenstoffe, Spurenelemente und Enzyme

Kalt verarbeitetes, nicht pasteurisiertes Kolostrum ist seit über 100 Jahren bekannt als hervorragendes Immunregulat. Es ist in der Lage, auch beim Erwachsenen ein überreagierendes Immunsystem, wie es bei Allergien oder Autoimmunerkrankungen vorliegt, zu kontrollieren, womit eine deutliche Linderung der Symptome einhergeht, oder ein durch eine Infektion geschwächtes Immunsystem zu stärken. Auch bei Krebserkrankungen nutzt man diese Kraft des

Kolostrums, um die stark beeinträchtigte Abwehr zu stabilisieren und dem Müdigkeitssyndrom bei einer Chemotherapie entgegenzuwirken.

Der Einfluss, den Kolostrum auf den Organismus ausübt, kann als eine Unterstützung gegen jegliche Art von physischem und psychischem Stress bezeichnet werden. Entsprechend vielfältig sind deshalb die Einsatzgebiete. Kolostrum als Naturalextrakt ist vollkommen frei von Nebenwirkungen. Als absolute Kontraindikation ist lediglich die Verabreichung von Kolostrum an organtransplantierte Patienten zu benennen, denn aufgrund der starken Immunwirkung des Kolostrums könnten Abwehrreaktionen möglich sein.

Vielleicht denken Sie nun darüber nach, den netten Bio-Landwirt von nebenan einmal nach Kolostrum zu fragen. Kolostrum direkt bei einem Landwirt für den Verzehr zu besorgen ist natürlich möglich, aber davon ist abzuraten, denn Kolostrum im Rohzustand ist für den Menschen unverträglich. Der hohe Caseingehalt kann sogar ungewollte allergische Reaktionen hervorrufen, denn Casein gilt im Rohzustand als Allergen. Erst in der Weiterverarbeitung zu Joghurt oder Käse ist Casein für den Menschen verträglich und auch gesund. Kolostrum für den menschlichen Verzehr wird daher entcaseiniert. Damit Kolostrum für den menschlichen Verzehr geeignet ist und alle seine aktiven Substanzen behält, bedarf es eines aufwendigen Produktionsprozesses.

Zunächst ist es sehr wichtig, dass nur das Kolostrum des ersten Tages verwendet wird, denn bereits am zweiten Tag nach der Niederkunft halbiert sich der Anteil an bioaktiven Inhaltsstoffen. In der Produktion ist wichtig, dass ein reiner Kaltverarbeitungsprozess vorgenommen wird, denn bereits ab 42 °C denaturieren die wichtigen Wachstumsfaktoren, Immunglobuline und andere bioaktive Proteine. Sie werden somit in ihrer natürlichen Funktion unbrauchbar.

Die meisten Hersteller verarbeiten das Kolostrum leider nicht unterhalb 42 °C und wenden eine Kurzzeitpasteurisierung an. Bei dieser Art der Pasteurisierung wird das Kolostrum kurzzeitig, für ca. 15 Sekunden, auf mindestens 60 °C erwärmt. Dabei sterben die meisten Mikroorganismen ab, was eigentlich nicht schlecht ist, denn dadurch wird es ohne teure Sterilfiltrierung haltbar, jedoch denaturieren nahezu alle bioaktiven Peptide, denen die eigentliche Wirkung von Kolostrum zugeschrieben wird. Wie bereits erwähnt, halten die wichtigen Inhaltsstoffe keine höheren Temperaturen aus. Wird die Temperatur auf 60 °C angehoben, verlieren diese ihre Bioaktivität und haben lediglich noch den Wert von Aminosäuren, die ja schließlich auch nicht schlecht für den Zellaufbau sind, aber eben keinen bioaktiven Nutzen mehr haben.

Die Menge des Kolostrum-Pulvers in einer Kapsel ist demnach nicht entscheidend, sie wird vom Hersteller anhand der aktiven Stoffe und der erwünschten Wirkung ermittelt, sondern die Qualität des Inhalts. Kolostrum gibt es allerdings auch in flüssiger Form. Dieses hat Vor- und Nachteile. Zum einen wirkt es bereits im Mund- und Rachenbereich und lindert hervorragend Entzündungsherde auch im Zahnbereich, wirkt dort auch präventiv. Zum anderen hat es den Nachteil, dass es nach dem Öffnen immer in den Kühlschrank muss und daher auf Reisen nur bedingt tauglich ist. Zudem beinhaltet nur flüssiges Kolostrum das lebensverlängernde Enzym Telomerase. Dass wir dadurch tatsächlich länger leben, stelle ich hier infrage, aber zusammen mit den regulierenden Substanzen hat es auf jeden Fall eine exzellente Anti-Aging-Wirkung auf nahezu alle Körperzellen.

In den letzten Jahren ist die Nachfrage an Kolostrum nicht nur bei Sportlern stark gestiegen, sodass man als Konsument vor einem Dschungel an Produkten unterschiedlicher Preise und Qualitäten und somit Wirkungen steht. Die MEDI CINE Akademie aus Grünwald bei München hat sich diesem Thema angenommen und sich auf die Fahne geschrieben, das Beste aus dem Rohstoff herauszuholen. Sie produziert mit einem vorbildlichen Produktionsverfahren 100 % kalt und verarbeitet ausschließlich Bio-Kolostrum aus Bayern und Österreich. Neben dem hochwirksamen flüssigen Vicosan immun Colostrum und den Kapseln produziert sie die Vicosan Intimserie gegen Beschwerden im Intimbereich. Seit 2017 gibt es von der MEDI CINE Akademie auch eine naturkosmetische Anti-Aging-Pflegelinie der Marke SOLUBIA VITAL, die mit Wachstumsfaktoren aus Kolostrum eine vorbildliche Wirkung aufweist.

Anwendung

Kolostrum kommt bei entzündlichen Erkrankungen, chronischen Leiden und hoher Infektanfälligkeit sowie zur Leistungssteigerung, zum Beispiel für Sportler, zum Einsatz. Eine Milchallergie oder Laktoseintoleranz spricht nicht gegen die Einnahme!

Die Dosierung richtet sich nach dem Produkt und der Erkrankung. Sie wird bei den Krankheitsbildern jeweils angegeben.

Um eine präventive Immunmodulation/-regulation zu erreichen und Symptome von Allergien zu lindern, Vicosan Colostrum flüssig Serum (MEDI CINE), 1 × täglich 12 ml (1 EL) auf nüchternen Magen oder Vicosan Colostrum Kapseln, 1 × täglich 2 Kapseln auf nüchternen Magen. Anwendungsdauer: 1–2 × jährlich 2–3 Monate.

Nahrungsergänzungen mit Enzym-Hefezellen

Vor 50 Jahren entwickelte der Biotechnologe Siegfried Wolz (Dr. Wolz) ein besonderes Herstellungsverfahren, um Vital- und Pflanzeninhaltsstoffe besser bioverfügbar zu machen. Er wählte dazu die Hefezelle aus, deren Genbestand mit 60–70 % der menschlichen Zelle übereinstimmt. In einer Sauerstoff-Enzym-Fermentation werden die Hefezellen mit wichtigen Vital- und Pflanzeninhaltsstoffen »gefüttert«, sodass die Enzym-Hefezellen am Ende des Prozesses mit biologisch aktiven Inhaltsstoffen gefüllt sind, wie sie die menschliche Zelle direkt verwerten kann. Auch die vielen Enzyme bleiben durch dieses Herstellungsverfahren biologisch aktiv. Die Enzym-Hefezellen passieren den Magen unverändert und können im Dünndarm direkt aufgenommen werden. Die Hefebestandteile sind besonders wichtig für die Mitochondrien, die nicht über eigene Reparaturmechanismen verfügen. In Studien konnte gezeigt werden, dass die Gabe von Enzym-Hefezellen zu einer optimalen Sauerstoffverwertung und einer deutlichen Reduzierung von oxidativem Stress führte.

Nahrungsergänzungen mit Kaskadenfermentation

Die Kaskadenfermentation ist ein patentiertes und weltweit einzigartiges Herstellungsverfahren für eine Heilnahrung, die vor vielen Jahren von dem Wissenschaftler Dr. Hans Niedermaier (Marke: Dr. Niedermaier) entwickelt wurde. Dabei werden sonnengereifte frische Obst- und Gemüsesorten von hoher Qualität einem mehrstufigen sequenziellen Fermentationsprozess unterzogen. Diese Spitzentechnologie des Aufschlusses der Pflanzen simuliert den körpereigenen Verdauungsprozess. Nur so gelingt es, all die gesunden Vitalstoffe (Enzyme) und Schutzstoffe (sekundäre Pflanzenstoffe) aus ihrer Pflanzenmatrix zu lösen und diese auf Molekülebene aufzuspalten, wodurch sie direkt dem Körper zur Verfügung gestellt werden. Diese konzentrierte Essenz erfüllt noch zwei weitere positive Effekte. Im Gegensatz zur Frischkost werden alle Zucker in bioaktive Energie umgewandelt (die Essenz hat keine Kalorien mehr) und die Essenz löst keine Allergien mehr aus.

Somit ist eine umfassende Vitalstoffversorgung bis in die kleinste Körperzelle hinein gewährleistet, Stoffwechselvorgänge werden angeregt und Heilungsprozesse aktiviert. Die positiven Eigenschaften dieser Regulatessenzen wurden in zahlreichen Studien und Anwenderbeobachtungen bestätigt. Diese außergewöhnliche Regulatessenz, die Basis aller Regulatprodukte ist, besitzt die Eigenschaft, als Katalysator für weitere Wirkstoffe, die je nach Indikation beigemischt werden, zu fungieren. Sie kann auch mit anderen Nahrungsergänzungen kombiniert werden und deren Resorption und Wirkung verstärken.

Sekundäre Pflanzenstoffe

Die Erforschung unserer Nahrungsmittel und ihrer Heilwirkungen ist nicht bei den Vitaminen, Mineralstoffen und Spurenelementen stehen geblieben, sondern es wurde herausgefunden, dass in verschiedenen Pflanzen chemische Verbindungen unterschiedlicher Strukturen sind, die auf den menschlichen Stoffwechsel eine große Wirkung haben, z. B. Polyphenole oder Steroide. Auch die Pflanzenhormone gehören dazu. Durch spezielle Verarbeitung der Pflanzen können diese Inhaltsstoffe konzentriert und chemisch verändert werden, damit die Wirkung intensiviert wird. Einige wichtige Beispiele:

Granatapfel Im Kapitel »Superfoods« (Seite 99) hatte ich Ihnen schon die Polyphenole aus dem Granatapfel vorgestellt und wie Sie einen guten Granatapfelsaft erkennen. Liegen jedoch bereits Erkrankungen vor, dann sollten Sie größere Mengen von fermentierten Polyphenolen einnehmen. Das gelingt dann besser mit Granatapfelextrakt in Kapseln oder dem hoch konzentrierten Granatapfel-Elixier (Dr. Jacobs), von dem 10–20 ml (ca. 360–720 mg/l Polyphenole, gemessen als Gallussäure-Äquivalent nach der Folin-Methode) ausreichen.
Der Granatapfel enthält aber auch Samen, die der Darm nicht aufschließen kann, wenn Sie einen frischen Granatapfel essen. Dieser Samen enthält wertvolle Öle, Pflanzenöstrogene, die in den Wechseljahren den Hormonstoffwechsel stabilisieren können, ohne eine ungünstige Wirkung auf die Brustdrüse und die Gebärmutterschleimhaut zu haben.

Kurkumin Im Kapitel »Superfoods« (Seite 99) haben Sie erfahren, wie schwierig es ist, durch die Ernährung genügend heilsames Kurkumin aufzunehmen. Deshalb

hat sich die Forschung bemüht, Produkte zu entwickeln, die das Kurkumin-Molekül quasi ummanteln. Ziel dieser veränderten Moleküle ist es, die Bioverfügbarkeit des Kurkumins zu steigern und die Wirksamkeit zu verbessern. Es gibt Produkte, in denen Kurkumin-Moleküle in Mizellen, chemische Emulgatoren, wie z. B. Polysorbat 80, eingebettet werden, wobei der Kurkumin-Anteil etwa 6% beträgt. Diese Verbindungen werden nicht im Rahmen der Fettverdauung in die Lymphe aufgenommen, sondern gelangen in die Pfortader und damit direkt in die Leber, wo sie metabolisiert werden. In Tierstudien begünstigte der Emulgator Polysorbat 80 Entzündungen im Darm. Häufig wird zur Steigerung der Bioverfügbarkeit von Kurkumin auch ein Piperin-Pfefferextrakt eingesetzt. Dieser geht jedoch mit einer starken Hemmung von Entgiftungsenzymen und so mit einer starken Hemmung des Medikamentenstoffwechsels einher. Auch bei dieser Verabreichungsform ist die Verstoffwechselung von Kurkumin in der Leber noch vor dem Erreichen des Wirkungsortes im Körper wahrscheinlich.
Im Curcumin Extrakt 45 (Dr. Wolz) wird jedes einzelne Kurkumin-Molekül in einen wasserlöslichen Cyclodextrin-Mantel (einer Art von Stärke) eingeschlossen, der es zur Darmwand transportiert. Durch dieses natürliche Verfahren kann das Kurkumin über 40-mal besser aufgenommen werden als pures Kurkumin oder Kurkumapulver.
Im Curcumin-Phospholipid-Komplex (Dr. Jacobs) ist Kurkumin an ein fettlösliches Phospholipid gebunden, das bisher am häufigsten in positiven Studien eingesetzt wurde.
Diese spezifischen Kurkumin-Extrakte wurden erfolgreich eingesetzt bei Arthrose, diabetischer Retinopathie, Uveitis, Glaukom, peripherer Neuropathie, Depressionen, Nebenwirkungen von Chemotherapie, Fatigue u. a. Wichtig dabei sind immer die ausreichende Dosierung und die Beachtung von Einnahmezeitpunkt sowie Zeitpunkt und Zusammensetzung der folgenden Mahlzeit.

Epigallocatechingallat (EGCG) Dieses Catechin ist in den Blättern von Grüntee enthalten. Dass Grüntee gesund ist, wurde schon im Kapitel »Tees« (Seite 97) vorgestellt. Neben der anregenden Wirkung durch Koffein enthält er auch zahlreiche Aminosäuren, Bitterstoffe sowie viele wichtige Vitamine, Kalzium, Kalium, Magnesium, Kupfer und Zink. Nachdem ein Heidelberger Professor sich durch das Trinken von mehreren Litern Grüntee pro Tag erfolgreich von einer lebensbedrohlichen Erkrankung (Amyloidose) geheilt hatte, setzte er seine Wissenschaftler auf Grüntee an. Man fand heraus, dass EGCG die meisten gesundheitsfördernden Wirkungen besitzt. Es wirkt antioxidativ und entzündungshemmend, schützt die Blutgefäße und beugt Herz-Kreislauf-Erkrankungen vor. Zudem wirken Catechine beruhigend auf einen nervösen Magen-Darm-Trakt. Untersuchungen zeigten außerdem, dass EGCG eine natürliche und nebenwirkungsarme Behandlungsmethode bei Myomen und Endometriose sein kann. Weitere Studien in den letzten Jahren geben Anlass zu der Hoffnung, dass frühe Krebsstadien durch EGCG günstig beeinflusst werden können (pathologischer PAP, Darmpolypen, Brustkrebs) und auch neurologische Erkrankungen (Alzheimer, Parkinson). Da wie bei anderen Pflanzeninhaltsstoffen auch die Konzentrationen von EGCG in aufgebrühtem Tee sehr niedrig sind und große Mengen über den ganzen Tag verteilt getrunken werden müssten, bieten sich EGCG-Extrakte an. Sie sollten von zuverlässigen biozertifizierten Plantagen sein, in Deutschland sollte jede Charge auf Pestizide,

Schwermetalle und andere Verunreinigungen geprüft werden. Durch Wirkverstärker sollte gewährleistet sein, dass während des ganzen Tages gute Blutspiegel gehalten werden können. Nach meinen bisherigen Erfahrungen trifft dies alles zurzeit nur für Tigovit (Tahovital) zu, das die Wirkverstärker EsterC und Bioperine enthält, sodass 3 × täglich eine Kapsel mit 160 mg EGCG ausreichend sind.

Systemische Enzymtherapie

Sicher kennen Sie Enzyme, die Sie nach einem sehr fetten Essen schlucken, damit Sie es besser verdauen können. Hierbei handelt es sich um die unterstützende (substituierende) Enzymtherapie mit Enzymen der Bauchspeicheldrüse. Bei der systemischen/regulativen Enzymtherapie ist das Ziel jedoch ein anderes: Durch die Verabreichung von eiweißverdauenden Enzymen sollen das Immunsystem beeinflusst und damit eine heilungsfördernde Reaktion des gesamten Organismus ausgelöst werden. Da nahezu alle Krankheitserscheinungen auf die Reaktionen der Körperabwehr zurückzuführen sind, ist das Einsatzgebiet der systemischen Enzymtherapie so ungeheuer vielfältig. Dazu gehören vor allem:

- Autoimmunerkrankungen, z. B. Rheuma
- chronische und akute entzündliche Erkrankungen
- Verhinderung von Verwachsungen nach Operationen
- Sportverletzungen
- Lymphödem
- Tumorerkrankungen

Enzyme sind komplexe Eiweißstoffe, die im Körper an allen chemischen Reaktionen beteiligt sind und den Stoffwechsel steuern. Man nennt sie auch Biokatalysatoren. Sie werden aus Pflanzen oder tierischen Organen gewonnen. Am häufigsten gebraucht werden Bromelain aus dem Ananasstrunk, Papain aus Blättern und unreifen Früchten der Papaya, Trypsin, Chymotrypsin aus den Bauchspeicheldrüsen von Rindern oder Schweinen und schließlich hochgereinigtes Lysozym aus dem Hühnerei. Alle haben andere Aufgaben in unserem Körper, sodass sie sinnvollerweise in Kombination verabreicht werden. Die Tabletten müssen einen Überzug haben, damit sie den sauren Magensaft überstehen und erst im basischen Dünndarm aufgelöst werden. Außerdem müssen Sie mit Abstand zu den Mahlzeiten eingenommen werden.

Dosierung

Die Mengenangabe auf der Packung sagt nichts aus. Viel wichtiger ist die Aktivität der empfindlichen Enzyme. Die werden in F.I.P. -Einnheiten angegeben. Etwa 1000 FIP-Einheiten pro Kapsel sollten es mindestens sein. Dabei ist interessant, dass z. B. 1 mg Standard-Bromelain etwa 6 F.I.P. E, 1 mg Lysozym aber ca. 30.000 F.I.P.E aufweist.

Ein großer Vorteil dieser Behandlung ist, dass sie jederzeit, also unabhängig vom derzeitigen Zustand des Immunsystems oder auch der Beschwerden, eingesetzt werden kann. Sie kann außerdem jegliche andere Therapie parallel unterstützen.

Grundsätzlich sollten Sie zu einem Präparat greifen, in dem verschiedene Enzyme enthalten sind, wie etwa innovazym Pur (Innova Vital). Es enthält neben Bromelain und Papain auch das von Fleming 1922 entdeckte Lysozym. Es eignet sich besonders bei akuten Entzündungen und Verletzungen, da zusätzlich Zink und Vitamin C enthalten sind. Nehmen Sie die Dragees etwa eine Stunde vor dem Essen oder zwei Stunden danach. Zusätzlich sollten Sie eine Dosis direkt vor dem Schlafengehen einnehmen. Durch die verbesserte Rezeptur ist es bei Enzympräparaten der dritten Generation (innovazym, Innova Vital) nicht mehr notwendig, eine Stoßtherapie wie bei den Tabletten der zweiten Generation (z. B. Wobenzym) durchzuführen. Eine Tablette innovazym enthält mindestens 150.400 F.I.P.-Einheiten. Zusätzlich werden diese Präparate ohne Laktose und ohne färbende Bestandteile hergestellt, sodass eigentlich keine Durchfälle oder Blähungen auftreten sollten.

Bei einfachen Verletzungen oder im Zusammenhang mit Operationen reicht oft der reine Ananasextrakt, wie er in Bromelain-Tabletten zur Verfügung steht. Sie brauchen nur 1–2 × täglich eine Tablette einzunehmen. Das Präparat KaRazym Tabletten (Volopharm) enthält Bromelain, Papain, Pankreatin, Rutin und weist eine gesamtproteolytische Aktivität von zumindest 1800 F.I.P.-Einheiten pro Tablette auf. Es ist gut magenverträglich, laktose-, gluten- und zuckerfrei und weist ein sehr gutes Preis-Leistungs-Verhältnis auf. Deshalb wird es gerne zur Dauertherapie bei chronischen Erkrankungen (z. B. 2 × täglich 2 Tabletten) eingesetzt. Es leistet aber auch gute Dienste, wenn man kurzfristig stark belastete Gelenke oder Muskeln schützen oder menstruationsabhängige Beschwerden lindern will.

Vor allem bei chronischen Entzündungen leistet innovazym Plus (Innova Vital) gute Dienste, da es zusätzlich Mikronährstoffe und Omega-3-Fettsäuen enthält. Eine langfristige Einnahme ist dann empfehlenswert, wobei die Kombination mit Vitamin D_3 den Effekt verstärkt.

Speziell für die tumorbegleitende Therapie ebenso wie zur Tumornachsorge steht den Betroffenen das hinsichtlich der Zusammensetzung nach Prof. Wolf (Begründer der Enzymtherapie) identische Präparat innovazym CA (Innova Vital) zur Verfügung, das zusätzlich Selen enthält, wobei die Dosierung 2 × täglich 3 Tabletten sein sollte. Diese Therapie ist über Jahre möglich. Gewöhnen Sie sich im Rahmen einer Prophylaxe einen Rhythmus an, indem Sie beispielsweise innovazym CA 2–3 Monate einnehmen und dann einen Monat Pause machen.

Bei Autoimmunerkrankungen schließlich hat sich innovazym PLUS mit Omega-3-Fettsäuren bewährt. Nehmen Sie langfristig

Bitte nicht bei...

Bei älteren Enzympräparaten könnten bei gleichzeitiger Einnahme von gerinnungshemmenden Mitteln Gerinnungsstörungen auftreten. Deswegen sollten Sie vor Einnahme solcher Präparate mit Ihrem Arzt sprechen. Dies gilt aber nicht mehr für neue Enzymkombinationen wie innovazym (Innova Vital). Ist die Leber- oder Nierenfunktion allerdings erheblich eingeschränkt, kommt die Therapie nicht infrage. Ebenso wenig, wenn Sie allergisch auf die enthaltenen Enzyme reagieren.

Enzym-Präparate

Handelsname	Hersteller	Inhalt (Enzyme)	Indikationen
innovazym Pur	InnovaVital	hochgereinigtes Lysozym, Bromelain, Papain	Antioxidans, Traumen, akute Entzündungen
innovazym	InnovaVital	hochgereinigtes Lysozym, Bromelain, Papain plus Mineralstoffe, Vitamine	chronische Entzündungen
innovazym PLUS	InnovaVital	hochgereinigtes Lysozym, Bromelain, Papain plus Omega-Fettsäuren	chronische Entzündungen Hinweis: Lysozym besitzt die höchsten Enzymaktivitäten
innovazym CA	InnovaVital	Papain, Trypsin, Chymotrypsin, Selen	Additiv bei Tumoren
Enzym Wied N	Wiedemann	Bromelain, Papain, Traubenkernextrakt und andere	Besserung von Verdauungsbeschwerden
Bromelain POS	Ursapharm	Bromelain	akute Schwellungszustände nach Operation und Verletzungen v.a. der Nase und Nebenhöhlen
regazym plus	Syxyl	Aspergillus-Proteasen, Bromelain, Papain, Spirulina, Magnesium	verdauungsfördernde, pflanzliche Enzyme sowie Enzyme aus Pilzen
traumanase	Klosterfrau	Bromelain	wie Bromelain POS
KaRaZym	Volopharm	Bromelain, Papain, Pankreatin, Rutin	Unterstützung des Immunsystems
Wobenzym	Fa Nestle	Trypsin, Bromelain, Rutosid	Thrombophlebitiden, Entzündungen

(Quelle: Schmiedel V. und Augustin M.: Leitfaden Naturheilkunde. Stuttgart: Elsevier 2020)

7 Enzymtabletten täglich ein, verteilt auf 2 Einzelgaben parallel mit 1 Kapsel hoch-ungesättigter Fettsäure. Um auch die körpereigenen Enzymsysteme anzuregen, kann Rechtsregulat als Basistherapie aller Stoffwechselvorgänge eingesetzt werden (Dr. Niedermaier).

Phytotherapie

Phyton kommt aus dem Griechischen und heißt Pflanze. Die Phytotherapie ist also die Pflanzenheilkunde. Sie ist im Grunde so alt wie die Menschheit selbst. Von Hippokrates bis Hildegard von Bingen haben die verschiedensten Ärzte und Heiler sie erforscht und vor allem eingesetzt. Obwohl viele pflanzliche Wirkstoffe eine große Rolle in der Schulmedizin spielen, wurde die Pflanzenheilkunde daraus mehr oder weniger verbannt. Lediglich in der europäischen Naturheilkunde behielt sie ihr Ansehen und ihren alltäglichen Einsatz.

Als Patientin haben Sie es mit zwei Arten von Phytotherapie zu tun, mit der traditionell angewandten und mit der rationalen Phytotherapie.

Bei den traditionell angewandten Pflanzenheilmitteln muss die Wirksamkeit nicht nachgewiesen sein. Sie dürfen deshalb auch nicht zur Behandlung von Leiden verkauft werden, sondern nur zur Vorbeugung oder zur Unterstützung von anderen Therapien. Nur die Unbedenklichkeit muss garantiert sein. Diese Produkte sind sehr niedrig dosiert, haben eine sehr wechselnde Qualität und werden meist auch außerhalb von Apotheken vertrieben. Dagegen sind die rationalen Phytopharmaka qualitativ genauso hochwertig und unterliegen ähnlichen Zulassungsverfahren wie die chemischen Medikamente. Die Pflanzen müssen besonders sorgfältig kultiviert werden, der Gehalt an Hauptinhaltsstoffen muss hoch und konstant sein, unerwünschte Begleitstoffe müssen abgetrennt werden. In der Regel müssen eigene Studien für diese Präparate vorliegen, die die Wirksamkeit und Unbedenklichkeit beweisen. Beachten Sie, dass ein sorgfältig hergestellter Extrakt in einer Filmtablette mit definierter Dosis besser zur Behandlung von Krankheiten geeignet ist als eine Kapsel mit gemahlenen oder gepressten Pflanzenteilen. Rationale Phytopharmaka sind apothekenpflichtig.

Hoher Standard

Phytotherapeutische Fertigarzneimittel unterliegen den gleichen strengen Standards und Kontrollen wie andere Arzneimittel auch. Wenn Sie mit einem Produkt gute Erfahrungen gemacht haben, bleiben Sie dabei.

In Deutschland gibt es Firmen mit jahrzehntelangen Erfahrungen in der Herstellung hochwertiger Pflanzenprodukte, z. B. Schaper und Brümmer, Salzgitter, deren Schwerpunkt seit mehr als 95 Jahren die Frauenheilkunde ist. Kontrollierte biologische Pflanzenkultivierung, moderne Ernte- und mehrstufige Extraktionsverfahren garantieren die gleichbleibende Qualität und Verträglichkeit der Medikamente, die meistens auch in von der Wissenschaft geforderten kontrollierten randomisierten Doppelblindstudien geprüft wurden. Aus diesem Grund werde ich Ihnen in den Krankheitskapiteln bevorzugt diese Phytopharmaka empfehlen.

Inzwischen sind traditionell bekannte Wirkungen verschiedener Pflanzen gegen unterschiedlichste Beschwerden wissenschaftlich untersucht, bewiesen und erklärt. Sie beruhen auf einer großen Zahl von Inhaltsstoffen, wie Gerb-, Bitter-, Mineral- und Quellstoffen, ätherischen Ölen, Vitaminen, Zuckern und sekundären Pflanzenstoffen. Die Besonderheit bei den Pflanzenheilmitteln im Gegensatz zu den chemischen Medikamenten ist, dass es sich um Vielstoffgemische handelt, also das Zusammenspiel mehrerer Substanzen, die sich ergänzen. Dieses Zusammenspiel kann man erhalten und nutzbar machen in Form von Heilkräutertees, Kaltwasserauszug, Presssaft, Extrakt, Sirup, Tinktur, Zäpfchen, Salben oder Kapseln.

Achten Sie auf Qualität!

Wirkt die Baldriantablette aus dem Supermarkt nicht, heißt das nicht, dass Ihnen Baldrian nicht hilft. Wahrscheinlicher ist, dass zu wenig vom Hauptwirkstoff darin ist. Mit einem Baldrianpräparat aus der Apotheke, das eine Zulassungsnummer enthält und zu den rationalen Phytopharmaka gehört, fahren Sie mit Sicherheit besser.

Vorteile Pflanzenheilmittel können sehr individuell dosiert werden und wirken oft bei verschiedenen Erkrankungen. Sie fördern die Selbstregulation des Körpers. Sie haben wenig Nebenwirkungen und können mit anderen Heilverfahren kombiniert werden.

Nachteile Die Wirkung tritt manchmal verzögert ein. Da es sich um Gesamtextrakte handelt, weichen die Produkte unterschiedlicher Hersteller trotz ähnlicher Namen voneinander ab, und die Zusammensetzung der Inhaltsstoffe variiert.

Von der Pflanze zum Medikament

Bei der Ernährung wurde ja bereits darauf verwiesen, wie wichtig die pflanzlich basierte Kost ist, u. a. wegen ihrer hohen antioxidativen Kapazität. Die ORAC-Werte (oxygen radical absorbance capacity) geben den Grad an, in dem ein biologischer Stoff ein freies Radikal hemmt. Mit der Messung des ORAC-Wertes kann man feststellen, welche Lebens-/Nahrungsmittel besonders gute antioxidative Eigenschaften haben.

Moringa oleifera Der Moringabaum, auch Meerettichbaum, Behenbaum oder Wunderbaum genannt, kommt ursprünglich aus Indien, wo er in der ayurvedischen Medizin sehr geschätzt wurde. Die antioxidative Wirkung seiner Blätter ist so hoch wie bei keiner anderen derzeit bekannten Pflanze oder Frucht. Moringa glänzt mit einem Wert von ca. 46.000 ORAC-Einheiten pro 100 Gramm und kann noch höhere Werte erreichen! Moringa enthält 18 von 20 bekannten Aminosäuren und viele Mineralien. Moringa besitzt eine sehr kompakte Nährstoffdichte und einen hohen Chlorophyllanteil. Moringa wird u. a. sehr gerne bei Bluterkrankungen, wie Anämien eingesetzt, bei Burn-out, Depression, Augenleiden, Tinnitus, Diabetes, hohem Blutdruck und Darmerkrankungen. Moringa verbessert die Konzentrationsfähigkeit und Gedächtnisfunktion, hilft bei Nervenleiden sowie im rheumatischen Formenkreis und im onkologischen Bereich. Auch bei heranwachsenden Kindern verbessert Moringa die Nährstoff- und Sauerstoffversorgung, da unsere heutige Ernährung leider nicht immer optimal ist. Achten Sie bei der Vielzahl der angebotenen Moringa-Produkte auf das Bio-Siegel, das Ihnen die Reinheit der Produkte garantiert! Der ORAC-Wert sollte sehr hoch sein.

Ginseng Ginseng ist eines der ältesten Natur-Arzneimittel der Menschheit und hat seinen Ursprung in Asien. In erster Linie geht es bei der Funktion von Ginseng darum, Infektionen, grippale Infekte oder Erkältungen durch ein starkes Immunsystem entweder erst gar nicht entstehen zu lassen oder diese schnell zu überwinden. Besonders wichtig dabei ist die Tatsache, dass Nebenwirkungen des Ginsengs praktisch nicht bestehen. Im Speziellen wirkt Ginseng als stimulierendes und anregendes Herz- und Kreislaufmittel, stärkt die Atmung und gilt als Nervennahrung. Er wird aber auch gerne als Universalmittel bezeichnet, denn er fördert die seelische und körperliche Belastbarkeit auf breiter Basis. Daneben übt die Wurzel einen günstigen Einfluss auf Altersdiabetes, Depressionen in den Wechseljahren und auf nachlassende Lust an sexueller Aktivität aus. Sie regt den Stoffwechsel an und reguliert den Blutfettspiegel (Beispiel Roter Ginseng, Terra Mundo).

Andorn Andorn wurde an der Universität Würzburg zur Arzneipflanze des Jahres 2018 gekürt wegen seiner hervorragenden historischen Bedeutung und der umfangreichen Dokumentation seiner Wirkung seit 2000 Jahren. Sie ist eine der wichtigsten Arzneipflanzen, vor allem im Mittelalter, aber auch noch weit bis in die Neuzeit hinein.

Einsatz der Heilpflanze Andorn in der Medizin heute:

- für die Atemwege, insbesondere bei Bronchitis, die Wirkung ist schleimlösend, entkrampfend
- Anregung der Verdauungssäfte und des Gallensaftes; wirksam bei Gallenbeschwerden, Darmentzündungen, Blähungen, Durchfall, Völlegefühl, zur Darmsanierung und regenerierend für die Leber
- wirkt entgiftend z. B. nach Chemo- und Antibiotikatherapie
- bei erhöhten Cholesterin- und Blutzuckerwerten
- verbessert die Verträglichkeit von chemischen Arzneimitteln
- zur Parodontosebehandlung und bei allen Entzündungen
- idealer Reisebegleiter, da auch äußerlich auf der Haut bei Entzündungen, Insektenstichen, u. a. einsetzbar (Beispiel: siehe unter Kräutermixtur)

CoDTM Die Indianer des Amazonasgebietes hatten große phytotherapeutische Kenntnisse. Europäischen und chinesischen Forschergruppen gelang es in den letzten 20 Jahren, die Wirkungen dieser Teemischung in Studien zu bestätigen. Hauptbestandteile sind besonders verarbeitete Pflanzenteile der Katzenkralle, des Weiteren sind enthalten Jiagulan (Kraut der Hundertjährigen), Große Klette, Tragantwurzel (Astragalus), Löwenzahn und Pfefferminz. Die Inhaltsstoffe wirken antientzündlich, krebshemmend, entgiftend, immunstärkend. CoDTM Subhealth Kapseln (Terra Mundo) haben keine Nebenwirkungen und können geschluckt oder geöffnet und als Tee getrunken werden.

Kräutermixturen

Die Kräutermixtur (Eisbär-Apotheke) steht für Naturheilmittel, die mit einer außergewöhnlichen Herstellungsmethode von Hand hergestellt werden. Uralte überlieferte Rezepturen eines heilkundigen Gelehrten wurden komplett neu überarbeitet. Die westlichen Heilkräuter stammen aus kontrolliertem Anbau und es werden moderne Herstellungs- und Extraktionsverfahren verwendet. Ziel ist es, die maximale Pflanzenwirkkraft in den Tinkturen und Destillaten durch komplexe thermische Herstellungsverfahren zu erreichen. Jede einzelne Pflanze wird bei einer speziellen Temperatur extrahiert, die Auszüge in einer bestimmten Reihenfolge verarbeitet. Je nach Jahreszeit liegt die Herstellungsdauer der handgemachten Kräutermixturen zwischen 4–8 Wochen. Kräutermixturen sind ideal einsetzbar, um das Wohlbefinden zu fördern. Durch verschiedene Rezepturen bieten sich vielfältigste individuelle Einsatzmöglichkeiten an.

Multi-Target-Prinzip: Die Mischung macht es. Die Kombination einzelner Pflanzen, die ähnliche Wirkungen haben, wirkt stärker als eine einzeln eingesetzte Pflanze. Zum Beispiel:

Kräutermixtur 1 (Andorn-)Tropfen zum Einnehmen
Inhalt: Andorn, Eichenrinde, Blutwurzel, Zinnkraut in Alkohol 40%. Dosierung: 3 × täglich 20 Tropfen. Wirkungen von Andorn siehe oben.

Leider gibt es heute nur noch wenige Apotheken, die Eigenrezepturen herstellen, weil die Verfahren sehr aufwendig, personalintensiv und dadurch natürlich auch teurer sind als die Fertigarzneien, die Sie üblicherweise in Apotheken kaufen können. Wenn Sie Interesse an solchen Spezialrezepturen haben, fragen Sie in Ihren Apotheken vor Ort an, was man Ihnen mischen kann.

Als Beispiel habe ich Ihnen die Eisbär-Apotheke in Karlsruhe-Durlach genannt, mit der ich seit Jahren gute Erfahrungen gemacht habe und wo Sie auch direkt bestellen können. Generell können die Kräutermixturen, Aromazubereitungen und andere Eigenrezepturen auch von Ihrem Arzt auf einem Privatrezept verordnet werden. Gelegentlich gibt es private Krankenversicherungen, die sich an den Kosten beteiligen. Aber gehen Sie mal eher davon aus, dass Sie für sich selber sorgen müssen. Einige Kräutermixturen sind als Nahrungsergänzungsmittel (NEM) zugelassen und können auch online im Shop bestellt werden. Die Mehrzahl der Eigenrezepturen der Apotheke müssen Sie sich dort selbst bestellen. Diese Arbeit darf Ihnen auch Ihre Hausapotheke aufgrund der Gesetzeslage nicht abnehmen.

Mykotherapie

Pilze bilden eine eigenständige Gruppe unter den lebenden Organismen! Sie benötigen keine Fotosynthese und zählen botanisch betrachtet weder zum Reich der Pflanzen noch der Tiere! Pilze sind Geschöpfe zwischen Tier und Pflanze – sie haben ein Chitingerüst wie Insekten, aber keine Wände aus Zellulose wie Pflanzen.

Sie leben in der untersten biologischen Schicht und sind als die größten Überlebensspezialisten und Verteidigungsstrategen auch die Haupt-Recycler von organischen Materialien in unserer Welt. Ohne sie, die ca. 25% der gesamten Biomasse ausmachen, wäre die Erde eine riesige Müllhalde.

Vitalpilze sind ein Geschenk der Natur – sie sind in der Lage, uns widerstandsfähig zu machen, energetisch auszugleichen, und sie verbinden uns wieder mit unserer Mutter Erde!

Was sind Vitalpilze, Medizinal- oder Heilpilze?

Aus der Traditionellen Chinesischen Medizin (TCM) ist die Behandlung mit Vital-, Medizinal- oder Heilpilzen (Mykotherapie) dafür bekannt, dass sie grundsätzlich den Organismus bei der Immunmodulation, der Entgiftung und der Entsäuerung unterstützen, den Stoffwechsel aktivieren und die Darmfunktion verbessern. In den USA und Asien sind Vitalpilze bereits als Anti-Krebsmittel zugelassen. Die Medizinalpilz-Therapie zählt, neben der Misteltherapie, weltweit zu den größten angewandten und anerkannten komplementär-onkologischen Therapieformen, aufgrund ihrer nachgewiesenen enormen Immunmodulation und dem gesundheitlichen Nutzen in der Entgiftung. Jede Pilzart hat, über diese Grundwirkung hinaus, ihren Schwerpunkt in bestimmten Organ- und Körpersystemen, in denen sie besonders wirksam ist. In Deutschland sind zehn verschiedene Vitalpilze weit verbreitet:

- Reishi: Herz, Lunge, Leber, Gehirn, zentrales Nervensystem
- Shiitake: Magen, Gefäße, Blut, Lunge, Leber
- Maitake: Brust, Eierstock, Blase, Leber, Bauchspeicheldrüse, Skelett
- Hericium: Speiseröhre, Magen, Darm, Zwölffingerdarm, Haut
- Agaricus: Brust, Eierstock, Prostata, Gehirn, Leber, Verdauung, Haut
- Cordyceps: Niere/Nebenniere, Blase, Sexualorgane, Herz, Lunge
- Coriolus: Hormonsystem, Brust, Eierstock, Blase, Lunge, Leber, Darm, Haut
- Coprinus: Bauchspeicheldrüse, Verdauungssystem
- Polyporus: Gefäße, Lymphsystem, Urogenitaltrakt/Prostata
- Auricularia: Gefäße/Gefäßsystem, Blutsystem

Qualität

Gerade bei Pilzen ist eine biozertifizierte Qualität besonders wichtig, da sie viele Schadstoffe speichern können, denn die Entgiftung ist eine Ihrer Hauptaufgaben in der Natur. Diese Aufgabe sollen Sie auch in unserem Körper übernehmen. Beim Einsatz für therapeutische Zwecke werden reine, gezüchtete Pilzrohstoffe in Bio-Qualität benötigt. Eine Produktion ohne Pestizide, frei von Schwermetallen, wie Blei, Kadmium oder Quecksilber und anderen mikrobiologischen Rückständen – das sind wesentliche Faktoren und solche, die Sie bei Ihrer Kaufentscheidung berücksichtigen sollten. Achten Sie auf entsprechende Bio-Siegel und eine Verarbeitung nach GMP-Standards in Deutschland. Wir empfehlen z. B. den Hersteller Terra Mundo.

Vitalpilze gibt es in Form von hochkonzentrierten Extrakten und/oder in Pulverform. Eine Kombination aus Extrakt und Pulver vereint die positiven Eigenschaften beider Rohstoffqualitäten in einer Kapsel und ist daher sehr empfehlenswert und bequem in der Anwendung. Der Schwerpunkt sollte auf dem Extrakt-Anteil liegen! Auf eine biozertifizierte und analysierte Rohstoffqualität sollte unbedingt geachtet werden (z. B. von Terra Mundo).

Inhaltsstoffe

Vitalpilze leisten mit ihren pilzspezifischen Inhaltsstoffen, den Polysacchariden bzw. den Beta-Glucanen, einen wertvollen Beitrag zum ganzheitlichen Immunstatus.

Ergänzend verbessern sie die Mikronährstoffversorgung des Organismus mit einer Vielzahl an bioaktiven Substanzen wie Vitaminen (B-Komplex: B_1, B_2, B_6, B_{12}, Biotin, Niacin, Pantothensäure, Folsäure, Vitamin C, Ergosterin – eine Vorstufe des Vitamins D, Vitamin D_3, Vitamin E), Mineralien und Spurenelementen (Magnesium, Kalzium, Phosphor, Kalium, Kupfer, Zink, Eisen, Selen, Molybdän, Mangan, Germanium), Ballaststoffen und zahlreichen Aminosäuren, insbesondere den essenziellen Aminosäuren, die der Körper nicht selbst synthetisieren kann. Pilze gelten als eiweiß- und ballaststoffreich, natrium- und kalorienarm, gluten- und laktosefrei, allergenarm, und sie sind gute Basenbildner!

Vitalpilze können somit als sinnvolle ernährungsphysiologische Nährstoffkomponente und zur Aufwertung einer gesunden, vollwertigen Ernährung als Nahrungsergänzung eingesetzt werden. Bemerkenswert ist, dass unser Körper und unser Immunsystem zielsicher die Stoffe für sich nutzen, an denen gerade ein Mangel herrscht.

Wirkprinzipien der Vitalpilze

- Adaptogenes Wirkprinzip: Als sogenannte adaptogene Substanzen regulieren und harmonisieren Vitalpilze sowohl Unter- als auch Überfunktionen, indem sie Organ-, Körper- und Zellfunktionen unterstützen.
- Wirkprinzip Homöostase: Wiederherstellung der Gesundheit des gesamten Organismus durch die Wiedererlangung der Homöostase. Das Gleichgewicht verschiedener Haushalte im Körper wird reguliert und wiederhergestellt, wie z. B. das Gleichgewicht von Elektrolyten, Mikroorganismen, Enzymen, Hormonen, Wasser, Säuren und Basen, Immunzellen u. a.
- Positive Wechselwirkung zwischen Prebiotika und Probiotika: Die Beta-Glukane, als die maßgeblichen pilzspezifischen Inhaltsstoffe, gelten als prebiotisch und füttern als Nährstoffsubstrat die Probiotika auf natürliche Weise an. Dadurch wird die Darmflora natürlich und nachhaltig aufgebaut.
- Normalisierung eines fehlgeleiteten Immunsystems: Vitalpilze weisen in hohem Maße eine immunologische Kompetenz auf. β-Glucane als eine Unterform von Polysacchariden, aktivieren NK-Zellen (natürliche Killerzellen) und T-Helferzellen. Sie unterstützen die Bildung von Zytokinen sowie die Bildung von Makrophagen. Ein fehlgeleitetes Immunsystem zeigt sich in Form von überschießenden allergischen Reaktionen oder in Form von Autoimmunreaktionen gegen körpereigenes Gewebe. Eine Fehlleitung liegt auch vor, wenn es Tumorzellen oder Viren nicht als solche erkennt, sodass sie unbehelligt wachsen und sich vermehren können. Auch hier können bestimmte Vitalpilze das Immunsystem so modulieren, dass Krebszellen wieder besser und frühzeitiger erkannt, bekämpft und an einer Metastasierung gehindert werden. Vitalpilze leisten immer Hilfe zur Selbsthilfe und das ohne Nebenwirkungen.
- Glykonährstoffe – essenzielle Lebensnährstoffe: Sie sind absolut notwendig für die Funktion und das Überleben der Zellen, da sie verantwortlich für eine intakte, individuelle Zell-zu-Zell-Kommunikation sind.

Einnahme und Dosierung

In der Mykotherapie ist es typisch und sinnvoll, verschiedene Pilzarten miteinander zu kombinieren und parallel anzuwenden. Jede Pilzart hat einen bestimmten Schwerpunkt. Die Wahl und Kombination der einzelnen Pilzarten erfolgt nach persönlicher, individueller Situation.

Dosierung:

2 × täglich 1–2 Kapseln mit viel Flüssigkeit zu den Mahlzeiten unzerkaut einnehmen. Alle Vitalpilzarten können miteinander kombiniert werden und unterstützen sich teilweise in ihren spezifischen Eigenschaften sehr sinnvoll. Als Nahrungsergänzungen können sie über einen längeren Zeitraum eingenommen werden.

Um Organ- und Körpersysteme parallel und gleichzeitig zu unterstützen (gemäß der Philosophie der TCM), kommen häufig 2–6 verschiedene Pilzarten, je nach Situation des Patienten, zum Einsatz. Diese werden gleichzeitig miteinander kombiniert. Die Einnahme erfolgt mit je 1 Kapsel pro Pilzart morgens und mittags. In normalen Situationen sind mindestens 4 Kapseln als Gesamttagesdosis, bei chronischen Situationen bis 8 Kapseln und im onkologischen Bereich 10–12 Kapseln empfohlen. Bei einem Einsatz einer einzigen Pilzart wird in der Regel eine Dosierung von 2-2-0 empfohlen (das meint morgens, mittags, abends) Eine Ausnahme bilden Polyporus und Auricularia 1-1-0.

Apitherapie

Apitherapie ist die medizinische Anwendung von direkt oder indirekt erzeugten Bienenprodukten aus Gelée Royale, Pollen, Perga (auch Wabenpollen oder enzymfermentierter Pollen genannt), Propolis, Honig, Bienengift, Wachs oder auch Bienenstockluft. Diese Rohmaterialien werden weiter zu Trinkampullen, Kapseln, Sirupen, Sprays, Tinkturen oder Salben und Cremes verarbeitet. Woraus sich Lebensmittel, Nahrungsergänzungen, Medizinprodukte oder Kosmetika ableiten. Sie stehen in ihrer Wirksamkeit im Rahmen der Prävention, als begleitende oder alleinige Therapie zur Verfügung, innerlich wie äußerlich, je nach Indikation. Der Hersteller BIOBEE ist der Apitherapiespezialist im deutschsprachigen Raum.

Besondere Nahrungsmittel der Apitherapie

Gelée Royale Gelée Royale ist die ausschließliche und lebenslange Nahrung der Bienenkönigin und wird von den jungen Ammenbienen zwischen dem sechsten und zwölften Lebenstag stecknadelkopfgroß produziert. In den ersten drei Lebenstagen erhalten auch die anderen Bienen den speziellen Futtersaft. Gelée Royale ist also das immunologische Starterpaket einer jeden Biene. Jedoch nur die Königinnen erhalten ausschließlich diesen Saft und werden auch nach dem Schlüpfen damit ein Leben lang gefüttert, wogegen die Arbeiterbienen weiter mit Pollen und Honig ernährt werden. Die Nahrung bestimmt also die Entwicklung zu einer Königin oder einer Arbeiterbiene. Ein Bienenstaat umfasst ca. 60–80.000 Bienen und erneuert sich im Frühjahr und in den Sommermonaten alle 6–8 Wochen. Eine Königin hingegen lebt bis zu 5 Jahre und legt in den Sommermonaten ca. 2000–2500 Eier pro Tag.

Inhalt und Wirkung:
Allgemein sind Bienenprodukte immer ein Spiegel der Natur. Gelée Royale ist hier die Konzentration dessen. Es enthält neben Vitaminen, Mineralien, Enzymen, Co-Enzymen und Spurenelementen auch Phytohormone, Aminosäuren und antibiotisch wirkende Botenstoffe. Um das immunologische Gesamtpaket abschließend noch zu ergänzen, seien auch noch die Zytokine und Wachstumsfaktoren zu nennen, welche die Zellkommunikation regulieren. All dies zusammen beeinflusst und reguliert unsere Organe und letztlich den Körper auf Zellebene. Heutige Forschungsgebiete, wie die Epigenetik, setzen diese regulierenden Zell-Einflussfaktoren auch bei uns Menschen erfolgreich in Relation zu Immunsystem oder Zellstoffwechsel.

Propolis Dieses Mittel wird von den Bienen aus verschiedensten Pflanzenharzen gesammelt. Sie verarbeiten diese dann weiter zu ihrem einzigartigen Naturprodukt, dem Schutzharz der Bienen. Propolis ist die Überlebensstrategie des Stockes und zugleich sein Hygienegarant. Dem Menschen ist Propolis seit dem Altertum medizinisch bekannt. Zwei Hauptwirkungen stehen hierbei im Vordergrund: Keimfeindlichkeit und Abwehrsteigerung.

Inhalt und Wirkung:
Propolis besitzt antibakterizide, antivirale, antimykotische sowie entzündungshemmende, antioxidative oder keimhemmende Eigenschaften. Sie wird auch gerne als modernes Breitbandantibiotikum bezeichnet. Wogegen die Propolis hier an Effizienz gut mithalten kann, jedoch besser vertragen wird, die Mund- und Darmflora nicht zerstört, keine resistenten Bakterienstämme erzeugt und obendrein auch noch das körpereigene Abwehrsystem stützt.

Pollen/Perga Der Pollen stellt die hochwertige Eiweißquelle des Bienenvolkes dar. Er ist die Keimzelle der Natur. So ist verständlich, dass je vielfältiger die Pollenauswahl ist, desto umfangreicher ist auch das Angebot an Inhaltsstoffen.

Inhalt und Wirkung:
Pollen hat aufgrund seiner Komposition pharmakologisch weitreichenden Einfluss auf den Körper, wie z. B. herzstärkend, antitoxisch, antioxidativ, immunstärkend, adaptogen oder auch antisklerotisch. Im Stock wird der Pollen in die Waben gepresst und mit Honig umschlossen. Propolis und Wachs dichten dann die Wabenzelle ab und die Fermentation kann beginnen. So entsteht Perga, das auch Bienenbrot genannt wird. Er wird überall dort eingesetzt, wo eine schnellere Umsetzung gewollt ist, bei gleichzeitiger leichter Verdaulichkeit, und er weist ein geringeres Allergiepotenzial auf als herkömmlich verarbeiteter Pollen.

Mitochondrientherapie

Mitochondrien sind kleine Organellen, die jede menschliche Zelle (Ausnahme rote Blutkörperchen) besitzt. Man nennt sie auch Kraftwerke der Zellen. Sie produzieren in einem chemischen Prozess den Hauptanteil des vom Körper benötigten energiereichen Stoffes ATP (Adenosintriphosphat). Dafür wiederum brauchen die Mitochondrien Sauerstoff. Neunzig Prozent des Sauerstoffs wird in den Mitochondrien verbraucht, man spricht in diesem Zusammenhang auch von Zellatmung. Die Mitochondrien sind damit besonders stark den freien Radikalen ausgesetzt, die ja mit dem eingeatmeten Sauerstoff in den Körper gelangen. Da die Mitochondrien über keine Reparaturmechanismen verfügen, können sie durch die freien Radikalen sehr schnell zerstört werden. Dies wiederum vermindert die Fähigkeit der Zelle zur Energiegewinnung, man spricht dann vom »Sauerstoffmangelsyndrom«. Es führt dazu, dass die betroffenen Zellen und Gewebe nicht mehr richtig funktionieren oder absterben. Muskelschwäche, Muskelschmerzen, rasche muskuläre Ermüdbarkeit, auch bei jungen Menschen, können erste Hinweise sein. Häufig führt das Sauerstoffmangelsyndrom auch zu Müdigkeit, Erschöpfung und Infektanfälligkeit. Besorgniserregender ist jedoch, dass immer mehr Erkrankungen mit dem Sauerstoffmangelsyndrom in Verbindung gebracht werden, wie Fehlfunktionen des Hormon-, Immun- und Nervensystems, unerfüllter Kinderwunsch, Herzprobleme, Diabetes mellitus, Allergien, Autoimmunerkrankungen, Krebs, Multiple Sklerose u. v. m.

Es ist also wichtig, dass die Mitochondrien besonders geschützt werden – sie verfügen nämlich über keinen eigenen Reparaturmechanismus. Durch einen gesunden Lebensstil können Sie selbst viel dazu beitragen, dass Ihre Mitochondrien aktiv bleiben. Unterstützend wirken Nahrungsergänzungen und Pflanzenheilmittel, z. B. Dr. Jacobs Q10 Synergie.

Besonders hervorheben möchte ich die oben beschriebenen vielseitigen Produkte:

- Nahrungsergänzungen mit Enzym-Hefezellen (Seite 118) in Zell Oxygen (Dr. Wolz), das unter anderem Vitamine, Cystein, Glutathion, Superoxiddismutase, Spurenelemente und Coenzym Q_{10} enthält. In mehreren Forschungsarbeiten wurden die positiven Wirkungen auf die körperliche und mentale Leistungsfähigkeit nachgewiesen, die auf eine optimale Sauerstoffverwertung und eine deutliche Reduzierung von oxidativem Stress zurückzuführen waren.
- Nahrungsergänzungen mit Regulatessenzen (Seite 119), z. B. Rechtsregulat Bio (Dr. Niedermaier), bzw. Regulatessenz, die in verschiedenen Studien zur Aktivierung der Mitochondrien bzw. Zellenergiesteigerung (ATP) beitragen konnten.
- Apitherapie: An dieser Stelle sei das frische 100 % naturreine Gelée Royale explizit erwähnt. Es ist sicherlich nicht immer jedermanns/-fraus Sache und ist auch im Kühlschrank zu verwahren, doch nichts Ursprünglicheres und Tiefgreiferendes auf Zellstoffwechselebene ist hier zu finden. Alternativ kann BIOBEE Boisson Royale in der Therapie verwendet werden.
- Kräutermixtur 50 Mumijo (Eigenrezeptur Eisbär-Apotheke), Honig zum Einnehmen. Inhalt: Mumijo, Tausendgüldenkraut, Borretsch, Mistel, Galgant, Enzian, Angelika, Pinienhonig, Akazienhonig, Wasser in Alkohol 40 %; Dosierung: 2 × ½–1 TL täglich. Mumijo, auch Schilajit genannt, stammt aus der ayurvedischen Medizin und wird zum Aufbau und zur Regeneration nach Burn-out, Diäten, Chemotherapie und Bestrahlung eingesetzt. Das Wort Mumijo stammt aus dem Griechischen und bedeutet »den Körper vor Krankheiten Schützendes«. Mumijo ist eine biologisch aktive Mineralsubstanz, die alle heute bekannten Spurenelemente und Aminosäuren enthält. Beim Gesunden beugt Mumijo einer Müdigkeit und Erschöpfung in stressigen Zeiten vor. Die Kombination mit Bitterkräutern wie Enzian, Angelica und Tausendgüldenkraut verstärkt die Aufnahme und Wirkung von Mumijo gegenüber dem reinen Mumijo.

In fortgeschrittenen Fällen reicht die Eigentherapie natürlich nicht aus. Ärzte, die sich mit Umweltmedizin und Naturheilkunde beschäftigen, können über spezielle Laboruntersuchungen feststellen, welche Funktionsstörungen vorliegen und oft auch etwas zu den Ursachen sagen. Die Therapiemaßnahmen umfassen u. a. eine individuelle Ernährungstherapie, Darmbehandlung, Entgiftung, Ergänzung mit Mikronährstoffen, Infusionstherapie (u. a. mit hoch dosiertem Vitamin C und S-Acetylglutathion; Eumetabol, Viktoria Apotheke), Psychotherapie, Störfeldausschaltung und antientzündliche Therapie.

DMSO-Kombinationstherapie

DMSO, die Abkürzung steht für Dimethylsulfoxid, ist in reiner Form eine klare Flüssigkeit, deren therapeutischer Nutzen seit Anfang der 1960er-Jahre erkannt und intensiv erforscht wurde. Die Substanz kommt überall in der Natur in Spuren vor, da sie Teil des globalen Schwefelkreislaufs ist, der seinen Beginn in der Stoffwechseltätigkeit von Einzellern hat und letztlich in den schwefelhaltigen Proteinen aller Pflanzen und Tiere, einschließlich dem Menschen, mündet. DMSO stand, für eine Natursubstanz eher ungewöhnlich, für ca. 20 Jahre im Fokus der medizinischen und pharmazeutischen Forschung und ist inzwischen glücklicherweise als frei verkäufliches, preisgünstiges Hausmittel breit verfügbar.

Die Flüssigkeit wird entweder pur in pharmazeutischer Reinheit (DMSO Ph. Eur.) oder in Form von anwendungsfertigen Mischungen, Cremes, Tropfen, Gel gekauft und kann universell eingesetzt werden. Entweder alleine, in Form von Verdünnungen/Mischungen, je nach Anwendungszweck meist mit ca. 3–60 % DMSO-Gehalt oder zusammen mit anderen Mitteln/Therapiemethoden, wie etwa Pflanzenauszügen, um diese in ihrer Wirkung zu verbessern. DMSO ist insofern ein Dachmittel und Kanalöffner. Für sich selbst genommen ist es regenerierend, regulierend und modulierend im Bereich Gewebe, Stofftransport und Immunleistung wirksam. Nachgewiesene Eigenschaften von DMSO sind:

- Verbesserung der Durchblutung
- Sauerstoffsättigung
- Verbesserung der Zellfunktion, die Nierenzelle arbeitet wieder besser
- Wundheilung
- Konzentrationförderung
- Linderung von Schmerzen
- verringert Entzündungen
- vermindert Muskelspannung
- verbessert die Narbenbildung
- verringert Ödeme

Es wird gerne, meist einmal täglich, äußerlich und innerlich eingesetzt bei:

- Verletzungen
- Rückenschmerzen
- Arthrose/Arthritis
- Rheuma
- Schmerzen am Bewegungsapparat
- Verbrennungen
- Hauterkrankungen
- Krampfadern
- Durchblutungsstörungen
- Infarkten
- vor/nach Operationen
- für Nasen-, Ohren-, Augentropfen
- im Bereich Ästhetik/Schönheit
- u. v. a. m.

Nach der Anwendung von DMSO bildet sich durch die Verstoffwechselung für ca. zwei Tage ein gemüse- oder tangartiger Geruch im Atem.

Besondere Medizinsysteme

Heute wünschen sich viele Menschen besondere Therapiemethoden. Sie können zusätzlich zu konventionellen Therapien eingesetzt werden oder auch allein.

Neben der bekannten Homöopathie, der immer beliebter werdenden Traditionellen Chinesischen Medizin und dem trendigen Ayurveda, gibt es noch viele interessante weitere alternative Therapiemethoden, die im Folgenden vorgestellt werden. Natürlich hat diese Liste keinen Anspruch auf Vollständigkeit.

Homöopathie

Der Gedanke, eine Krankheit mit einem Mittel zu heilen, das beim Gesunden ähnliche Symptome hervorruft wie eben die Erkrankung, ist nicht neu. Schon Hippokrates war der Ansicht, dass das funktionieren müsste. Bei der Homöopathie geht es genau darum. Die Beschwerden, die ein Gesunder bekäme, wenn er mit einem bestimmten Stoff behandelt würde, entsprechen genau denen der Krankheit, die mit diesem Stoff zu lindern ist. Anders ausgedrückt: Mit einem Arzneimittel können Sie bei einem gesunden Menschen genau die Anzeichen auslösen, die Sie üblicherweise mit dem Medikament kurieren.

Begründet wurde die Homöopathie 1790 durch den deutschen Arzt Samuel Hahnemann, der, um diese Theorie zu beweisen, sich selbst Chinarinde verabreichte und damit Malaria-Symptome auslöste.

Wohl am bekanntesten sind kleine weiße Kügelchen, Globuli genannt. Welcher Stoff verordnet wird, ist klassischerweise konstitutionell bedingt. Das bedeutet, nicht das akute Problem allein entscheidet, sondern der Patient als Ganzes. Um ein konstitutionelles Mittel zu wählen, muss eine umfangreiche Anamnese vorausgehen. Der Therapeut muss die familiäre Krankheitsgeschichte ebenso kennen wie die des Patienten. Er muss Symptome, aber auch Vorlieben und Abneigungen, zum Beispiel in Bezug auf die Ernährung, Schlafverhalten, Kälteempfinden und vieles mehr kennenlernen.

Neben der klassischen (konstitutionellen, personenbezogenen) Homöopathie gibt es auch die krankheitsbezogene, die für Sie als Laie leichter zu erlernen und anzuwenden ist.

Hierbei werden entweder einzelne homöopathische Arzneimittel verabreicht, die sich bei einer Krankheit bewährt haben, oder eine Mischung verschiedener Wirkstoffe, die man dann Komplexmittel nennt.

Neben den Stoffen selbst ist auch noch deren Verdünnung von großer Bedeutung. Meistens werden Sie hinter der Stoffbezeichnung D oder C und eine Zahl finden. D steht für Dezimal und heißt, dass das Mittel in Zehnerschritten verdünnt wurde. C steht für Centesimal, was eine Verdünnung in Hunderterschritten bedeutet. LM- oder Q-Potenzen werden gar in 50 Tausenderschritten verdünnt. Rein rechnerisch enthalten Verdünnungen oberhalb von D60 oder C30 keine stofflichen Anteile mehr, aber schon ab D6 ist mit den üblichen Labormethoden kein Stoff mehr nachweisbar.

Das Wichtige bei der Herstellung der homöopathischen Arzneien ist aber weniger die Verdünnung als die Potenzierung. Darunter verstand Hahnemann das Schütteln mit einer festgelegten Anzahl von Schlägen. Diese Kombination aus Verdünnung und Schütteln wird jeweils pro Potenzierungsschritt durchgeführt und soll erst zur eigentlichen Wirksamkeit des Mittels beitragen. Denn, wie Sie gesehen haben, das Stoffliche der Arzneien kann in den hohen Verdünnungen nicht mehr vorhanden sein, aber ihre Energie oder Information ist in der Trägersubstanz gespeichert. Um dies wissenschaftlich zu erklären, müssten wir uns von der Chemie zur Quantenphysik bewegen.

Nebenwirkungen sind sehr selten

Es kann allerdings zu einer Erstverschlimmerung kommen, die anzeigt, dass der Körper den Kampf aufgenommen hat. Auch hier gilt: Schwerwiegende Erkrankungen gehören ausschließlich in die Hände von Fachleuten.

Variationen homöopathischer Mittel

Unter Homotoxikologie wird Krankheit als sinnhafte Reaktion und Abwehr gegen Giftstoffe verstanden. Wenn der Organismus zu stark durch Schadstoffe belastet ist, kann der Stoffaustausch im Bindegewebe nicht normal stattfinden, das Gewebe ist durch die Gifte verstopft. Die normale Regulation ist gestört und Krankheit entsteht. Durch homöopathische Komplexheilmittel, die indikationsbezogen eingesetzt werden, kann das Gleichgewicht wiederhergestellt werden. Das Besondere an dem Sortiment der Firma Pflüger ist, dass über 130 Komplexmittel zur Verfügung stehen, von denen über 90 % mit einem zugelassenen Anwendungsgebiet versehen sind. Und was für Sie die Eigenbehandlung so einfach macht: Es gibt eine Homöopathie-Drehscheibe, die Sie sich bestellen können (Aktionskennzeichen 6071), auf der die Beschwerden den Mitteln zugeordnet werden können.

Die Dr.-Reckeweg-Gastreu-Tropfenpräparate sind homöopathische Kombinationsarzneimittel. Sie enthalten jeweils mehrere homöopathische Einzelsubstanzen, die mit unterschiedlichen Wirkschwerpunkten die verschiedenen Symptome und Stadien einer bestimmten Erkrankung beeinflussen. Ausnahmen bilden die Präparate Scrophulae-Gastreu R17 und Fucus-Gastreu S R59, sie enthalten einen Wirkstoff und zählen daher nicht zu den Kombinationsarzneimitteln.

Anthroposophische Heilmittel

Auch bei anthroposophischen Arzneimitteln steht der homöopathische Gedanke ganz vorn, den Körper zur Selbstheilung anzuregen. Es gibt aber zwei Unterschiede: Erstens meinen viele anthroposophischen Ärzte, dass Wirkstoffe mit hoher Potenz in die psychisch-geistige Verfassung des Patienten eingreifen, was von ihnen nicht erwünscht ist. Zweitens spielt in der Wahl der Arznei auch das Wesen der Pflanze bzw. des Mineralstoffs eine Rolle, was in der Homöopathie nicht der Fall ist.

Spenglersan-Kolloide

Die Spenglersan-Kolloide (Spenglersan GmbH), kurz Spenglersane, nach dem Schweizer Arzt Carl Spengler, einem Mitarbeiter Robert Kochs benannt, könnte man als Mischung aus homöopathischem und mikrobiologischem Mittel bezeichnen. Dabei handelt es sich um Immunregulatoren, die aus Bakterienkulturen der häufigsten Infektionserreger gewonnen werden. Sie enthalten also nicht infektiöse Antigene und Antitoxine und bewirken dadurch u. a. eine aktive und passive Immunisierung. Sie werden in die Innenseite der Ellenbeuge gerieben oder auch lokal, etwa bei Schnupfen, in die Nase gesprüht. Da die Spenglersan-Kolloide äußerst erfolgreich das Immunsystem auf Trab bringen, den Magen-Darm-Trakt durch die Aufbringung auf die Haut aber nicht belasten, eignen sie sich im Grunde fast immer zur Unterstützung anderer Therapien und vor allem dann, wenn das Immunsystem schwer belastet ist und Hilfe brauchen kann. Alle Spenglersan-Kolloide sind wässrige Lösungen und enthalten keinen Alkohol. Nebenwirkungen sind nicht bekannt.

Biomolekulare vitOrgan-Therapie

Die Biomolekulare vitOrgan-Therapie (BvT) nutzt die natürlichen regulatorisch und metabolisch wirkenden Zellsubstanzen, um die bei einer Krankheit aus dem Gleichgewicht geratenen Prozesse wieder zu normalisieren. Diese Methode wurde in den 1950er-Jahren von dem Arzt und Wissenschaftler Prof. Dr. med. Karl Eugen Theurer entwickelt. Nach dem allgemeinen vitOrgan-Prinzip: »Herz heilt Herz, Niere heilt Niere, Organ heilt Organ« bietet die vitOrgan-Arzneimittelgruppe mehr als 60 organhomöopathische Injektionspräparate an, die einzeln oder in Kombination verabreicht werden können. Die registrierten homöopathischen Arzneimittel enthalten Organextrakte tierischen Ursprungs (Rind oder Schwein) und werden nach GMP-Richtlinien hergestellt. Für die Humanmedizin sind sie in den homöopathischen Potenzen D7 sowie teilweise D10 erhältlich. Sie können in jeder Apotheke rezeptfrei bezogen werden. Die vitOrgan-Produkte können intrakutan (in die oberen Hautschichten), subkutan (unter die Haut) und intramuskulär (in die Muskulatur) injiziert werden. Da es sich um Injektionspräparate handelt, ist die Behandlung an einen Arzt oder Heilpraktiker gebunden. Alle Therapeuten, die mit vitOrgan Präparaten arbeiten, können sich auf der Webseite der Firma auflisten lassen.

Es leuchtet ein, dass es einer guten Ausbildung und langen Erfahrung bedarf, um ein Konstitutionsmittel zu finden. Etwas anders

Anwendungsregeln

- Lassen Sie zwischen der Einnahme eines Mittels und der Aufnahme von Essen oder auch Flüssigkeit immer mindestens eine halbe Stunde vergehen. Die Kügelchen werden unter die Zunge gelegt und sollen langsam zergehen.
- Kaffee, Pfefferminz, Menthol und ätherische Öle (auch in Zahnpasta!) können die Wirkung stören. Verzichten Sie gerade bei langfristiger Einnahme darauf, oder besprechen Sie mit Ihrem Arzt, wie und wie viel Kaffee Sie vielleicht dennoch trinken dürfen. Es gibt spezielle Zahnpasta zur Verwendung während einer homöopathischen Therapie.
- Niedrige Potenzen (D6 oder D12) nimmt man wiederholt ein, hohe (C30 oder C200) nach einer einmaligen Gabe erst wieder, wenn die Symptome nach anfänglicher Besserung wiederkehren.
- Nehmen Sie bei akuten Beschwerden stündlich bzw. alle zwei Stunden 5 Globuli in D12. Bessert sich der Zustand merklich, auf 3 Gaben täglich reduzieren. Kleinkinder bekommen nicht mehr als 3 × täglich 3 Globuli.

sieht es bei den krankheitsbezogenen Mitteln aus. Hier ist eine homöopathische Hausapotheke sicher sinnvoll und ungefährlich, sofern nur leichte Beschwerden behandelt und schwerwiegende vom Fachmann therapiert und zusätzlich homöopathisch angegangen werden. Wenn Ihnen die Homöopathie Spaß macht, suchen Sie sich eine Gruppe Gleichgesinnter, machen Sie Kurse, die von Volkshochschulen oder Therapeuten auch für Laien angeboten werden. Sie werden überrascht sein, wie viel Sie in kurzer Zeit lernen können.

Schüßler-Salze

Schüßler-Salze sind verdünnte Mineralstoffverbindungen, die nach ihrem Entdecker Dr. Wilhelm Heinrich Schüßler (1821–1898) benannt wurden.

Schüßler nutzte die zu seiner Zeit hoch aktuellen Erkenntnisse über die Zelle, die lebensnotwendigen Mineralstoffe und seine homöopathischen Erfahrungen. Gesunde Zellen – gesunder Körper! Auf diese Erkenntnis lässt sich das Grundprinzip der Wirksamkeit der Schüßler-Salze zurückführen. Mineralstoffe sind Voraussetzung für den Aufbau des Körpers und den Stoffwechsel. Sie wirken in jeder menschlichen Zelle. Ein Ungleichgewicht oder eine Minderversorgung des Mineralstoffhaushalts einer Zelle kann zu weiteren Störungen und Krankheiten führen. Hier setzen die Schüßler-Salze an. Sie sollen die Aufnahme und Verwertung der Mineralstoffe unterstützen und somit die Zellgesundheit stärken.

Schüßler-Salze sind eine ideale Option im Rahmen der Hausapotheke. Es gibt keine Einschränkungen in der Anwendung für Schwangere, Säuglinge, Kinder. Sie können begleitend zu allen Therapien eingesetzt werden. Mit einem guten Buch können Sie die Schüßler-Salze selbst anwenden und die richtigen Kombinationen nutzen. Es gibt auch bewährte Schüßler-Salz-Kuren beispielsweise für das Immunsystem oder den Energiehaushalt.

Die Schüßler-Salze werden als Pulver, Tabletten oder als alkoholische Lösung angeboten. Die häufigste Einnahmeform ist wegen der praktischen Dosierung die Tablette. Mineralstofftabletten nach Dr. Schüßler sind apothekenpflichtige Arzneimittel, die nach den Vorgaben des homöopathischen Arzneibuchs (HAB) hergestellt werden und daher nur in Apotheken (vor Ort oder über Internetapotheken) erhältlich sind. Da zum Teil erhebliche Mengen eingenommen werden, ist es sinnvoll, auf hypoallergene Produkte zu achten (beispielsweise von Pflüger), die kein Magnesiumstearat enthalten und glutenfrei sind. Schüßler-Salze von Pflüger gibt es nicht nur als Tabletten, sondern auch als Pulver, Tropfen sowie Cremes oder Lotionen, je nach persönlichen Vorlieben/Unverträglichkeiten. Neu und nur von Pflüger gibt es außerdem den praktischen Dosierspender (für alle 400er-Tabletten und -Pulver; einfache Handhabung, besonders hygienisch). Zum Kennenlernen gibt es das Pflüger-Kennenlern-Set (bestehend aus den 12 Schüßler-Basissalzen, je 100 Tabletten).

Wenn Sie ein Anfänger bei der Schüßler-Therapie sind, können Sie sich die Anwendung der Schüßler-Salze in kurzen Videosequenzen auf der Internetseite von Pflüger anschaulich erklären lassen.

Einnahme

Die ausgewählten biochemischen Tabletten werden für einen Tag abgezählt und miteinander gemischt. Sie werden gelutscht, damit die Mineralstoffe direkt über die Mundschleimhaut aufgenommen werden. Es können bis zu 3 Tabletten auf einmal genommen werden. Alternativ werden sie in Wasser aufgelöst und schluckweise getrunken, wobei jeder Schluck für einen Moment im Mund

Mengen und Dosierung

- 4 Tabletten sind 1 Gramm Pulver.
- Die alkoholische Lösung wird individuell dosiert. In der Regel mit 3 × 5–15 Tropfen am Tag.
- Für Diabetiker ist wichtig, dass 48 Tabletten eine Broteinheit sind.

Allgemein gelten folgende Dosierungsempfehlungen

- Prophylaxe: 3–5 Tabletten am Tag
- akute Störungen: alle 5 Minuten 1 Tablette lutschen, bis zu 30 Tabletten am Tag
- chronische Fälle: langfristige Einnahme von 7–12 Tabletten am Tag

Unverträglichkeiten

Bei Milchzuckerunverträglichkeit können die Schüßler-Salze in gelöster Form angewendet werden. Die Flüssigkeit kann, nachdem der Schluck einen Moment im Mund gehalten wurde, wieder ausgespuckt werden, damit die Aufnahme der Laktose auf ein Minimum reduziert wird. In den seltenen Fällen einer Allergie können die Schüßler-Salze als alkoholische Lösungen genutzt werden.

behalten wird, damit auch so die Mineralstoffmoleküle direkt über die Mundschleimhaut aufgenommen werden. Die Mineralstofftabletten sollten nicht unmittelbar nach dem Essen genommen werden, da die Schleimhaut aufnahmefähig sein sollte. Einflüsse von Zahnpasta oder Kaffee auf die Wirkung der Mineralstoffe sind nicht bekannt. Wenn der Milchzucker als sehr süß empfunden wird, empfehle ich die »Kaltlösemethode« auszuprobieren: Die Tabletten/das Pulver in kaltes Wasser geben und 10 Minuten stehen lassen. Nicht umrühren! Die Mineralstoffmoleküle gehen ins Wasser über. Dann entweder dekantieren oder immer wieder einen Schluck der Lösung in den Mund nehmen, einen Moment im Mund halten.

Die »Heiße Sieben«: Eine Besonderheit der Einnahme stellt die Einnahme des Schüßler-Salzes Nr. 7: Magnesium phosphoricum bei akuten Schmerzen und Krämpfen dar. Dafür werden 7–10 Tabletten in heißem Wasser aufgelöst und schluckweise getrunken. Aufgrund der schnell eintretenden Wirkung der »Heißen Sieben« eignet sich diese Art der Einnahme bei allen blitzartig schießenden, bohrenden und/oder stechenden Schmerzen zur Entkrampfung und Entspannung.

Neben der inneren Anwendung gibt es auch Möglichkeiten, die Schüßler-Salze äußerlich anzuwenden. Damit werden die Mineralstoffe direkt auf der Haut wirksam. Das ist sowohl bei Beschwerden, die äußerlich behandelt werden können, als auch zur Pflege der Haut sinnvoll. Die Tabletten oder das Pulver können in Wasser gelöst und zum Beispiel als Auflage oder Bad genutzt werden. Zudem stehen biochemische Cremes, Salben und Lotionen zur Verfügung, die in der Apotheke erhältlich sind.

Die ersten zwölf Salze sind die Basissalze nach Schüßler. Die weiteren wurden von seinen Anhängern erst Anfang des 20. Jahrhunderts zugefügt. Im Serviceteil finden Sie weiterführende Literatur (Seite 370).

Bach-Blüten-Therapie

Bei der von dem englischen Arzt Edward Bach (1886–1936) entwickelten Behandlung geht es um hoch verdünnte Pflanzenextrakte. Allerdings beschränkt er sich auf 38 Blütenauszüge, um damit die seiner Meinung nach genau 38 existierenden negativen seelischen Verhaltensmuster zu korrigieren. Vordergründig geht es bei der Bach-Blüten-Therapie nicht um körperliche Beschwerden. Es werden immer die seelischen Hintergründe behandelt, die laut Bach zu organischen Beschwerden führen können. Die Blüten können mit allen anderen Therapien kombiniert werden, nur nicht mit der Klassischen Homöopathie.

Lassen Sie einen erfahrenen Therapeuten die für Sie geeigneten Blüten wählen oder greifen Sie zu den vier bis sechs, die Ihre momentane Gemütslage am besten wiedergeben. Die Extrakte werden flüssig angeboten. Zur Einnahme bei akuten Beschwerden eignet sich am besten die Wasserglasmethode. Geben Sie dazu zwei Tropfen der Blüte/n in ein Glas Wasser und trinken das schluckweise innerhalb von einer halben bis zwei Stunden. Täglich wiederholen, bzw. 2–3 × täglich, wenn die Beschwerden sehr belastend sind. Länger andauernde Befindlichkeitsstörungen werden wie folgt behandelt: Geben Sie 10 ml 40%igen Branntwein und 20 ml Quell- oder Mineralwasser in ein Tropfpipettenfläschchen und dazu je 2 Tropfen der gewählten Blüten. Davon 3-,

Notfalltropfen

Die sogenannten Notfalltropfen (auch Rescue Remedy) sind die einzige von Bach vorgegebene Blütenkombination. Sie besteht aus Star of Bethlehem, Rock Rose, Impatiens, Cherry Plum und Clematis. Sie dient der seelischen Stabilisierung bei Stress und kann immer genommen werden, wenn große Angst, ein Schock oder eine schlimme Nachricht Sie aus der Bahn zu werfen droht. Geben Sie einfach 4 Tropfen in ein Glas Wasser. Es gibt aber auch fertige Mischungen, von denen Sie 4 Tropfen einnehmen, die Sie aber auch in Schläfen oder auf die Lippen reiben können.

4- bis 6 × täglich 4 Tropfen unter die Zunge geben. Achten Sie darauf, eine halbe Stunde Abstand zu Mahlzeiten und zum Zähneputzen zu lassen, und behalten Sie die Tropfen einige Sekunden im Mund, bevor Sie sie schlucken.

Hier sollen nur diejenigen beschrieben werden, die für Notfalltropfen ausgewählt wurden. Wenn man gezielt einzelne andere Blüten einsetzen will, ist es sinnvoll, sich zunächst von einem Therapeuten helfen zu lassen.

Cherry Plum (Kirschpflaume):

- Nervenzusammenbruch
- Selbstmordgedanken
- extreme innere Spannung
- Wahnideen
- Angst, die Kontrolle zu verlieren und etwas Furchtbares zu tun
- unbeherrschte Temperamentausbrüche
- große Verzweiflung

Clematis (Waldrebe):

- Tagträumer
- flüchtet in Fantasiewelten
- gedanklich abwesend
- mangelnder Realitätssinn
- Todessehnsucht
- wirkt kraftlos und uninteressiert

Impatiens (Springkraut):

- hektisch
- ungeduldig
- geistig ständig angespannt
- ruhelos
- nervös
- temperamentvoll
- sucht Fehler bei anderen
- trifft übereilte Entscheidungen

Rock Rose (Sonnenröschen):

- Panikattacken
- verzweifelt
- hoffnungslos und gelähmt durch Angst
- nervlich labil

Star of Bethlehem (Milchstern):

- Kummer und Traurigkeit nach Enttäuschungen und Schockerlebnissen, auch wenn diese lange zurückliegen

Aromatherapie

Von dieser Behandlungsform haben viele schon aus dem etwas schwammigen »Wellness«-Bereich gehört. Dahinter verbirgt sich jedoch der gezielte therapeutische Einsatz ätherischer Öle. Diese Öle, auch Essenzen genannt, lagern die Pflanzen in Form von winzigen Öltröpfchen in Blüten, Stängeln, Früchten und Wurzeln ein. Sie setzen sich aus einer Vielzahl verschiedener biochemischer Substanzen zusammen. Dies können ein Dutzend oder auch weit über 100 Komponenten sein; Rosenöl besteht sogar aus mehr als 400 Inhaltsstoffen.

Die gebräuchlichste Art zur Gewinnung ätherischer Öle ist die Wasserdampfdestillation. In drei Verarbeitungsschritten – Verdampfung, Kühlung und Separierung – werden aus dem Pflanzenmaterial ätherisches Öl und Hydrolat gewonnen. Zitrusöle werden durch Kaltpressung der Schalen und anschließendes Zentrifugieren gewonnen. Einige kostbare Blütenöle können nicht mit Destillation, sondern nur durch ein spezielles Lösungsverfahren (mittels Hexan) gewonnen werden. Für die richtige Herstellung und Verarbeitung der kostbaren Öle ist jahrelange Erfahrung nötig. Bei Primavera-Life-Ölen können Sie sich auf die Qualität verlassen, die u. a. auf dem Anbau nach Demeter-Richtlinien beruht sowie auf zertifizierten Prüfungen mit den modernsten technischen Nachweisverfahren.

Extrem wichtig sind die genaue botanische Unterscheidung und die gründliche Kenntnis der Eigenschaften und Unterschiede, weshalb ein erfahrener Therapeut auf jeden Fall der richtige Ansprechpartner ist. Ein Beispiel macht deutlich, wie fein die Unterschiede sind: Echter Lavendel (L. angustifolia) entspannt, senkt leicht den Blutdruck und ist auch für Schwangere und Kinder geeignet. Schopflavendel (L. stoechas) dagegen regt an, hebt leicht den Blutdruck und sollte nicht zur Behandlung von Kindern und Schwangeren verwendet werden. In Apotheken mit Spezialausbildungen erhalten Sie zu speziellen Anwendungen die richtige Beratung.

Bei einer entzündlichen Erkrankung kann der Arzt einen Abstrich machen und durch ein Antibiogramm prüfen, welches Antibiotikum den Erreger am besten bekämpfen kann. Genauso geht der Arzt auch bei dem Aromatogramm vor. Der Therapeut macht einen Abstrich, und das Labor lässt die Keime auf einer Agar-Platte wachsen. Verschiedene ätherische Öle werden in bestimmter Menge aufgetragen und der Hemmhof (Loch im Keimrasen) gemessen. Das Aromatogramm ist immer eine individuelle Austestung und spezifisch für die Wirtsperson und den Keim. Im Laufe der Jahre hat sich jedoch gezeigt, dass gewisse ätherische Öle auch einen Bezug zu bestimmten Keimen haben.

In der Frauenheilkunde bietet sich die Aromatherapie bei Scheideninfektionen an, die durch Aromazäpfchen gut behandelt werden können. Alle diese Zäpfchen sind keine zugelassenen Arzneimittel, sondern Rezepturen, die immer wieder von naturheilkundlichen Frauenärzten verordnet wurden.

Formen der Anwendung

Die flüchtigen Öle können über die Haut oder durch Einatmen über die Schleimhaut aufgenommen werden. Bei der Eigenbehandlung werden sie meistens Trägerölen, wie etwa Mandelöl, zugefügt und dann für Einreibungen und Massagen genutzt. Oder sie werden in Duftlampen oder Dampfbäder gegeben.

Dosierung

Benutzen Sie Essenzen niemals pur, es sei denn auf ausdrückliche Anweisung eines erfahrenen Therapeuten. Weniger ist mehr. Dosieren Sie eher zaghaft, wenn Sie nicht sicher sind. Sollten Sie ätherisches Öl in die Augen bekommen, spülen Sie es mit viel lauwarmem Wasser aus. Bei Unverträglichkeitsreaktionen jeglicher Art bitte unbedingt einen Arzt aufsuchen!

Achten Sie beim Kauf darauf, dass

- die Öle als naturrein und naturbelassen (oder genuin, selten auch authentisch) bezeichnet sind,
- die Pflanze kontrolliert-biologisch angebaut wurde,
- der vollständige botanische Pflanzenname, die Herkunft und die verwendeten Teile vermerkt sind,
- es sich um kleine Mengen in dunklen Glasflaschen handelt.

Neuraltherapie

Mit dieser von Dr. Ferdinand Huneke und seinem Bruder Walter entdeckten und in der ersten Hälfte des vorigen Jahrhunderts entwickelten Methode, kann Ihr Arzt bei Ihnen Ursachen von Krankheiten aufspüren und sie behandeln. Medikamente zur örtlichen Betäubung (Lokalanästhetika) werden unter die Haut oder in Organe gespritzt.

Segmenttherapie Die Vorstellung, alle inneren Organe seien mit bestimmten Hautzonen verbunden, kennen Sie auch aus der Reflexzonenbehandlung. So können Hautveränderungen oder schmerzhafte Stellen auf Störungen hinweisen. Das Injizieren eines bewährten Betäubungsmittels an diesen Stellen wirkt über das vegetative Nervensystem auf das zugehörige Organ.

Störfeldtherapie Der zweite wichtige Bereich der Neuraltherapie ist die Störfeldtherapie. Die Gebrüder Huneke gingen davon aus, dass beispielsweise Entzündungsherde den gesamten Organismus schwächen und zu einer Fernerkrankung führen können. Damit ist eine Erkrankung gemeint, die nicht in einem direkten offensichtlichen Zusammenhang mit dem Herd steht. Ein Beispiel: Eine entzündete Zahnwurzel führt zu Gelenkbeschwerden im Knie. Die häufigsten Störfelder sollen in Narbengewebe (z. B. nach Blinddarm-OP, Damm- oder Kaiserschnitt), im Nabel, im Zahn- und Kieferbereich, in den Mandeln, der Schilddrüse und den Nasennebenhöhlen liegen. Es gilt, das Störfeld aufzuspüren und zu beseitigen. Erst dann, so

Wirkungen und Nebenwirkungen

Die Neuraltherapie hat noch immer den Ruf einer Therapie mit häufigen Komplikationen. Das ist in der Praxis heute aber nicht mehr gerechtfertigt. Sollte es zu einer Erstverschlimmerung mit anschließender Rückkehr in den Ausgangszustand kommen, ist das ein Hinweis auf ein übergeordnetes Störfeld, das behandelt werden muss. Sehr gut schlägt die Therapie oft bei funktionellen gynäkologischen Störungen an, die durch andere Therapien nicht zu lindern waren.

die Theorie, kann auch die dadurch entstandene, vielleicht schon chronische Erkrankung verschwinden.

Traditionelle Chinesische Medizin

Schon mehrfach wurde auf die Traditionelle Chinesische Medizin (TCM), verwiesen. Sie blickt auf eine Tausende Jahre alte Geschichte zurück. Der Mensch wird ganzheitlich und unter funktionellen Gesichtspunkten betrachtet. Vereinfacht könnte man sagen: Fließen alle Energien gleichmäßig und ungestört, entsteht keine Krankheit. Besonders interessant ist, dass das Behandeln an zweiter Stelle steht. Zuerst kommen die Vorbeugung und Gesunderhaltung.

Aus Sicht der TCM ist Gesundheit der ausgeglichene Zustand zwischen den beiden entgegengesetzten Energiearten Yin und Yang. Diese beiden polaren Kräfte wirken aber nicht gegeneinander, sondern ergänzen sich, wie einatmen und ausatmen nur zusammen atmen bedeutet. Dies drückt sich in der Monade aus, dem alten chinesischen Motiv des Kreises, der auch als kosmisches Gesetz betrachtet werden kann.

Über Leitbahnen, die Meridiane, lassen sich Ungleichgewichte regulieren. Daneben gibt es die Fünf-Elemente-Lehre. So wie es in einem Jahr verschiedene Jahreszeiten gibt, so wechseln sich beim Menschen verschiedene Lebensphasen ab, auch Wandlungsphasen genannt. Sie werden Symbolen wie Holz, Feuer, Erde, Metall und Wasser zugeordnet. Diese Funktionskreise umfassen Lebensjahre, alle Organe, Emotionen, Gewebe usw. und beeinflussen sich gegenseitig. Aus der Abhängigkeit der Elemente untereinander kann der Arzt die Entstehungsorte von Krankheiten nachvollziehen und die Ursache behandeln.

Diagnose

Stellen Sie sich vor, ein chinesischer Arzt bekommt nur so lange Geld, wie ein Patient gesund ist. Er wird sehr bemüht sein, schon früheste Krankheitsanzeichen zu erkennen. Dazu betrachtet er gründlich das Gesicht seines Gegenübers, die Augen und auch die Zunge. Außerdem hört er auf den Atem und die Stimme. Er nimmt Gerüche wahr. Dazu gehören die des Atems, der Haut, der Geruch von Schweiß und Urin. Auch durch Fragen nach Kälte- und Wärmeempfinden, Appetit, Hunger, Durst, Verdauung oder Schlafgewohnheiten gewinnt er wichtige Erkenntnisse über etwaige Energiedefizite oder -überschüsse. Schließlich befühlt er den Körper seines Patienten und fühlt seinen Puls. Die Puls- und Zungendiagnose ist eine Spezialität der TCM. Über 30 Pulsqualitäten, getastet an den sechs Pulstaststellen vor dem Handgelenk, helfen bei der Erstellung einer TCM-Diagnose.

Behandlung

Alle Therapien haben das Ziel, die Funktionen im Fluss und im Gleichgewicht zu halten, bzw. sie wieder in diesen Zustand zu bringen. Die gebräuchlichsten Methoden sind:

- Heilkräuter/Pharmakologie – die wichtigste Säule der TCM
- Ernährungslehre/Diätetik, auch bekannt als die Ernährung nach den 5 Elementen – wird fast immer unterstützend eingesetzt
- Bewegung – Qi Gong (Seite 49) und Tai Chi (Seite 50) öffnen Energiebahnen, halten sie durchgängig, stärken sie.

- Akupunktur und Moxibustion – die bekannteste Säule der TCM
- Tuina (Akupressur, manuelle Therapie und Massage)

Akupunktur und Akupressur

Beide Therapien sind Teil der TCM. Da sie aber auch eigenständig angewendet werden können, sollen Sie hier separat vorgestellt werden. Bei chronischen Erkrankungen eignen sie sich unterstützend. Bei akuten Zuständen hilft die Akupunktur alleine bei bestimmten Beschwerden sehr gut. Die Akupressur ist im Grunde die Stimulation der Akupunkturpunkte mit Druck (z. B. mit dem Daumen) anstelle von Nadeln. Zur Selbstbehandlung sollten Sie auf die Reflexzonentherapie zurückgreifen. Zur besseren Übersicht wird in diesem Abschnitt nur die Akupunktur erklärt.

Durch den Körper laufen Energieleitbahnen, sogenannte Meridiane. Über diese Bahnen lassen sich die Energien im Körper ausgleichen und regulieren. Auf den insgesamt zwölf paarigen Hauptleitbahnen und den unpaarigen Leitbahnen gibt es 361 Akupunkturpunkte, sozusagen die Pforten zu den Energiebahnen. Die Stimulation der Punkte hat je nach Lage bestimmte Wirkungen, stützend oder ausleitend, schmerzstillend, pathogene Faktoren ausleitend oder das Immunsystem modulierend.

Akupunktur ist eine Heilkunst, die eine gute Ausbildung und möglichst viel praktische Erfahrung verlangt. Das kann man sich leicht vorstellen, wenn man überlegt, dass die 361 Meridianpunkte plus besondere Extrapunkte mit einer Nadel exakt getroffen werden müssen. Die Lage ist durch eine genaue anatomische Beschreibung bestimmt. Dazu dient die Maßeinheit Cun, die der breitesten Stelle des Daumens des Patienten entspricht. Darüber hinaus muss der Therapeut entscheiden, welche Punkte alle in einer Sitzung angesprochen werden sollen, wie tief die Nadeln gesetzt werden und wie stimuliert werden soll.

Einmal-Nadeln

In Deutschland sind nur Nadeln zugelassen, die nach einmaliger Benutzung weggeworfen werden. Es gibt allerdings auch sehr kurze Dauernadeln. Sie werden mit einem Pflaster fixiert und über mehrere Tage in dem entsprechenden Akupunkturpunkt belassen.

Bei leichteren Beschwerden, wie etwa bei Regelschmerzen, reichen meist 6–10 Sitzungen. Schwere Erkrankungen und chronische Beschwerden können in Intervallen ein Jahr oder länger akupunktiert werden. Hier wird nur unterstützend zur Haupttherapie mit Nadeln gearbeitet. Eine einzelne Sitzung dauert meist 20 Minuten. Sie kann bei akuten Zuständen täglich, manchmal sogar 2–3 × täglich wiederholt werden.

Wichtig bei der Behandlung ist das sogenannte »De-Qi«-Gefühl. Es sollte für den Patienten eher angenehm, keinesfalls schmerzhaft sein. Manchmal drückt es sich als Kribbeln oder Wärme aus. Es kann auch der Eindruck von leichter Elektrisierung entstehen. Dieses Gefühl tritt ein, wenn die Nadel korrekt gesetzt ist.

Besonders angebracht ist eine Akupunkturtherapie bei funktionellen Störungen. Die Weltgesundheitsorganisation rät dazu bei:

- Störungen der Atemwege, zum Beispiel Bronchialasthma oder Nasennebenhöhlenentzündung
- Schmerzen, z. B. Knie- oder Rückenschmerzen
- Störungen des Verdauungstraktes
- Schlafstörungen und neurologische Störungen, wie etwa nach einem Schlaganfall
- verschiedenen Augen- und Muskelerkrankungen

Frauen profitieren speziell bei Unregelmäßigkeiten und Schmerzen während der Periode, dem Prämenstruellen Syndrom, Wechseljahresbeschwerden, während der Schwangerschaft und Stillzeit und bestimmten Formen der Unfruchtbarkeit.

Verwendet man die gesamte TCM, so sind sehr viele Frauenleiden gut therapierbar: z. B. Zyklusstörungen, Dysmenorrhö, prämenstruelles Syndrom, Eileiter-/Eierstockentzündung, Ausfluss, Blasenentzündung, Reizblase, PCOS, Endometriose, Wechseljahresbeschwerden, Schwangerschaftsbeschwerden, Übelkeit in der Schwangerschaft, Geburtsvorbereitung, Frühgeburtsbestrebungen, Stillprobleme, Brustentzündung, unterstützende Begleitung bei Brustkrebs, immer wiederkehrende Infekte, unterstützend und begleitend bei Kinderwunsch, Reizdarm, Stimmungsschwankungen, Depression/depressive Symptomatik.

Nicht geeignet ist die Akupunktur für Sie, wenn Sie unter Gerinnungsstörungen leiden oder gerinnungshemmende Medikamente nehmen, eine schwere Autoimmunkrankheit oder behandlungsbedürftige psychiatrische Erkrankung haben.

Wann zahlt die Kasse?

Die gesetzlichen Krankenkassen zahlen Akupunktur bei chronischen Schmerzen der Lendenwirbelsäule oder Kniegelenk-Arthroseschmerzen bei zugelassenen Vertragsärzten. Die privaten Krankenkassen erstatten Akupunktur bei Schmerzen sowohl in den Vollversicherungen als auch in speziellen Naturheilkunde-Zusatzversicherungen. Hier sollte man bei der Auswahl darauf achten, dass die naturheilkundlichen Verfahren nicht nur bei Heilpraktikern, sondern auch bei Ärzten erstattet werden.

Spezialität Ohrakupunktur
Die Ohrakupunktur ist eine sehr junge Methode. Sie wurde erst Mitte des 20. Jahrhunderts von dem französischen Arzt Paul Nogier entwickelt. Man geht davon aus, dass sich gewissermaßen der gesamte Organismus auf der Ohrmuschel spiegelt. So ist es möglich, durch Massagen, das Setzen von Nadeln oder auch den Einsatz eines Lasers bzw. von Strom am Ohr andere Organe, vom Herzen bis zum Gehirn oder auch die Wirbelsäule zu stimulieren.

Ayurveda

Die Erkenntnisse und Empfehlungen des Ayurveda entstammen einem seit Jahrtausenden bewährten, ganzheitlichen Gesundheitssystem, das grundsätzlich alle Aspekte des Menschen ins Gleichgewicht bringen möchte. Ursprünglich von Sehern (Rishis) in tiefer Meditation geschaut, erfasst der Ayurveda (wörtlich übersetzt: die Wissenschaft vom langen Leben) alle Facetten des Menschen: Körper, Geist, Verhalten und Umweltfaktoren. Körper und Geist bilden dabei eine untrennbare Einheit, sodass die Seele oder Gemütsverfassung des Einzelnen ebenso wichtig ist, wie sein körperlicher Gesundheitszustand.

Der Ayurveda stammt ursprünglich aus dem Himalayagebiet und ist auch heute noch in Indien und in vielen ostasiatischen Ländern weit verbreitet. Allerdings ist dieses ganzheitliche Gesundheitssystem nicht einfach eine indische Medizin, sondern ganz im Gegenteil: Von der Tiefe her verstanden, ist es das Wissen um die Naturgesetze selbst, das richtig angewandt bei uns genauso gültig ist wie im Fernen Osten.

Aufgrund der historischen Bedingungen in Indien in den letzten Jahrhunderten sind viele Aspekte dieser uralten Heilstradition in den Hintergrund geraten und verloren gegangen. Aus diesem Grund entstand der Maharishi Ayurveda, der nicht nur die heute in Indien geläufigen Therapieverfahren nutzt, sondern auch die nur noch in Familientraditionen bewahrten Behandlungen und auch Empfehlungen aller anderen vedischen Verfahren, wie die vedische Architektur und Astrologie, Meditation und Yoga in seine ganzheitlichen Umstimmungsmaßnahmen miteinbezieht.

Für die individuelle Therapie nutzt der Ayurveda immer möglichst viele Aspekte des Lebens, um das Gleichgewicht eines Menschen zu bewahren oder wiederherzustellen, wobei die Prävention ursprünglich der eigentliche Schwerpunkt war und der kurative Aspekt erst an zweiter Stelle stand. Die verschiedenen Heilverfahren des Ayurveda sind dabei so vielfältig wie das Leben selbst und werden grundsätzlich individuell auf die Konstellation des einzelnen Patienten abgestimmt.

Die Untersuchungsgrundlage bilden dabei die drei Doshas Vata, Pitta und Kapha, die die Einheit aller körperlich-geistigen Vorgänge steuern und dabei als so grundlegend angesehen werden, dass sie von der Basis des Quantenfelds aus die Psyche und den Körper hervorbringen und ohne Unterlass steuern. Dabei stehen die drei Doshas in einem ständigen Wechselspiel miteinander, sie erzeugen die verschiedenen transformierenden Vorgänge in Körper und Geist sowie im Stoffwechsel, ebenso wie die Fähigkeit zur Selbstregeneration und Homöostase des Organismus.

Vata ist dabei das subtilste dieser Steuerungskräfte, das alle Bewegungsabläufe im Körper steuert: alle Nervenimpulse, wie Herzschlag, Atmung, Ausscheidung, Motorik und Gedanken usw. Jede Art von Anregung oder Stress lässt Vata zunehmen, ein Übermaß führt zu vielfältigen Stresssymptomen, Herzrasen, Erschöpfung, Frieren, Schlafstörungen, Verstopfung usw.

Pitta ist die Transformations- und Stoffwechselkraft des Organismus, die Wärmeproduktion, Verdauungskraft, Blutbildung usw. Ein Überschuss an Pitta führt zu Hitze, Hautleiden, Magenschleimhautentzündung und Durchfall sowie allen Arten von Entzündungen.

Kapha ist die formgebende Komponente, die Basis von Körpermasse, Muskeln und Fettgewebe, ebenso wie von Flüssigkeits- und Schleimproduktion an Schleimhäuten und Gelenken. Zunahme von Kapha bewirkt Gewichtszunahme, Depression, Schwere, vermehrte Schleimproduktion, wie z. B. bei Nasennebenhöhlenentzündung, Bronchitis oder Heuschnupfen.

Jede Gesundheitsstörung wird vom Ayurveda-Arzt nach dem Anteil dieser drei Doshas sorgfältig klassifiziert und die passenden Behandlungsweisen ausgewählt. Dabei achtet der Arzt darauf, diejenigen Doshas, die im Übermaß vorhanden sind, zu reduzieren und umgekehrt, einen Mangel durch Hinzufügen des Fehlenden auszugleichen, um Körper und Geist wieder in ein stabiles Gleichgewicht zurückzuführen.

Neben der Panchakarma-Therapie (Seite 161), die im Mittelpunkt steht, werden verschiedene andere Verfahren angewendet. Ernährung findet gemäß der individuellen Konstitution statt, die sogenannte Rasayana-Therapie. Sie besteht aus hoch verfeinerten pflanzlichen und mineralischen Rezepturen zur Heilung, Vorbeugung und Verjüngung. Yoga- und Atemübungen sowie die Transzendentale Meditation, welche die positiven Auswirkungen auf Geist, Körper und Verhalten dokumentieren. All diese verschiedenen Ansätze erhöhen die Chancen auf Heilung und Linderung nicht nur bei akuten Erkrankungen, sondern vor allem auch bei allen chronischen und funktionellen Krankheitsbildern, für die unsere westliche Medizin nur chemische Medikamente oder Operationen kennt.

Folgendes kann gut mit Ayurveda erreicht bzw. behandelt werden:

- Stressabbau
- Entgiftung
- Bluthochdruck
- Herz-Kreislauf-Beschwerden
- Tumorerkrankungen
- Diabetes
- Rheuma
- Asthma
- Allergien
- Schlafstörungen
- Angstzustände
- Migräne
- Frauenleiden inklusive Wechseljahresbeschwerden
- Übergewicht
- Magengeschwüre
- Hautkrankheiten
- u. v. a.

Manuelle Therapie

Unter dem Begriff der manuellen Therapien werden alle Behandlungsformen zusammengefasst, bei denen der Bewegungs- und Haltungsapparat mit speziellen Handgriffen oder Hilfsmitteln beeinflusst wird. Es werden damit längst nicht nur Beschwerden der Muskulatur und der Gelenke gelindert, sondern es wird durch manuelle Therapie auch auf die Funktion innerer Organe eingewirkt.

Massagen Dass eine gute Massage entspannt, Schmerzen lindert und die Durchblutung anregt, hat wohl jeder schon selbst erlebt. Inzwischen gibt es zahlreiche unterschiedliche Techniken. Bei der Lymphdrainage soll der Abtransport von Abfallstoffen über das Lymph- und Venensystem beschleunigt werden. Die Bindegewebsmassage will vor allem tief liegende Gewebeschichten erreichen und das vegetative Nervensystem ansprechen. Bei der Reflexzonenmassage werden bestimmte Punkte zum Beispiel an den Händen oder Füßen behandelt, um mit diesen Punkten verbundene innere Organe zu stimulieren.

Chirotherapie Hier geht es um korrigierbare Funktionsstörungen des Haltungs- und Bewegungsapparates, von Blockaden, über eingeschränkter bis zu überschießender Beweglichkeit. Um die normale Funktion wiederherzustellen, sind hervorragende Kenntnisse nötig, da die Ursache oft weit entfernt von der Wirkung, also der Störung, zu finden ist.

Osteopathie

Grundgedanke ist, den Menschen als Einheit von Körper, Geist und Seele zu betrachten. Durch die Wiederherstellung normaler Gewebebeweglichkeit und Gewebefunktion sollen die Selbstheilungskräfte des Körpers angekurbelt werden. Flüssigkeitsströme im Körper sollen reguliert werden. Die Methoden sind vielfältig und reichen vom Lösen von Muskelverspannungen bis hin zu Grifftechniken, die auf die Bewegung innerer Organe direkt Einfluss nehmen. Eine Sonderform ist die Kraniosakraltherapie.

Eigenbluttherapie

Die Behandlung mit einer kleinen Menge des entnommenen eigenen Blutes steigert die Abwehrkräfte und setzt Heilungsprozesse im Körper in Gang. Es gibt Studien, die die Wirksamkeit bei einigen chronischen Erkrankungen belegen, bei Wechseljahresbeschwerden und sogar bei wiederholten Fehlgeburten. Größtenteils stützen sich Therapeuten jedoch auf Erfahrungen, die einen guten Effekt, zum Beispiel bei Tumorpatienten, zeigen. Sie fühlten sich leistungsfähiger, schliefen besser, hatten mehr Appetit und benötigten weniger Schmerzmedikamente.

Behandlung weiterführen

An der Injektionsstelle kann es zur Schwellung kommen, es kann Fieber auftreten und alte Entzündungsherde können sich melden. Dann die Behandlung nicht abbrechen, sondern Ihrem Arzt genau Bericht erstatten und frühestens nach drei Tagen die Behandlung wiederholen.

Man unterscheidet zwischen dem Verabreichen von frischem Venenblut direkt oder nach einer Aufbereitung. Zu den Aufbereitungsmethoden zählt z. B. das Bestrahlen mit UV-Licht, Ionisierung von Blutbestandteilen, die mechanische Zerstörung der Blutzellen, die Zufuhr von Sauerstoff und die Vermischung mit homöopathischen Präparaten. Es kann in die Muskulatur, in die Haut oder auch unter die Haut gespritzt werden. Dadurch dass das Blut an eine »untypische« Stelle gespritzt wird, wird ein Reiz gesetzt, der das Immun- und vegetative System anregt. Sehr üblich ist die Potenzierung nach dem homöopathischen Prinzip. Die kommt vor allem bei einer von der Kinderärztin Hedwig Imhäuser entwickelten Therapie für Kinder zum Tragen. Ein Tropfen Blut wird mit 100 Tropfen 25–30 %igem Alkohol etwa 15 × verschüttelt, was die Potenz C1 ergibt. Davon kann wiederum ein Tropfen mit 100 Tropfen Alkohol verschüttelt werden, was die Potenz C2 ergibt, und so weiter. Besonders bewährt hat sich die Behandlung bei allergischen oder ständig kränkelnden Kindern. Sie bekommen zunächst einmal 5 Tropfen der C5- oder C7-Potenz unter die Zunge.

Therapien zum Einklang zwischen Körper und Geist

Hierunter werden Methoden zusammengefasst, die davon ausgehen, dass nicht nur der sichtbare Körper krank wird, sondern dass unsichtbare Energiebahnen den Körper durchziehen und ihn auch als Aura umhüllen. Gerät der Energiefluss aus dem Gleichgewicht, so können daraus unterschiedliche Beschwerden und Krankheiten resultieren, die durch die Behandlung des Energieflusses und Auflösung von Stauungen gebessert oder geheilt werden können. In Deutschland gibt es seit 2004 ein Gesetz, dass das Ausüben geistigen Heilens erlaubt, ohne dass man dazu Arzt oder Heilpraktiker sein muss. Es ist aber klar, dass diese Behandlung nicht den Besuch beim Arzt ersetzen soll, sondern dass damit die Selbstheilungskräfte unterstützt werden.

Handauflegen Als Mutter werden sie instinktiv die Hand auf den Bauch Ihres Kindes gelegt haben, wenn es über Bauchschmerzen klagte. Sie übertragen dabei Energie auf Ihr Kind. Heiler werden versuchen, beim Handauflegen nicht die eigene Energie zu übertragen, um sich nicht zu schwächen, sondern sich innerlich leer zu machen, um die kosmische Energie fließen zu lassen.

Reiki Im Westen wurde das Handauflegen in den letzten Jahren wieder als Reiki (Rei = Seele, Geist, Ki = Chi) verbreitet. Diese japanische Heilmethode wurde im 19. Jahrhundert von Dr. Mikao Usui wiederentdeckt.

Prana-Heilen Prana ist ein anderes Wort für Chi, also für die Lebensenergie. Beim Prana-Heilen, oder auch Pranic Healing, wird mit der feinstofflichen Energiehülle, der Aura, gearbeitet. Das bedeutet, der eigentliche physische Körper wird nicht berührt.

Jin Shin Jyutsu Das ist eine mehrere Tausend Jahre alter Kunst zur Harmonisierung der Lebensenergie im Körper. Frei übersetzt bedeutet es: Die Kunst des Schöpfers durch den mitfühlenden Menschen.

Jin Shin Jyutsu beruht auf dem Wissen, dass alles mit einer universellen Energie verbunden ist. Diese Lebensenergie fließt in ganz bestimmten Strömungsmustern durch unseren Körper. Tag für Tag, Stunde für Stunde, von unserem ersten Atemzug bis zu unserem letzten. Wenn die Energie ungehindert fließen kann, sind wir geistig, seelisch und körperlich im Einklang.

Angewandt wird diese sanfte Kunst, indem man die Fingerspitzen (über der Kleidung) auf bestimmte Energieschlösser legt, um so den Fluss der Energie zu harmonisieren.

Jin Shin Jyutsu beinhaltet keine Massage, Manipulation von Muskeln oder die Verwendung von Medikamenten und Substanzen.

Da unsere heutige Leistungsgesellschaft zahlreiche Anforderungen an uns stellt. Anforderungen, denen wir uns nicht immer gewachsen fühlen – sowohl im privaten als auch im beruflichen Leben, kann Jin Shin Jyutsu, als Selbsthilfe angewandt, Alltagsspannungen und Stress im Körper lösen, sodass wir unsere natürliche Ausgeglichenheit wiederherstellen können, um besser unseren Alltag mit unseren Lebensaufgaben zu meistern.

Therapeutische Frauenmassage Die Therapeutische Frauenmassage (TFM) als integrativ-gynäkologische Methode, ist Teil der Stephenson Method of Natural Health Care – Creative Healing. Diese selbst entstammt dem Gedankenmodell des Engländers Joseph B. Stephenson (1874–1956). Seit den 1980-Jahren wird Creative Healing von Dr. Gowri Motha, Gynäkologin und Geburtshelferin, erfolgreich zur Unterstützung der Kinderwunschzeit, der Betreuung in der Schwangerschaft sowie geburtsvorbereitend eingesetzt.

TFM spannt den Bogen über das ganze Frauenleben und ist eine Kombination aus sanfter Lymphdrainage, Reflexzonen- und -punktbehandlungen. Was die jeweiligen Organbehandlungen betrifft, ist die Therapeutische Frauenmassage am ehesten mit einer Sonderform osteopathischen Arbeitens vergleichbar.

Begründer Stephenson arbeitete nach vier einfachen Grundprinzipien, die das, was er als Life Force (= Lebenskraft) bezeichnete, wieder in den Fluss und den Körper somit in seine Homöostase bringt. Bei der Behandlung mit Olivenöl wird diagnostisch das Augenmerk auf Temperaturunterschiede im Gewebe gelegt (1. Prinzip). Zwischen Hitze und Kälte ist die Blockade zu finden. Zu deren Lösung wird der Fluss der Life Force angeregt, indem die Gewebe über Drainagekanäle ausgestrichen werden (2. Prinzip). Gewebeverdichtungen werden über diese geöffneten Kanäle abtransportiert (3. Prinzip). Wo nötig, werden Strukturen, Gewebe und Organe aufgerichtet (4. Prinzip). Visualisierungen der gerade bearbeiteten Struktur vonseiten der Behandlerin können hierbei einen zusätzlichen Regulationsimpuls schaffen.

Durch den modularen Aufbau der TFM-Einheiten bildet sich ein individueller Behandlungsflow: die Kombination aus Basisbehandlungen mit Organmodulen für Nebenniere, Schilddrüse, Gonaden sowie der Leber als zentralem Stoffwechselorgan dient die TFM der Hormonbalance. So findet sie auch als therapeutische Fruchtbarkeitsmassage seit Jahrzehnten Anwendung in der komplementären medizinischen Kinderwunschbehandlung.

Bei einem Autoimmungeschehen wird die Emphase auf die Milzbehandlung gelegt. Ebenso kommt die Milz bei Senkungsbeschwerden zum Einsatz – hier in Kombination mit der Anwendung des 4. Prinzips. Bei Myomen und Endometriose werden verlängerte Drainage- und lösende Griffe verwendet.

Durch die Einfachheit der Methode ist für einzelne Module nach Anleitung die Eigenanwendung möglich.

Ortho-Bionomy

Ortho-Bionomy kann man mit »nach den Regeln des Lebens« übersetzen. Begründet wurde die Methode 1974 von dem Anglokanadier Arthur Lincoln Pauls (1929–1997). Ursprünglich war sie eine Weiterentwicklung der Osteopathie, die Elemente der Physiotherapie und das Energieverständnis asiatischer Kampfkünste nutzte. Inzwischen hat sich die Ortho-Bionomy zu einem umfassenden, den ganzen Menschen ansprechenden Therapiekonzept weiterentwickelt.

Kennzeichen der Ortho-Bionomy sind ein konsequent ressourcenorientierter Arbeitsansatz und die Behandlungsregeln, die allen Techniken zugrunde liegen. Neben den durchgängig positiven Praxiserfahrungen bestätigen erste Studien die Wirksamkeit der Ortho-Bionomy.

Nach dem Salutogenese-Modell ist Gesundheit ein andauernder Prozess. Funktionelle Symptome gelten in der Ortho-Bionomy zunächst als Ausdruck der aktuellen Selbstregulation. Die Regeneration unseres Körpers bedarf einer parasympathischen Stoffwechsellage. Belastende Schmerz- und Stressreize sind darum für die Ortho-Bionomy kontraindiziert. Das schmerzfreie Betonen bzw. Überzeichnen der Symptome, wie z. B. die passive Verkürzung eines angespannten Muskels, macht dem Patienten seine eigene Regulation erfahrbar, aktiviert physiologisch die Gegenregulation, führt zur Gesundung. Wir erreichen die Aktivierung der Heilung = Salutogenese durch die aufmerksame Umsetzung der Behandlungsprinzipien der Ortho-Bionomy:

- Die Behandlung soll sich immer angenehm, interessant oder schön anfühlen.
- Die Rückmeldung der Patientin wird respektiert.
- Körpermuster werden betont und überzeichnet.
- Der Therapeutin muss es gut gehen – sie achtet auf ihren Körper und ihre eigenen Grenzen.
- Weniger ist mehr – zu viele Reize überfordern, können nicht verarbeitet werden.

Ortho-Bionomy findet Einsatz bei funktionell beeinflussbaren Beschwerden des Bewegungsapparates, Belastungen innerer Organe, neurologischen Krankheitsbildern, frühkindlichen Entwicklungs- und Gedeihstörungen, Schmerzsyndromen, gehäuften Infekten, Störungen der vegetativen und hormonellen Regulation, Post-Stress-Syndromen und Traumafolgen. Ortho-Bionomy unterstützt die Konzeption, Schwangerschaft und Geburt. Sie stärkt das Selbsterleben, die Heilungskompetenz und das Selbstwertgefühl von Frauen, die unter den Folgen von Entzündungen, Operationen, Venenleiden, Geburtstraumen und Verletzungen ihrer Weiblichkeit leiden. Ausbildungsangebote für Laien und Therapeuten finden sich auf der Webseite von Ortho-Bionomy.

Yoni-Massage

Neben den therapeutischen Massagetechniken bei Erkrankungen, können Sie eine Vielzahl von Berührungstechniken und Übungsprogrammen erfahren, die Ihnen neue Energie und Vitalität im Einklang für Körper, Geist und Seele schenken. Altindische Kulturen haben das bereits vorgelebt. Das Sanskritwort Tantra – oft fehlgedeutet und missverstanden – bezieht sich auf die Bewusstseinserweiterung durch Lebensbejahung und Verehrungsrituale, die Mann und Frau als göttliche Einheit in einer Begegnung wertungsfrei betrachtet. Massage als Meditation ohne Zielvorgabe, die Intimbereiche mit einbezieht. Heilsam durch Blockadelösung und Entspannung. Spüren, Hineinfühlen und Zulassen. Gehen Sie auf eine Entdeckungsreise und lassen Sie sich auf neue Erfahrungen ein. In achtsamen Seminaren können Sie Massagetechniken, Yoni- und Lingammassage oder auch Selbstlieberituale erlernen. Die Verehrung der Yoni – Begriff der weiblichen Genitalien – und des Lingams – männliche Geschlechtsorgane – beziehen sich nicht auf Sex, sondern repräsentieren die spirituelle Erfahrung, sexuelle Lust als Einheit im göttlichen Ganzen zu erleben. Völlig neue Wege in der Partnerschaft und Sexualität stehen Ihnen offen.

Die Schoßraum-Prozessbegleitung Als Schoßraum bezeichnet Tatjana Bach, Initiatorin des Schoßraum-Instituts, den ganz individuellen Bereich einer Frau, der sich als Raum offenbart, wenn wir ihren Schoß adressieren.

Wenn wir den Schoß einer Frau adressieren, werden auch verdeckte, einschränkende Erfahrungen und Konditionierungen sichtbar. Das könnte z. B. eine lebenslustfeindliche Erziehung oder gesellschaftliche Konditionierungen wie eine »Frau zu sein hat« sein. Auch womöglich erlebte sexualisierte Gewalt könnte sich hier wieder offenbaren. Meistens zeigen sich diese Einschränkungen auf den verschiedenen Ebenen menschlichen Seins: der geistigen, emotionalen und/oder körperlichen Ebene.

Die Schoßraum-Prozessbegleitung schließt alle Ebenen mit ein, und doch liegt ihr Schwerpunkt auf der körperlichen Ebene. Zuerst einmal ungewöhnlich, kann auch nach jahrelangen Therapien in der Zelle abgespeicherte, negative Erfahrung immer noch als Anspannung, Erstarrung oder auch als Taubheit erlebt werden. Der Kopf hat dann zwar schon verstanden, der Körper konnte aber immer noch nicht hinterherkommen. So fühlt sich häufig eine (auch schon therapieerfahrene) Frau trotzdem noch im Kontakt mit sich, mit anderen Menschen oder in ihrem Leben allgemein begrenzt.

Hier setzt die Methode an. Um größtmögliche Sicherheit und Schutz zu gewährleisten, arbeitet sie innerhalb dreier klar voneinander getrennten Abschnitten: von 1. der Beratung über 2. der Berührung der still aufliegenden Hand an bekleideten Körperstellen bis hin zu 3. einer Berührung der still aufgelegten Hand auf unbekleidete Körperstellen.

Der Fokus liegt immer auf dem, was in diesem Moment entspannt und guttut. Im Prozess auftretende Anspannung weist stets auf eine innere Grenze oder Schwelle hin. Hier wird genau unterschieden: Eine Grenze wird geachtet. Eine Schwelle bietet die Möglichkeit, Abgespeichertes noch einmal wahrzunehmen. So kann Entspannung in ehemals angespannten Bereichen und heilsames Integrieren auf natürliche Weise geschehen. Klientinnen sprechen oft davon, dass ihnen diese Methode wie ein letztes, fehlendes Puzzleteilchen vorkommt. Sie erleben die positiven Auswirkungen auf den unterschiedlichsten Lebensebenen.

Die Schoßraum-Prozessbegleitung ist eine mittlerweile anerkannte Methode beim »Fonds sexueller Missbrauch« (FSM) vom Bundesministerium für Familie, Senioren, Frauen und Jugend und damit seiner finanziellen Förderung jenseits der Krankenkassen würdig. Betroffene sexualisierter Gewalt im Kindes- oder Jugendalter im familiären Bereich und Betroffene, die in Institutionen des Bundes sexuellen Kindesmissbrauch erlebt haben, können dafür langfristig Anträge auf Hilfeleistungen aus dem ergänzenden Hilfesystem an die Geschäftsstelle richten.

Energie, Kraft und Lebensfreude durch eine starke Mitte Einen ungewöhnlichen und effektiven Zugang bietet Birgit Faschinger-Reitsam über ihren Onlinekurs »In deiner Mitte sein«. Hier werden nicht mit Kraft und Anspannung Muskeln trainiert, sondern freundliche, sinnliche und wertschätzende Übungen in den Alltag integriert. Freude und Staunen über das Erwachen bislang nicht gespürter oder abgelehnter Körperstellen stehen im Mittelpunkt und ganz nebenbei kommt der Beckenboden wieder zu Kräften.

Inspirierende Videos, hilfreiche Tipps und ein ausgeklügeltes und klar strukturiertes Handbuch führen durch den Kurs. Vorteil eines Onlinekurses ist, dass die Teilnehmerin in ihrem Tempo üben, wiederholen und nachspüren kann.

Durch energetische Übungen, altes taoistisches Wissen, kombiniert mit neuesten Erkenntnissen über Faszien, wird der gesamte Schoßraum erlebt und energetisiert. Durch ihre langjähre Erfahrung als Bauchtanzlehrerin weiß die Autorin: Ein bewusster Schoß bringt jeder Frau spürbar mehr Lebensfreude und Selbstbewusstsein und ist der beste Schutz gegen (Energie-)Inkontinenz.

Die Cantienica-Methode Der Beckenboden wird leider immer noch von den meisten Frauen stiefmütterlich behandelt. Im Grunde werden wir erst auf ihn aufmerksam gemacht, wenn wir schwanger werden oder wenn sich erste Zeichen einer Inkontinenz bemerkbar machen.

Dann hilft nur ein Beckenbodentraining, das nicht nur die Muskeln trainiert, sondern auch noch das Bewusstsein weckt. Denn der Beckenboden ist nicht nur für das Tragen der Organe zuständig, sondern das Fundament einer aufrechten Wirbelsäule und somit der Schlüssel zu einem gesunden Haltungs- und Bewegungsapparat.

Die Cantienica-Methode ist ein anatomisch begründetes Trainingskonzept der Schweizerin Benita Cantieni. Sie basiert auf dem neuesten Wissen über die Anatomie des menschlichen Körpers. Dabei ist sie nicht nur beckenbodenstärkend, sondern auch vernetzend und so besonders hilfreich für die ganze Körperhaltung und die Beweglichkeit im Körper.

Das Training ist schonend, konsequent ganzkörperlich und sehr effektiv bei:

Blasenschwäche, Urin- und Stuhlinkontinenz, Organsenkung, Leistenbrüchen, Beckenschiefstand, Rückenschmerzen, Erschlaffung der Po- und Bauchmuskulatur, Arthrose oder Deformationen der Hüftgelenke, Fehlhaltungen aller Art und um nach der Schwangerschaft wieder in Bestform zu kommen.

Erste Hilfe mit Naturheilmitteln

Im Folgenden finden Sie fünf Anwendungsgebiete, bei denen Sie sich selbst auf natürliche Weise helfen können. Sie sind eingeladen zu experimentieren und Verschiedenes auszuprobieren.

Viele solcher Tipps finden Sie auch später im Buch bei den jeweiligen Erkrankungen. Im Folgenden handelt es sich um »Phänomene«, mit denen Sie im Rahmen vieler Beschwerden konfrontiert sein können: geschwächtes Immunsystem mit chronischen Entzündungen oder Schmerzen, akute Entzündungen, Vergiftung bzw. hohe Schadstoffbelastung und zuletzt eine anstehende Operation.

Das Immunsystem stärken

Ist eine chronische Entzündung im Körper, z. B. der Nasennebenhöhlen, oder haben Sie immer wieder Infektionen (z. B. Erkältungen, Scheiden- oder Blasenentzündungen), müssen Sie davon ausgehen, dass das Immunsystem geschwächt ist. Häufige (unbemerkte) chronische Entzündungen befinden sich im Mund-Kiefer-Bereich. Neben einer chronischen Parodontitis können es vereiterte Zahnwurzeln, tote Zähne oder stumme Entzündungen im Kieferknochen (NICO) sein. Auch Unverträglichkeiten von Zahnmaterialien oder Implantaten müssen berücksichtigt werden. Weitere chronische Entzündungsherde können sich in den Nasennebenhöhlen (Sinusitis) und im Magen-Darm-Trakt (Pharyngitis, Gastritis, Kolitis) befinden. Wenn Sie diese Entzündungsherde ausgemacht haben, folgt die Phase der Anregung und Stützung Ihres Immunsystems.

Ist Ihr Immunsystem vielleicht überlastet, weil Sie sich psychisch oder körperlich zu viel zumuten? Lassen Sie sich unbedingt Zeit zur Regeneration, stabilisieren Sie Ihr soziales Umfeld, und bewegen Sie sich regelmäßig

Bitte beachten

Damit wir die einzelnen Therapien, die wir vorschlagen, nicht noch einmal genau erklären müssen, ist es sinnvoll, dass Sie Einzelheiten und Erklärungen in den vorigen Kapiteln nachschlagen.

an der frischen Luft. Überdenken Sie auch Ihre Ernährungssituation: Trinken Sie genug gutes Wasser oder Tee, essen Sie genügend frische Lebensmittel, Obst und Gemüse aus biologischem Anbau, Mahlzeiten, die viele Antioxidanzien enthalten? Überprüfen Sie Ihre Wohnung und Ihren Arbeitsplatz auf mögliche Schadstoffe chemischer oder physikalischer Natur. Natürlich braucht eine Veränderung des Lebensstils eine Weile, bis Sie die positiven Folgen an sich bemerken. Deshalb stehen Ihnen weitere Möglichkeiten für die Übergangsphase zur Verfügung.

Nahrungsergänzungen

- Mit Kanne Bio Brottrunk (Kanne) stabilisieren Sie Ihren Darm, verbessern den Säure-Basen-Haushalt, unterstützen damit das Immunsystem und die Leberfunktion.
- Bei der Basisversorgung mit Vitalstoffen sollten Sie darauf achten, dass sie auch sekundäre Pflanzenstoffe beinhalten und dies auch konkret auf der Verpackung ausweisen. So wie z. B. der Vitalkomplex Dr. Wolz: 20 ml dieses natürlichen Konzentrats aus einer Vielzahl an unterschiedlichen Obst- und Gemüsesaftkonzentraten, Kräuterauszügen, Extrakten und fermentierten Lebensmitteln enthalten ähnlich viele sekundäre Pflanzenstoffe wie 800 g speziell ausgewähltes Obst und Gemüse.
- Regenerat imun (Dr. Jacobs): Es wurde nach dem Budwig-Konzept entwickelt und enthält einen rein pflanzlichen Nährstoffkomplex aus Omega-3-Fettsäuren, Proteinen, spezifischen Aminosäuren, Mikronährstoffen und wertvollen Pflanzenstoffen, insbesondere Kurkumin und Phospholipide (Lecithin) aus der Sonnenblume. Das Aminosäurenspektrum ist eine ideale Ergänzung für die vegane Ernährungsweise.
- Mit Rechtsregulat Bio (Dr. Niedermaier) kann der Organismus optimal unterstützt werden, da das Rechtsregulat Bio eine immunmodulierende Wirkung hat und nicht immunstimulierend wirkt. Der Darm bzw. die Darmschleimhaut wird geschützt – mit einer intakten Darmschleimhaut werden pathogene Keime abgewehrt. Durch die intrazelluläre Erhöhung des ATPs sind mehr Energie und Leistungsfähigkeit vorhanden. Die Mitochondrienfunktion wird nachhaltig verbessert. Ebenso wird durch die Einnahme von Rechtsregulat Bio die Leistungsfähigkeit der natürlichen Killerzellen gesteigert, welche eine große Bedeutung bei der Bekämpfung von virusinfizierten Zellen haben.

Orthomolekulare Therapie

- Fast immer ist der Vitamin-D-Spiegel zu niedrig. Sie machen nichts falsch, wenn Sie täglich 5000 I. E. Vitamin D einnehmen und nach 3 Monaten den Vitamin-D-Spiegel und das Parathormon kontrollieren lassen.
- Zink, Selen und Vitamin C verbraucht der Organismus am meisten, wenn er sich mit länger dauernden Erkrankungen auseinandersetzen muss. Deshalb ist vorübergehend die höher dosierte Einnahme sinnvoll. 4–6 Tage 4 × täglich 2 Kapseln mit je 25 mg Zink (hypo-A) zum Essen. Danach für 4 Wochen 3 × täglich 1–2 Kapseln. Auch gleich in der Kombination mit Vitamin C aus der Acerolakirsche erhältlich: Acerola Zink (hypo-A). Oder: 3 × täglich 1 Tablette Unizink 50 (Köhler). Die intravenöse Vitamin-C-Gabe (z. B. 7,5 g) hat sich sehr bewährt, wenn frau sich akut vor Ansteckung schützen will oder

sich schneller von einem Infekt erholen möchte. Je nach Schweregrad sollte man das 1–3 × pro Woche machen.

- Frauen leiden häufiger unter Eisenmangel als Männer, da sie während der Periode mit dem Blut auch Eisen verlieren. Daher Eisenspeicher auffüllen mit Kräuterblut Floradix oder mit Eisen flüssig. Es enthält auch Pflanzenextrakte, die die Blutneubildung anregen.
- Da bei schweren chronischen Erkrankungen immer auch ein Glutathionmangel besteht, diskutieren Sie mit Ihrem Arzt eine Blutuntersuchung, und nehmen Sie bei erniedrigten Werten S-Acetylglutathion (Eumetabol, Victoria-Apo.) ein.

Phytotherapie

- Die Familie der Sonnenhüte (Echinacea purpurea oder angustifolia), die Taigawurzel (Eleutherokokkus) oder Roter Ginseng regen nachweislich das Immunsystem an. Man sollte sie aber nicht länger als 6 Wochen hintereinander einnehmen.
- Kräutermixtur 100 Pflanzliches Immunpower (Eigenrezeptur Eisbär-Apotheke) Inhalt: Kapuzinerkresse, Taigawurzel und Andrographys; Dosierung: 3–5 × täglich 10–15 Tropfen. Diese ganz spezielle Mischung aus ausgesuchten Kräutern stärkt ihr Immunsystem, ohne es überreagieren zu lassen.

Mykotherapie

- Maitake, Reishi, Agaricus (ABM), Coriolus, Cordyceps, Hericium, Shiitake: Alle Pilze unterstützen die Immunmodulation; Dosierung: je Pilzart in Kombi morgens und mittags 1 Kapsel oder bei Auswahl von ein bis drei Pilzarten morgens und mittags je 2 Kapseln mit viel Wasser.

Apitherapie

Propolis (Seite 130) aus der Apitherapie (Heidelberger Chlorella oder BIOBEE).

Schüßler-Salze Immunkur mit Schüßler-Salzen (Seite 137).

Darmsanierung Ein Probiotikum mit Lactobacillus fermentum soll einen besseren Schutz vor Grippe oder eine Wirkverstärkung der Grippe-Impfung hervorrufen, was in Blutuntersuchungen nachgewiesen wurde (ausführlich im Kap. »Mikrobiologische Therapie«, Seite 83).

Entgiftung Bei Umweltbelastung kann eine Entgiftung (Seite 157) sinnvoll sein.

Biomolekulare vitOrgan-Therapie: Neythymun Nr. 29 f+k St.II (enthält Thymus),

NeyDesib Nr. 78 D7
Inhalt: Thymus, Lymphonodi, Lien, Gland. supraren.); Dosierung: 2–3 Injektionen pro Woche (i. m., s. c., i. c.) für 10–12 Wochen.

Eigenbluttherapie Die Eigenbluttherapie (Seite 148) eignet sich sehr gut, um das Immunsystem anzuregen. Die Behandlung sollte mindestens 3 Monate dauern bei 1–2 Sitzungen wöchentlich.

Kolostrum Für eine allgemeine Rekonvaleszenz nach Operationen und schweren Erkrankungen, zur Unterstützung der Heilprozesse und Stärkung des Immunsystems, Vicosan Colostrum flüssig Serum (MEDI CINE), 1 × täglich 12 ml (1 EL) auf nüchternen Magen oder Vicosan Colostrum Kapseln, 1 × täglich 2 Kapseln auf nüchternen Magen. Anwendungsdauer: 3–4 Wochen (ausführlich im Kap. »Kolostrum«, Seite 115).

Entzündungen bekämpfen

Eine akute Entzündung muss schnell gestoppt werden, um den Organismus nicht zu schwächen. Wählen Sie aus den folgenden Vorschlägen aus und kombinieren Sie:

- Gönnen Sie sich mehr Ruhe.
- Kühlen Sie die entzündete Stelle, wenn sie äußerlich ist. Kühl-Gel-Packs verschiedener Größe sollten Sie immer in Ihrem Eisschrank vorrätig haben.
- Legen Sie einen Saft- oder Obsttag ein, verzichten Sie auf eiweißreiche oder fette Speisen, entlasten Sie Ihren Organismus von Verdauungsarbeit. Mit 20 ml des Vitalkomplex Dr. Wolz bieten Sie Ihrem Körper so viele leicht verdauliche fermentierte Lebensmittel an wie in 800 g ausgewählten Gemüse- und Obstsorten.
- Bieten Sie ihm Kolostrum (MEDI CINE) mit vielen Abwehrstoffen an.
- Zur unterstützenden Therapie viraler Erkältungskrankheiten hat sich ein einzigartiger Immun-Aktivkomplex aus Färberhülsenwurzelstock, Purpursonnenhutwurzel, Blassfarbener Sonnenhutwurzel, Lebensbaumspitzen und -blättern bewährt (Esberitox COMPACT, Schaper und Brümmer). Mit dem Immun-Aktivkomplex werden die Viren direkt bekämpft und das Immunsystem gezielt gestärkt. Esberitox COMPACT bekämpft die Erkältung ursächlich, mildert die Erkältungssymptome und kann die Erkältungsdauer um bis zu 3 Tage verkürzen. Erwachsene und Jugendliche ab zwölf Jahren nehmen 3 × täglich 1 Tablette. In Esberitox ist der Immun-Aktivkomplex so dosiert enthalten, dass er bereits für Kinder ab vier Jahren geeignet ist.
- Nehmen Sie hoch dosiert Zink ein.
- Nehmen Sie über den Tag verteilt 5–10 × 200 mg magenfreundliches Vitamin C ein. Alternativ: Kombination aus Acerola und Zink in Acerola Zink (hypo-A), anfangs 5 × 1, dann 3 × 1 über 2 Wochen.
- Schüßler-Salze: Nehmen Sie 1–5 Tabletten – je nach Stärke der Beschwerden – Ferrum phosphoricum D12 (Nr. 3) in kurzen Intervallen unter die Zunge.
- Je nach Begleitsymptomen kommen verschiedene homöopathische Mittel in Betracht, wie Belladona, Aconitum usw.
- Kräutermixturen (Seite 126)
- Mykotherapie: Coriolus morgens und mittags 2–4 Kapseln
- Dauert die Entzündung schon länger, dann kann vielleicht Kurkumin (Seite 100) in konzentrierter Form helfen, da es als Gewürz zu schlecht aufgenommen wird. Z. B. wird der Curcumin-Extrakt 45 von Dr. Wolz über 40-mal besser aufgenommen als pures Kurkumin oder Kurkumapulver. Hier wird jedes einzelne Kurkumin-Molekül in einen wasserlöslichen Cyclodextrin-Mantel (einer Art von Stärke) eingeschlossen, der es zur Darmwand transportiert. Ähnlich aktiv ist Curcumin Phospholipid (Dr. Jacobs).

Entgiften

Wurde der Organismus über einen längeren Zeitraum mit Giften belastet, wird es Zeit für eine gründliche Ausleitung. Hier ist nicht von einer akuten Vergiftung die Rede, die gehört in die Hand eines Arztes. Hier geht es um die tägliche Belastung mit Substanzen, mit denen der Körper nichts anfangen kann und die die normale Zellkommunikation stören. Wir verfügen glücklicherweise über genügend Ausscheidungsorgane, über die wir sie wieder loswerden können: die Haut, indem wir schwitzen (einer der Gründe, warum regelmäßiger Sport und Sauna so gesund sind), die Leber, die Nieren, den Darm, das Lymphgefäßsystem.

Fasten ist eine der wirksamsten Entgiftungs- und Entschlackungsmaßnahmen, die wir kennen.

Das rät die Ärztin

Das gehört in die Reiseapotheke

- Zur Verhütung oder Behandlung einer Lebensmittelvergiftung, sollten Sie immer Okoubaka D3 in Ihrem Reisegepäck mitführen. 3 × täglich 5 Globuli unter der Zunge zergehen lassen.
- Bei Verletzungen der Haut, Stichen, Sonnenbrand, Verbrennungen etc. kann als Soforthilfe das Regulat Skin Repair (Dr. Niedermaier) aufgetragen werden (Rechtsregulat Bio gemischt mit Wasser oder Regulat Healthy Kiss). Durch die antientzündliche Wirkung der Regulatessenz werden überschießende Prozesse gestoppt, und die Heilung kann dadurch schneller voranschreiten.
- Für den spontanen Einsatz bei Verletzungen, Verbrennungen, Zerrungen, Entzündungen, Insektenstichen zu Hause und unterwegs, empfiehlt es sich, eine Mischung aus DMSO (Seite 132) und Magnesiumsalz in wässriger Lösung griffbereit zu haben. Diese Mischung ist international als »Sportlerspray« bekannt und besteht, nach Dr. Fischer modifiziert, aus pharmazeutisch reinem DMSO und einer Mischung aus den Salzen Magnesiumchlorid (oder Magnesiumsulfat) und Natron in Wasser. Beispiel: Für 100 ml Sportlerspray werden 60 ml DMSO Ph. Eur., 5 g Magnesiumchlorid und 5 g Natron vermischt und mit reinem Wasser auf 100 ml aufgefüllt. Am besten direkt in einer 100-ml-Braunglas-Sprühflasche herstellen oder, für Flug-, Fahrrad- und Wanderreisen, in einer HDPE-Sprühflasche aufbewahren. Diese Lösung wird großzügig auf die betreffenden Stellen gesprüht und eventuell mit den Fingerspitzen gleichmäßig verteilt. Dann für ca. 30 Minuten ohne Kleidungskontakt einziehen lassen. Im Falle offener Wunden sollte zuerst mit Wasserstoffperoxid-Lösung 3 % desinfiziert werden.
- Bei Sportverletzungen innovazym-Pur-Tabletten (Innova-vital) sofort einnehmen. Über den Tag verteilt 7 Tabletten auf nüchternen Magen 1 Stunde vor dem Essen bzw. 3 Stunden nach dem Essen mit reichlich kalter Flüssigkeit einnehmen.
- Von Dr. Reckeweg stehen die Kombinationstropfen Ruta-Gastreu N R55 als zugelassenes homöopathisches Arzneimittel bei leichten Verletzungen zur Verfügung, um die Schmerzen zu lindern und den Rückgang der Schwellung zu unterstützen. Wirkstoffe: Rhus toxicodendron D6, Ruta D6, Symphytum D6, Hamamelis D4, Arnica D3, Calendula D3. Dosierung: bei akuten Zuständen alle halbe bis ganze Stunde, höchstens 6 × täglich je 5 Tropfen einnehmen. Bei chronischen Verlaufsformen 1–3 × täglich 5 Tropfen einnehmen. Bei Besserung der Beschwerden reduzieren Sie die Häufigkeit der Anwendung.

Von allen großen Religionen wurden bestimmte Fastenzeiten empfohlen. Wenn wir zur Entlastung unseres Organismus fasten, sollten verschiedene Regeln eingehalten werden: genügend trinken, basische Getränke (z. B. Kanne Bio Brottrunk) und Brühen essen, den Darm durch Einläufe entleeren, sich regelmäßig bewegen. Für Menschen, die zum ersten Mal fasten wollen, empfiehlt es sich, dies in einer Gruppe und unter erfahrener therapeutischer Begleitung zu tun.

Symbiodetox mit Diosmektit (SymbioPharm GmbH), einem natürlichen, pulverisierten Mineralgestein, das eine sehr große Oberfläche besitzt, bindet Toxine und Schwermetalle im Darm, entlastet die Leber und hilft, sie auszuscheiden (ausführlich im Kap. »Leberstoffwechsel« Seite 91). Dosierung: 1 × täglich 1 Stick in Wasser auflösen.

Nahrungsergänzungen Um Schwermetalle auszuleiten oder den Körper grundsätzlich zu entsäuern, kann das Zwei-Komponenten-Entgiftungsprogramm (Regulatpro Active DTX und Dr. Niedermaier Detox Kur) angewendet werden. Diese Komposition aus Regulatessenz sowie Vitaminen, Selen, Zink, MSM, Cholin sowie verschiedenen Extrakten, die die Ausscheidungsorgane unterstützen, ist eine ideale Lösung, Giftstoffe im Körper zu mobilisieren und zur Ausscheidung zu bringen. Mit der Dr. Niedermaier Detox Kur werden die gelösten Giftstoffe im Darm gebunden und ausgeschieden.

Phytotherapie Mit den Kräutermixturen ist das Prinzip so, dass man zuerst mit Kräutern die Schleimhaut aufbaut und das Immunsystem ankurbelt, danach Destillate anwendet, um feiner modulierend zu arbeiten, später dann mit Homöopathie die Zellstruktur über die Schwingung regeneriert.

Hinweis: Tropfen bitte immer komplett aufbrauchen.

- Ab 1. Woche: Kräutermixtur 1 Andorn. Dosierung: 3 × täglich 30 Tropfen.
- Ab 2. Woche: Kräutermixtur 19 Nierenelixier (Eigenrezeptur) zusätzlich zu Kräutermixtur 1 Andorn. Inhalt: Eibisch, Frauenmantel, Gänsefingerkraut, Hauhechel, Liebstöckel, Calmus, Süßholz, Galgant. Der gesamte Wasserhaushalt wird positiv beeinflusst, indem das Elixier die Entwässerung sanft anregt und die Energie aufbaut. Dadurch werden Stoffwechsel- und Ausscheidungsprozesse gefördert, Gifte werden besser abtransportiert und ausgeschieden. Dosierung: 3 × täglich 30 Tropfen.
- Ab 3. Woche: zusätzlich Entgiftungstee (Eigenrezeptur). Inhalt: Mistel, Enzian, Angelica, Eibisch, Teufelskralle, Steinklee, Meisterwurz, Schafgarbe, Zinnkraut, Ehrenpreis. Fördert Stoffwechsel und Ausscheidungsprozesse. Dosierung: 1 gehäufter Kaffeelöffel reicht für einen 1 L Wasser, über den Tag verteilt trinken. Zur intensiven Entschlackung einen Teelöffel auf eine Tasse, ca. 200 ml, 10 Minuten ziehen lassen und genießen.
- Ab 4. Woche: Kräutermixtur 13 Aufbau- und Immundestillat (Eigenrezeptur). Inhalt: Mariendistel, Eleutherococcus, Mistel in Alkohol 40 %. Regt den Stoffwechsel an, baut Immunsystem auf. Dosierung: 3 × täglich 5 Tropfen.
- Ab 5. Woche: Kräutermixtur 25 Mariendisteldestillat (Eigenrezeptur). Inhalt: Mariendistel, Löwenzahn, Enzian, Hauhechel, Mistel, Galgant, Schafgarbe, Ehrenpreis in Alkohol 35 %. Entgiftung, Leberstärkung. Dosierung: 3 × täglich 5 Tropfen.

Für die Therapie mit Chlorella-Algen, nehmen Sie am besten die Heidelberger

Chlorella. Sie ist hochrein, gezüchtet in geschlossenem System, jede Charge schadstoffgeprüft in deutschen akkreditierten Laboren.

Chlorella vulgaris: übliche Dosis 3 × 5 bis 3 × 10 Presslinge täglich, aber auch wesentlich höhere Dosen sind manchmal zu empfehlen.

Chlorella Pyrenoidosa aus EU-Zucht: übliche Dosis 3 × 3 bis 3 × 5 Kapseln täglich. Auch bedeutend mehr ist möglich.

Auch ohne zu fasten, können Sie Ihren Darm entlasten. Ein pflanzliches Kombinationsmittel aus Myrrhe, Kamille und Kaffeekohle (Myrrhinil intest, Repha) sorgt dafür, dass Pilze und unerwünschte Bakterien vernichtet werden und die Schleimhaut regeneriert wird. Das ist oft nötig, wenn Sie Antibiotika einnehmen mussten. Nehmen Sie 14 Tage 3 × täglich 2 Tabletten und bauen Sie anschließend mit guten Darmbakterien die Flora wieder auf, z. B. (hypo-A) und Rephalysin (Repha).

Machen Sie mehrmals im Jahr eine Kräuterteekur: Von den folgenden insgesamt sieben Tees brühen sie sich jeden Morgen zum Frühstück einen anderen auf, so lange, bis je 50 g aufgebraucht sind:

- Löwenzahn
- Artischocke
- Wermut
- Mariendistel
- Tausendgüldenkraut
- Enzianwurzel
- Schafgarbe

Haben Sie lediglich eine Schwermetallbelastung, so können Sie sich auch ohne therapeutische Begleitung mal an die Entlastung wagen. Ganz wichtig ist, dass erst mal alle Ausscheidungsorgane frei sein müssen, ehe mit der Mobilisierung der Gifte aus dem Gewebe und den Organen begonnen werden kann.

Nutzen Sie auch die Kraft der Pflanzen in guten Konzentraten. So wie z. B. der Vitalkomplex Dr. Wolz: 20 ml dieses natürlichen Konzentrats aus einer Vielzahl an unterschiedlichen Obst- und Gemüsesaftkonzentraten, Kräuterauszügen, Extrakten und fermentierten Lebensmitteln enthalten ähnlich viele sekundäre Pflanzenstoffe wie 800 g speziell ausgewähltes Obst und Gemüse.

Mykotherapie Eine Kur zur Entgiftung und Entsäuerung kann in Kombination der Pilzarten Reishi (Leber), Cordyceps (Niere), Polyporus (Lymphe), Hericium (Darm) und Auricularia (Blut) durchführt werden (täglich je 1–2 Kapseln pro Pilzart). Dosierung bei normaler Detox-Kur: Je 1 Kapsel von jeder Pilzart zum Frühstück einnehmen; bei intensiver Detox-Kur: zusätzlich je 1 Kapsel auch noch zum Mittagessen einnehmen. Viel stilles Wasser ergänzend trinken!

Homöopathie Diese Therapie nach Dr. Reckeweg beinhaltet vier verschiedene Medikamente zur Stärkung der wichtigsten Ausscheidungsorgane: Hepa-Gastreu N R7 Tropfen (für die Leber), Scrophulae-Gastreu R17 (für das Lymphsystem), Reno-Gastreu R27 Tropfen (für die Niere) und Colintest-Gastreu R37 Tropfen (für den Darm). Dosierung: morgens 5 Tropfen Hepa-Gastreu N R7, mittags 5 Tropfen Scrophulae-Gastreu R17, nachmittags 5 Tropfen Reno-Gastreu R27 und abends 5 Tropfen Colintest-Gastreu CN R37. Dieser Plan wird 6 Wochen lang ausgeführt. Sie sollten während dieser Zeit besonders auf eine ausreichende Trinkmenge achten. Alternativ können Sie morgens die verordnete Tagesmenge der vier Präparate in eine Flasche stilles Wasser geben und dieses dann über den Tag verteilt, schluckweise trinken.

Ayurveda Das klassische ayurvedische Reinigungsverfahren heißt Panchakarma. Übersetzt bedeutet Panchakarma »fünf Behandlungen«. Panchakarma ist das Jahrtausende alte ayurvedische Therapiekonzept für Vorbeugung, Verjüngung, Revitalisierung und Heilung, das seit 1992 in der Maharishi Ayurveda Klinik in Bad Ems erfolgreich durchgeführt wird.

Im Ayurveda geht man davon aus, dass sich im Laufe der Zeit toxische Substanzen aus der Nahrung, der Atemluft und auch aus Entgleisungen des menschlichen Stoffwechsels im Organismus akkumulieren, was zu vielfältigen gesundheitlichen Störungen führen kann. Diese Unsinnsmoleküle (AMA) blockieren wichtige Stoffwechselschritte und stören damit auch die vielfältigen Selbstheilungsmechanismen des Körpers.

Die verschiedenen Therapien bilden eine genau abgestimmte Behandlungssequenz. Sie unterstützen sich gegenseitig in ihrer Wirkung. Besonders beliebt bei den Patienten sind die Ganzkörper-Ölmassagen mit warmen Kräuterölen. Der herausragende Nutzen und die Wirksamkeit der Panchakarma-Therapie wurden bereits in uralten Aufzeichnungen beschrieben. Einer Studie zufolge werden mit einer zwölftägigen Maharishi Panchakarma-Kur so viele Umweltgifte aus dem Körper geschleust, wie es der Körper in Eigenregie nur in 25 Jahren erreichen kann. Durch diese immense Reinigung wird die Selbstheilungskraft des Organismus maximal angeregt, der Patient fühlt sich nicht nur frischer, freier und leichter, sondern eine Vielzahl chronischer Krankheiten lassen sich so optimal reduzieren.

Panchakarma erreicht in kürzester Zeit eine immense Steigerung des Wohlbefindens, was an der intelligenten Zusammenstellung und dem logischen Aufbau der einzelnen Therapieschritte liegt. In drei aufeinander aufbauenden Schritten werden systematisch fett- und wasserlösliche Gifte aus ihrer Verankerung in den Geweben gelöst, z. B. durch Einnahme verschiedener Kräuterpräparate und medizinierter Fette. Danach wird der Gewebestoffwechsel durch Überwärmung aktiviert, z. B. durch Kräuterdämpfe, Packungen und entspannende Ölgüsse. Im letzten Schritt werden die gebundenen und gelösten Schadstoffe schließlich über Darm, Haut und Nieren ausgeschieden.

Die angenehmen, entspannenden Behandlungen aktivieren nicht nur die körpereigenen Selbstheilungskräfte. Genauso intensiv und natürlich bessert sich auch die seelische Verfassung, da die verwendeten Heilkräuteröle nicht nur reinigende Wirkungen haben, sondern das Einstreichen mit dem angenehm warmen Öl gleichzeitig auch eine enorme Beruhigung über die gesamte Hautoberfläche nach sich zieht. Dazu kommt, dass die meisten Anwendungen von

Das rät die Ärztin

Fasten ist nicht immer angezeigt

Bitte auf gar keinen Fall in der Schwangerschaft oder während des Stillens fasten! Die aus dem Fettgewebe mobilisierten Giftstoffe verschieben Sie via Mutterkuchen oder Muttermilch auf Ihr Baby.

zwei Therapeuten gleichzeitig mit spiegelbildlichen Streichungen und Bewegungen durchgeführt werden, was in synchroner Weise die linke mit der rechten Gehirnhälfte harmonisiert.

Einen solch ausgeglichenen Zustand ihrer Hirnfunktionen nehmen die Patienten schon nach wenigen Tagen wahr: In der Regel wird der Schlaf tiefer, Unruhezustände und Stressgefühle reduzieren sich, Ängste werden weniger und Panikattacken bleiben während einer solchen Therapie nach nur wenigen Tagen ganz aus.

Dieses gestärkte psychische Gleichgewicht unterstützt wiederum die Heilung der körperlichen Aspekte: Wie jeder weiß, führt Entspannung zu einer verbesserten Abwehrlage und schnellerer Selbstregeneration. Es wird daher durch Panchakarma eine dauerhafte Regeneration eingeleitet und eine neue Grundlage für Gesundheit, Vitalität, mehr Energie, Freude und Leistungsfähigkeit geschaffen.

Aus eigener Erfahrung kann ich nur sagen: Wenn Ihnen Ihre Gesundheit lieb ist, verzichten Sie auf ein neues Auto oder einen ganz besonderen Urlaub und gönnen Sie sich eine mindestens zehntägige Panchakarma-Kur in Deutschland!

Hilfe im Zusammenhang mit Operationen

Mit homöopathischen Kügelchen können Sie sich zwar keine Operation ersparen, aber besser damit fertig werden. Schwellungen werden gemindert, Blutungen verhindert oder leichter gestoppt, kleine Blutgefäße zerreißen nicht so schnell.

Nehmen Sie vor der Operation 3 × täglich 1 Tablette Arnica C12, oder nehmen Sie 1 Tablette Arnica C30 davor und 1 danach.

Besprechen Sie mit dem Arzt, ob eine systemische Enzymtherapie angezeigt ist, um mögliche Blutergüsse schneller aufzulösen und Verwachsungen zu verhindern, z. B. mit innovazym Pur (Innova Vital) oder Karazym (Volopharm).

Nahrungsergänzungen Durch den oxidativen Stress bei der Operation und zur Wundheilung verbraucht der Körper viele Vitamine, Mineralien und Spurenelemente. Die wichtigsten sind Selen und Zink. Ergänzen Sie mit Unizink 50 (Köhler), 3 × täglich 1 Tablette. Vielleicht brauchen Sie nach Blutverlusten auch Eisen. Auch Nahrungsergänzungen, die B-Vitamine und Antioxidanzien enthalten, sind sinnvoll, wie das Reha-Paket (hypo-A).

Phytotherapie Kräutermixtur Vitamin- und Narbensalbe (Eigenrezeptur Eisbär-Apotheke).
Inhalt: Centella asiatica, Hamamelis, Calendula, Herba Equiseti, Vitamin E, Vitamin D, Oleum Jojobae, Arganöl, Riboflavin, Ol. Citri, Ol. Aurantii, Unguetum Cordes. Extrakte aus der Pflanze Centella Asiatica – auch indischer Wassernabel oder Tigergras genannt – haben eine Reihe von positiven Wirkungen auf die Haut. Eine der am besten belegten Wirkungen der Inhaltsstoffe von Centella Asiatica ist die Wundheilung. Darüber hinaus wirken die Extrakte der Centella asiatica antioxidativ, antientzündlich und regenerierend. Dosierung: mehrmals täglich auftragen und einmassieren.

Apitherapie Hier ist eine Kombination von Gelée Royale und Propolis angezeigt. Gelée

Royale entfaltet seine Kraft auf Zellebene als präventive Maßnahme, aber auch in der postoperativen Phase der Genesung zur Wiederherstellung von Kraft und Ausdauer, sowie der Stabilisierung des Nervenkostüms. Boisson Royale in der Intensiv-Reha, Boisson Vitale für eine bessere Sauerstoffsituation im Gewebe und Boisson Cellactive zur Unterstützung des Immunsystems. Dosierung: je 1 bis maximal 2 Ampullen täglich über mindestens 4 Wochen hinweg verzehren.
Propolis als Kapsel eignet sich zur Aktivierung des Immunsystems sowohl bei vorübergehender akuter als auch bei chronischer Abwehrschwäche. Dosierung: 4–8 Wochen je 3 bis maximal 5 Kapseln täglich.

Homöopathie Schreitet Ihre Genesung nach einer Operation nicht gut voran oder leiden Sie unter Beschwerden, die vorher nicht bestanden haben, dann lassen Sie sich von einem Homöopathen helfen. Manchmal hat Ihr Körper nur die Narkosemittel noch nicht verkraftet, oder Ihre Seele leidet unter Stress, dann kann das geeignete Gegenmittel rasch Besserung bringen. Besonders eindrucksvoll sind diese Besserungen auch, wenn es Ihrem Baby oder Kind nach einem operativen Eingriff nicht besser geht.

Schüßler-Salze Schüßler-Salz Kalium chloratum (Nr. 4) löst Schlackenstoffe, und Schüßler-Salz Natrium sulfuricum (Nr. 10) hilft bei der Ausscheidung. Dosierung: Von jedem Salz über 2–3 Wochen je 15–20 Tabletten täglich lutschen oder als Cocktail (Seite 139) trinken.

DMSO Für die Wundheilung und die Geweberegeneration an äußeren und inneren Narben kommt DMSO (Seite 132) eine wichtige Bedeutung zu. Auch sehr alte

Abwarten

Nach der Operation wartet man ab, bis die Fäden entfernt sind, ehe man diese DMSO-Mischung wieder zum Einsatz bringt. Kunststofffäden können durch DMSO verspröden und dann brechen.

Narben gewinnen regelmäßig an Gewebequalität, wenn man sie einmal täglich, über ca. 6 Wochen hin, mit dem DMSO-Sportlerspray betupft. Die Haut wird wieder flexibler und glatt und oft kehren die Funktionen gesunder Haut wie Sensibilität, Haarwuchs oder Schwitzen zurück.

Ist eine Operation geplant, so kann man das betreffende Hautareal im Vorfeld, bis drei Tage vor dem Eingriff, jeden zweiten Tag mit 30%igem DMSO mit Urea benetzen und einwirken lassen. Es wurde nachgewiesen, dass DMSO zellschützend, zellstabilisierend und proliferativ, also im Sinne der Zellneubildung, wirkt. Für 100 ml dieser Mischung werden 30 ml DMSO Ph. Eur., 5 g Natron und 5 g Urea (= Harnstoff) vermischt und mit reinem Wasser auf 100 ml aufgefüllt.

Darmunterstützung Meist ist der Darm durch Medikamente in Mitleidenschaft gezogen. Deshalb frühzeitig mit einer Mikrobiologischen Therapie (ausführlich im Kap. »Darmpflege«, Seite 81) beginnen oder Probiotika (Seite 84) einnehmen.

Kolostrum Für eine allgemeine Rekonvaleszenz nach Operationen und schweren Erkrankungen, zur Unterstützung der Heilprozesse und Stärkung des Immunsystems, Vicosan Colostrum flüssig Serum.

Dosierung: 1 × täglich 12 ml (1 EL) auf nüchternen Magen oder Vicosan Colostrum Kapseln (MEDI CINE), 1 × täglich 2 Kapseln auf nüchternen Magen. Anwendungsdauer: 3–4 Wochen.

Entgiftung Regulatpro Dtx (Dtx plus Zeolith, Dr. Niedermaier) als 12-/24-Tage-Intensiv-Entgiftungskur nach Antibiotika bzw. Medikationen – wichtig: 1 × pro Jahr vorsorglich.

Bei verzögerter Wundheilung Verzögerte Wundheilung ist immer ein Zeichen für einen Zinkmangel. Dosierung: 3 × täglich 2 Unizink 50 (Köhler).

Kräutermixtur Vitamin- und Narbensalbe (Eigenrezeptur Eisbär-Apotheke) siehe oben bei Phytotherapie.

Bei verzögerter Knochenheilung Lassen Sie Ihren Vitamin-D-Spiegel überprüfen, wahrscheinlich ist er zu niedrig, dann hoch dosiert Vitamin D in Kombination mit K_2 einnehmen. Nicht zu viel Kalzium ergänzen, sondern besser die Kombination Magnesium-Kalzium (z. B. Basensalze Dr. Jacobs). Außerdem Aar os 3 × täglich 2–3 Dragees einnehmen (Adler Apotheke, Remscheid).

Das rät die Ärztin

Störungen durch Narben beheben

Denken Sie daran, dass die Narben einer Operation gelegentlich noch über Jahre den Gesamtorganismus stören können, ein Problem, das durch die Neuraltherapie (Seite 142) entdeckt und erfolgreich behandelt werden kann.

Dieser Eierschalenextrakt enthält biologisches Kalzium mit Wachstumsstimulatoren, die in Zellversuchen gezeigt haben, dass sie die Osteoblasten zum Knochenaufbau anregen (ausführlich im Kap. »Osteoporose« Seite 354). Bor nehmen Sie 3 mg täglich langsam einschleichend bis zu 20 mg (ausführlich im Kap. »Orthomolekulare Therapie«, Seite 103).

Bei Nachblutung Besonders bei gynäkologischen Eingriffen ist Bursa pastoris Urtinktur das Mittel der Wahl. Dosierung: 3 × täglich 3 Tropfen.

Bei Bluterguss Mit Enzymen löst sich der Bluterguss rascher auf, auch Verwachsungen kann man damit vorbeugen (ausführlich im Kap. »Systemische Enzymtherapie« Seite 121).

Mykotherapie: Auricularia und Polyporus morgens und mittags 1 Kapsel.

Bei Lymphstau Nehmen Sie hochdosiert Selen ein und, falls Sie keine gerinnungshemmenden Medikamente benötigen, Enzyme (ausführlich im Kap. »Systemische Enzymtherapie«, Seite 121).

Mykotherapie: Polyporus morgens und mittags je 1 Kapsel.

Bei Narben Mit dem Scarsystem (Gebomed) lassen sich hässliche Narben verhüten und Narbenwucherungen (Keloide) behandeln. Die Narbe wird mit einem Kryoroller vorbehandelt, und dann wird ein wasserundurchlässiger und unsichtbarer Polymerfilm aufgetragen, der die Narbe schützt und das Feuchtigkeitsgleichgewicht des Narbengewebes wiederherstellt.

Schmerztherapie

Zur Behandlung von chronischen Schmerzen eignen sich die meisten Therapien, die ich Ihnen in den vorherigen Kapiteln vorgestellt habe. Wichtig ist, zunächst herauszufinden, wo die Ursachen der Schmerzen liegen können. Meist ist eine begleitende Lebensstilveränderung unausweichlich, aber sicher erfolgversprechender, als nur auf chemische Medikamente zu bauen. In den Spezialkapiteln werde ich auf gezielte Therapien eingehen. Gerade bei Schmerzen hat es sich bewährt, verschiedene Verfahren zu kombinieren, das sogenannte multimodale System der Schmerztherapie.

Bei Gelenkschmerzen und Arthrose haben sich Pflanzenheilmittel aus Weihrauch, Teufelskralle, Weidenrinde und vielen anderen bewährt. Sie findet man zum Teil auch in homöopathischen Komplexmitteln.

Nahrungsergänzungen Zur Reduktion von Schmerzen können viele Vitamine (z. B. alpha-Liponsäure), Mineralstoffe (z. B. Magnesium) und Omega-3-Fettsäuren unterstützend eingesetzt werden. Hier möchte ich nur speziell auf eine besondere essenzielle Aminosäure eingehen, das DLPA, eine Mischung zu gleichen Teilen aus synthetischem (D) und natürlichem (L) Phenylalanin. Bei Menschen mit chronischen Schmerzen sind die körpereigenen schmerzstillenden Endorphinspiegel oft erniedrigt. Die Endorphine werden durch Enzyme zu schnell abgebaut. DLPA ist nun in der Lage, den Abbau zu stören, sodass über einen längeren Zeitraum erhöhte Endorphinspiegel gehalten werden können. DLPA wirkt nicht nur bei Schmerzen (stärker und sicherer als Opiate), sondern auch gegen Depressionen. Es verursacht keine Abhängigkeit, ist nicht giftig und kann mit allen anderen Medikamenten kombiniert werden. Dosierung: Man beginnt mit 3 × täglich 750 mg vor dem Essen. Meistens setzt eine Wirkung innerhalb von einer Woche ein. Wenn nicht, steigert man die Dosis nach 3 Wochen.

Phytotherapie Kräutermixturen aus der Apotheke mit CBD (Eigenrezepturen Eisbär-Apotheke)
Rezepturen mit CBD – wichtig als Vollextrakt (Entourage-Effekt). Es gibt verschiedene Darreichungsformen wie CBD-Kapseln (rezeptpflichtig)/Öl zum Einnehmen 5 %, 10 %, 20 %, Spray mit 5–20 % CBD, CBD Zäpfchen, CBD Globuli und CBD Tinkturen als Rezepturen.

Kräutermixtur Kräuteröl äußerlich mit CBD 1 %.
Inhalt: Weidenrinde, Eichenrinde, Kampfer, Rosmarin, Klettenwurzel, CBD, Olivenöl. Angesagt bei Schmerzen, Prellungen, Sehnenentzündung etc. Dosierung: mehrmals täglich wenige Tropfen auf die betroffene Stelle auftragen und einreiben.

Apitherapie Auch wenn diese Art der Behandlung noch umstritten ist, hat die Verwendung von Bienengift zur Behandlung von chronischen Schmerzen in zahlreichen Versuchsanordnungen ermutigende Ergebnisse gezeigt. Wem diese Art der Therapieform zu intensiv ist, kann man als orale Variante Propolis (in Kapselform; BIOBEE) in Betracht ziehen, da aufgrund der anästhetischen und entzündungshemmenden Wirkung Propolis den Schmerzcharakter weiter verändern kann.

DMSO, CBD, Procain Zur Behandlung von Schmerzen am Bewegungsapparat ebenso wie Kopfschmerzen, oder Neuralgien kann

DMSO (Seite 132) sowohl äußerlich als auch innerlich eingesetzt werden. Im Falle äußerlicher Anwendung wird das umschriebene Schmerzareal zum Beispiel mit »DMSO-Sportlerspray« behandelt. Ebenso eignen sich andere DMSO-Mischungen zur Schmerzbehandlung, insbesondere diejenigen mit Mädesüß-Auszügen, Procain oder CBD-Öl. DMSO-Pflanzenauszüge kann man selbst herstellen, indem das Pflanzenmaterial, getrocknet oder frisch, in einem Weck-Glas mit DMSO Ph. Eur. für 1–2 Tage überschichtet wird.
Procain ist das apothekenpflichtige aber frei verkäufliche Neuraltherapeutikum. Und CBD-Öl gibt es inzwischen sogar in Drogerien. Die Mischungen werden jeweils so gewählt, dass ein DMSO-Gehalt von ca. 30–60 % resultiert.

Dosierung: Für die innerliche Anwendung von DMSO kommt entweder die Mischung in einem Getränk, also oral, oder die ärztliche Injektions-/Infusionsbehandlung in Frage. Für die orale Anwendung kann man DMSO teelöffelweise in einem beliebigen 300-ml-Getränk verrühren und ein bis mehrmals täglich trinken. Für Erwachsene gilt dabei eine übliche Menge von ca. 1–5 TL (= ca. 3–15 g). Für die Injektions- und Infusionsbehandlung werden sterile DMSO-Mischungen verwendet und meist mit Kochsalz- oder Ringerlösung verdünnt (siehe Bezugsquellen im Serviceteil Seite 367). Injektionen können im Sinne einer verstärkten Neuraltherapie durchgeführt werden, da DMSO das Procain besser in die Zellen/ins Gewebe transportiert. Ebenso werden sehr erfolgreich Gelenkinjektionen durchgeführt – zur Schmerzbehandlung und für Regeneration. In Infusionen kann DMSO mit den verschiedensten anderen, beliebten Wirkstoffen kombiniert werden und deren »Reichweite« im Körper verbessern. Zur gezielten systemischen Schmerztherapie, beispielsweise bei Rheuma, Übersäuerung oder Fibromyalgie, eignet sich eine Mischung aus DMSO, Procain und Natron – auch als Procain-Basen-Infusion sehr bekannt. Diese kann beispielsweise auch mit Magnesiumsulfat (z. B. Diasporal Ampullen) erweitert werden.

Cannabinoide An dieser Stelle möchte ich auf eine seit Jahren stiefmütterlich behandelte Pflanze eingehen, die Hanfpflanze (Cannabis sativa). Dazu müssen Sie wissen, dass der Körper als Teil seines Nervensystems ein eigenes, sogenanntes endogenes Endocannabinoidsystem besitzt. So kann er bei Bedarf die beiden wichtigen Endocannabinoide Anandamid und 2-Arachidonoylglycerol (2-AG) produzieren, die das Neurotransmittersystem, das Immunsystem und das endokrine System beeinflussen. Sie binden an die beiden hauptsächlichen Andockstellen (Rezeptoren) der Zellen CB1 und CB2, die sich überwiegend im Gehirn aber auch in anderen Organen, wie Niere oder Darm befinden. In der Hanfpflanze wurden inzwischen über 100 chemische Verbindungen isoliert, die unser Endocannabinoidsystem beeinflussen, die Phytocannabinoide. Besonders das Cannabidiol (CBD) aus der Hanfpflanze ist vielseitig einsetzbar, da es keine psychoaktiven Inhaltsstoffe besitzt, dafür aber beeindruckende Wirkungen: schmerzstillend, angstlösend, antiemetisch, antikonvulsiv, neuroprotektiv, antiinflammatorisch.

Wenn die Hanfpflanzen für die CBD-Herstellung aus einem EU-zertifizierten Anbau stammen und der Gesamtextrakt weniger als 0,2 % THC (Tetrahydrocannabinol) enthält, darf das CBD-Öl legal in Deutschland gekauft und konsumiert werden. Es handelt sich dann um ein Nahrungsergänzungsmittel und nicht um ein Arzneimittel. Es berauscht nicht und macht nicht abhängig! Der Markt im Internet ist für Sie als Patientin schwierig zu durchschauen und gerade die Qualität, Verarbeitung, die damit verbundene Resorption, Konzentration und die Preisdifferenzen nur sehr schwer für den Laien zu beurteilen.

Wichtig ist die Anwendung des Vollextraktes und nicht der Reinsubstanz CBD allein, da für die komplexen Wirkungen alle Pflanzenstoffe des Hanfs notwendig sind. Insbesondere der sogenannte Entourage-Effekt durch die Terpene im Hanf verstärkt die Wirkung des CBD. Es ist also ein komplexes Zusammenspiel der einzelnen Inhaltsstoffe in der Pflanze.

Von diesem CBD-Öl zu unterscheiden ist das medizinische Cannabis (Tetrahydrocannabinol oder Dronabinol), für das Ihr Arzt ein Betäubungsmittel-Rezept (BTM-Rezept) ausfüllen muss. Dieses medizinische Cannabis wird bei uns besonders in der Palliativmedizin eingesetzt. Es hat aber durchaus weitere beachtenswerte Eigenschaften: angstlösend, neuroprotektiv, schmerzstillend, besonders bei Nervenschmerzen, muskelentspannend, appetitanregend, reduziert Übelkeit und Erbrechen, senkt den Augeninnendruck bei Glaukom und stößt bei Krebszellen das Selbstvernichtungsprogramm an.

Zu welchem Zweck

CBD mit weniger als 0,2 %THC bessert die 3 S: Schlaf, Stimmung, Schmerz – ohne zur Abhängigkeit zu führen.

Klassische Selbstbehandlung

Auch von alters her sind natürliche Heilmittel bekannt. Es sind die klassischen Hausmittel, die ältere Menschen noch anwenden. Wir stellen Sie Ihnen im Folgenden vor.

Tonika

Arzneikräutertonika sind Stärkungsmittel. Überliefertes Wissen der Kräuterheilkunde wird mit moderner Pflanzenheilkunde abgestimmt. Es werden sorgfältig Extrakte aus verschiedenen biologisch angebauten Heilpflanzen ausgewählt, deren Inhaltsstoffe sich gegenseitig in ihrer Wirkung verstärken. Sie sind schnell wirksam, da sie vom Körper bereits über die Mundschleimhaut aufgenommen werden. Sie sind individuell dosierbar, ohne Alkohol und ohne Konservierungsstoffe.

Wickel

Bestimmt erinnern Sie sich noch daran, wie Ihnen als Kind jemand kalte Wadenwickel gemacht hat, um die Temperatur zu senken. Wickel können bei akuten Beschwerden Linderung bringen und bei chronischen Erkrankungen dauerhaft die Therapie unterstützen. Nach Bedarf kann ein Zusatz, wie Essig oder Quark verwandt werden, der auf die Körperstelle aufgetragen oder auf das erste Tuch gegeben wird.

Legen Sie mehrere Handtücher, ein warmes Wolltuch und eventuell zusätzlich eine Decke bereit. Tauchen Sie das erste Tuch in Wasser ein. Ob es warm oder kalt ist, hängt vom Zweck der Anwendung ab. Generell gilt: Bei Entzündungen immer kalte Wickel anlegen. Wringen Sie das Tuch nur grob aus und legen es sehr feucht auf die zu behandelnde Körperpartie. Das Ganze mit einem trockenen Handtuch fixieren. Nun noch das Wolltuch darumbinden und sich für etwa eine Viertelstunde unter die Decke legen. Kalte Wickel müssen ungefähr alle zehn Minuten erneuert werden. Nach Benutzung eines Wickels bitte noch eine Viertelstunde ruhen.

Spezialität Leberwickel: Um die Entgiftungsfunktion und Durchblutung der Leber zu unterstützen, legen Sie einen Leberwickel an. Der gehört auf den nackten rechten Oberbauch und wird feucht und kühl aufgelegt. Darüber eine Plastikfolie und dann ein Handtuch legen. Darauf geben Sie eine Wärmflasche. Zunächst höchstens zwanzig Minuten liegen lassen, um den Kreislauf nicht zu überfordern. Später kann der Wickel bis zu zwei Stunden angewendet werden.

Auflagen

Kommen Pflanzen zum Einsatz, die auf den betroffenen Bereich gelegt werden, spricht man folgerichtig von einer Auflage. Am bekanntesten sind Heusack und Zwiebelauflage. Die Handhabung entspricht der des Wickels. Erwärmen Sie einfach die getrockneten Heublumen oder gehackten Zwiebeln, die in einem Leinenbeutel oder Papierfilter liegen sollten, über Wasserdampf. Legen Sie diesen Beutel dann – nicht zu heiß bitte – auf den Körper und wickeln Sie wie üblich. Bei entzündlichen Beschwerden wiederum nur kalt anfeuchten und auflegen.

Güsse

Güsse mit warmem oder kaltem Wasser gehörten zum festen Repertoire von Pfarrer Kneipp. Sie sind sehr gut, um sich fit zu halten oder um Beschwerden zu lindern. Atemwegserkrankungen, niedriger Blutdruck und Gefäßprobleme sowie Kopf- und Bauchschmerzen sprechen meist gut darauf an. Man unterscheidet zwischen Teilgüssen, die nur einen Körperteil betreffen, und Vollgüssen, bei denen der gesamte Körper begossen wird. Am häufigsten kommen kalte Güsse zwischen 12 und 14 °C, seltener warme zwischen 36 und 38 °C zum Einsatz. Bei Wechselgüssen wechselt die Temperatur zwischen warm und kalt hin und her.

- Da das Wasser sanft und ohne Druck fließen soll, ist ein Schlauch ohne Brause am besten.
- Beginnen Sie immer mit der rechten Körperseite, also vom Herzen entfernt.
- Arbeiten Sie von unten nach oben, beginnend an den Händen bzw. Füßen.
- Erst außen dann innen, das gilt sowohl für Arme als auch für die Beine.
- Der Rücken ist für gewöhnlich temperaturempfindlicher als die Brust. Beginnen Sie darum bei Körpergüssen vorne.
- Bei der Dauer ist nicht etwa länger besser. Stellt sich ein leichter Kälteschmerz ein, führen Sie den Wasserstrahl weiter. Es soll immer angenehm bleiben.

Dampfbäder und -Inhalationen

Erkrankungen der Atemwege und Hauterkrankungen im Gesicht, etwa Akne, sprechen sehr gut auf eine Behandlung mit Wasserdampf an. Heilpflanzenbestandteile mit leicht flüchtigen Inhaltsstoffen, wie Kamillen- und Lavendelblüten oder Thymian, sind ideale Zusätze, ebenso wie deren ätherische Öle. Über den aufsteigenden Wasserdampf entfalten Sie ihre Wirkung auf den Organismus. Während die Wirkstoffe bei einer Wasserdampfinhalation über die Atmung in den Körper gelangen, werden sie bei einem Dampfbad hauptsächlich von der Haut aufgenommen. Die Atemtechnik entscheidet über die Art der Anwendung: Bei einem Dampfbad wird normal ein- und ausgeatmet, bei einer Inhalation hingegen ist es wichtig, langsam und tief einzuatmen.

Für ein Dampfbad oder eine Inhalation eine Handvoll Pflanzenteile oder 3 bis 7 Tropfen ätherisches Öl in eine große Schüssel geben und mit ca. 2 Liter kochendem Wasser übergießen. Kopf nicht zu nah darüber halten (Verbrennungsgefahr!) und mit einem Handtuch bedecken. Anwendung etwa 10 Minuten durchführen.

Teil 4

Besonderheiten in bestimmten Lebensphasen

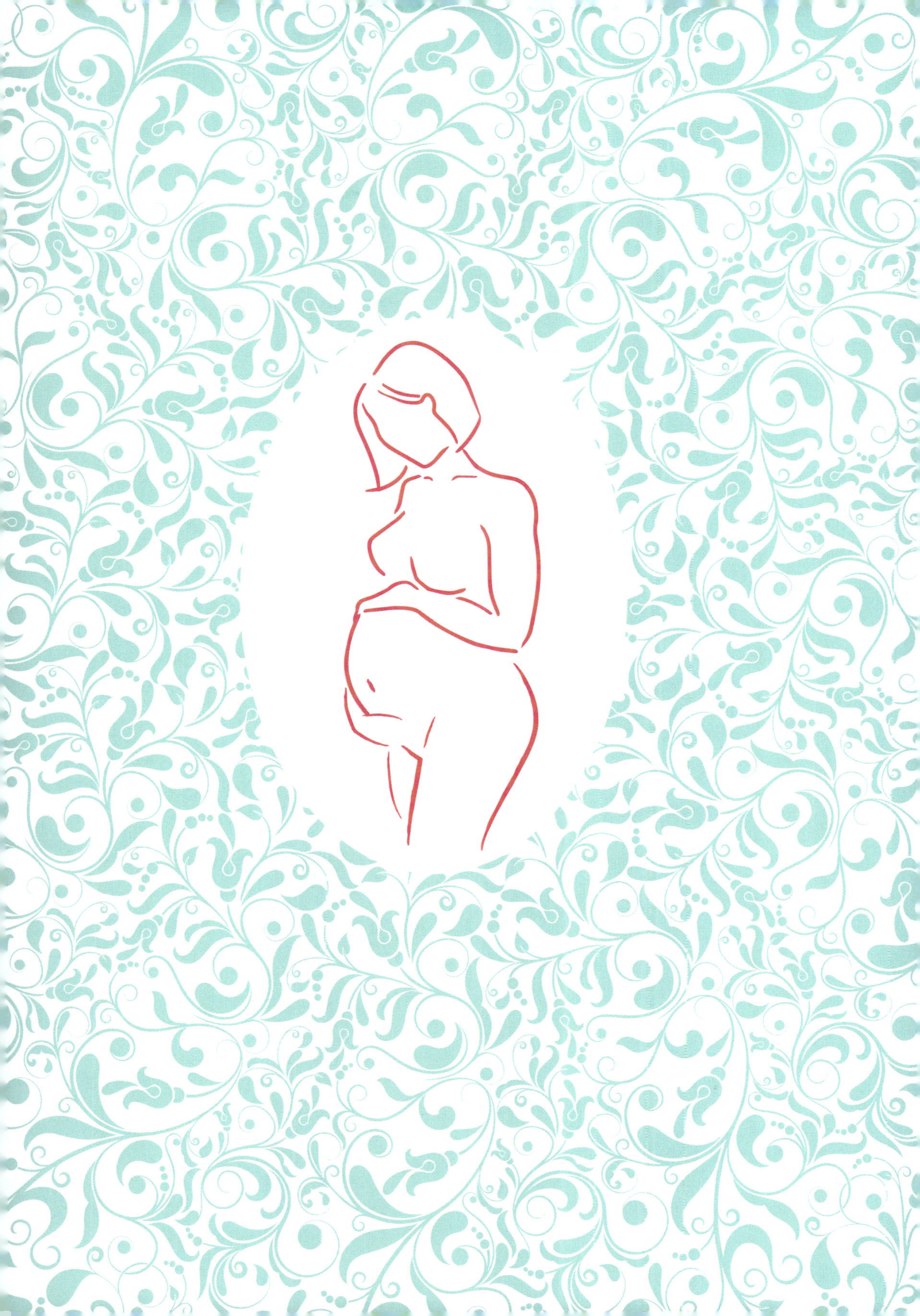

Fortpflanzung

Die Fortpflanzung ist ein Thema, das im Leben jeder Frau eine Rolle spielt. »Das geht mich nichts an«, gibt es nicht. Sie müssen sich entscheiden, ob Sie Kinder möchten oder nicht.

Lebt eine heterosexuelle Frau in einer festen Beziehung und stimmt die wirtschaftliche Situation, dann dauert es oft nicht lange, bis der Kinderwunsch geboren ist. Bis dann allerdings auch ein Baby geboren wird, kann es manchmal dauern.

Kinderwunsch

Werden Sie nicht nervös, wenn nach einem halben oder ganzen Jahr der Schwangerschaftstest noch immer negativ ausfällt. Tatsächlich sind beim Menschen viele »Versuche« nötig, bis es nicht nur zur Befruchtung, sondern darüber hinaus auch zu einer Geburt kommt.

Erst nach ungefähr 2 Jahren, also 26 weiblichen Zyklen, ohne Eintritt einer Schwangerschaft wird üblicherweise zu eingehenden Tests geraten. Wenn Sie die Pille abgesetzt haben, können Sie sogar noch ein paar Monate »dazugeben«. Tickt die Uhr allerdings, etwa ab 36 Jahren, dann können Sie einen Bluttest machen lassen, in dem das Anti-Müller-Hormon (AMH) bestimmt wird, das Ihnen Anhaltspunkte dafür liefert, wie groß die Reserve an Eianlagen in Ihren Eierstöcken noch ist.

Haben Sie schon einmal oder mehrfach ein Kind geboren, so steigt die Wahrscheinlichkeit, dass es rasch klappt, rapide an, denn offenbar hat Ihr Körper und sein Immungedächtnis durch die »Schwangerschaftsübung« gelernt.

Erste Schritte

Basaltemperaturkurve

Da der Moment der Zeugung eng mit dem Eisprung zusammenhängt, müssen Sie natürlich Ihren Zyklus kennen, um zu wissen, wann Ihre fruchtbare Phase ist. Üblicherweise findet der Eisprung, die Ovulation, um den 13. oder 14. Tag des Zyklus statt. Um Ihren ganz persönlichen Tag herauszufinden, messen Sie am besten über 3 Monate Ihre Basaltemperaturkurve.

Besprechen Sie mit Ihrem Frauenarzt, wann Ihr günstigster Empfängnistermin ist. Durch die Selbstuntersuchung des Muttermundschleims (Seite 190) haben Sie weitere Hinweise auf den Tag des Eisprungs.

Es sollten keine Scheideninfektionen vorliegen. Bei einem optimalen Scheidenmilieu sind die Chancen für eine spontane Konzeption besser als bei einer Fehlbesiedelung der Scheide. Milchsäurehaltige Probiotika, die oral verabreicht werden oder direkt über die Scheide, sind empfehlenswert.

Übrigens…

Am besten bei Kinderwunsch auch zum Zahnarzt gehen. Wenn Sie eine Parodontitis, entzündete oder tote Zähne haben, sinken Ihre Chancen auf eine rasche Konzeption und eine normale Schwangerschaft, denn jegliche Entzündung aktiviert Ihr Immunsystem und das beeinträchtigt den Eireifungs- und Befruchtungsprozess.

Ernährung Reduzieren Sie Alkohol und Kaffee und sehr stark Süßigkeiten, Fleisch und Milchprodukte. Stattdessen: Obst, Gemüse, Fisch und Vollkornprodukte, besonders Nüsse und Hülsenfrüchte sowie Eier. Machen Sie eventuell eine Entgiftungskur (Seite 157), und stabilisieren Sie Ihren Darm durch mikrobiologische Therapie (Seite 83). Weder Unter- noch Übergewicht ist förderlich für eine Schwangerschaft. Gewöhnen Sie sich das Trinken von Kanne Bio Brottrunk an, denn in der Schwangerschaft tut er Ihnen sowieso gut und schützt Ihr Baby vor Neurodermitis und Co.

Nahrungsergänzungen Wurde eine hormonelle Kontrazeption beendet, dann ist die Nahrungsergänzung mit verschiedenen Vitalstoffen ein Muss, denn die Hormone sind Vitaminräuber. Sämtliche B-Vitamine, Magnesium, Zink, Vitamin C und Jod werden offenbar vermehrt verbraucht oder ausgeschieden. Mit Resilovit (Gonadosan) gibt es jetzt ein erstes Produkt auf dem europäischen Markt, das diese verschiedenen Nährstoffmängel gezielt ausgleicht.

Jede Frau sollte ihren Vitamin-D-Spiegel im Blut kennen. Optimale Vitamin-D-Werte sollten dauerhaft über 45ng/ml Serum liegen, um gute Chancen auf eine Schwangerschaft zu haben.

Um das Risiko für bestimmte Missbildungen zu verringern, sollten sofort bei Kinderwunsch, besser noch schon 3 Monate vorher, 0,4 mg Folsäure eingenommen werden. Bei erhöhtem Missbildungsrisiko aktives Folat (Quatrefolic), 800 Mikrogramm pro Kapsel, mit aktivem Vitamin B_{12}, zur optimalen Verwertung (Heidelberger Chlorella).

Die Auswahl bei Multivitamintabletten, die bei Kinderwunsch unterstützen sollen, ist groß. Wichtig ist, Produkte ohne Konservierungs- und Farbstoffe, ohne weitere E-Stoffe und ohne künstliche Süßstoffe zu bevorzugen. Andernfalls kann die Einnahme von Nahrungsergänzungen eher schaden als nutzen. Nach meiner Erfahrung eignet sich PREGNASana (hypo-a), das die oben beschriebenen Mikronährstoffe ohne Zusatzstoffe enthält.

Fertilovit-Präparate (Gonadosan) sind für die Frau und den Mann mit Kinderwunsch eine geeignete Ergänzung zur normalen Ernährung. Besonders an diesen Produkten ist, dass es sich um typgerecht angepasste Mikronährstoffpräparate handelt, die von Kinderwunschexperten entwickelt wurden. So gibt es für die Frau spezifische Produkte für Patientinnen mit Autoimmunthyreoiditis, Endometriose, PCOS sowie für reifere Kinderwunschpatientinnen (Alter 35+) mit abnehmender Eizellqualität. Für den Mann gibt es ein Produkt bei nachgewiesener eingeschränkter Spermienqualität sowie ein Produkt zur Aufrechterhaltung einer normalen Spermienqualität bei normalem Spermiogramm. Allen gemeinsam ist, dass sie für eine optimale Versorgung mit Folsäure, Antioxidanzien, Vitaminen, Mineralien und anderen Mikronährstoffen sorgen.

Bei allen Therapien kann die Regulatessenz (Rechtsregulat Bio oder Metabolic, Dr. Niedermaier) dazu beitragen, den ganzen Organismus wieder ins Gleichgewicht zu bringen. Die körperliche sowie geistige Ausgeglichenheit wird gefördert, ebenso wie die verbesserte Aufnahme der Mikronährstoffe aus der Nahrung. Das Zwei-Komponenten-Detox-Programm funktioniert nach dem Prinzip »Lösen und Binden«. Hier wird auf natürlichem Wege dem Körper der Impuls zum Loslassen der Giftstoffe gegeben.

Äußerlich Gehen Sie oft an die frische Luft, um Tageslicht auf die Haut zu bekommen und treiben Sie 3 Stunden pro Woche moderaten Sport. Rauchen steht der Erfüllung Ihres Wunsches im Weg. Wer nicht aufhören kann, schränkt den Konsum auf höchstens 4 Zigaretten täglich ein. Sorgen Sie auch für ausreichend und vor allem erholsamen Schlaf (Seite 61).

Sich selbst auch prüfen

Prüfen Sie Ihre Umgebung auf Lärm, Elektrosmog und Umweltgifte. Versuchen Sie, derartige Faktoren abzuschalten. Prüfen Sie sich ehrlich: Vielleicht wollen Sie zwar ein Kind, aber erst später, vielleicht drängen nur Partner oder Eltern. Wollen Sie noch die Karriereleiter erklimmen und denken, ein Kind steht dabei im Weg? Ziehen Sie sich zurück und werden sich darüber klar. Stellen Sie sich die Frage: Würde sich ein Baby in mir wohlfühlen?

Wenn es nicht klappt ...

Trotz gesunder Lebensweise und auf den ersten Blick idealer Voraussetzungen bleiben 2–3 % der Paare, die gerne Eltern werden wollen, kinderlos. Die Gründe sind vielfältig. Man geht davon aus, dass die Auslöser etwa gleich auf beide Geschlechter verteilt sind, bei knapp der Hälfte der Betroffenen sind sogar bei beiden Ursachen festzustellen. Man unterscheidet zwischen Sterilität und Infertilität.

Sterilität bezeichnet sowohl die Unfähigkeit, ein Kind zu zeugen als auch die Unfähigkeit, ein Kind zu empfangen. Mit primärer Sterilität ist gemeint, dass die betroffene Person noch nie ein Kind gezeugt hat bzw. schwanger geworden ist. Bei der sekundären Sterilität hat zuvor eine Schwangerschaft oder eben eine Zeugung stattgefunden. Sie oder er war also noch nicht immer steril.

Infertilität bezeichnet die Unfähigkeit, ein Kind zu gebären. Es ist somit ein Oberbegriff, der die Sterilität ebenso einschließt, wie Schwierigkeiten beim Einnisten der befruchteten Eizelle und beim Austragen des Fetus. Auch von der Subfertilität sollten Sie gehört haben. Es handelt sich hierbei nämlich um Einschränkungen der Zeugungs- und Gebärfähigkeit, was deutlich öfter vorkommt als die hundertprozentige Unfähigkeit.

Untersuchung des Mannes Eine gründliche Erhebung bisheriger Erkrankungen und aktueller Lebensumstände kann bereits Hinweise auf mögliche Ursachen geben. Übermäßiger Konsum von Alkohol, Kaffee und Nikotin verschlechtern die Samenqualität. Umweltgifte, denen manche Männer im Beruf ausgesetzt sind, können zu Unfruchtbarkeit führen. Auch sitzende Tätigkeit und zu enge Hosen, wodurch die Hodentemperatur erhöht wird, mögen die Samenfäden gar nicht. Sauna und heiße Bäder sollten nicht zu heiß und zu lange genossen werden. Übermäßiger Sport lässt die Samenfäden verkümmern. Besonders gefährdet sind die Radsportler, da der Druck des Sattels am Damm die Blutzufuhr zu den Hoden abdrückt. Ergibt die Erhebung nichts, führt der nächste Weg zum Urologen. Der erstellt ein Spermiogramm, untersucht also Samenflüssigkeit darauf, ob ausreichend Spermien produziert werden und ob diese beweglich genug sind. Mit Abstrichen werden Entzündungen ausgeschlossen.

Was ist normal? Die normale Fertilisationsrate liegt bei 70–80 %. Das bedeutet, dass von zehn Eizellen sieben oder acht befruchtet werden. Voraussetzung um diesen Normwert zu erreichen, ist, dass in einem Milliliter Sperma mindestens 20 Millionen Samenzellen vorhanden sind. Davon muss die Hälfte gut beweglich, 30 % normal geformt sein. Liegen die Werte darunter, bedeutet das nicht automatisch Unfruchtbarkeit, sondern unter Umständen nur eine eingeschränkte Zeugungsfähigkeit.

Untersuchung der Frau Bei Auffälligkeiten in der Basaltemperaturkurve (Seite 172) oder bei unregelmäßigem Zyklus werden Hormon- und Ultraschalluntersuchungen durchgeführt. Am Eisprungtermin wird ca. 12 Stunden nach Geschlechtsverkehr überprüft, ob genügend bewegliche Samenfäden darin sind. Der Fachmann spricht von einem Postkoital- oder Sims-Huhner-Test (SH-Test). Durch Ultraschall und kleinere operative Eingriffe müssen Gebärmutterveränderungen und Eileiterstörungen ausgeschlossen werden.

Ursachen und Therapiemöglichkeiten der Frau

Wie Sie sehen, gibt es eine Reihe von Ursachen, die nur der Fachmann finden und voneinander abgrenzen kann. Je mehr Sie sie zumindest grob kennen, desto gezielter können Sie Ihrem Arzt Auskunft geben. Außerdem können Sie dann besser Ihre Situation und die Chancen auf eine Schwangerschaft einschätzen. In den meisten Fällen von eingeschränkter Fruchtbarkeit können sowohl schulmedizinische als auch naturheilkundliche Maßnahmen zum Ziel führen. Oft lassen sich die Methoden auch kombinieren. Aber vor dieser Entscheidung muss eine vollständige Diagnostik liegen inklusive Temperaturkurve, Spermiogramm, Sims-Huhner-Postkoitaltest, Gebärmutter- und Eileiteruntersuchung.

Konventionelle Therapie bei Störungen der Eierstockfunktion

Der erste Schritt ist die Bekämpfung einer einzelnen Ursache, z. B. die Behandlung einer Schilddrüsenüber- oder -unterfunktion. Dies gilt auch für andere Stoffwechselerkrankungen, wie Diabetes. Bei prolaktinbildenden gutartigen Tumoren der Hirnanhangsdrüse ist es meist ausreichend, wenn man den Prolaktinspiegel mithilfe von Tabletten senkt. Auch bei erhöhten männlichen Hormonen, wie sie bei den polyzystischen Ovarien anzutreffen sind, helfen Tabletten, die den Androgenspiegel senken. Ist der Eisprung gestört, ohne dass man eine andere Erkrankung feststellen kann, so wird oft zunächst versucht, mit einem Antiöstrogen, dem Clomifen, einen Eisprung auszulösen. Ist das erfolglos, kommen Hormonspritzen zum Einsatz oder in besonderen Fällen eine Hormonpumpe.

Wichtig ist dabei immer, den Partner einzubeziehen. Ist seine Zeugungsfähigkeit zusätzlich eingeschränkt, müssen die Maßnahmen aufeinander abgestimmt werden.

Alternative Therapie bei Störungen der Eierstockfunktion

Störungen des Eisprungs, die sich in einer Gelbkörperschwäche oder seltener Regelblutung (ausführlich im Kap. »Der weibliche Zyklusablauf«, Seite 210) äußern, sind die Domäne der Naturheilkunde. Länger als maximal 6 Monate sollten Sie trotzdem nicht auf eigene Faust eines der folgenden Mittel nehmen, sondern dann mit Ihrem Arzt besprechen, ob wirklich alle möglichen Ursachen berücksichtigt wurden, ob Kontrolluntersuchungen erforderlich sind oder ob mit einer Einzelmittelhomöopathie, Akupunktur oder Neuraltherapie ein rascherer Erfolg zu erwarten ist.

Nahrungsergänzungen Bei Gelbkörperschwäche und PMS hilft rasch eine Kombination von Vitamin-B-Komplex mit Fischöl und Magnesium-Kalzium im Reha-Paket (hypo-A). Anschließend sollte die orthomolekulare Darmsanierung mit ODS1K und ODS2 (hypo-A) folgen.

Fertilovit-Präparate (Gonadosan) sind Mikronährstoffpräparate, die von Kinderwunschexperten entwickelt wurden. So gibt es für die Frau spezifische Produkte für Patientinnen mit Autoimmunthyreoiditis (Fertilovit F Thy), Endometriose, PCOS sowie für reifere Kinderwunschpatientinnen (Alter 35+) mit abnehmender Eizellqualität. Allen gemeinsam ist, dass sie für eine optimale Versorgung mit Folsäure, Antioxidanzien, Vitaminen, Mineralien und anderen Mikronährstoffen sorgen.

Die kaskadenfermentierten Regulatessenzen (Dr. Niedermaier) Regulatpro Metabolic oder Rechtsregulat Bio eignen sich zur Verbesserung sämtlicher hormoneller Ungleichgewichte.

Phytotherapie Extrakte aus Keuschlammfrüchten, dem Mönchspfeffer, über 3–6 Monate kontinuierlich eingenommen, normalisieren die Progesteron- und Prolaktinwerte, stabilisieren den Zyklus und verbessern die Schwangerschaftsrate.

Kräutermixturen (Eigenrezeptur Eisbär-Apotheke)
Kräutermixtur Mönchspfeffer Tropfen in Alkohol 40 % zum Einnehmen;
Dosierung: 2–5 × täglich 10–20 Tropfen.

Als Alternative, falls Mönchspfeffer nicht ausreicht: Kräutermixtur 106 F Frauenpower Tropfen in Alkohol 30 % (Eigenrezeptur).
Inhalt: Ginseng, Rhodiola, Taigawurzel, Damiana, Cimicifuga, Jamswurzel, Storchen-

schnabel, indischer Spargel, Butea superba. Dosierung: 2 × täglich 20–30 Tropfen.

Kräutermixtur 14 Rosentau-Destillat (NEM) in Alkohol 40 % als Spray (Eigenrezeptur). Inhalt: Rose, Passionsblume, Baldrian, Lavendel. Rosentau unterstützt die innere Balance, um Angst und Nervosität einzudämmen, ohne müde zu machen. Die Mischung aus Passionsblume, Rose, Lavendel und Baldrian wirkt als Multitarget-Prinzip – die Kombination aus verschiedenen Kräutern mit der gleichen Wirkungsrichtung. Dosierung: 1–3 × täglich 1–5 Sprühstöße auf die Zunge.

Mykotherapie Cordyceps morgens und mittags je 2 Kapseln, und zusätzlich Roter Ginseng morgens 3 Kapseln.

Homöopathie Phyto L- (Steierl-Pharma) mit Keuschlamm, Schöllkraut und Mariendistel in Flüssigkeit vor den Mahlzeiten 3 × täglich 20 Tropfen. Dieses Mittel sollte auf jeden Fall 3 Monate lang ununterbrochen eingenommen werden.

Für Frauen, die trotz aller bisherigen therapeutische Bemühungen nicht schwanger werden, lohnt sich der Therapieversuch mit einem homöopathischen Organpräparat (Dr. Reckeweg). Die Glandulae-F-Gastreu-R20-Injektionslösung zur subkutanen Injektion sowie die gleichnamigen Tropfen enthalten die homöopathisch aufbereiteten Organpräparate: der Nebennieren (Glandula suprarenalis) D12, Hypophyse (Hypophysis) D12, der Schilddrüse (Thyreoidinum) D12, des Thymus (Glandula thymi) D12 und der Bauchspeicheldrüse (Pankreas) D12 und Ovarien (Ovarium) D12.

Ziel ihrer Anwendung ist eine Normalisierung des Zyklus und eine Unterstützung der Zielorgane.

Dosierung Injektion: anfangs täglich, später 1–2 × pro Woche 2 ml subkutan injizieren. Dosierung Tropfen: 1–3 × täglich 5 Tropfen einnehmen.

Homöopathische Zelltherapie von VitOrgan NeyFollik Nr. 17 D7 (enthält Follikel, Corpus luteum) und NeyFama Nr. 60 D7 (enthält u. a. Corpus luteum, Mamma lact., Amnion, Testes). Dosierung: 2–3 Injektionen pro Woche (i. m., s. c., i. c.) für 10–12 Wochen.

Therapie bei Myomen, Endometriose, PCO

Bei Gebärmutterveränderungen, z. B. Myomen, Eileiterverschlüssen und Endometriose steht immer das operative Vorgehen an erster Stelle. Unterstützen Sie unbedingt die Operation und die Wundheilung mit naturheilkundlichen Methoden (ausführlich im Kap. »Hilfe im Zusammenhang mit Operationen« Seite 162). Ganz wichtig ist die systemische Enzymtherapie, damit Verwachsungen verhindert werden (innovazym Plus, Innova Vital). Auch an die Unterstützung des Darmes und seiner, durch Operation und Antibiose, gestörten Darmflora denken und therapieren. Anschließend können naturheilkundliche Methoden, wie Akupunktur, Homöopathie, Ayurveda und Veränderungen des Lebensstils die Chancen auf einen Schwangerschaftseintritt erhöhen.

Myome Wenn nicht schon vor der Operation geschehen, unbedingt danach die Ernährung umstellen, damit es nicht zu einem erneuten Wachstum kommt. Zusätzlich Grünteeextrakt (Tigovit, Tahovital) einnehmen.

Endometriose Hier bildet die Kur aus Reha1, ODS1A und ODS2 von hypo-A (jeweils für 4 Wochen) die Basis der Therapie, die schon viele Endometriosepatientinnen beschwerdefrei gemacht hat. Das Besondere in dieser Zusammensetzung ist, dass über die Behandlung des Darms eine Normalisierung des gesamten Stoffwechsels erreicht wird.

Fertilovit FEndo (Gonadosan) enthält eine Mikronährstoffkombination mit N-Acetyl-L-Cystein, DHA, EPA und hoch dosierter Folsäure zur Deckung des erhöhten Bedarfs an Cystein, Omega-3-Fettsäuren, Vitaminen und Mineralstoffen.

PCO Die Erfolgsrate ist besser bei guten Vitamin-D-Werten als bei niedrig-normalen. Myo-Inositol 2 × täglich 2 g verbessert die Qualität der Oozyten, des Embryos und die SS-Rate. Fertilovit FPCOS (Gonadosan) enthält eine Mikronährstoffkombination mit Inositol, die den gestörten Zuckerstoffwechsel bei PCO berücksichtigt, der die Eierstockfunktion stört.

Vertrauen in den eigenen Körper wiederfinden Auch Entspannungsmethoden und Visualisierungen können für Frauen sehr wichtig sein. Da bei Stress zu viel Progesteron zur Produktion von Nebennierenhormonen verbraucht wird, leidet heute die Mehrzahl der Frauen an einer Lutealinsuffizienz. Methoden wie Yoga, Qi Gong, Tai Chi, Achtsamkeitstraining können dazu beitragen, dass das Stressniveau sinkt und sich der Zyklus verbessert.

Außerdem haben viele Frauen den Bezug zu ihrer Gebärmutter verloren. Hier setzen verschiedene Methoden an, die von weiblichen Therapeutinnen angeboten werden: Gespräche mit der Gebärmutter, Fruchtbarkeitsmassagen, Rituale zur Einladung der Seele eines Kindes. Diese Methoden bieten den Frauen, die unter den technischen Prozeduren der Reproduktionsmedizin am meisten zu leiden haben, eine Hilfe, das Vertrauen in den eigenen Körper und die eigene Kraft wiederzuerlangen.

Ursachen und Therapiemöglichkeiten des Mannes

Liegt beim Mann eine Hodenschädigung vor, so haben konservative Maßnahmen meist nicht den gewünschten Effekt. Oft helfen nur spezielle Formen der In-vitro-Fertilisation. In der Mehrzahl der Fälle von männlicher Subfertilität findet sich gar keine sichere Ursache. Bei zahlreichen Berufen tritt jedoch Infertilität gehäuft auf, z. B. bei Land- und Forstwirten, Schweißern, Malern, Lackierern, Straßenbauarbeitern, hauptberuflichen Kraftfahrern. Neben Pestiziden, Lösemitteln und Kunststoffen kommen auch Schwermetalle als Ursachen infrage. Deshalb kann auch hier eine Entgiftungsbehandlung mit Nahrungsergänzungen, Pflanzenextrakten und homöopathischen Komplexmitteln versucht werden (ausführlich im Kap. »Entgiften« Seite 157). Wenn irgend möglich, sollte auf das Rauchen verzichtet werden. Übergewichtige und adipöse Männer haben ein schlechteres Spermiogramm als normalgewichtige. Besonders wenn bereits ein metabolisches Syndrom vorliegt, ist die Spermienqualität deutlich eingeschränkt. Allein durch Lifestyle-Veränderungen (Bewegung, Gewichtsreduktion) und Verbesserung der Ernährung (weniger Süßes, Fleisch und Milchprodukte, mehr Gemüse, Obst und Vollkornprodukte) lässt sich die Anzahl mobiler Spermien erhöhen. Hat der Mann zu viel Stress, so bewirkt das Veränderungen an den Spermien, die sich sogar noch auf die kindliche Entwicklung auswirken. Analog zu den Ernährungsvorschlägen für Frauen konnten auch bei Männern signifikante Zusammenhänge zwischen einer gesunden Ernährung und den Spermiogramm-Parametern nachgewiesen werden. In zahlreichen Studien wurde inzwischen gezeigt, dass auch Männer mit Nahrungsergänzungen ihr Spermiogramm verbessern und ihre Fruchtbarkeit steigern können. Besonders häufig untersucht wurden Selen, Zink, Q_{10}, Omega-3-Fettsäuren, L-Carnitin und Folsäure, deren Rolle für die männliche Fertilität plausibel ist. Fertilovit Mplus (Gonadosan) ist eine patentierte Formulierung mit studiengeprüfter Wirksamkeit, die besonders bei Oligo-Astheno-Teratozoospermie (OAT-Syndrom) eingesetzt wird. Bei idiopathischem OAT konnte nach der Einnahme bei vielen Patienten eine deutliche Steigerung der Spermienmenge, aber auch der Motilität und Morphologie, beobachtet werden.

Wenn weder bei der Frau noch beim Mann eine Ursache für den unerfüllten Kinderwunsch gefunden werden kann, muss am ehesten an belastende Umwelt- und Lebensstilfaktoren gedacht werden. Psychische Ursachen sind bei diesen Paaren nicht häufiger als bei denen mit organischem Befund. Latente Mangelerscheinungen können durch Nahrungsergänzungen ausgeglichen werden. Der bei vielen Berufstätigen erschöpfte Energiehaushalt kann durch Kuraufenthalte, Nahrungsergänzungen und Entspannungsmethoden regeneriert werden.

Dr. Wunschkind

Sind alle natürlichen und medikamentösen Möglichkeiten ausgeschöpft oder kommen nicht infrage, bleiben bei weiter bestehendem starkem Kinderwunsch verschiedene medizinische Techniken, um nachzuhelfen. Diese Techniken werden auch als künstliche Befruchtung zusammengefasst, ein Begriff, der unter Fachleuten jedoch nicht unumstritten ist. Immerhin erfolgt der reine Befruchtungsvorgang in den meisten Fällen so, wie er von der Natur vorgesehen ist. Lassen Sie sich in jedem Fall genau über die jeweiligen Vor- und Nachteile der einzelnen Methoden beraten und nehmen Sie sich Zeit, in Ruhe Ihre ganz eigene Entscheidung mit Ihrem Partner zu treffen.

Bei der Insemination wird aufbereitetes Sperma mithilfe eines Katheters direkt in die Gebärmutterhöhle gebracht. In den allermeisten Fällen geht es um eine homologe Insemination, was bedeutet, dass Sperma des festen Lebenspartners verwendet wird. Die heterologe Insemination, also die Verwendung von Sperma eines Samenspenders, ist nur bei bestimmten medizinischen Voraussetzungen zulässig, zum Beispiel, wenn der Lebensgefährte überhaupt kein Sperma produziert.

Bei der In-vitro-Fertilisation wird eine Ihrer Eizellen, die durch Punktion Ihres Eierstocks gewonnen wird, im Reagenzglas durch die Samenfäden Ihres Partners befruchtet.

Bei der intrazytoplasmatischen Spermieninjektion, auch kurz ICSI genannt, wird eine männliche Samenzelle direkt in eine Eizelle injiziert. Bei allen diesen Methoden wird durch eine hormonelle Vorbehandlung versucht, die Eierstöcke so stark zur Arbeit anzuregen, dass viele Eizellen gleichzeitig reif sind und damit die Chancen größer, dass eine davon befruchtet wird und sich daraus Ihr Wunschbaby entwickeln kann. Ständig werden die Techniken weiterentwickelt, deshalb sollten Sie sich gut informieren, welches Zentrum für Ihre spezielle Situation die passendsten Methoden anbietet. Vielleicht haben Sie ja auch Glück, dass eine IVF-Naturelle möglich ist, wenn Sie sehr gute regelmäßige Eisprünge haben und eine Hormontherapie bei Ihnen nicht unbedingt erforderlich ist.

Begleitend zu all diesen technischen Maßnahmen können naturheilkundliche und psychotherapeutische Methoden eingesetzt werden. So konnte zum Beispiel durch Akupunktur der Frau im Zusammenhang mit dem Embryotransfer eine höhere Schwangerschaftsrate erzielt werden, als wenn nichts gemacht wurde. Eine Vorbehandlung über mindestens 3 Monate mit Nahrungsergänzungen lohnt sich immer, da inzwischen internationale Studien zeigen konnten, dass damit die Qualität der Eizellen verbessert wird, die Befruchtungsrate und auch die Schwangerschaftsrate ansteigen. Die Betreuung durch Psychologen entlastet die Paare und hilft ihnen, auch Rückschläge, wenn der Erfolg ausbleibt, zu verkraften und Mut für neue Versuche aufzubringen.

Schwangerschaft

Für viele Frauen ist eine Schwangerschaft die aufregendste und vielleicht wichtigste Phase ihres Lebens. Von den starken emotionalen Eindrücken abgesehen, geschieht natürlich auch mit dem Körper viel. Obwohl eine Schwangerschaft keine Krankheit ist, gehört sie nicht nur in die Hände der werdenden Mutter, sondern auch in die eines Gynäkologen oder teilweise in die einer Hebamme. Der Fachmann/die Fachfrau überwacht den Gesundheitszustand der Schwangeren und des heranwachsenden Embryos/Fetus, um eintretende Risiken sofort zu erkennen und möglichst zu beheben. Dazu werden Vorsorgeuntersuchungen gemäß der Mutterschaftsrichtlinien durchgeführt. Lassen Sie sich gleich zu Beginn der Schwangerschaft einen Mutterpass aushändigen, und tragen Sie ihn immer bei sich. Wundern Sie sich nicht über die Terminberechnung, sie richtet sich nämlich nach dem ersten Tag der letzten Periode. Die 14 Tage bis zum Eisprung werden den Schwangerschaftswochen schon zugeschlagen, sodass man beispielsweise von der 8. Schwangerschaftswoche spricht, obwohl Sie genau genommen erst seit 6 Wochen schwanger sind. So können Sie ihren vermutlichen Geburtstermin selber berechnen: 1. Tag der letzten Periode + 7 Tage - 3 Monate + 1 Jahr. Aber erwarten Sie von diesem Datum nicht zu viel, nur 4% aller Kinder kommen wirklich am berechneten Termin zur Welt, etwa jedes vierte innerhalb von 1 Woche und zwei Drittel innerhalb von 3 Wochen um dieses Datum herum.

Kleiner Unterschied

Von Embryo spricht der Fachmann in den ersten 3 Schwangerschaftsmonaten. Wenn dann die wesentliche Organentwicklung abgeschlossen ist, spricht man von Fetus. Medikamente oder Umweltgifte können embryotoxisch wirken, dann führen sie Missbildungen herbei, oder fetotoxisch, dann sind die Ausdifferenzierung der Organe, das Wachstum und die Reifung des Fetus beeinträchtigt.

Was Sie während der Schwangerschaft für sich und Ihr Kind tun können

Ernährung Erste Regel: Nehmen Sie möglichst regelmäßige Mahlzeiten ein, denn Unterzuckerung schadet dem Baby. Zweite Regel: Lebensmittel und nicht nur Nahrungsmittel zu sich nehmen. Sie und Ihr Baby brauchen eine Fülle von Pflanzenstoffen, Sauerstoffträgern, Antioxidanzien und Enzymen. Essen Sie viel Obst und Gemüse aus ökologischem Anbau, denn Ihr Baby isst von Anfang an alle Pflanzenschutzmittel, Konservierungs- und Farbstoffe mit. Essen Sie Joghurt und andere milchsäurehaltige Produkte, die Ihren Darm in Schwung halten und das Immunsystem des Babys schon im Mutterleib aufbauen helfen, nur mäßig Fleisch und wenig tierisches Fett. Dadurch tragen sie dazu bei, dass Ihr Kind später ein geringes Risiko hat, an Zuckerkrankheit und hohem Blutdruck zu erkranken. Achten Sie auf Ihr Gewicht, eine Zunahme von etwa 10 kg während der ganzen Schwangerschaft ist genug.

Nahrungsergänzungen Auch wenn Sie sich sehr bewusst und gesund ernähren, gibt es einige Nährstoffe, die Sie in der Schwangerschaft auf jeden Fall zusätzlich einnehmen müssen, entweder, weil sie einfach nicht mehr genug in unseren Nahrungsmitteln enthalten sind oder, weil man inzwischen herausgefunden hat, dass dadurch Erkrankungen des Babys verhindert werden können. Am bekanntesten ist Jod, das in einer Dosis von 100–200 µg pro Tag eingenommen werden muss. Falls Sie eine Schilddrüsenerkrankung haben, nur nach Rücksprache mit Ihrem Arzt. Inzwischen ist auch die Einnahme von Folsäure ein Muss. Sie soll so früh wie möglich begonnen werden, am besten schon vor Eintritt der Schwangerschaft, um Spaltmissbildungen, wie Neuralrohrdefekte, beim Baby zu verhindern. Der Bedarf an Cholin ist in der Schwangerschaft und Stillzeit um 20–30 % erhöht. Da sich die Stoffwechselfunktionen für Folsäure und Cholin überschneiden, sollte auch auf eine erhöhte Zufuhr mit der Nahrung oder als Nahrungsergänzung geachtet werden. Vorsicht vor Überdosierung, da Durchfall, niedriger Blutdruck sowie Speichelfluss auftreten können.

Durch die Kombination mit Vitamin B_{12} und Vitamin B_6 können wahrscheinlich noch mehr Störungen verhindert werden. Ernährungsanalysen bei Schwangeren haben ergeben, dass sehr häufig die Versorgung mit Eisen, Magnesium, Vitamin D, Kalzium, Selen und, besonders bei Vegetarierinnen, auch Zink mangelhaft ist. Deshalb sind Sie sicher gut beraten, wenn Sie ein an die Bedürfnisse angepasstes Multipräparat einnehmen. Immer klarer wird auch die Bedeutung der guten Omega-3-Fettsäuren, die in Fischöl enthalten sind, für die kindliche Gehirnentwicklung. Schwangere, die damit behandelt wurden, hatten seltener Frühgeburten, das Gewicht der Kinder war höher, die geistige Entwicklung und das Sehvermögen waren besser, und sie bekamen weniger Allergien, beispielsweise um zwei Drittel weniger Neurodermitis. Spätestens im zweiten Drittel der Schwangerschaft sollten Sie deshalb etwa 2 g gutes Fisch- oder Algenöl (Norsan) täglich einnehmen. Auch die prophylaktische Einnahme von Probiotika (Seite 84) ist sinnvoll. Studien wiesen nach, dass Frauen nach Probiotika in der Schwangerschaft signifikant seltener an Wochenbettdepressionen erkrankten. Ihre Babys litten viel weniger an Verdauungsstörungen und Darmkoliken und erkrankten seltener oder schwächer an Atopien.

Empfehlenswerte Kombinationspräparate, die auf den Mehrbedarf in der Schwangerschaft ausgerichtet sind und die keine Konservierungsstoffe oder andere Zusatzstoffe enthalten:

Schwangerschafts-Trio (Heidelberger Chlorella), mit aktiven Vitaminen und aktiver Folsäure als Folat (Quatrefolic, 800 mg/Kps.) und aktivem Vitamin B_{12} zur optimalen Verwertung. Da viele Frauen, ohne es zu wissen, in ihrem Stoffwechsel Störungen aufweisen, sodass sie die zugeführten Vitamine nicht in die aktive Form umbauen können, ist es besonders in der Schwangerschaft wichtig, dass sie genügend aktive B-Vitamine und alle B-Vitamine (einschließlich Cholin) bekommen. In Kombination mit Omega-3 DHA+EPA-Konzentrat (4–6 Kapseln) und Ca/Mg-Kapseln, schadstoffkontrolliert, sehr gut bioverfügbar.

Die von der DGE empfohlene Mindestversorgung erreichen Sie mit der Kombination PregnaSana von hypo-A in unterschiedlichen, dem Schwangerschaftsmonat anzupassenden Dosierungen.

Sind Sie sehr im Stress oder neigen Sie zu Krämpfen, dann ist eine Ergänzung mit Magnesium sinnvoll, z. B. Phosetamin (3 × täglich 1–2, Köhler) oder Magnesium-Kalzium (3 × täglich 1–2 und 2 zur Nacht, hypo-A).

Bei Blasen-, Scheiden- oder Darmproblemen können Sie die Schleimhäute und Ihr Mikrobiom verbessern durch Darmflora plus URO (Dr. Wolz).

Durch die Scheidenzäpfchen 4Vag (hypo-A) mit Bifidobakterien und pflegenden Vitaminen und Antioxidanzien sorgen Sie dafür, dass Ihr Baby bei der Geburt gleich mit guten Bakterien in Kontakt kommt

Genussgifte Unterschätzen Sie die Wirkung von Genussgiften und »gesellschaftsfähigen« Drogen lieber nicht.

Koffein wirkt auf den heranreifenden Organismus um ein Vielfaches stärker als auf die Erwachsenen. Die Herzfrequenz des Fetus wird erhöht, sein Nervensystem übermäßig aktiviert. Achtung: Es gibt einen klaren Zusammenhang zwischen der Rate von Fehl- und Totgeburten und dem Koffeinkonsum. So liegt das Risiko einer Fehlgeburt bei 30 %, wenn Sie 1–2 Tassen Kaffee trinken. Bei 3–5 Tassen ist es schon um 10 % höher. Wer mehr als 9 Tassen täglich trinkt, muss mit einem Risiko von 70 % rechnen. Für Totgeburten gilt: Bis 2 Tassen erhöht sich das Risiko nicht, bei 7 Tassen ist es dagegen verdreifacht. Am besten stellen Sie Ihren Kaffeekonsum schon ein, wenn der Kinderwunsch besteht, da Koffein auch auf die Fruchtbarkeit negativen Einfluss hat. Denken Sie außerdem an Schwarztee, koffeinhaltige Erfrischungsgetränke, Bitterschokolade und rezeptfreie Medikamente, wie Aspirin compact, Doppel-Spalt oder auch Grippostad.

Müssen Sie völlig auf Alkohol verzichten, oder schadet ein Gläschen nicht? Bier, Wein und stärkere Varianten haben von der ersten Minute an auch eine Wirkung auf den Fetus. In den ersten 2 Wochen der Schwangerschaft teilen sich die Zellen nicht weiter, wenn sie durch Alkohol geschädigt wurden. Es kommt zum Verlust des befruchteten Eis, der zu diesem Zeitpunkt noch als verspätete normale Menstruation wahrgenommen wird. Schon kleine Mengen, selbst wenn sie nur im ersten Schwangerschaftsdrittel getrunken werden, können Auswirkungen haben. Das Risiko von Missbildungen ist erhöht, ebenso die Rate von Frühgeburten. Begleitet der Konsum alkoholischer Getränke sogar die gesamte Schwangerschaft, oder werden größere Mengen getrunken, steigt auch die Gefahr einer Totgeburt. Hinzu kommen schon bei sehr zurückhaltendem Konsum Entwicklungsstörungen des Kindes, die sich meist als Nervenprobleme, Aufmerksamkeitsdefizite, Verhaltens- und Lernauffälligkeiten äußern. Fazit: Die Erfahrungen der letzten Jahre haben gezeigt, dass eine verantwortungsvolle werdende Mutter spätestens vom Moment der ausbleibenden Regelblutung die Finger komplett vom Alkohol lässt.

So manche Raucherin verabschiedet sich vom Nikotin, sobald sie weiß, dass sie schwanger ist. Gut so. Noch besser wäre, das schon bei Kinderwunsch zu tun, da der blaue Dunst die Fruchtbarkeit herabsetzt. Und er hat von allen Drogen den ungünstigsten Einfluss auf das Wachstum des Fetus. Rauchen ist schuld an wiederholten Fehlgeburten, an der verfrühten Ablösung der Plazenta, vorzeitigem Blasensprung, Frühgeburten und untergewichtigen Kindern. Der plötzliche Kindstod, eine körperliche und geistige Verzögerung der Entwicklung des Kindes, Asthma, Lungenfunktionsstörungen, Leukämie und Mittelohrentzündungen gehören ebenfalls zu den Konsequenzen, die die geborenen Kinder rauchender Mütter ausbaden.

Holen Sie sich umgehend Hilfe, wenn Sie allein nicht vom Rauchen loskommen. Es gibt Verhaltens- und Nikotinersatztherapien. Ohrakupunktur kann Sie dabei unterstützen. Auch die Homöopathie hält Hilfe bereit. Ignatia D12 kann eine starke Abneigung gegen Tabakqualm auslösen. Natrium arsenicosum D12 erleichtert den Entzug bei Frauen, die leicht frieren, Kopfschmerzen haben und sich schwach fühlen. Spigelia D12, wenn Kopfschmerzen und Herzklopfen als Entzugssymptome dominieren. Ebenfalls günstig gegen sämtliche Entzugserscheinungen, wie Kopfschmerzen, Verstopfung, Übelkeit und Reizbarkeit ist Nux vomica D12. Wählen Sie ein Mittel aus und nehmen Sie 2–3 × täglich je 4 Globuli.

Wer Cannabis, Heroin, Kokain oder Amphetamine, vor allem Ecstasy, regelmäßig oder gelegentlich nimmt, sollte spätestens dann damit aufhören, wenn die Menstruation ausbleibt. Je nach Droge und Dosis können sonst die unterschiedlichsten Folgen eintreten. Von Fehl- und Frühgeburten, über Fehlbildungen und schweren Erkrankungen des Ungeborenen bis hin zu einer Entzugsproblematik in den ersten Lebenswochen reicht die hässliche Bandbreite. Es muss daher sofort ein Entzug eingeleitet werden. Neben der medikamentösen Therapie ist eine soziale Betreuung unbedingt ratsam. Auch hier unterstützt Ohrakupunktur.

3640 Zigaretten schon vor der Geburt

Einer Studie zufolge qualmen schwangere Raucherinnen 13 Zigaretten täglich. Für den Embryo bedeutet das, er ist schon bis zu seiner Geburt den Schadstoffen von 3640 Glimmstängeln ausgesetzt. Das sind pro Zigarette übrigens rund 4000 teilweise krebserregende Chemikalien, die im Qualm enthalten sind! Halten Sie sich darum auch von anderen Rauchern fern.

Medikamente Mehr als die Hälfte aller Schwangeren nehmen im ersten Drittel Medikamente ein. Oft wissen sie noch gar nicht, dass sie ein Kind erwarten. Zwar gibt es nicht viele Präparate, die die Frucht so schädigen, dass ein Abbruch ratsam ist, doch ist es extrem wichtig, Ihrem Arzt alle Medikamente zu nennen, die Sie verwendet haben, seit Sie schwanger sind. Grundsätzlich sollte eine Frau, die ein Kind bekommt, so wenig wie möglich und so viel wie nötig einnehmen. Denken Sie daran, dass der Embryo in Ihrem Leib und später das Neugeborene über die Muttermilch die Wirkstoffe ebenso aufnimmt. Aus dem gleichen Grund sind Impfungen zu vermeiden. Solche mit Totimpfstoffen, beispielsweise gegen Tetanus, Grippe oder Hepatitis, können in den letzten beiden Schwangerschaftsdritteln zwar vorgenommen werden, sollten aber lieber verschoben werden, wenn das gesundheitlich vertretbar ist. Neue Impfregelungen werden zurzeit bearbeitet, um jedes Neugeborene vor Keuchhusten zu schützen, wenn es keine schützenden Antikörper von der Mutter bekommt.

Sexualität Etwa zwei Drittel aller Schwangeren sprechen mit ihrem Frauenarzt nicht darüber, ob und wie Sexualität während der Schwangerschaft stattfinden kann. Vielleicht herrscht deshalb noch immer die Ansicht des vergangenen Jahrhunderts, Sex könne gefährlich oder schädlich für den Embryo sein. Stimmt nicht. Sie brauchen sich nicht zurückzuhalten, sollten aber auch wissen, dass es völlig normal ist, wenn ab dem zweiten Drittel Ihre Lust auf Sex nachlässt. Was durchaus riskant sein kann, ist die vermehrte Aktivität der Gebärmutter bei einem Orgasmus. Bei Frauen, die zu vorzeitigen Wehen neigen, ist darum spätestens in den letzten Wochen vor dem Geburtstermin Vorsicht geboten, der Höhepunkt könnte Wehen auslösen. Auch Frauen, die bereits eine oder mehrere Fehlgeburten hinter sich haben, lassen es besser nicht zum Orgasmus kommen. Neben den verstärkten Kontraktionen der Gebärmutter ist auch die veränderte Herzfrequenz des Ungeborenen zu erwähnen, die unmittelbar nach einem Orgasmus messbar ist.

Bewegung Bewegung ist gut, auch für Schwangere. Leistungsdruck und sportlicher Ehrgeiz sind es nicht. Je schwerer Sie werden, desto besser eignet sich Schwimmen. Das Körpergewicht wird durch den Auftrieb gesenkt, der Tendenz zur Wassereinlagerung entgegengewirkt. Um Scheideninfektionen zu verhindern, benutzen Sie am besten immer ein Spezialtampon, z. B. SymbioFem protect (SymbioPharm) und nach dem Schwimmen ein Scheidenpflegezäpfchen mit Milchsäurebakterien. Achten Sie darauf, dass die Wassertemperatur nicht zu hoch ist. Überhaupt sollten Sie Acht geben, dass die Körperkerntemperatur gerade im ersten Trimester nicht zu sehr steigt. Mit Sauna und Sonne darum nicht übertreiben. Sehr schweißtreibende Sportarten und solche mit hohem Verletzungsrisiko lassen Sie lieber sein. Steigen Sie um auf Walking, Radfahren,

Sanft und dennoch gefährlich

Pflanzliche Heilmittel gelten zwar als eher sanft und vor allem natürlich. Trotzdem sollten Sie auch die nicht ohne Rücksprache einnehmen. Ein in der Schwangerschaft nicht geeignetes Präparat oder eine zu hohe Dosierung kann etwa vorzeitige Wehen auslösen.

Skilanglauf und sämtliche Formen von Gymnastik, hier vor allem Beckenbodenübungen (Seite 249). Ihr Puls sollte, wenn Sie durchschnittlich trainiert sind, nicht über 140 liegen. Betreiben Sie nicht zu intensive Muskelarbeit, denn dadurch wird kurzfristig Blut aus dem Mutterkuchen in die Muskeln abgezogen. Falls Sie eine Erkrankung haben oder die Schwangerschaft problematisch ist, beraten Sie sich mit Ihrem Frauenarzt, ob und welcher Sport für Sie infrage kommt. Sollten Sie beim Sport Atemnot, Kreislaufbeschwerden mit Schwindel, Herzrasen, Schmerzen oder gar Blutungen bekommen, brechen Sie auf der Stelle ab und suchen Sie Ihren Facharzt auf. Während alltäglicher Bewegung sollten Sie verstärkt auf rückenfreundliches Bücken achten und nicht schwerer als 10 kg heben.

Reisen Eine Schwangerschaft ist lang, und es ist nur zu verständlich, dass Sie in dieser Zeit vielleicht einmal verreisen wollen oder müssen. Grundsätzlich spricht nichts dagegen. Je länger die Reise, desto höher das Thromboserisiko. Sofern Sie mit dem Auto – Angurten ist Pflicht und schadet nicht – oder der Bahn unterwegs sind, sollten Sie für ausreichend Pausen sorgen bzw. sich immer wieder bewegen. Auch im Flugzeug aufstehen oder Beinübungen im Sitzen machen, die Blutstauungen vorbeugen. Unbedingt ratsam für längere Reisen sind Kompressionsstrümpfe. Trinken Sie außerdem möglichst viel. Die kosmische Strahlenbelastung beim Fliegen ist zu vernachlässigen, wenn Sie nicht beruflich ständig in der Luft sind. Das gilt nicht bis zur 16. Schwangerschaftswoche. In der Zeit sollten Sie zum Schutz der Gehirnentwicklung des Babys auf das Fliegen verzichten. Planen Sie Ihren Urlaub idealerweise für das zweite Schwangerschaftsdrittel ein. Beschränken Sie sich am besten auf ein Ziel mit gemäßigtem Klima, gleichem Zeitrhythmus und ähnlicher Ernährung. Meiden Sie feuchte Hitze und Orte, die über 3000 m Höhe liegen, sowie intensive Sonnenbäder und Hitzestau. Wenn Sie in exotische Länder reisen müssen, besprechen Sie so früh wie möglich, welche Impfungen nötig und in Ihrem Zustand möglich sind. Während einer Risikoschwangerschaft oder gesundheitlichen Problemen, wie etwa Herz-Lungen-Erkrankungen, dürfen Sie nicht fliegen und sollten auch über andere Reisepläne mit Ihrem Frauenarzt reden.

Arbeitsplatz/Umwelt Wenn Sie berufstätig sind, stehen Sie in der Zeit der Schwangerschaft und des Stillens unter einem besonderen Schutz des Staates. Es gibt zahlreiche gesetzliche Bestimmungen, die durch die Arbeits- und Mutterschutzgesetze Sie und Ihr Baby vor schädlichen Einwirkungen von Gefahrenstoffen schützen sollen. Deshalb ist es so wichtig, dass Sie Ihren Arbeitgeber möglichst frühzeitig über die eingetretene Schwangerschaft informieren. Neben dem Verbot, mit bestimmten schädlichen Stoffen zu arbeiten, gibt es auch Regeln für die Arbeitszeit, das Heben von Lasten, die Einwirkung von Staub, Hitze und Lärm. Auch darf Ihnen während der ganzen Schwangerschaft bis 4 Monate nach der Entbindung nicht gekündigt werden. Aktuelle Fassungen der Richtlinien sehen Sie sich am besten im Internet an.

Gesunde Schwangere, gesundes Kind

Wie Sie sich mit Nahrungsergänzungen vorsorgen können, haben Sie schon gelesen. Eine besondere Rolle spielt noch die Optimierung des Säure-Basen-Haushalts. Wenn Sie Sodbrennen haben, spricht das für eine Übersäuerung. Nehmen Sie Basenpulver (Seite 75) oder trinken Sie regelmäßig Kanne Bio Brottrunk, wodurch auch die Leber entlastet wird. Durch die milchsäurebildenden Bakterien regen Sie bei Ihrem Baby das Immunsystem an, sodass es im späteren Leben weniger mit Allergien und Infektionen zu kämpfen haben wird. Sind Sie sehr im Stress oder neigen Sie zu Krämpfen, dann ist eine Ergänzung mit Magnesium sinnvoll, z. B. je 3 × täglich 1–2 Tabletten Phosetamin (Köhler) oder Magnesium-Kalzium (hypo-A).

Sorgen Sie für regelmäßigen Stuhlgang, mindestens einmal am Tag. Durch die hormonellen Veränderungen in der Schwangerschaft wird der Darm meist etwas träge. Trinken Sie genug, essen Sie genügend Ballaststoffe (Vollkorn und Gemüse) und am besten zusätzlich 2–3 EL Leinsamen täglich. Auch täglich 1–3 TL gemahlene Flohsamenschalen in Flüssigkeit, oder in besonders hartnäckigen Fällen, ganze Flohsamen, sind in der Schwangerschaft erlaubt. Aber all diese Quellmittel benötigen für ihre Wirkung zusätzliches Wasser, das heißt, noch mehr trinken! Einige bewährte homöopathische Arzneien können je nach Frauentyp eingesetzt werden: 2–3 × täglich 4 Globuli Dolichos, Nux vomica, Platinum, Plumbum oder Sepia jeweils in D12.

Besonders im letzten Schwangerschaftsdrittel können Sie selber mit einem speziellen Handschuh, den Ihnen der Frauenarzt verschreiben wird, den Säuregrad Ihrer Scheidenflüssigkeit messen. Steigt der pH-Wert an, so können sich Bakterien in der Scheide ausbreiten, die schlimmstenfalls einen vorzeitigen Blasensprung auslösen können. Auch wird Ihr Frauenarzt schon vor der Geburt des Kindes einen Scheidenabstrich auf Pilze machen. Wenn man die Scheide vorsorglich behandelt, schützt man das Neugeborene vor entsprechenden Infektionen (ausführlich im Kap. »Intimgesundheit«, Seite 222). Um Ihr Kind nicht nur vor Infektionen zu schützen, sondern auch vor Allergien, hat es sich in großen Untersuchungen bewährt, wenn die Mutter in der Schwangerschaft bestimmte Laktobazillen einnimmt (ausführlich im Kap. »Mikrobiologische Therapie«, Seite 83). Wird das Kind durch einen Kaiserschnitt geboren und kommt dadurch nicht mit den Scheidenbakterien der Mutter in Kontakt, dann siedeln sich in seinem Darm ganz andere Bakterien an als bei Kindern mit normaler Geburt. Der Schutz über das Immunsystem des Darms ist dann nicht optimal. Deshalb gibt es Versuche, vor dem operativen Eingriff auf einer sterilen Mullbinde Scheidensekret der Mutter zu asservieren und das Baby direkt nach der Geburt damit abzureiben, das sogenannte »Vaginal Seeding«. Allerdings ist noch nicht endgültig geklärt, ob dieses Vorgehen immer ungefährlich ist. Deshalb sollten Sie die Vor- und Nachteile gut mit Ihrem Arzt oder der Hebamme absprechen. Die Gegner dieser Methode können anführen, dass die Mutter nur die Laktobazillen weiter einnehmen muss, dann wird ihr Kind über die Milch gut mit den wichtigen Immuninformationen versorgt. Stillt sie nicht, so kann man dem Baby gute Darmbakterien (Laktobazillen, Bifidusbakterien) im Fläschchen zufüttern.

Schlussendlich sollten Sie den Spruch unserer Großmütter, dass jede Schwangerschaft einen Zahn kostet, nicht mehr ernst nehmen. Für Sie muss das nicht gelten! Gehen Sie frühzeitig zum Zahnarzt, lassen Sie eine Zahnfleischentzündung professionell behandeln, denn wenn Sie das nicht tun, droht eine Frühgeburt. Die Bakterien aus den

Zahnfleischtaschen können nämlich dann auf dem Blutweg auch Ihren Mutterkuchen oder Ihre Fruchtblase infizieren. Quecksilber aus Amalgamfüllungen löst sich und erreicht über den Mutterkuchen das Kind. Trotzdem keinesfalls in der Schwangerschaft Amalgamfüllungen entfernen, aber natürlich auch keine neuen machen lassen. Sprechen Sie mit Ihrem Arzt darüber, ob Sie mit Selen, Zink oder Pflanzenstoffen das Quecksilber unschädlich machen sollten.

Risikoschwangerschaften

Wenn das Wort auch bedrohlich klingt, so muss eine Risikoschwangerschaft nicht unbedingt bedeuten, dass es tatsächlich Probleme für den Embryo oder die werdende Mutter geben muss. Wer jedoch zu einer Risikogruppe im Sinne der Mutterschaftsrichtlinien gehört, sollte sich darüber bewusst sein. Man unterscheidet zwischen Risiken, die sich aus der Anamnese ergeben, wenn Sie etwa schon Fehlgeburten hatten oder wenn bei Ihnen eine Missbildung der Gebärmutter vorliegt.

Weitere Risiken stehen im Zusammenhang mit einem vorliegenden Befund. Das könnte ein hoher Blutdruck sein, eine Nierenbeckenentzündung, Zuckerkrankheit oder nur die Tatsache, dass Sie Zwillinge erwarten.

Liegt ein Risiko vor, werden die Vorsorgeuntersuchungen häufiger durchgeführt als üblich. Es können außerdem verschiedene Diagnose- und Kontrollmethoden zusätzlich genutzt werden. So ist es jetzt z. B. möglich, mit einem nicht invasiven molekularbiologischen Bluttest (NIPT) bestimmte Chromosomenanomalien zu diagnostizieren. Außerdem gibt es spezielle Ultraschall-Untersuchungen und die Fruchtwasseruntersuchung, die Auskunft über den Zustand des Kindes geben können. Lassen Sie sich im Vorfeld genau darüber aufklären, welche Risiken mit den verschiedenen Verfahren verbunden sind und welchem Nutzen sie gegenüberstehen. Entscheiden Sie sich möglichst früh für eine Entbindungsklinik, die gut auf Risikogeburten und Risikokinder eingerichtet ist.

Diabetes

Wenn es in Ihrer Familie Diabetes gibt, Sie schon ein schweres Kind geboren haben oder bei Ihnen Verdacht auf eine Zuckerstoffwechselstörung besteht, dann nehmen Sie spätestens im dritten Trimenon einen Grünteeextrakt ein, damit Sie täglich 400–500 mg EGCG (Seite 120) (z. B. Tigovit 3 × 1) erhalten. Unter dieser Behandlung ging es den Neugeborenen signifikant besser. Sie hatten häufiger Normalgewicht, stabileren Blutzucker und bessere Apgarwerte.

Wenn es traurig endet

Ein Abort ist der Verlust eines Ungeborenen, das noch nicht lebensfähig ist, also eine Fehlgeburt. Es wird noch einmal unterschieden zwischen dem frühen Abort bis zur 12. Schwangerschaftswoche und dem späten Abort zwischen der 12. und 24. Schwangerschaftswoche. Eine Totgeburt liegt dann vor, wenn der Fötus 500 g oder mehr wiegt und ohne Lebenszeichen auf die Welt kommt.

Die Fehlgeburt

Frühe Aborte in den ersten Schwangerschaftswochen sind relativ häufig. Schätzungen gehen von einer Zahl zwischen 15 und 20 % oder mehr aus. Da die Frauen oft noch gar nicht wussten, dass sie überhaupt schwanger sind, nehmen sie die Fehlgeburt auch nicht als solche wahr, sondern haben eher das Gefühl, ihre Regel sehr spät und vielleicht ein wenig stärker als üblich bekommen zu haben. Es handelt sich bei dem traurigen Ereignis um einen Schutzmechanismus, denn der Embryo hätte vermutlich nicht zu einem lebensfähigen Säugling heranwachsen können. Bei etwa 1 % aller Paare mit Kinderwunsch ist eine habituelle Abortneigung zu beobachten. Davon ist dann die Rede, wenn drei oder mehr Fehlgeburten stattgefunden haben.

Ursachen, Diagnose und Therapie Es hat sich – vor allem aus finanziellen Gründen – eingebürgert, genetische Untersuchungen erst nach der dritten Fehlgeburt durchzuführen. Drängen Sie jedoch auch nach einem Abort schon auf die Erstellung eines sogenannten Karyogramms. Dafür wird Ihnen Blut abgenommen, aus dem dann die Chromosomen einer Zelle untersucht werden. Außerdem ist eine Basisdiagnostik auf jeden Fall sinnvoll, die Ultraschall der Eierstöcke und der Gebärmutter, eine Untersuchung des Immunsystems mit Schwerpunkt auf etwaige Autoimmunreaktionen und auch ein Spermiogramm umfassen sollte.

In einigen Fällen von Gendefekten kann eine Polkörperchenanalyse helfen, eine Eizelle ohne Defekt ausfindig zu machen, sodass die Chance auf eine problemlose Einnistung deutlich erhöht wird. Leider muss gesagt werden, dass die Analyse keine hundertprozentige Sicherheit gibt, da nicht alle Chromosomen erfasst werden. Da die Eizelle für die Untersuchung entnommen werden muss, kommt es zur Befruchtung außerhalb des weiblichen Körpers. Eine höhere Schwangerschaftsrate wird nicht erreicht, das Fehlgeburtrisiko aber gesenkt.

Andere Auslöser werden, soweit möglich, direkt therapiert. Eine Hormonstörung etwa kann in vielen Fällen durch die gezielte Hormongabe ausgeglichen werden. Bei Infekten wird der Erreger identifiziert und mit einem passenden Antibiotikum bekämpft. Hier muss auch immer an die Therapie des Partners gedacht werden, um einer erneuten Ansteckung vorzubeugen. Verhindert eine Fehl- oder Überreaktion des Immunsystems die voranschreitende Schwangerschaft, empfiehlt sich eine Immuntherapie. Es gibt verschiedene Formen mit unterschiedlichen Vor- und Nachteilen.

Die Totgeburt

Sie ist im Grunde eine sehr späte Fehlgeburt. Das Kind stirbt noch im Mutterleib oder während der Geburt. Es wiegt 500 g oder mehr. Bei einer Totgeburt muss das Baby standesamtlich registriert werden. Ab einem Gewicht von 1000 g gibt es eine Bestattungspflicht. Ist das Kind leichter, dürfen die Eltern selbst entscheiden, ob sie das Totgeborene beisetzen möchten. Übrigens: Schon in der 24. Woche ist ein Embryo bereits ein gut erkennbarer kleiner Mensch, und der Verlust für die Eltern ein großer Schmerz. In diesem Stadium muss das Kind noch nicht dem Standesamt gemeldet werden. In vielen Bundesländern ist eine Bestattung aber auf Wunsch der Eltern möglich.

Ganz wichtig nach einem solchen Verlust ist die psychologische Betreuung. Hilfreich können in dem sehr schweren Abschiedsprozess verschiedene Trauerhandlungen sein. Den meisten hilft es beispielsweise, ihr Kind zu sehen, zu halten, vielleicht sogar zu baden. Wenn Fehlbildungen bestehen, ist das Betrachten umso wichtiger, da die Fantasie diese Missbildungen erfahrungsgemäß schlimmer macht, als sie in Wahrheit sind. Des Weiteren geben die meisten Frauen ihren toten Kindern einen Namen. Es ist sogar möglich, diesen durch eine Taufe ganz offiziell zu vergeben. Auch Erinnerungsstücke helfen vielen. Das kann ein Foto oder ein Fuß- bzw. Handabdruck oder auch das Identifikationsbändchen aus der Klinik sein. Zuletzt seien die Beerdigung und ein Grab genannt. Beides gibt den Eltern zunächst die Möglichkeit, in Würde und Ruhe Abschied zu nehmen. Sie haben außerdem auch später noch einen Platz, an den sie kommen und ihrem Kind nahe sein können.

Begleitend zur medizinischen und psychologischen Betreuung können naturheilkundliche Verfahren eingesetzt werden, die die Trauerarbeit unterstützen. Homöopathische Einzelmittel, Bach-Blüten-Therapie, Akupunktur sind hilfreich. Gehen Sie in Selbsthilfegruppen und tauschen Sie sich mit betroffenen Eltern aus.

Das können Sie tun

Gerade nach Fehlgeburten lohnt es sich, zusätzlich zu anderen Maßnahmen etwas an der bisherigen Lebensführung zu verändern, wenn weiter ein Kinderwunsch besteht. Die Empfehlungen entsprechen im Grunde den fördernden Faktoren, die Ihnen auf dem Weg zum Wunschkind helfen, sowie die Hinweise, die eine Schwangere ohnehin von Anfang an beachten sollte (ausführlich im »Kap. Kinderwunsch«, Seite 172). Darüber hinaus ist eine Umweltanalyse gerade bei Frauen mit habituellen Aborten dringend geraten. PCP, eine Chemikalie, die früher in Holzschutzmitteln enthalten war, erhöht nachweislich die Rate der Fehlgeburten.

Auch eine erhöhte Schwermetallbelastung steigert das Abortrisiko. Lassen Sie daher eine Analyse und gegebenenfalls eine Entgiftung (Seite 157) vornehmen.

Haben Sie Probleme mit dem Darm oder vertragen Sie verschiedene Lebensmittel nicht, dann sollte eine Darmdiagnostik und -behandlung durchgeführt werden. Frauen mit unerkannter Zöliakie haben häufig Fehlgeburten. Schließlich ist im Darm unser größtes Immunsystem angesiedelt. Und wenn das nicht richtig arbeitet, können die immunologischen Herausforderungen, die eine Schwangerschaft mit sich bringt, nicht bewältigt werden. Häufig liegt auch nur ein Mangel an verschiedenen Vitaminen und Mineralstoffen vor. Bevor man einen erneuten Schwangerschaftsversuch macht, sollte man 3 Monate die Ernährung optimieren, den Darm stabilisieren und Nahrungsergänzungen einnehmen. Hilfreich kann eine Behandlung mit bestimmten chinesischen Kräutern sein, die das Immunsystem stützen und entgiften. Sprechen Sie darüber mit einem naturheilkundlichen Fachmann. Wenn bei Ihnen der Verdacht besteht, dass eine Autoimmunerkrankung zu den Fehlgeburten führt, dann müssen Sie vor und während der ganzen Schwangerschaft einen Enzymkomplex einnehmen, 3 × täglich 3 Tabletten innovazym Pur (Innova Vital) 1 Stunde vor dem Essen. Schließlich sei noch die Eigenbluttherapie (Seite 148) empfohlen, besonders wenn frühe Fehlgeburten vorliegen. Dabei wird vor einer erneuten Schwangerschaft Blut abgenommen, aufbereitet und intramuskulär gespritzt, um das Immunsystem zu stimulieren. Nach einer Injektion wöchentlich über 2–3 Monate dürfen Sie wieder schwanger werden. 1 × pro Woche wird die Behandlung in den ersten 3 Schwangerschaftsmonaten fortgeführt.

Es ist verständlich, wenn bei Ihnen mit jeder Fehlgeburt die Verzweiflung größer wird. Aber geben Sie nicht auf, werden sie aber auch nicht einfach immer wieder schwanger, ohne etwas an Ihrem Leben zu ändern. Suchen Sie einen Spezialisten auf, und lassen Sie alle erforderlichen Untersuchungen machen. Lassen Sie sich psychologisch begleiten. Auch Einzelmittelhomöopathie, Neuraltherapie und Akupunktur können infrage kommen. Machen Sie sich klar, dass Ihre Chance, noch ein gesundes Baby zu bekommen, bei Ihnen viel größer ist als bei einer gleichaltrigen Freundin, die noch nie schwanger war.

Verhütung

Obwohl bereits Hormonpräparate für den Mann ausprobiert wurden, ist Verhütung noch absolut vorrangig Frauensache. Wer keine mechanischen oder chemischen Hilfsmittel verwenden will, kann entweder während der fruchtbaren Phase auf Geschlechtsverkehr verzichten oder den sogenannten Coitus interruptus praktizieren. Beide Methoden gelten allerdings als wenig sicher. Sie haben einen Pearl-Index von nur zwischen 4 und 18.

Das Problem bei der Kalendermethode ist, dass die wenigsten Frauen ihren Zyklus so genau kennen, dass sie sicher die fruchtbare Zeit herausfinden. Hinzu kommt, dass erst nach einem halben bis einem Jahr aussagekräftige Daten zur Verfügung stehen, wenn eine Frau so lange Protokoll darüber führt. Zyklusschwankungen erschweren das Ganze. Zusätzlich kann die Temperaturmethode zum Einsatz kommen. Wird immer morgens vor dem Aufstehen unter gleichen Bedingungen die Temperatur im After gemessen, lässt sich der Eisprung durch den Temperaturanstieg klar feststellen. So wird es leichter, den Zyklus vorherzusagen. Doch auch hier können Faktoren, wie zu wenig Schlaf, das Ergebnis verfälschen. Der Coitus interruptus, also das Zurückziehen des Penis aus der Scheide, bevor es zum Erguss kommt, will beherrscht werden. Der Mann muss seinen Körper genau kennen, und er muss die Disziplin aufbringen, den Akt rechtzeitig zu unterbrechen.

Natürliche Familienplanung

Trotzdem ist es möglich, natürliche Familienplanung (NFP) zu betreiben. Sie beruht darauf, dass die Frau neben dem Messen der Basaltemperatur (Seite 172) auch den Muttermundschleim prüft und alle Beobachtungen genau notiert. Beim üblichen Gang auf die Toilette kann die Frau den verflüssigten Schleim am Scheideneingang empfinden, fühlen und beim Drüberwischen mit dem Finger oder dem Toilettenpapier sehen. Hat sie beide Messungen über einige Monate durchgeführt, wird sie leicht Anfang und Ende der fruchtbaren Zeit bestimmen können. In der fruchtbaren Zeit darf Verkehr dann nur mit Kondom oder Diaphragma stattfinden. Die Methode ist aber nur dann sicher genug, wenn eine ausführliche Beratung stattgefunden hat, der Zyklus einigermaßen regelmäßig und die Frau gewissenhaft ist. Unter diesen Bedingungen hat Sensiplan, wissenschaftlich nachgewiesen, den Pearl Index von 0,4. Die Erfahrungen, die die Frau dabei macht, lassen sich ohne Weiteres auf die Planung einer Schwangerschaft bei Kinderwunsch übertragen. Während neue Technologien, wie Temperaturcomputer, Hormoncomputer und Minimikroskope die Zyklusbeobachtung nicht verbessert haben, kann bei Kinderwunsch die Kombination mit den Hormonmessstäbchen für den Eisprung hilfreich sein.

Mechanische Methoden

Mechanische Hilfsmittel fungieren als Barriere, die verhindert, dass männliche Samenzellen in die Gebärmutter vordringen können. Sie funktionieren ohne hormonelle oder chemische Substanzen.

Kondom und Femidom

Der Klassiker dieser Kategorie ist das Kondom. Die Spermien werden in der Latexhülle aufgefangen und kommen gar nicht erst mit dem weiblichen Körper in Berührung. Auch Krankheitserreger werden auf diese Art abgefangen. Oft werden Kondome zusätzlich zu anderen Empfängnisverhütungsmitteln eingesetzt, um vor Krankheiten zu schützen. Es gibt auch Kondome für Frauen, das sogenannte Femidom. Dabei handelt es sich um einen reißfesten Schlauch zwischen zwei Gummiringen. Ein Ring am verschlossenen Ende wird um den Muttermund gelegt, der andere liegt außerhalb über den Schamlippen. Das Femidom ist gut für Frauen geeignet, die sich sicher vor Geschlechtskrankheiten schützen wollen und einen Partner haben, der kein Kondom benutzen will. Es kann schon Stunden vor dem Verkehr eingesetzt werden, sodass es im entscheidenden Moment nicht die Atmosphäre stört.

Gleitmittel dürfen nicht öl- oder fetthaltig sein, wenn Kondome benutzt werden, da diese sonst schneller reißen können. Verwenden Sie nur wasserlösliche Produkte. Übrigens wussten Sie, dass es auch ein pflanzliches Gleitmittel gibt? Es nennt sich Sylk (Medintim Kessel), ist aus dem Saft der Kiwipflanze, frei von Hormonen, Parabenen und Silikonen und verträglich mit Kondomen aus Naturkautschuklatex, Polyurethan und Polyisopren. Es lässt sich leicht äußerlich auftragen, lässt sich gut wieder abwaschen und ist mit Grapefruitkern-Extrakt haltbar gemacht.

> **Der Pearl-Index**
>
> Benannt wurde der Index nach dem amerikanischen Biologen Raymond Pearl (1879–1940), der einen Maßstab entwickelte, um die Zuverlässigkeit verschiedener Verhütungsmethoden vergleichbar zu machen. Er kommt zustande, indem man 100 Frauen erfasst, die 1 Jahr lang mit der jeweiligen Methode verhüten. Die Anzahl der Frauen, die in dem Zeitraum trotzdem schwanger werden, entspricht dem Pearl-Index.

Hauchdünne Latextücher, Dental Dams genannt, übernehmen die Aufgabe üblicher Kondome beim Oralverkehr. Sie werden über den Scham- oder Analbereich gelegt.

Erst bei Beziehungen ab einem halben Jahr und nachdem beide einen negativen HIV-Test gemacht haben, kommt ungeschützter Sex in Betracht. Paare, die monogam und absolut treu sind, sind gut geschützt.

Diaphragma

Die Barriere wird in Form einer kleinen Kappe vor den Muttermund gelegt. Es gibt Varianten, die vom Fachmann angepasst werden müssen, und andere, die für jede Größe geeignet sind. Die Kunststoffkappe wird rechtzeitig vor dem Geschlechtsverkehr eingesetzt und muss anschließend meist mindestens acht Stunden im Körper bleiben. Das Caya Diaphragma (Medintim) braucht nicht mehr angepasst zu werden, da es den meisten Frauen passt. Es ist wiederverwendbar und zusammen mit dem dazugehörigen Caya Gel sehr sicher und kann 2 Jahre lang benutzt werden. Das Caya Diaphragma ist geeignet für alle Frauen, auch junge Frauen, die häufig aufgeschlossen sind für eine moderne Menstruationshygiene mit sogenannten Menstruationstassen (Seite 251). Inzwischen gibt es, ganz neu und in derselben bewährten Qualität, bei demselben Hersteller das Singa Diaphragma für alle die Frauen, denen das Caya nicht passt. Es ist nur in Apotheken in den Größen 60-90 mm erhältlich und muss vom Frauenarzt oder in Frauengesundheitszentren angepasst werden.

Wie bei dem Kondom für Frauen gilt auch hier: Je sicherer Sie im Umgang mit der Barriere sind, desto sicherer sind Sie auch vor der Empfängnis geschützt. Zusätzlich sollte auf jeden Fall ein chemisches Präparat verwendet werden.

Hormonelle Methoden

Am häufigsten wird mithilfe künstlich hergestellter Hormone, deren Wirkung den körpereigenen extrem nahekommt, verhütet.

Die Pille

Die sogenannte Pille gibt es in verschiedenen Variationen. Meistens kommt ein niedrig dosiertes Östrogen-Gestagen-Präparat, die Mikropille, zum Einsatz. Der Hirnanhangsdrüse wird damit eine Schwangerschaft vorgespielt, sodass sie keine Hormone ausschüttet, um den Eierstock zur Eireifung anzuregen. Deshalb ist diese Verhütungsmethode auch die sicherste. Es wird zwischen Einphasen- und Zwei- oder Dreistufenpräparaten unterschieden. Bei der Einphasen-Pille enthält jedes Dragee die gleiche Menge Hormone. Bei den Mehrstufenpräparaten ist die Hormondosierung an den Zyklus angepasst. Darum ist es wichtig, das richtige Dragee für jeden Tag einzunehmen. Das Östrogen ist bei fast allen Pillen gleich, nur unterschiedlich hoch dosiert. Dagegen gibt es viele verschiedene Gestagene, durch die man die Möglichkeit hat, für jede Frau ein passendes Präparat auszuwählen. Wenn z. B. eine Neigung zu Akne besteht, kann man eine Pille mit einem Antiandrogen einnehmen, wenn man zu Wassereinlagerungen neigt, wird bevorzugt eine mit entwässernden Eigenschaften verschrieben. Schildern Sie Ihrem Arzt genau Ihre Probleme und Symptome, dann wird er sicher die richtige Pille finden. Da manche Medikamente die Pillenwirkung schwächen oder verstärken, informieren Sie Ihren Arzt immer, wenn Sie etwas zusätzlich einnehmen mussten.

Es gibt auch die Minipillen, die nur ein Gestagen enthalten. Eireifung und Eisprung werden nicht verhindert, sondern der Schleimpfropf am Gebärmutterhals wird so verändert, dass Spermien nicht eindringen können. Außerdem verändert sich die Gebärmutterschleimhaut derartig, dass ein womöglich doch befruchtetes Ei sich nicht einnisten kann. Die Sicherheit dieser Variante ist geringer als bei der Mikropille. Zudem muss die Minipille auf die Stunde genau eingenommen werden. Sie empfiehlt sich als Alternative für Frauen, die keine Östrogene vertragen. Auch in der Stillzeit wird sie propagiert, da sie Milchbildung und -qualität nicht beeinflusst und das Hormon nur in extrem geringen Mengen an den Säugling weitergegeben wird. Da echte und künstliche Hormone aber schon in sehr geringen

Konzentrationen im Körper wirken, rate ich davon ab.

Nicht für jede Frau ist die hormonelle Empfängnisverhütung die richtige Methode. Wenn Sie zum Beispiel unter hohem Blutdruck oder Migräne leiden, wenn Sie thrombosegefährdet sind oder die Blutgerinnung nicht in Ordnung ist, wenn Sie mit der Leber oder Gallenblase Probleme haben, dann sollten Sie auf Hormone verzichten. Wenn Sie stark rauchen, sollten Sie spätestens mit 35 Jahren die Pille absetzen (besser natürlich noch, das Rauchen aufgeben!). Eine große dänische Studie mit über Zehntausend Brustkrebspatientinnen fand heraus, dass alle hormonellen Verhütungsmethoden das Brustkrebsrisiko steigern. Nach 1 Jahr war das durchschnittliche Risiko 9 % höher. Nach 10 Jahren stieg es auf erschreckende 38 %. Im Durchschnitt ergab sich ein 20 % größeres Brustkrebsrisiko durch Pille & Co. Ein kleines Risiko blieb sogar bestehen, wenn Frauen die Pille nach 5 Jahren wieder absetzten. Allerdings reduzierte die hormonelle Verhütung das Risiko für Gebärmutter-, Eierstock- und Darmkrebs.

Eine ganze Reihe von Medikamenten vertragen sich nicht mit der Pille, weisen Sie deshalb Ihren Arzt immer auf die Hormoneinnahme hin, wenn er Ihnen ein Medikament verordnen muss. Inzwischen hat man auch festgestellt, dass sich unter hormoneller Verhütung der Vitamin-Stoffwechsel verändert. Deshalb sollte jede Frau, die die Pille einnimmt, eine Nahrungsergänzung mit Folsäure und weiteren B-Vitaminen einnehmen.

Ring, Stäbchen, Pflaster und Spirale

Es gibt neben der Pille andere Träger, die die Hormone in den Körper befördern. Außer der Bequemlichkeit und der hohen Sicherheit ist ein Vorteil, dass die Hormone direkt in die Vaginalschleimhaut oder zumindest über die Haut abgegeben werden. Die Wirksamkeit ist daher nach Erbrechen weiterhin gegeben. Auch Frauen mit chronischen Magen-Darm-Erkrankungen können diese Mittel einsetzen.

Vaginalring Er besteht aus flexiblem Kunststoff, wird – ähnlich einem Tampon – in die Scheide eingeführt und gibt gleichmäßig Östrogene und Gestagene ab. Nach 21 Tagen wird er entfernt. Es tritt die Blutung ein, nach 7 Tagen wird der nächste Ring eingesetzt. Vorsicht: Inzwischen gibt es viele Klagen über fehlende Bruchsicherheit der Ringe.

Verhütungsstäbchen Das Verhütungsstäbchen ist ein 4 cm langer Stab, der auf der Innenseite des Oberarmes unter die Haut implantiert wird. Das geschieht im Rahmen eines kleinen Eingriffs. Es kann dort bis zu 3 Jahre bleiben und wird dann wiederum operativ entfernt. Wie bei der Minipille wird nur Gestagen abgegeben.

Verhütungspflaster Das Verhütungspflaster wird jede Woche erneuert. Es gibt, wie eine Mikropille, Gestagen und Östrogen ab. Nach 3 Wochen setzen Sie 1 Woche aus. Leider sind häufig Hautreizungen zu beobachten, sodass das Hormonpflaster an immer wieder neue Stellen geklebt werden muss. Außerdem kann es sich leicht ablösen. Der Schutz ist dann nicht mehr gegeben. Bei Frauen, die über 90 kg wiegen, kommt die Methode wegen hoher Ausfallquote nicht in Betracht.

Hormonspirale Sie wird vom Frauenarzt in die Gebärmutter eingesetzt. Die Wirkweise entspricht der der Minipille. Der T-förmige

Kunststoffkörper kann bis zu 5 Jahre in der Gebärmutter bleiben. Vor allem Frauen, die ihre Familienplanung abgeschlossen haben, wird sie empfohlen oder Frauen mit zu starken Blutungen. Während viele Frauen die Hormonspiralen eine Zeitlang sehr gut vertragen, kommt es bei anderen zu zunehmenden Nebenwirkungen: Gewichtszunahme, Müdigkeit, Depressionen, und vielem mehr. Lassen Sie sich dann bitte nicht zum Psychiater schicken, wechseln Sie Ihren Frauenarzt, falls er Ihnen erklären will, dass die Hormone nur in der Gebärmutter wirken, und lassen Sie schleunigst die Hormonspirale entfernen (auch wenn sie teuer war). Haben Sie nach der Entfernung Geduld mit sich und Ihrer Genesung, lassen Sie sich naturheilkundlich mitbehandeln und nehmen Sie Nahrungsergänzungen. Jede Frau hat einen anderen Stoffwechsel, und ein Gestagen hat nun mal eine ganz andere Wirkung als naturidentisches Progesteron (Seite 209).

Kupfer-/Goldspiralen oder -ketten Neben den hormonbeladenen Spiralen gibt es noch die Kupfer-/Goldspiralen oder -ketten. Das Metall verändert die Schleimhaut in der Gebärmutter und wirkt sowohl abtötend für den Samen als auch für den Embryo. Die meisten können 3–5 Jahre liegen bleiben. Allerdings besteht ein erhöhtes Risiko für Blutungsstörungen und Infektionen.

Drei-Monats-Spritze

Die Depot-Spritze wird in den Oberarm oder das Gesäß gegeben. Gestagene gelangen ins Blut und von dort an ihren Wirkungsort. Ein deutlicher Nachteil ist, dass die Hormonkonzentration zunächst sehr hoch ist. Bestimmte Antibiotika können zudem die Wirkung mindern. Sie sollten auch wissen, dass nicht nur ein spontaner Kinderwunsch warten muss, sondern es nach dem Absetzen bis zu 2 Jahre dauern kann, bis der Eisprung wieder regelmäßig eintritt.

Die Pille danach

Hat ungeschützter Sexualkontakt kurz vor oder am Tag des Eisprungs stattgefunden, so kann man in der Apotheke rezeptfrei eine Notfallverhütung kaufen. Es gibt zwei Wirkstoffe: Levonorgestrel (kennen Sie aus der Minipille oder Hormonspirale) oder Ulipristalacetat. Beide Wirkstoffe hemmen oder verzögern den Eisprung. Um dem Eisprung zuvorzukommen, ist es am besten, wenn die »Pille danach« so schnell wie möglich genommen wird, am besten innerhalb von 12 Stunden nach dem ungeschützten Geschlechtsverkehr. Danach geht ihre Wirksamkeit allmählich zurück. Präparate mit dem Wirkstoff Levonorgestrel sind für die Einnahme bis maximal 72 Stunden (3 Tage) nach einem ungeschützten Geschlechtsverkehr zugelassen, das Präparat mit dem Wirkstoff Ulipristalacetat bis maximal 120 Stunden (5 Tage) danach. Nach mehr als 120 Stunden ist es zu spät für die »Pille danach«. Diese Maßnahme ist aber nur für den Notfall gedacht, an den sich eine sichere Verhütungsmethode anschließen sollte. Lassen Sie sich vom Apotheker beraten, welche der beiden Pillen für Sie die beste ist, da beide unterschiedliche Nebenwirkungen haben können.

Chemische Methoden

Diese Verhütungsmittel basieren alle auf dem Prinzip, die Spermien mithilfe chemischer Substanzen zu töten. Es gibt sie als Zäpfchen, Salbe, Gel, Spray oder Creme. Alle Produkte müssen mindestens 10 Minuten vor dem Geschlechtsverkehr tief in die

Scheide eingebracht werden. Ihr großer Nachteil ist die Unsicherheit. Interessant sind sie nur in Kombination mit mechanischen Methoden. Achten Sie aber genau darauf, welches Mittel sich mit Kondom & Co. verträgt. Es gibt nämlich auch Präparate, die diese beschädigen und dadurch den Weg für die Spermien frei machen können. Hinzu kommt auch die Tatsache, dass die Chemie nicht selten die Schleimhaut reizt. Das erhöht das Risiko, sich eine Scheideninfektion zuzuziehen. Auch allergische Reaktionen sind möglich.

Sterilisation

Sind Sie sicher, dass Sie nie mehr schwanger werden wollen, können Sie eine Sterilisation vornehmen lassen. Dabei werden während einer Bauchspiegelung die Eileiter durchtrennt oder mit Clips verschlossen. In sehr seltenen Fällen kann es trotzdem zu einer Schwangerschaft kommen, wenn die durchtrennten Eileiter von allein wieder zusammengewachsen sein sollten. Das kam früher häufiger vor, als man die Sterilisation gleich im Anschluss an eine Kaiserschnittentbindung gemacht hat. Als Nebenwirkung können Sie anfangs Zyklusstörungen und PMS bemerken und später etwa 2 Jahre früher als normal in die Wechseljahre kommen, wahrscheinlich, weil die Blutversorgung der Eierstöcke durch die Eileiterunterbindung schlechter wird.

Wenn Ihr Partner mitspielt, ist eine Sterilisation bei ihm viel einfacher und hat weniger Komplikationen. Sie wird vom Urologen durchgeführt. Da Männer aber theoretisch bis ins Alter zeugungsfähig sind und sich mit der Sterilisation die Angst vor Impotenz verbindet, werden heute immer noch die Frauen häufiger sterilisiert als die Männer.

Wechseljahre und die frühe Postmenopause

Gehen Sie gut gewappnet durch die Wechseljahre. Verstehen Sie die Abläufe und Probleme, so können Sie konkret etwas dazu tun.

Zum einen wirkt schon das Wort »Wechseljahre« für viele Frauen wie ein Schreckgespenst. Sie denken an unkontrollierte Hitzewallungen, Niedergeschlagenheit und irgendwie auch an das Ende des Frauseins. Zum anderen machen Begriffe, wie »Better Aging«, »Happy Aging« oder gar »Anti-Aging« die Runde. Fakt ist: Durch die extrem gestiegene Lebenserwartung wird auch die Zeit, die nach Ende der Menstruation noch bleibt, viel länger. Da die Veränderung im Körper ebenfalls Fakt ist, ist jeder Frau dringend zu raten, möglichst großen Einfluss darauf zu nehmen, wie sie die Zeit des Wechsels und die Jahre danach erlebt.

Das Wort »Wechseljahre« kann auch ein großes Versprechen bedeuten. Zwar verliert Frau die körperliche Fruchtbarkeit, aber belohnt wird sie durch ein Mehr an geistiger Fruchtbarkeit. Mit »Menopause« kann man im Englischen assoziieren »pause from men«, Pause von den Männern, von den Menschen. Nach Jahren voller Selbstaufopferung für die Kinder, den Mann, die Familie und den Beruf ist es höchste Zeit, dem Verlangen nach Rückzug, Ruhe und persönlicher Freiheit nachzugeben. Wechseljahre kann auch Wachstumsphase bedeuten, eine neue Lebensmitte finden, sich selber finden. Warum nicht noch im Beruf neue Schwerpunkte setzen oder sich den Traum erfüllen und studieren oder sich endlich mit Muße künstlerisch betätigen? Viele Kulturen bringen Frauen nach den Wechseljahren, den weisen Frauen, große Ehrfurcht entgegen. Auch in den westlichen Kulturen ist die Zeit angebrochen, dass die Frauen sich ihrer Werte bewusst werden und die Chancen, die der Wechsel mit sich bringt, für die eigene Weiterentwicklung nutzen. Unter Wechseljahresbeschwerden werden diese Frauen kaum leiden.

Schon etwa ab dem 39. Lebensjahr, vielleicht etwas später, geht die Bildung des Gelbkörperhormons deutlich zurück, die Eierstöcke werden immer etwas kleiner und verlangsamen ihre Tätigkeiten. Überhaupt geht die Hormonproduktion immer mehr zurück. Die

Anfänge dieser Entwicklung können unbemerkt vonstattengehen. Bei einigen Frauen sind sie aber recht früh als Zyklusstörungen verschiedenster Ausprägung spürbar. Wer jetzt noch schwanger werden will, hat es von Jahr zu Jahr schwerer, denn die Fruchtbarkeit sinkt drastisch. Die typischen Symptome Hitzewallungen, starkes Schwitzen bzw. plötzliche Schweißausbrüche, Schlafstörungen, die teilweise durch nächtliches Schwitzen ausgelöst oder verstärkt werden, depressive Verstimmungen und sinkende Lust auf Sex sind vermutlich alle auf den aus den Fugen geratenen Hormonhaushalt zurückzuführen. Weitere Anzeichen können Harninkontinenz, trockene Schleimhäute im Genitalbereich, in Mund und Augen, Unterleibsentzündungen, Haarausfall, Akne, Gelenkschmerzen, sinkende Leistungsfähigkeit und steigendes Gewicht sowie Probleme in der Partnerschaft sein. Auch Eierstockzysten treten häufiger auf, gehen aber meist von allein zurück. Natürlich dürfen Sie nicht voreilig auf das Einsetzen der Wechseljahre schließen, wenn im entsprechenden Alter das eine oder andere dieser Symptome auftritt. Notieren Sie möglichst detailliert sämtliche Beschwerden, wann und wie stark sie auftreten, wie lange sie anhalten, ob es zeitliche Zusammenhänge zur Menstruation gibt, und ob der Zyklus störungsfrei verläuft. Diese Angaben helfen Ihrem Frauenarzt, die Diagnose zu stellen. Falls die Blutung schon einige Zeit ausgeblieben ist, legt er Ihnen einen Bogen mit zehn Fragen vor, die Menopausen-Rating-Scale (MRS), wo Sie die Art und die Stärke Ihrer Beschwerden eintragen. Damit ergeben sich für den Arzt bereits Hinweise auf die mögliche Therapie. Er wird selbstverständlich körperliche Untersuchungen vornehmen, um Erkrankungen auszuschließen. Die Schilddrüse gerät immer leicht in Verdacht, wenn es um Hormonveränderungen geht. Die Bestimmung des Hormonspiegels, vor allem von Estradiol, FSH und LH, geben wertvolle Hinweise. Aufgrund der zunächst noch starken Schwankungen reichen diese Werte allein für die Diagnose aber nicht aus. Sie müssen in zeitlichen Abständen erneut bestimmt werden.

Probleme in den Wechseljahren

Aber keine Angst: Nicht alle Frauen müssen überhaupt Veränderungen bemerken. Immerhin bleibt bei einem Drittel der Frauen die Periode aus, ohne dass sie jemals Wechseljahresbeschwerden gespürt hätten. Bei einem weiteren Drittel sind die Beschwerden mild und vorübergehend und nur ein Drittel braucht wirklich ärztliche Hilfe.

Schwitzen, Schlafstörungen, Depressionen und Blutungsstörungen sind typische Symptome, die auch auf eine Schadstoffbelastung hinweisen können. Kann Ihr Arzt also nach einer Hormonuntersuchung noch keinen Hinweis auf eine fehlende Eierstockfunktion feststellen, so überlegen Sie, was in Ihrer Wohnung oder an Ihrem Arbeitsplatz vor Beginn Ihrer Beschwerden verändert wurde: neuer Teppichboden, Zimmeranstrich oder neue Elektrogeräte (ausführlich im Kap. »Umwelt«, Seite 28). Oder prüfen Sie, ob Sie Zusammenhänge mit der Essensaufnahme feststellen, denn Nahrungsmittelunverträglichkeiten werden immer häufiger und machen ähnliche Beschwerden.

Konventionelle Therapie

Lassen Sie sich nicht von Werbeversprechen locken und bestellen Hormonpräparate aus dem Katalog oder via Internet, sondern

Die Begriffe definiert

Klimakterium, Wechseljahre
Beide Begriffe meinen den Zeitraum, in dem die Progesteron- und Östrogenproduktion sinkt oder zunächst unregelmäßig wird. Es treten Blutungsstörungen auf, der Eisprung kann hin und wieder ausbleiben. Diese Phase beginnt durchschnittlich 4 bis 5, manchmal aber auch schon bis zu 9 Jahre vor der letzten Blutung und zieht sich noch etwa 5 Jahre nach der Menopause hin. So lange dauert es nämlich, bis sich der Körper und das gesamte Hormonsystem auf den neuen Zustand eingestellt haben.

Prämenopause
Zeitraum von 2–7 Jahren vor der Menopause: Die Eierstockfunktion lässt nach, Regelblutungen werden unregelmäßig, es treten leichte Wechseljahresbeschwerden auf.

Menopause
Das ist die letzte Menstruationsblutung, die noch ganz regulär von den Eierstöcken gesteuert wird. Der Zeitpunkt kann entsprechend erst rückwirkend als Menopause bestimmt werden. Meist tritt er im Alter zwischen 50 und 55 ein.

Postmenopause
Sie schließt sich an die Menopause an und endet mit dem Eintritt ins Greisenalter. Als Perimenopause werden ein Teil der Prä- und Postmenopause zusammengefasst, sie dauert also etwa 5–10 Jahre lang zwischen dem 46. und 56. Lebensjahr.

Senium
Greisenalter, etwa ab 70 Jahre.

besprechen Sie sich mit Ihrem Frauenarzt. Für dieses Gespräch sollten Sie sich ein wenig mit den verschiedenen Hormonen und Therapien auskennen.

Synthetische Hormone sind meistens Östrogene und Gestagene, die nach dem Muster der Körperhormone zusammengebaut sind und den Vorteil haben, dass sie geschluckt werden können und länger wirksam sind als die körpereigenen Hormone. Mit ihnen wurden in den letzten Jahrzehnten die Frauen in den Wechseljahren behandelt. Sprechen Sie als Alternative auch die Designerhormone, SERMs (selektive Östrogenrezeptor-Modulatoren) an. SERM wirken in manchen Geweben wie Östrogene, in anderen hemmen sie jedoch die Östrogenwirkung. Dazu gehört Tibolon, das gewissermaßen die Wirkung von Östrogenen, Gestagenen und Androgenen nachahmt. Auch Raloxifen sei genannt. Es beugt vor allem Osteoporose und möglicherweise auch Brustkrebs vor, fördert aber als Nebenwirkung die Hitzewallungen.

Natürliche Hormone sind Östradiol und Progesteron, wie sie auch im Eierstock produziert werden. Sie können über die Haut und die Schleimhäute resorbiert werden. Dadurch ist eine ganz individuelle und niedrig dosierte Hormontherapie möglich, die allerdings einige Erfahrung bei Ihrem Arzt voraussetzt und eine gute eigene Beobachtungsgabe bei Ihnen. Auch das männliche

Hormon Testosteron und das in der Nebennierenrinde gebildete DHEA zählen zu den natürlichen Hormonen und können beispielsweise bei Sexualstörungen eingesetzt werden.

Schließlich stehen Ihnen noch die Phytohormone zur Verfügung. Man könnte sie auch natürliche SERM nennen, denn ihre Inhaltsstoffe können einerseits eine Östrogenwirkung auf die Hitzewallungen oder die Knochen entfalten, aber an der Brust die Östrogenwirkung bremsen und damit das Krebsrisiko verringern.

Da es sich um eine rein hormonell bedingte Erscheinung handelt, ist eine Hormontherapie ganz klar die nahe liegende Behandlung. Sie zeigt tatsächlich seit über 30 Jahren sehr gute Erfolge, hat aber auch durchaus Nebenwirkungen. Versuchen Sie deshalb einen Therapeuten zu finden, der sich mit der bioidentischen Hormontherapie auskennt (ausführlich im Kap. »Rezepturarzneimittel mit bioidentischen Hormonen«, Seite 216). Natürliches Progesteron und Estradiol als Cremes können bereits in Ultra-low-Dosen sehr erfolgreich sein.

Männer in den Wechseljahren

Auch Männer können unter Wechseljahresbeschwerden mit Hitzewallungen, Schlafstörungen, Depressionen und Nachlassen der Leistungsfähigkeit leiden. Alles, was Ihnen guttut, ist auch für Ihren Mann angesagt. Unter bestimmten Voraussetzungen können sie von der Östradiol-, Progesteron- und Testosterontherapie profitieren.

Die Perimenopause ist etwas schwieriger in der Behandlung durch sehr wechselhafte natürliche Hormonspiegel. Natürliches Progesteron spielt zu Blutungskontrolle und Hormonausgleich eine wichtige Rolle und kann vaginal oder auch als Kapsel verabreicht werden. Estradiolgaben sind oft noch nicht nötig. Der Schleimhauttrockenheit im Genitalbereich wird durch Estriol als Creme oder Ovula vorgebeugt.

Der frühzeitige Beginn einer natürlichen Hormontherapie bei entsprechenden Wechseljahresbeschwerden ist sinnvoll und Präventivwirkungen auf Diabetes und Kolonkarzinome sind nachgewiesen. Bezüglich einer neuroprotektiven Wirkung (Schutz vor Alzheimer) sind die Daten einer üblichen Hormontherapie sehr widersprüchlich. Naturidentisches Progesteron, DHEA und Estradiol können in verschiedenen Dosierungen und Darreichungen die Lebensqualität verbessern und Körpersymptome des Alterungsprozesses lindern. Der Knochenstoffwechsel wird günstig beeinflusst.

Trockene Schleimhäute können durch den Östrogenmangel hervorgerufen werden und sehr belastend sein. Es treten auf: Trockenheit der Augen, der Nase, des Mundes, eventuell kombiniert mit allen Ausprägungen der vaginalen Trockenheit, Reizblase, Schmerzen beim Geschlechtsverkehr oder wiederkehrende Harnwegsinfekte. Frei verkäuflich wird eine Vielzahl von Cremes, Ovula und Gelen mit Hyaluronsäure ohne Hormone angeboten. Hyaluronsäure unterstützt das Bindegewebe und ist bekannt aus der Kosmetikindustrie. Frauenärztlich kann ein Kassenrezept mit dem bioidentischen Hormon Östriol ausgestellt werden. Verschiedene Anwendungen mit Cremes und Ovula sind möglich. Eine Hormonbestimmung im Labor bei Schleimhautproblemen ist unnötig. Sie können den Therapieerfolg sehr gut nach kurzer Zeit individuell spüren und dann mit einer geeigneten Menge weiterführen. Estriolanwendungen im Gesichtsbereich um die Augenlider können hormonmangelbedingte Trockenheit und Sehverschlechterung wirkungsvoll behandeln.

Treten in der frühen Phase Schlafstörungen und Spannungsgefühle auf, bietet sich beispielsweise die reine Progesterongabe jeweils am Abend ab dem 15. Zyklustag für 12 Tage an. Wird das Progesteron über Monate ohne Pause eingenommen, so müssen Sie mit Zwischenblutungen rechnen. Für die spätere Phase der Wechseljahre eignet sich eine zyklische Therapie mit gering dosiertem Östrogen und Progesteron. Zunächst können noch Zwischenblutungen auftreten, die aber mit der Zeit immer mehr nachlassen. Darüber hinaus gibt es die verschiedensten Kombinationsmöglichkeiten von Präparaten (bioidentisch oder synthetisch), die eingenommen, gespritzt oder auch als Pflaster verwendet werden können. So schonen etwa Hormone, die über die Haut aufgenommen werden, die Leber, und die Risiken von Gallensteinen und Gallenblasenentzündungen sinken. Aber noch einmal: Eine individuelle Beratung unter Berücksichtigung Ihrer wichtigsten Symptome ist unerlässlich!

Alternative Therapie

Ernährung Der Energiebedarf sinkt in den Wechseljahren, Sie nehmen schneller zu. Verzichten Sie darum auf sehr fett- und zuckerhaltige Nahrungsmittel und greifen Sie lieber zu reichlich frischem Obst und Gemüse, fettarmen Milchprodukten und Ballaststoffen (ausführlich im Kap. »Ernährung«, Seite 38). Viele Pflanzen enthalten Phytohormone. Zwei große Gruppen lassen sich unterscheiden, die Isoflavonoide, die besonders reichlich in Soja, Kichererbsen und etwas geringer in anderen Hülsenfrüchten enthalten sind, und die Lignane, die hoch konzentriert im Leinsamen, aber auch in allen Getreiden, Mais, Früchten und Gemüsen vorkommen. Werden diese Phytohormone in natürlicher Form oder als konzentriertes Präparat aufgenommen, lindern sie deutlich die häufigsten Symptome der Wechseljahre. In leichteren Fällen können sie eine Hormontherapie vollständig ersetzen, übrigens ein Grund dafür, dass Vegetarierinnen mit ihrem hohen Pflanzenverzehr kaum unter Wechseljahresbeschwerden leiden. Nehmen Sie täglich ca. 25–50 g gekochte Sojabohnen als Salat, Suppe oder Tofu, ½ l mit Kalzium angereicherte Sojamilch, 2–4 EL (etwa 10–30 g) geschroteten Leinsamen (in viel Flüssigkeit oder unter das Müsli) zu sich. Werten Sie die Gerichte mit Weizenkeimen und Alfalfasprossen auf. Übrigens: Auch für Ihren Partner ist der geschrotete Leinsamen die beste Lebensversicherung. Er schützt vor Darm- und Prostatakrebs, senkt das Cholesterin, putzt die Gefäße sauber und steigert die körperliche und geistige Leistungsfähigkeit.

Bitte beachten Sie

Nur, wenn Sie keine Gebärmutter mehr haben, dürfen Sie ausschließlich Östrogene verwenden und können auf das Gelbkörperhormon verzichten. Eine Ausnahme sind Scheidenzäpfchen oder -cremes, wenn sie Östriol enthalten, da Östriol für die Gebärmutter und die Brust ungefährlich ist.

Schränken Sie außerdem Ihren Konsum an Koffein, Alkohol und scharfen Gewürzen ein. Viele Frauen haben damit gute Erfahrungen gemacht. Oder machen Sie eine Entschlackungskur (Seite 157). Die letzte Mahlzeit sollte nicht zu spät und auch nicht zu schwer ausfallen.

Nahrungsergänzungen Trinken Sie Kanne Bio Brottrunk bei Hitzewallungen, Konzentrationsschwierigkeiten und Schlafstörungen sowie zur verbesserten Aufnahme der Phytohormone. Steigern Sie die Dosis auf 1 Liter täglich. Einreibungen damit bekämpfen gleichzeitig trockene Haut. Auch sinnvoll kann Kolostrum mit verschiedenen Immun- und Hormonregulatoren wie in Vicosan immun (MEDI CINE) sein. Zur Leber- und Darmentlastung und Verbesserung von Stoffwechsel und Stimmung: SymbioVital Immun (SymbioPharm) mit Vitaminen und sehr hoch konzentrierten unterschiedlichen Bakterienstämmen für die einzelnen Darmabschnitte. Man nimmt das Pulver 1–2-mal täglich in Wasser ein. Sind die Beschwerden sehr stark, dann sollte man eine Kur mit dem Reha1-Paket plus ADEK (hypo-A) mit einer Dosierung von 3 × täglich 2 Kapseln pro Sorte machen und noch weitere 2 Monate in Normaldosis mit 3 × täglich 1 Kapseln pro Sorte fortführen.

Schließlich gibt es konzentrierte Präparate mit Phytoöstrogenen auf Sojabasis, die gleichzeitig wichtige Vitamine und Mineralstoffe enthalten. FemmeWell Meno Formula (Life Light) sorgt für einen ausgeglichenen Östrogenspiegel und unterstützt die Bereitstellung der Zellenergie mit Coenzym 1 und Coenzym Q_{10}, B-Vitaminen, Vitaminen D + K, Isoflavonen und Magnesium.

Zahlreiche Studien belegen, dass fermentierte Sojaprodukte einen besseren gesundheitlichen Effekt haben als unfermentierte. In Ultimate Woman (Gebomed) ist fermentiertes Soja kombiniert mit Extrakten aus Granatapfel, Heidelbeeren, Grüntee, Brokkoli, Kurkumin, Mariengold und verschiedenen Vitaminen und Mineralstoffen. Diese Kombination kann zur Senkung des Brustkrebsrisikos beitragen, den Hormonstoffwechsel ausgleichen und Wechseljahresbeschwerden vermindern.

Oder wollen Sie lieber »Gesundheit« trinken? Zell Oxygen formula (Dr. Wolz) ist entwickelt worden, um Soja-Isoflavone zuführen zu können, ohne täglich Soja-Produkte essen zu müssen. Es handelt sich dabei nicht um hoch angereicherte, isolierte Sojaisoflavone. Die 60 mg Isoflavone, die man in 20 ml täglich aufnimmt, sind einerseits hochaktiv durch die Enzymhefezellen, außerdem kombiniert mit Bio-Gelée-Royale und hochwertigen pflanzlichen Ölen, die ihrerseits günstig auf den Stoffwechsel wirken. Studien konnten nachweisen, dass Hitzewallungen nachlassen und die Energie zunimmt.

In Dr. Jacobs »Frauenpower« sind neben 50 mg Soja-Isoflavonen noch Jamswurzel, Nachtkerzenöl, viele Vitamine, Mineralstoffe und sekundäre Pflanzenstoffe aus Früchten und Beeren enthalten. Mit 1 ml täglich in Wasser, Joghurt oder Müsli sind Sie gut versorgt. Allerdings ist Ihr Magnesiumbedarf damit nicht gedeckt. Besonders wenn Sie durch Schwitzen viele Elektrolyte verlieren, denken Sie an Magnesium oder besser gleich an ein Basenpulver mit Kalium, Natrium, Magnesium, Kalzium, Zink und Silicium (Dr. Jacobs).

Rechtsregulatpro Metabolic (Dr. Niedermeier) ist eine Nahrungsergänzung, die den Hormonhaushalt auf natürliche Weise reguliert und Hitzewallungen dämpft. Wenn Hautprobleme im Vordergrund stehen, bietet sich Regulatpro Haluron an, äußerlich ergänzt durch Regulat Magic Mousse. Wenn Sie bereits aus anderen Quellen Vitamine und Mineralstoffe einnehmen, dann können Sie mit den kaskadenfermentierten Enzymen die Mitochondrienaktivität steigern und den Stoffwechsel zusätzlich ankurbeln (ausführlich im Kap. »Mitochondrientherapie«, Seite 131).

Seit Kurzem ist das pflanzliche Produkt menoElle (Phytolife) gegen Wechseljahresbeschwerden in Deutschland verfügbar, das in Asien und den USA sehr erfolgreich ist und seine Wirksamkeit in klinischen Studien bewiesen hat (Phytolifenutrition). Der Inhaltsstoff EstroG-100 ist ein patentierter Extrakt von drei Heilpflanzen (Cynanchum wilfordii, Phlomis umbrosa und Angelica gigas nakai), die eine lange Tradition in der asiatischen Volksmedizin haben. Er ist mit Vitaminen und Mineralien angereichert, die dabei unterstützen, die Hormontätigkeit zu regulieren, die psychische Funktion zu normalisieren und Müdigkeit und Ermüdung zu verringern. Täglich vor dem Frühstück 2 Tabletten mit Flüssigkeit unzerkaut einnehmen.

Da in den Wechseljahren bei vielen Frauen nicht nur die Scheide trockener wird, sondern generell die Haut, die Haare und die Augen, ist ein Pflanzenextrakt als Nahrungsergänzung ganz besonders hilfreich: ein spezieller Sanddorn-Wirkstoffextrakt SBA24 in Femisanit (Biokanol), für den zahlreiche Studien existieren. Er enthält über 70 % Sanddornöl (aus Samen und Fruchtfleisch), Vitamin E und Beta-Carotin. Man nimmt 2 × täglich 1 vegane Kapsel ein.

Phytotherapie Medikamente mit hoch konzentrierten Pflanzenhormonen sollten immer vor richtigen Hormonen versucht werden, vor allem Produkte mit Extrakten aus dem Wurzelstock der Traubensilberkerze. Die Traubensilberkerze ist die hormonfreie pflanzliche Alternative zur Hormontherapie. Auch Brustkrebspatientinnen und Frauen unter Tamoxifen-Therapie dürfen sie einnehmen. Remifemin (Schaper und Brümmer) 2 × täglich 1 Tablette reduzieren deutlich bereits nach 3 Wochen die Wechseljahresbeschwerden. Remifemin ist dabei so wirksam wie eine niedrig dosierte Hormontherapie. In der praktischen Einmaldosierung (Remifemin mono, Schaper & Brümmer) werden Wechseljahresbeschwerden mit nur einer Tablette am Tag gelindert.

Das rät die Ärztin

Ein Wort zu Soja

Sojaisoflavonoide werden im Körper zum Teil in Equol umgebaut, was aber nur etwa ein Drittel der europäischen Frauen kann, sodass manche nicht so gut auf Sojaextrakte ansprechen. Ein Versuch über 2–3 Monate lohnt sich trotzdem. Allerdings sollten Frauen mit erhöhtem Brustkrebsrisiko mit Soja- und Rotkleenahrungsergänzungen vorsichtig sein, da noch nicht endgültig geklärt ist, ob die Östrogen-Wirkung auf die Brust zu stark sein könnte. Für sie kommen eher die unter Phytotherapie beschriebenen Produkte mit Traubensilberkerze in Frage.

Kommen zu den körperlichen Symptomen auch seelische Beschwerden wie z. B. Verstimmungszustände, Nervosität oder Reizbarkeit hinzu, so ist die in Deutschland einzigartige Kombination mit Johanniskraut in Remifemin plus Johanniskraut (Schaper & Brümmer) ideal.

Tee gegen Hitzewallungen und Schweißausbrüche: Je 1–2 EL der Mischung aus gleichen Teilen mit 0,5 l kochendem Wasser übergießen und 10 Minuten ziehen lassen. Östrogen-Wirkung: Himbeerblätter, Rosmarin, Beifuß, Holunderblüten und Salbei. Gestagen-Wirkung: Frauenmantel, Schafgarbe, Himbeerblätter und Brennnessel (bei Neigung zu Wasseransammlungen im Gewebe).

Kräutermixtur 106 F Frauenpower (Eigenrezeptur Eisbär-Apotheke)
Inhalt: Ginseng, Rhodiola, Taigawurzel, Damiana, Cimicifuga, Jamswurzel, Storchenschnabel, indischer Spargel, Butea superba in Alkohol 30 %. Stabilisiert die Hormone von Eierstock und Nebennieren, verbessert das sexuelle Empfinden. Dosierung: 2 × täglich 20–30 Tropfen.

Mykotherapie Bei Wechseljahresbeschwerden hat sich Reishi bewährt: morgens und mittags je 2 Kapseln mit viel Flüssigkeit.

Apitherapie Aufgrund seiner hormonartigen Wirkstoffe kann Gelée Royale bei Hormondysbalancen helfen. Wenn die Hormonproduktion sich allmählich verabschiedet, ist es zwar kein vollwertiger Ersatz, scheint jedoch die hormonellen Verhältnisse im Körper so zu stabilisieren, dass die Beschwerden gemildert werden. Die Dosierung ist mit dem Therapeuten abzustimmen. Im Allgemeinen beträgt sie zwischen 1000 und 1500 mg über eine längere Zeit als natives 100 % frisches Bio-Gelée-Royale oder als Boisson Royale in der Trinkampulle.

Homöopathie Die Erfolge sind hier oft verblüffend. Die Einzelmittel Glonoinum, Lachesis, Pulsatilla, Rhus toxicodendron, Sanguinaria, Sepia, Sulfur und Tuberculinum zeigen alle das Symptom der Hitze. Welches für Sie das geeignete ist, besprechen Sie mit Ihrem Arzt.

Ein sehr wirkungsvolles homöopathisches Komplexmittel ist Klimax-Gastreu S R10 (enthält Cimicifuga D4, Lachesis D12, Sanguinaria D4, Dr. Reckeweg). Dosierung: bei akuten Zuständen alle halbe bis ganze Stunde, höchstens 6 × täglich, je 5 Tropfen einnehmen. Bei chronischen Verlaufsformen 1–3 × täglich 5 Tropfen einnehmen. Bei Besserung der Beschwerden ist die Häufigkeit der Anwendung zu reduzieren. Vor Therapiebeginn und bei Anwendung über mehr als 4 Wochen sollten die Leberfunktionswerte kontrolliert werden.

Mit Klimaktoplant N (Inhaltsstoffe Cimicifuga, Sepia, Ignatia und Sanguinaria, DHU) wurde eine plazebokontrollierte Studie gemacht, die zeigte, dass über 90 % der Frauen mit Wechseljahresbeschwerden deutliche Besserungen verspürten.

Schüßler-Salze Bei leichten bis mäßigen Beschwerden: morgens, mittags, nachmittags und abends je 3–5 Tabletten im Mund zergehen lassen oder in Wasser aufgelöst in kleinen Schlucken trinken von: Kalium phosphoricum D6 (Nr. 5), Natrium sulfuricum D6 (Nr. 10), Calcium sulfuricum D6 (Nr. 12) und Silicea D12 (Nr. 11). Bei Hitzewallungen: Silicea D12 (Nr. 11). Riecht der Schweiß übel: Kalium phosphoricum D6

(Nr. 5), riecht er sauer: Natrium phosphoricum D6 (Nr. 9) oder Calcium sulfuratum Hahnemanni D6 (Nr. 18), ist er farblos wässrig: Natrium chloratum D6 (Nr. 8), bei sehr starkem Schweiß: Kalium-aluminium-sulfuricum D6 (Nr. 20).

Äußerlich Gehen Sie unbedingt mindestens 2 ×, lieber 3 × pro Woche Schwimmen, Radfahren bzw. Nordic Walken oder Wandern. Beckenbodentraining gehört ebenfalls regelmäßig ins Programm. Auch aktive Entspannung ist wichtig. Machen Sie Autogenes Training, Yoga oder Qi Gong. Und: Durch Bauchtanz bekommen gerade ältere Frauen ein Gefühl für die eigene Mitte.

Moorbäder haben nachweislich einen guten Einfluss auf den Hormonhaushalt. Bei schweren Beschwerden ist eine Moor-Kur in mittlerem Reizklima ideal. Ebenfalls hilfreich sind Kneipp-Anwendungen und lauwarme Bäder oder Massagen mit einem Körperöl, z. B. Fenchel, Zypresse, Hopfen oder Muskatellersalbei zur Regulierung des Hormonhaushalts oder beruhigender Lavendel.

Die meisten Frauen genießen ihre Sexualität weiter oder sogar, frei von Verhütungszwängen, mehr. Eine trockene Scheide (Seite 225) sollte kein Problem sein, wenn Sie die Pflegehinweise beachten.

Aus Sicht der Chinesischen Medizin treten die Wechseljahre ca. nach einem Lebensintervall von 7 × 7, also 49 Jahren ein. Bis dahin sollte die Frau ihre Aufgaben für den Erhalt der Familie erfüllt haben. Durch Ausbleiben der Blutung spart sie Energie, die für geistige Reifung zur Verfügung steht. Gut für den Geist sind neue Eindrücke. Besuchen Sie Ausstellungen, lesen Sie, seien Sie kreativ oder lösen Sie Rätsel. Wichtig: Was Sie tun, soll Ihnen Spaß machen und Sie immer wieder fordern und fördern. Viele Organisationen sind auf Ehrenamtliche angewiesen, und Sie können Ihrem Leben einen neuen Sinn geben.

Grundmechanismus der Wechseljahresbeschwerden ist das Nachlassen der Nierenenergie JING. Hat eine Frau viel davon, etwa durch geistige oder seelische Überarbeitung oder viele Schwangerschaften, verbraucht, kann das Klimakterium vorzeitig eintreten. Durch Akupunktur lassen sich Hitzewallungen und Schlafstörungen sehr gut beeinflussen, für eine dauerhafte Besserung auch der übrigen Beschwerden sollten chinesische oder europäische Kräuter hinzukommen.

Hormonmangel vorbeugen

Mit den beschriebenen Komplementärmethoden können Sie frühzeitig den Folgeerscheinungen des Hormonmangels vorbeugen (Osteoporose, Herz-Kreislauf-Erkrankungen, bestimmte Tumoren) und sich vielleicht sogar eine Hormontherapie ersparen.

Achtung

Die ätherischen Öle von Salbei und Fenchel enthalten viele SERM. Verwenden Sie die Essenzen darum nicht länger als 3 Monate regelmäßig, oder wechseln Sie zwischen verschiedenen Ölen ab, sonst kann es Ihnen passieren, dass Sie Brustspannen und Gebärmutterblutungen bekommen.

Alles über Hormone

Bei so manchen Beschwerden sind Hormonstörungen im Spiel. Und auch im gesunden Körper geben die Hormone den Ton an. Grund genug, mehr über sie zu erfahren.

In allen Lebewesen steuern biochemische Signalstoffe den Stoffwechsel und eine Vielzahl wichtiger Körperfunktionen. Sie wissen, dass Insulin den Zuckerstoffwechsel und Geschlechtshormone die Fortpflanzung regulieren. Das sind aber nur einige Beispiele. Hormone übertragen als Botenstoffe spezifische Informationen auf die Zielorgane, indem sie an Rezeptoren binden und in dieser Zelle chemische Folgereaktionen auslösen. Ein Hormon wirkt also wie ein Schlüssel zum passenden Schloss. Ohne dieses perfekt abgestimmte Zusammenspiel von Hormonen und den Endorganen wäre ein gesundes Leben nicht möglich. Produziert werden diese Botenstoffe in körpereigenen Hormondrüsen.

Der hoch spezialisierte menschliche Organismus funktioniert als Zusammenspiel aller Steuerungssysteme, die sich gegenseitig beeinflussen. Immunsystem, Herz-Kreislauf-System, Wärmehaushalt, Psyche, Stoffwechselsystem, Fortpflanzungssystem usw. sind wie ein feines Netz untereinander verbunden. Jede Veränderung wird vom anderen registriert und beantwortet. Beispielsweise kann eine Darmsanierung Wechseljahresbeschwerden lindern. Kein System besitzt eine Sonderstellung im Gesamtgefüge. Es erstaunt deshalb auch nicht, dass naturheilkundlich der Blick auf die Gesamtheit aus Körper, Geist und Seele gerichtet ist und nicht das Einzelsymptom im Fokus einer Behandlung steht. Eine große Herausforderung, denn es gleicht manchmal einer Detektivarbeit, die richtige Ursache zu erkennen und individuelle Behandlungen vorzuschlagen.

Hochkomplexe Systeme sind sehr leistungsfähig. Schöpfungsgeschichtlich wurden die körpereigenen Hormone mit der hochsensiblen Aufgabe der Fortpflanzung betraut. Neues Leben entsteht unmittelbar durch Wirkungen der körpereigenen Geschlechtshormone und zu guter Letzt schwimmt der kleine Embryo geradezu in einem Hormoncocktail im Mutterleib. Im Verlauf der Schwangerschaft bildet der weibliche Körper Höchstmengen an Hormonen. Warum also die immensen Ängste und Verunsicherungen im Zusammenhang mit Hormonen, wenn doch ein Hormonbad der Anfang von gesunden vitalen Menschen ist?

Die Antwort ist banal. Ein Schlüssel passt nur dann in sein dafür vorgesehenes Schloss, wenn der Aufbau von beiden ideal aufeinander abgestimmt ist. Viele körpereigene Hormone bestehen aus einem Steroidgerüst, das gezielt am Rezeptor bindet. Die Genialität der Natur, dass diese Bindung spezifisch für das entsprechende Hormon ist und andere Rezeptoren unberührt bleiben, erklärt die famose Feinabstimmung der Hormonwirkung.

Die Pharmaindustrie hat zu therapeutischen Zwecken für Verhütung und Wechseljahresbeschwerden Medikamente entwickelt, die im Aufbau den körpereigenen Hormonen nicht identisch sind, aber hormonähnliche Wirkungen haben. Fälschlicherweise werden diese Produkte aber als Hormone bezeichnet. Durch chemische Veränderungen am ursprünglichen Steroidgerüst sind nun patentierbare hochwirksame Medikamente entstanden, die durch ihre veränderte chemische Struktur teilweise länger und stärker an den Rezeptoren binden und fatalerweise auch an Rezeptoren, die von körpereigenen Hormonen unberührt bleiben würden. Dadurch sind unerwünschte Nebenwirkungen und Risiken durch diese Medikamentenanwendung erklärbar und in Packungsbeilagen beschrieben.

Natürliche Hormone Warum hat der Eierstock oder Hoden keinen Beipackzettel? Die Natur antwortet: Ein körpereigenes Hormon kann per se keinen Schaden anrichten, wenn es in der physiologischen Menge durch Drüsen produziert wird und dann im natürlichen Ablauf der Körperfunktionen seine Wirkung entfaltet. Ein Medikament mit hormonähnlichen Wirkungen und anderer Strukturformel darf also keinesfalls mit einem körpereigenen Hormon verglichen werden!

Bedauerlicherweise wird das im medizinischen Alltag nicht korrekt unterschieden und der Nährboden zahlloser Missverständnisse ist gelegt. Ängste vor Krebs, Risiken durch die Medikamentenanwendung wurden im Allgemeinen Hormonen zugeschrieben und bezogen sich in Wahrheit auf hochpotente Medikamente.

Das Wort Hormon darf ausschließlich nur für körpereigene Hormone verwendet werden! Durch chemische Verfahren ist es mittlerweile möglich, aus einigen Pflanzenstoffen, z. B. der Jamswurzel, exakt die bioidentische Strukturformel der körpereigenen Hormone nachzubauen und therapeutisch einzusetzen. Deshalb die Bezeichnung bioidentisches Hormon.

Bioidentische Hormone Ein bioidentisches Hormon ist also ein chemisch hergestelltes Hormon mit der naturidentischen Strukturformel der körpereigenen Hormone. Beachten Sie diesen feinen Unterschied, denn es gibt kein körpereigenes Hormon, das außerhalb des menschlichen Körpers in Pflanzen wächst. Die bekannten Phytohormone der Sojagewächse sind nicht strukturell identisch zu den Körperhormonen, und daher wirken sie auch nicht identisch. Pflanzen können lediglich als Ausgangsstoff für die Herstellung bioidentischer Hormone dienen. Verwechseln Sie deshalb nicht eine Pflanzentherapie mit einer Hormontherapie!

Synthetische Hormone Pflanzentherapie und synthetische, nicht bioidentische Medikamente wirken im Sinne der Natur beide nicht natürlich im menschlichen Körper. Gravierende Unterschiede ergeben sich aber aus unterschiedlichen Rezeptorwirkungen und Wirkpotenzialen. Daraus eine grenzenlose Unbedenklichkeit für pflanzliche Medikamente abzuleiten ist genauso fatal wie die strikte Ablehnung jeglicher Hormonanwendungen. Orientieren wir uns an Paracelsus' berühmten Worten: »Die Dosis macht das Gift«, und besinnen uns auf den wichtigen Stellenwert der möglichen Therapieformen bei korrekter Indikationsstellung.

Nutzen wir die Potenziale! Informieren Sie sich und lassen Sie sich fachgerecht beraten! Synthetische, nicht natürliche medikamentöse Therapien werden erfolgreich zur Verhütung eingesetzt. Pillen, Verhütungsringe oder Spiralen mit hormonähnlichen Wirkstoffen wirken sicher. Bioidentische naturidentische Hormone sind dafür ungeeignet. Eine natürliche Verhütung mit Medikamenten kann es aus dem Blickwinkel der Natur auch nicht geben, denn die natürlichen Zyklusabläufe lassen sich nur medikamentös beeinflussen. Dieser Eingriff in die Natur ist bei sachlicher Betrachtung Fluch und Segen zugleich. Risiken und Nebenwirkungen einerseits und selbstbestimmte Sexualität andererseits. Nutzen Sie das vertrauensvolle ärztliche Beratungsgespräch, um Ihre individuellen Risiken genau abzuwägen und Ihre geeignete Verhütung hinsichtlich Verträglichkeit und Anwendung zu wählen.

Eine weitere Errungenschaft der synthetischen, nicht natürlichen Medikamente ist die Anwendung bei gynäkologischen Blutungsstörungen und Erkrankungen, z.B. Endometriose, Myomen der Gebärmutter, Zysten oder bestimmten Formen von Zyklusstörungen. Die schnelle und sichere Medikamentenwirkung können Sie sich wie die Feuerwehr bei einem Großbrand vorstellen. Ein natürliches Hormon hat nicht das starke Wirkpotenzial, um beispielsweise heftige bedrohliche Blutungen aus der Gebärmutter rasch zu therapieren. Es erfordert teilweise viel Aufklärungsarbeit, diese wichtige Therapieform mit synthetischen Medikamenten zu begründen, und die spürbare Angst resultiert wohl aus der allgemeinen Befürchtung im Zusammenhang mit jeder Form einer Hormontherapie. Die individuelle Verträglichkeit ist häufig sehr gut und die Einsatzzeiten oftmals kurz.

Der historische Einsatz von synthetischen nicht natürlichen Medikamenten der Pharmaindustrie bei Wechseljahresbeschwerden bot wohl den größten Zündstoff für Verunsicherung und Kritik im Rahmen der Hormonersatztherapie. Die Krux ist schon im Namen begründet: Der Ersatz der natürlich abfallenden körpereigenen Hormone durch die Wechseljahre mit nicht natürlichen künstlichen Medikamenten bewerkstelligen zu wollen, ist von der Natur eindrucksvoll abgestraft worden. In groß angelegten Studien (WHI-Studie) wurden solche nicht natürlichen Medikamente zur Prävention im Rahmen der Wechseljahre geprüft. Der weltweite panikartige Aufschrei und folgende Abbruch der Studie war in der Datenlage von Herz-Kreislauf-Komplikationen und vermehrtem Auftreten von Brustkrebs begründet. Nochmals betone ich, dass keine bioidentischen Hormone verwendet wurden. Die Bevölkerung und Ärzteschaft blieb völlig verunsichert zurück, und in den Köpfen kursierte eine pauschale Angst vor »Hormonen« und deren Risiken bei der Anwendung. Ein fataler Irrtum, denn mittlerweile wurden die Studiendaten teilweise widerlegt und Fehler im Studiendesign offengelegt. Die aktuelle Renaissance der Hormonersatztherapie und deren unbestrittener Nutzen für die betroffenen Frauen wird intensiv in medizinischen Fachkreisen diskutiert. Neues Vertrauen bei Ärzten und Patientinnen muss sich entwickeln.

Hormonausgleich bei Zyklusschwankungen kann individuell mit bioidentischen Hormonen ohne Eingriff in natürliche Abläufe feinjustiert werden. Häufig sind vorab Pflanzentherapien oder regulative Therapien der Naturheilkunde erfolgreich. Ein naturheilkundliches Gesamtkonzept im Rahmen von Wechseljahresbeschwerden anzuwenden, wäre wünschenswert, um der großen Vielfalt individueller Beschwerden und Fragestellungen gerecht zu werden. Im Gegensatz dazu steht die zeitlich begrenzte leitlinienorientierte Kassenmedizin. Die betroffene Frau fühlt sich oft allein gelassen. Nutzen Sie die vielfältigen Tipps und Anregungen in diesem Buch zur Eigeninformation für Ihren selbstbestimmten Weg. Finden Sie geeignete Beratungsangebote im ärztlichen und nicht ärztlichen Bereich!

Die Indikationsstellung und Verschreibung einer bioidentischen Hormontherapie gehört in erfahrene ärztliche Hände! Lernen Sie Ihren eigenen Körper anhand des physiologischen Zyklusgeschehens verstehen. Der Blick auf die natürlichen Vorgänge wird Ihnen helfen, die Rolle der körpereigenen Hormone im Zusammenhang mit individuellen Beschwerden zu erkennen.

Lassen Sie sich nicht verunsichern!

Kernpunkt im Verständnis der Hormonanwendungen ist deshalb die Unterscheidung, ob eine medikamentöse Therapieindikation bei Verhütungsberatung oder gynäkologischer Erkrankung besteht oder ein Ausgleich natürlicher Hormonschwankungen durch Zyklusunregelmäßigkeiten oder Wechseljahresbeschwerden erreicht werden soll.

Die wichtigsten Hormone im Überblick

Die Hormone sind es, die den Menschen antreiben. Und zwar im wahrsten Sinn des Wortes. Kommt der Begriff doch vom griechischen »hormao«, was so viel heißt wie antreiben oder auch anregen.

Östrogene Die Gruppe der Östrogene, auch Follikelhormone genannt, stellt die wichtigsten weiblichen Sexualhormone. Dazu gehören Östradiol, Östriol und Östron. Sie sorgen nicht nur für die Rundungen des weiblichen Körpers, sondern spielen dank ihrer gefäßerweiternden Eigenschaften eine große Rolle im Schutz vor Herz-Kreislauf-Erkrankungen, Osteoporose und vor freien Radikalen. Auch am Fett- und Insulinstoffwechsel sind sie beteiligt. In der ersten Hälfte des Zyklus ist vor allem Östradiol im Einsatz. Es sorgt für das Wachstum der Gebärmutterschleimhaut. In der Schwangerschaft bildet sich der Mutterkuchen aus Hormonvorstufen, die das Baby liefert, Östriol. Schließlich wird Östron hauptsächlich im Fettgewebe produziert.

Progesteron In der zweiten Zyklushälfte nach dem Eisprung übernimmt das Progesteron, auch Gelbkörperhormon genannt, die Führung und setzt den Aufbau der Gebärmutterschleimhaut fort. Außerdem sorgt das zu den Gestagenen gehörende Hormon dafür, dass die Brustdrüsen für die Bildung von Muttermilch bereit sind. Während einer Schwangerschaft wird es in besonders großer Menge produziert. Es steigert die Körpertemperatur sowie die Atem- und Herzfrequenz. Zu seinen Aufgaben gehören auch Wachstumsprozesse des Embryos.

FSH und LH Bereits am Ende des Zyklus sorgt die Hirnanhangsdrüse durch die Ausschüttung des follikelstimulierenden Hormons (FSH), dafür, dass im Eierstock ein neuer Follikel mit Eizelle für den nächsten Zyklus heranreift. Das Östrogen darin macht die Gebärmutter wieder für eine mögliche Schwangerschaft bereit. Das luteinisierende Hormon (LH) sorgt für den Eisprung. Es ist außerdem für die Bildung und Ausschüttung von Testosteron im Eierstock verantwortlich.

Testosteron und DHEA Die männlichen Geschlechtshormone Testosteron und DHEA sind auch für die Frau wichtig. Sie werden in der Nebenniere produziert und sind Ausgangshormone für die Östrogenbildung. Testosteron wird darüber hinaus im Eierstock gebildet. Es macht Lust auf Sex. Außerdem schenkt es Durchsetzungskraft, Selbstbewusstsein, sorgt für mehr Wohlbefinden und fördert den Muskelaufbau. Das DHEA (Dehydroepiandrosteron) ist ebenfalls am Muskelaufbau beteiligt und steigert Konzentration und Gedächtnisleistung.

Oxytocin Auch das Oxytocin darf nicht vergessen werden, das die Hirnanhangsdrüse ausschüttet. Es hilft schon während des Geburtsvorgangs, weil es die Wehen auslöst, und sorgt anschließend dafür, dass Milch in die Brust der frisch gebackenen Mutter einschießt. Auch in Gefühlsdingen ist es stark beteiligt. So scheint es nämlich zum einen dazu beizutragen, dass Muttergefühle aufkommen. Zum anderen sorgt es bei körperlicher Nähe zwischen Partnern für ein Gefühl großer Verbundenheit.

Prolaktin Hier handelt es sich um ein weiteres Hormon der Hirnanhangsdrüse, das für den normalen Zyklusablauf nötig ist. Seine eigentliche Funktion besteht in der Förderung des Zellwachstums während der Schwangerschaft und der Milchbildung. Wenn die Prolaktinkonzentrationen im Blut erhöht sind, wird die Eireifung unterdrückt, was ja im Wochenbett durchaus sinnvoll ist. Sind die Werte allerdings unabhängig von einer Schwangerschaft erhöht, so bleibt der Eisprung aus und es entwickelt sich eine Amenorrhö. Nicht selten lässt sich dann auch Sekret aus der Brustwarze drücken. Beim Orgasmus wird ebenfalls Prolaktin ausgeschüttet, und zwar umso mehr, je größer die Befriedigung und Entspannung danach ist.

Schilddrüsenhormone Schließlich sind die Schilddrüsenhormone zu nennen, Trijodthyronin (T_3) und Thyroxin (T_4), die den Stoffwechsel und die Funktion fast sämtlicher Organe mit beeinflussen (ausführlich im Kap. »Schilddrüse« Seite 298). Ihre Bildung und Ausschüttung wird durch die Hirnanhangsdrüse gesteuert. Ein Zuviel oder Zuwenig dieser Hormone kann sich bei der Frau recht rasch durch Periodenstörungen bemerkbar machen, auch Fehlgeburten und

Komplikationen in der Schwangerschaft und beim Baby sind möglich.

Nebennierenhormone Die Funktion der Nebennieren ist ebenfalls eng mit den Eierstockhormonen auf der einen Seite und den Schilddrüsenhormonen auf der anderen Seite verknüpft. Da Progesteron ein Ausgangsstoff für die Nebennierenhormone ist, kann es passieren, dass bei Stress zu viel Progesteron in den Nebennieren verbraucht wird und deshalb der normalen Eierstockfunktion nicht mehr ausreichend zur Verfügung steht (ausführlich im Kap. »Nebenniere und Nebennierenschwäche«, Seite 303).

Der weibliche Zyklusablauf

In der Natur geschieht nichts ohne Grund. Der weibliche Organismus wurde auserkoren, die hoheitliche Aufgabe der Fruchtbarkeit, Schwangerschaft und Stillzeit zur Sicherung der Nachkommen zu erfüllen. Ein perfekt aufeinander abgestimmtes Zusammenspiel der Organe und hormonellen Steuerungssysteme schafft die Voraussetzung für das Verschmelzen von einer Ei- und Samenzelle. Die zeitliche Taktung dieser Abläufe wird als Zyklus bezeichnet. Das bemerkt die junge Frau mit dem erst-

Ein extrem sensibles Gleichgewicht

Der Hypothalamus ist die Schaltzentrale im Zwischenhirn, der sozusagen genau weiß, wie viel von welchem Hormon zu welchem Zeitpunkt gebraucht wird. Bei einem Mangel sorgt er sofort für Nachschub, indem er die entsprechende Drüse »auffordert«, die Produktion zu steigern. Umgekehrt greift er drosselnd ein, wenn schon ein Überschuss besteht. Aber Achtung: Der Hypothalamus ist nicht vor äußeren Einflüssen sicher. So sorgt Übergewicht zum Beispiel quasi für Falschmeldungen, bestimmte Fettsäuren sind nötig, um ein Hormon überhaupt produzieren zu können, psychische und körperliche Belastung bringen den Hormonhaushalt aus dem Takt. Bedenken Sie auch, dass Stresshormone früher dafür gedacht waren, dass Frauen bei Gefahr die Flucht antreten konnten, während Männer sich häufiger dem Kampf stellen mussten. Durch die körperliche Betätigung – so oder so – wurden die Hormone wieder abgebaut. Heute fehlt der Abbau oft, mit Folgen für den Hormonhaushalt. Und auch bestimmte Medikamente sowie Umweltgifte nehmen Einfluss auf die wichtigen Botenstoffe. Das EU-Projekt COMPRENDO beschäftigte sich 2006 zum Beispiel mit dem Phänomen, dass männliche Tiere unter dem Einfluss bestimmter Gifte verweiblichen und umgekehrt. Auslöser war unter anderem die Beobachtung an Fischen in englischen Gewässern, deren Veränderung auf den Einfluss von Schiffsfarbe zurückzuführen war. Inzwischen ist für viele Umweltgifte eine Hormonwirkung nachgewiesen worden: Gifte in der Landwirtschaft, die gegen Unkraut, Schädlinge oder Würmer eingesetzt werden, verschiedene Schwermetalle, industriell hergestellte Chemikalien, wie Dioxine polychlorierte Biphenyle, Phthalate, Bisphenol A usw. (ausführlich im Kap. »Umwelt«, Seite 28).

maligen Auftreten ihrer Regelblutung ab der Pubertät.

Die Menstruation als Beginn des ersten Tages der ersten Zyklusphase können Sie sich als Reinigung vorstellen. Die hochaufgebaute Gebärmutterschleimhaut wird abgestoßen, falls keine Schwangerschaft eintrat. Nun beginnt im Eierstock die Reifung eines neuen Eibläschens. In der Bläschenwand wird das hochpotente Hormon Östradiol gebildet und steigt kontinuierlich im Verlauf der ersten 14 Tage an. Zentrale Steuerungshormone des Gehirns fungieren wie ein Chef im Gesamtablauf. Die Östradiolwirkungen im Gesamtorganismus bereiten alle Organsysteme auf eine mögliche Schwangerschaft vor. Diese Aufbauwirkungen bemerken Sie. Die Gebärmutterschleimhaut wächst und der vaginale Schleim vermehrt sich. Das Gemüt wird aktiv und die Lust auf Sexualität steigt. Physiologisch betrachtet ergibt dies auch Sinn. Die weibliche Libido hängt also unter anderem auch vom Zyklusgeschehen ab. Immunsystem, Gefäßsystem, Herz-Kreislauf-System und Knochenstoffwechsel werden östradiolbedingt aktiviert. Aufgrund seiner stimulierenden Wirkung auf das Haarwachstum und den Hautstoffwechsel finden Sie für das Östradiol auch die Bezeichnung »Schönheitshormon«. Die Weitstellung der Gefäße ist unabdingbar für das Wachstum der Gebärmutter in der Schwangerschaft.

Diese Östradiolwirkungen im physiologischen Zyklusablauf sind naturgemäß nicht gefährlich für die Organsysteme, die sich schöpfungsgeschichtlich perfekt daran angepasst haben. Aus diesem Kontext betrachtet sorgen physiologische Hormonmengen für Gesundheit und Wohlbefinden. Naturgemäß wäre ein erhöhtes Krebs- oder Erkrankungsrisiko für den weiblichen Organismus in der ersten Zyklushälfte völlig unlogisch. Die Natur hätte entwicklungsbedingt längst darauf reagiert, um die Arterhaltung nicht zu gefährden.

Jede externe Beeinflussung dieses naturgemäßen Zyklus verändert dieses Feingefüge. Medikamentöse Verhütungsmaßnahmen verhindern den natürlichen Zyklusablauf, damit keine Schwangerschaft eintreten kann. Ursachen eines gestörten Zyklusablaufes durch psychische Traumata oder Stress, Psychopharmaka, Medikamente oder extreme Lebensumstände können die zentralen Steuerungshormone beeinflussen und der Gesamtablauf ist empfindlich gestört. Diese individuellen Wahrnehmungen des Körpers werden als Symptom bezeichnet und können Hinweise für Zyklusschwankungen sein.

Zyklusmittig um den 14. Tag ist das gereifte Eibläschen im Eierstock sprungreif. Der Eisprung wird durch zentrale Steuerungshormone des Hirnstamms eingeläutet und die Eizelle landet idealerweise an den Enden des Eileiters. Dort warten Millionen Spermien und kämpfen um die Chance

Wie bei einem Puzzlespiel

Beachten Sie, dass ein einzelnes Körpersymptom nicht berechtigt, auf eine Hormonstörung zu schließen. Der erfahrene Therapeut wird viele Einzelkomponenten betrachten und erst dann therapeutische Rückschlüsse ziehen. Starten Sie einen Selbstversuch und beobachten Sie Ihre Veränderungen in der ersten Zyklushälfte!

zur Befruchtung. Die Verschmelzung der Eizelle und Samenzelle ist der Beginn eines neuen Lebens – ein Wunder der Natur! Mit dem Eisprung ändern sich schlagartig die hormonellen Verhältnisse und die zweite Zyklushälfte beginnt. Bisher dominierte das Östradiol. Aus den Überresten der Eibläschenwand entwickelt sich jetzt eine neue Hormondrüse und bildet das Gelbkörperhormon oder Progesteron. Der Name resultiert aus der mikroskopisch gelblichen Farbe der Hormondrüse im Eierstock.

Warum gibt es ein Gelbkörperhormon?

Die Schöpferkraft in ihrer Genialität findet in der Vielfalt der Progesteronwirkungen ihren Ausdruck. Die Befruchtung der Eizelle fand im Endbereich des Eileiters statt. Die Wanderung durch die Eileiter und das Einwachsen dieser befruchteten Eizelle in die hoch aufgebaute Gebärmutterschleimhaut dauert ca. 14 Tage. Erst dann registriert das Gehirn den Beginn der Schwangerschaft und weitere zentrale Regulationsmechanismen werden ausgelöst. Der sichere Schwangerschaftsnachweis kann erst ab dem Zeitpunkt der Einnistung durch Urin- oder Bluttestungen mit der Bestimmung des Beta-HCG erfolgen. Die Zeitspanne von Befruchtung bis Einnistung erfordert aber die Aufrechterhaltung des perfekt vorbereiteten Organismus durch das Östradiol für die möglicherweise eingetretene Schwangerschaft. Zur Überbrückung der funktionell vorbereiteten Organsysteme dient die kontinuierliche Progesteronproduktion aus dem Gelbkörper. Die Gelbkörperwirkung fungiert demnach als schwangerschaftserhaltendes Hormon. Beachten Sie den feinen Unterschied! Progesteron der zweiten Zyklushälfte dient nicht dem Nachweis einer Schwangerschaft! Jede Frau bildet im natürlichen Zyklusablauf das Gelbkörperhormon. Die relativ hohen Progesteronkonzentrationen der zweiten Zyklushälfte sind ein physiologisches Geschehen im Rahmen der Fruchtbarkeit. Auch Männer, Kinder und Frauen im Alter nach den Wechseljahren bilden geringe Mengen Progesteron in der Nebenniere. Einen Gelbkörper gibt es bei ihnen nicht!

Das Progesteron hat abhängig von der Lebensphase und dem Geschlecht unterschiedliche Aufgaben im Organismus.
Die Erhaltungsfunktion der vorbereiteten Organsysteme in der zweiten Zyklushälfte können Sie als Gegenpart zur stimulierenden Wirkung des Östradiols der ersten Zyklushälfte betrachten. Ruhe, Besonnenheit und Ausgleich lösen jetzt die Aktivitätsphase des Wachstums und der Stimulierung ab. Beobachten Sie sich selbst und Ihren Gemütszustand während der Zeit nach dem Eisprung. Physiologisch betrachtet dient diese Entspannungsphase der »Ruhe vor dem Sturm«. Die kommende Schwangerschaft wird alle Körperfunktionen zur Höchstleistung antreiben und Kräfte müssen gebündelt werden. Das erklärt auch eine Veränderung der sexuellen Aktivität und Libido. Manche Frauen ziehen sich komplett zurück oder bevorzugen ruhigere Sexualpraktiken. Partnerschaftskonflikte können daraus resultieren und die Zyklusabhängigkeit der Libido in den Beratungen bewusst zu machen ist ein wichtiger therapeutischer Baustein. Eine Indikation zur bioidentischen Hormontherapie besteht deshalb häufig nicht.

Die ausgleichenden und beruhigenden Progesteronwirkungen auf das Gehirn und die Psyche werden gern mit einem glückshormonähnlichen Zustand verglichen und aktuell wird der therapeutische Einsatz vom bioidentischen Progesteron als natürliches Antidepressivum diskutiert. Durch Beeinflussung des zentralen Neurotransmitters GABA wirkt das Progesteron schlaffördernd und antidepressiv. Vielfältige andere günstige Wirkungen auf den Nervenstoffwechsel werden dem Progesteron zugeschrieben. Eindrucksvoll berichten betroffene Frauen ihre individuellen Beschwerden bei gestörter Gelbkörperfunktion. Unruhe, Reizbarkeit, Angstzustände, Schlafstörungen und Stimmungsschwankungen in verschiedensten Ausprägungen sind möglich. Oft führt diese massive Beeinträchtigung der Lebensqualität die Frau in die Hormonberatung. Anamnestisch wird die Zyklusabhängigkeit und Bandbreite der individuellen Ausprägung psychischer Beschwerden genauestens erfragt, damit andere organische Ursachen nicht übersehen werden.

Progesteron wirkt im Gesamtorganismus auf alle Organsysteme. Beispielsweise wird durch Progesteron die Gebärmutterschleimhaut durch Umbaumaßnahmen stabilisiert und umgewandelt. Ohne diese Hormonwirkung kann keine Einnistung erfolgen und ebenso wären die Voraussetzungen für ein vollständiges Abbluten bei ausgebliebener Schwangerschaft nicht gegeben.

Progesteron mit seiner stabilisierenden Wirkung auf die Psyche und die Gebärmutterschleimhaut setzt die kontinuierliche Produktion des Gelbkörperhormons voraus. Weitere Effekte auf Brust, Knochen- und Muskelstoffwechsel, Nierenhaushalt und Immunsystem können beschrieben werden. Die Mannigfaltigkeit der natürlichen Progesteronwirkung auf fast jedes Organsystem erklärt auch die unübersichtlich große Palette möglicher Beschwerden bei Störungen im natürlichen Zyklusablauf. Gelbkörperschwäche oder der komplett fehlende Eisprung bedingen schwankende oder relativ zu niedrige Progesteronkonzentrationen. Jedes Organsystem reagiert darauf anders und jede Frau als individuelles Wesen ebenso. Brustbeschwerden, Haut- und Haarveränderungen, Allergien und Infekte, Reizdarmbeschwerden mit zyklusabhängigem Charakter grenzen die Suche nach Hormondysbalancen ein.

Unklare Blutungsstörungen kontrollieren lassen!

Gelbkörperschwäche hat die schwankende oder fehlende Progesteronbildung zur Folge. Häufig berichten Frauen über verschiedenste Formen von Schmierblutungen, Zwischenblutungen oder leichtem Schmieren (Spotting) vor der zu erwartenden Regelblutung.
Konsultieren Sie einen Frauenarzt bei jeglicher Form einer unklaren Blutungsstörung! Die diagnostische Abklärung unklarer Blutungsstörungen hat grundsätzlich in der Frauenarztpraxis zu erfolgen. Der Frauenarzt wird durch Ultraschall und gynäkologische Untersuchung in Kombination mit der Anamnese schnell die Ursache diagnostizieren. Die Unterscheidung einer organischen Blutungsstörung von einer hormonbedingten Zyklusschwankung gehört in Expertenhand! Nehmen Sie regelmäßig an den Krebsvorsorgeuntersuchungen teil!

Beachten Sie, dass ein Einzelsymptom niemals beweisend ist für eine Hormonstörung!

Ihre ausführliche Selbstbeobachtung und Darlegung der Beschwerden ist aber für den erfahrenen Therapeuten ein wichtiger Baustein im Rahmen eines Gesamtkonzeptes. Ob dazu weitere Labormessungen nötig sind und welche geeignete Therapie gewählt wird, obliegt der individuellen ausführlichen Beratung!

Fassen wir zusammen: Die zweite Zyklushälfte endet mit dem Beginn der natürlichen Regelblutung. Durch stabile Progesteronkonzentration wurde die Gebärmutterschleimhaut ausreichend darauf vorbereitet. Im Falle einer Schwangerschaft tritt keine Blutung ein und der Gelbkörper überbrückt mit dem Progesteron die Zeit, bis das Beta-HCG und später der Mutterkuchen ausreichend natürliche Hormone in der Schwangerschaft bilden.

Die Wechseljahre – Zeit der Weisheit

Naturgemäß ist die Zeit der Fruchtbarkeit im Leben der Frau zeitlich begrenzt. Sinkende Fruchtbarkeitsraten werden durch vermehrte Zyklen ohne Eisprung eingeläutet. Diese anovulatorischen Zyklen könnten wir auch als natürliche Verhütung betrachten. Genetische Programme im Eierstock regulieren also die schöpfungsgeschichtliche Fortpflanzungsrate. Es überrascht nicht, dass statistisch schon ab dem 35. Lebensjahr vermehrt Zyklen ohne Eisprung auffallen. Oft bemerkt das die Frau vorerst noch nicht, wobei auch individuell alle Symptome der beschriebenen Gelbkörperschwäche möglich sind. Aus Sicht der Natur ist der Beginn dieser Zeitspanne ohne stabile Eisprünge bereits eine lange Übergangsphase bis zum vollständigen Versiegen einer Follikelreifung und damit auch ausbleibender Regelblutung. Haben Sie den feinen Unterschied bemerkt? Im Volksmund werden die Wechseljahre häufig erst als Beginn der Zeitperiode ab letzter Regelblutung verstanden. Das ist nicht korrekt, denn der Wechsel ist eine lange Periode des Übergangs. Als Menopause wird die letzte vom Eierstock regulierte Blutung bezeichnet. Wir können demnach nur zurückblickend diesen Zeitpunkt benennen, denn mindestens 1 Jahr dürfte keine physiologische Blutung aufgetreten sein. Der Grund ist die komplett eingestellte Eireifung im Eierstock und das Absinken der natürlichen Hormonkonzentrationen auf den Pegel der Grundversorgung. Bedenken Sie, dass in jedem Lebensalter eine gewisse Hormonmenge im Körper gebraucht wird und auch in Messungen nachweisbar ist. Ein Kind vor der Pubertät und die Frau nach dem Wechsel haben demnach ähnliche natürliche hormonelle Verhältnisse im Körper. Beachten Sie diesen Umstand als natürliches Geschehen, der zunächst kein Grund für eine Hormonbehandlung ist!

Hormonersatztherapie

Jede Frau ist anders und empfindet die Zeit des Übergangs individuell verschieden. Ein plötzlicher Beginn oder schleichendes Geschehen einerseits, aber auch komplett beschwerdefrei oder erhebliche Beeinträchtigung führen die betroffene Frau häufig in die Arztpraxis. Die berühmten Hitzewellen können auch fehlen.

Der Wechsel von der Fruchtbarkeit in die Zeit der Weisheit ist per se eine Lebensqualität – die physiologischen Hormonumstellungen betreffen immer den Gesamtorganismus. Deshalb sind Auswirkungen auf Psyche, Schlafverhalten, Gelenke, Allergien, Schleimhäute, Trockenheit und Haare, Gewicht, Libido und vieles mehr nur einige Beispiele in der Vielfalt der Erscheinungen. Das veränderte Blutungsverhalten ist ein natürlicher Vorgang und kein krankhaftes Geschehen. Trotzdem stellen die zum Teil erheblich leidvollen Beschwerden einen hinreichenden Grund für Therapievorschläge dar. Die große Bandbreite aus regulativen Therapieansätzen mit Ernährungsumstellung, pflanzlichen Therapien und der verbesserten Work-Life-Balance sollten in jedem Falle zum Konzept gehören und reichen vielfach auch aus.

Der Stellenwert einer Hormonersatztherapie rückt aktuell erneut in den Fokus der Fachgesellschaften. Unbestritten ist der schützende Effekt einer Hormontherapie auf die Knochengesundheit (Osteoporose), Prävention vor Alzheimer, Darmkrebs und Herz-Kreislauf-Erkrankungen. Günstige Effekte auf den Zuckerstoffwechsel und Trockenheit der Schleimhäute sind nachgewiesen. Die allgemeine Hormonphobie durch die eingangs erwähnten fehlinterpretierten Studiendaten schrecken heutzutage viele Frauen vor der indizierten Hormontherapie ab.

Lassen Sie sich fachgerecht beraten! Eine bioidentische Hormontherapie kann bei gezielter Indikationsstellung eine sehr hilfreiche Behandlungsform sein und sollte in ein Gesamtkonzept eingearbeitet werden. Aktuell zugelassene Behandlungsindikationen sind neben vasomotorischen Beschwerden (Hitzewellen/Schweißausbrüche) die Trockenheit der Schleimhäute im Genitalbereich. Präventive Hormongaben ohne typische Beschwerden werden derzeit schulmedizinisch nicht empfohlen. Dieses Dilemma führt zu großer Verunsicherung, denn präventiv können Hormone nur bei frühzeitiger Gabe zum Beginn der Wechseljahre wirken. Der späte Therapiebeginn ist präventiv nicht sinnvoll und kann sogar schädlich sein. Die Diskrepanz zwischen den Vorgaben der Kassenmedizin und dem ganzheitlichen Beratungskonzept im Rahmen einer naturheilkundlichen Beratung wirft viele Fragen auf. Lebensqualität entsteht nicht durch die Abwesenheit von Hitzewellen und Schweißausbrüchen allein! Das individuelle psychische Wohlbefinden, allgemeine körperliche Veränderungen und Befindlichkeiten, Leistungsfähigkeit und Akzeptanz des Alterungsprozesses, ein neues Rollenbild in der Sexualität und Partnerschaft – nur einige drängende Fragestellungen. Betroffene Frauen erwarten Aufmerksamkeit, Zeit und Fachkompetenz in

Das rät die Ärztin

Keine Selbstmedikation

Eine Selbstmedikation durch Onlinepräparate mit »Hormonen« ohne fachgerechte Beratung ist strikt abzulehnen. Vermeiden Sie Laboruntersuchungen ohne therapeutische Begleitung! Ein erfahrener Therapeut wird die nötige Laboruntersuchung gezielt indizieren. Speicheltests und Serumwerte sind völlig unterschiedliche Messmethoden! Ein Laborwert indiziert niemals die Hormontherapie!

der Beratung, ob eine Hormontherapie dabei sinnvoll ist. Bedürfnisse ratsuchender Frauen gehen weit über die isolierte Symptombehandlung hinaus und wären idealerweise ein ärztlicher Begleitprozess. Die leitliniengesteuerte Kassenmedizin kann diesem Anspruch häufig nicht gerecht werden.

Rezepturarzneimittel mit bioidentischen Hormonen

Manche Frauen vertragen die gelisteten Präparate nicht oder brauchen individuell andere Dosierungen. Speziell erfahrene Apotheken stellen Cremes, Kapseln oder Vaginalovula mit bioidentischen Hormonen her. Die ärztliche Verschreibung solcher individuell abgestimmter Rezepturarzneimittel erfordert Erfahrung im Rahmen eines ganzheitlichen Konzeptes. Heilpraktiker dürfen D4-Potenzen als homöopathische Anwendung verschreiben. Diese können als Globuli, Cremes oder andere Darreichungsformen eingesetzt werden. Bei der transdermalen Anwendung werden im Speicheltest die Spiegel der freien Hormone kontrolliert und die Dosierungen der bioidentischen Hormone unter Berücksichtigung der Symptomatik angepasst. Wichtig ist hier eine exakte Dosierung über definierte Milligramm-Mengen pro Hub, sodass eine definierte Milligramm-Menge aufgetragen wird. Bestimmte Airless Dispenser können das gewährleisten, sodass man sich über definierte Hübe an die optimale Wirkstoffmenge für die Patientin herantitrieren kann. Angaben wie erbsen- oder haselnussgroß sind ungeeignet bei der Applikation von Hormonen.

Bitte beachten Sie, dass jede Hormongabe und Anwendung einer ausführlichen Indikationsstellung und individuellen Therapieplanung obliegt. Es geht nicht um die Behandlung einzelner Symptome! Eine Hormongabe betrifft immer den Gesamtorganismus! Bedenken Sie, dass externe Gaben eines natürlichen Hormons im Sinne der natürlichen Vorgänge nicht natürlich sind, auch wenn das Baugerüst des Wirkstoffes verglichen mit den körpereigenen Hormonen identisch ist. Wo hat die Natur schöpfungsgeschichtlich Cremes, Kapseln oder Ovula mit Hormonbeimengungen versteckt? Zugeführte Hormongaben werden in der Leber weiter abgebaut und letztendlich scheidet die Niere die umgewandelten Metabolite mit dem Urin aus. Zahlreiche Hormonzwischenprodukte fallen bei der Umwandlung an und wirken im Körper teilweise ähnlich wie das Originalhormon. Diese komplexen Vorgänge sind individuell von der Ernährung, Lebensweise, genetischen Faktoren und vielem mehr abhängig und können nicht durch die klassischen Hormonbestimmungen erfasst werden. In Therapieverläufen spielt das eine entscheidende Rolle, denn externe Anwendungen durch Cremes oder Kapseln werden unterschiedlich in der Leber oder Niere verstoffwechselt. Das kann eine Rolle spielen bei therapieresistenten Beschwerden trotz korrekter Anwendung bioidentischer Hormone. Deshalb empfinden Anwenderinnen identische Hormongaben zum Teil völlig unterschiedlich. Ob Änderungen des Therapiekonzeptes notwendig sind, obliegt der individuellen Situation.

Die Rolle der Hormonmessungen

Gesunde Leber- und Nierenfunktionen sind für Hormonwirkungen unabdingbar. Ein Stau von Abbaubestandteilen oder Nierenfunktionsstörungen stören den natürlichen Hormonstoffwechsel. Therapeutische Gaben von bioidentischen Hormonen unterliegen denselben Mechanismen. Durch gezielte Patientenbefragung müssen Vorerkrankungen abgefragt werden.

Pillenpräparate und synthetische nicht bioidentische Medikamente beeinflussen die Zielrezeptoren teilweise länger und stärker und wirken auch an fremden Rezeptoren. Das ist ein wichtiger Unterschied zur natürlichen physiologischen Wirkung und begründet Nebenwirkungen und unerwünschte Erscheinungen.

Labortechnisch kann der an Eiweiß gebundene Hormonanteil im Blut durch die klassische Blutabnahme gemessen werden. Diese Untersuchung ist historisch am bekanntesten und wird ärztlicherseits häufig angewandt. Sie sollte als Basisuntersuchung vor einer möglichen hormonellen Therapie immer durchgeführt werden. Beachten Sie, dass der freie wirksame Hormonanteil in der Blutuntersuchung nicht erfasst wird! Im Speicheltest wird dieser freie Hormonanteil besser gemessen, wobei die Testabnahme individuell fehlerbehaftet sein kann. Eine therapeutische Gabe bioidentischer Hormone mit sehr kleinen Mengen, z. B. Ultra-low-Dose-Therapie mit Cremes kann besser durch den Speicheltest kontrolliert werden. Labortechnisch sind diese kleinsten Mengen im Blutserum nicht sichtbar.

In Spezialurinuntersuchungen werden die Abbaumetabolite der Hormonumbauvorgänge gemessen. Moderne Labortechniken ermöglichen (auch ohne den aufwendigen 24-Stunden-Sammelurin) diese komplexen Zusammenhänge sichtbar zu machen. Genetisch sind bei jedem Menschen die enzymatischen Umbauvorgänge im Rahmen des Hormonstoffwechsels etwas anders abgebildet und begründen die sehr unterschiedliche Verträglichkeit und Befindlichkeit bei externen Gaben. Die Urintestung der Abbaumetabolite ist auch ein wichtiger Baustein in der Beratung von Brustkrebsrisiken (Labor Ganzimmun).

Insgesamt sind also verschiedene Labortechniken vorhanden, um einzelne physiologische Zusammenhänge im Hormongeschehen sichtbar zu machen! Blutuntersuchung, Speicheltestung und Urinuntersuchungen sind lediglich einzelne Messverfahren, die unterschiedliche Schritte im Hormonstoffwechsel abbilden. Keine Messung erfasst den intrazellulären wirksamen Hormonanteil! Synthetische, nicht bioidentische Wirkstoffe können nicht gemessen werden! Es gibt demnach kein Richtig oder Falsch. Der Messwert muss korrekt interpretiert werden.

Das rät die Ärztin

Hormontestung sicher machen

Vermeiden Sie frei verkäufliche Hormontestungen ohne fachgerechte Beratung! Die Indikation zu einer Hormontestung gehört in ein therapeutisches Gesamtkonzept aus Anamnese, Untersuchung und Therapieplanung. Die Art der Hormontestung hängt von der Fragestellung, dem Zyklusgeschehen, der geplanten Therapie und vielem mehr ab. Lassen Sie sich über Kosten und Möglichkeiten ausführlich beraten. Ein einzelner Testwert ist keine Therapieindikation!

Bitte beachten Sie diesen wichtigen Hinweis! Der Wert einer Hormonmessung ist eine individuelle zeitbezogene Messgröße im Rahmen eines sehr komplexen Gesamtgeschehens der Hormonbildung, des Hormontransportes oder des Hormonabbaus. Ein einzelner Messwert erklärt nicht ein individuell subjektives Befinden und darf nicht zur Indikation einer Hormongabe dienen! Beispielsweise könnte eine Hormonbestimmung bei Frauen in den Wechseljahren fast identische Hormonwerte in der Einzelbewertung zeigen. Jede Patientin hat aber völlig unterschiedliche Beschwerden oder ist komplett beschwerdefrei. Ein Testwert ohne genaueste Anamnese ist wertlos! Speichelteste und Serumwerte dürfen nicht miteinander verglichen werden und haben teilweise auch andere Messeinheiten! Bei Wiederholungsmessungen sollte immer dasselbe auf Hormonbestimmungen spezialisierte Labor die Bestimmungen machen (z.B. Ganzimmun).

Glückshormone

Unser Wohlbefinden verdanken wir – biochemisch betrachtet – unseren Glückshormonen. Serotonin, Dopamin, Oxytocin und Endorphine – alle sorgen dafür, dass wir »Glück« als Gefühl überhaupt erleben können.

Da wir heute ziemlich genau wissen, wie Glückshormone funktionieren, können wir diese noch viel besser für uns zu nutzen, indem wir dafür sorgen, dass sie möglichst nicht in einen Mangel geraten. Denn Mangel bedeutet schlechte Stimmung, Müdigkeit, Schlafstörung, Depression und Angst.

Die häufigsten Mängel sind Serotonin- und Dopaminmangel. Diese kann man mittlerweile über eine Urindiagnostik nachweisen. Fehlen uns diese Neurotransmitter, geht es uns nicht gut und wir fühlen uns »depressiv«. Eine Serotoninmangel-Depression fühlt sich anders an, als eine Dopaminmangel-Depression.

Bei Serotoninmangel sind wir niedergeschlagen, ängstlich, ohne Selbstvertrauen, schlafen schlecht und dadurch auch oft zu wenig, trösten uns mit zu viel Zucker und neigen zu Kopfschmerzen.

Fehlt uns Dopamin, dann sind wir zwar auch niedergeschlagen, aber begleitet von Antriebsschwäche, Müdigkeit, dem Gefühl am liebsten nur noch schlafen zu können. Zudem fällt es uns dann schwer, uns zu konzentrieren und zu fokussieren. Nicht zuletzt vermutet man bei dem Symptombild von ADHS (Aufmerksamkeitsdefizit- und Hyperaktivitätssyndrom) einen Mangel an Dopamin im Nervensystem als Hauptursache.

Diese beiden häufigen Mängel können wir – in vielen Fällen auch ohne Psychopharmaka – auf natürliche, nebenwirkungsfreie Weise beeinflussen. An erster Stelle stehen Bewegung und Muskeltätigkeit.

Als weiteren wichtigen Hebel sehe ich hier das Vitamin B_6 (Pyridoxin, Seite 109). Ihm kommt eine herausragende Bedeutung für die Herstellung beider Neurotransmitter zu. Alleine durch eine Verbesserung des Vitamin-B_6-Spiegels können wir viel für unser Wohlbefinden tun. Das wasserlösliche Vitamin ist quasi in jedem Lebensmittel, es wird aber auch fast überall im Körper gebraucht: zur Hormonsynthese (v.a. für Progesteron), zur Entgiftung in der Leber, für den Eiweißstoffwechsel. Schwangere, Stillende und Gestresste benötigen deutlich mehr Vitamin B_6. Vitamin-B_6-Mangel ist leider häufig, vor allem bei Einnahme der »Pille«, regelmäßigem Alkoholgenuss und stark eiweißhaltiger Kost (z. B. durch Eiweiß-Shakes im Kraftsportbereich).

Der amerikanische Psychiater Dr. Carl Pfeiffer hat schon in den 1970er-Jahren festgestellt, dass ein Vitamin- B_6-Mangel im Gehirn daran zu erkennen ist, dass wir uns nicht mehr an unsere Träume nach dem Erwachen am Morgen erinnern können. Können Sie sich an Ihre Träume erinnern? Wenn nicht, überprüfen Sie Ihren Vitamin-B_6-Status.

Neben Vitamin B_6, sind die Aminosäuren Tyrosin und Tryptophan essenziell für den Aufbau von ausreichenden Mengen an Glückshormonen. Hier sind vor allem Vegetarier und Veganer häufig im Mangel.

Teil 5

Beschwerden & Erkrankungen

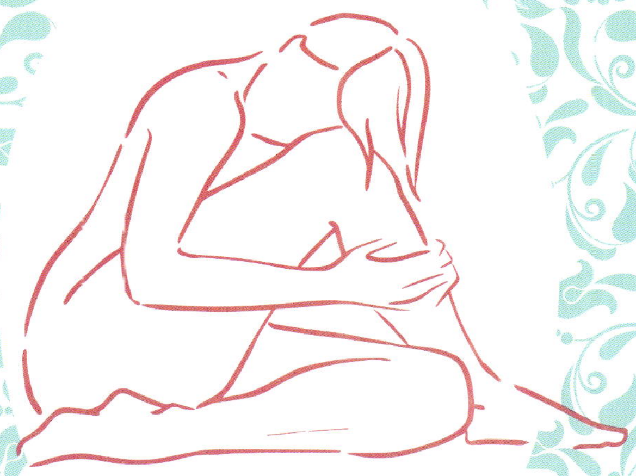

Die äußeren Geschlechtsorgane und Blase

Häufig treten in diesem Bereich Entzündungen auf. Hygiene und Bedacht beim Geschlechtsverkehr gelten als wichtige Vorsichtsmaßnahmen.

Die Scheide wird nach außen vom Jungfernhäutchen und den kleinen Schamlippen verschlossen, nach innen vom Muttermund des Gebärmutterhalses. Ähnlich wie die Mundhöhle ist die Scheidenhöhle von einer Schleimhaut ausgekleidet, die von einem Biofilm überzogen ist, wodurch sie den besonderen mechanischen Beanspruchungen durch Geschlechtsverkehr und Geburt standhalten kann.

Intim-Gesundheit und was sie stört

Die Schleimhaut der Scheide beherbergt – genau wie die Darmschleimhaut (ausführlich im Kap. »Darmgesundheit«, Seite 77) – zahlreiche Bakterien, die einen natürlichen Schutz vor schädlichen Keimen und Pilzen bieten. Während im Darm eine große Vielfalt der bakteriellen Bewohner gesund ist, sieht es hier anders aus: Zahlenmäßig dominieren ein oder zwei Arten von Milchsäurebakterien – genauer Laktobazillen, die die sogenannte Döderlein-Flora bilden. Sie wurde zu Ehren des Arztes Albert Döderlein so genannt, da er die Milchsäurebakterien im Scheidensekret zuerst beschrieb. Daneben kommen noch viele weitere Bakterien in jeweils geringer Anzahl vor.

Die Laktobazillen stammen aus dem Darm der Frau, können aber erst ab der Pubertät in der Scheide überleben. Denn dann bildet der Körper das Hormon Östrogen, unter dessen Einfluss die Zellen in der Scheide den Zucker Glykogen produzieren. Er dient den Milchsäurebakterien als Nahrung. Da sie dann die Scheide wie eine Tapete dicht auskleiden, können sich andere Bakterien nur schwer ansiedeln. Außerdem macht die von ihnen produzierte Milchsäure anderen Bakterien im wahrsten Sinne des Wortes das Leben sauer. Obendrein bekämpfen die »guten« Bakterien schädliche Keime mithilfe antimikrobieller Stoffe, besonders effektiv, wenn sie Wasserstoffperoxid (H_2O_2) bilden.

Bakterielle Vaginose

Geht die Zahl der Laktobazillen in der Scheide zurück, gerät die bakterielle Lebensgemeinschaft aus dem Gleichgewicht. Dann vermehren sich unerwünschte Keime besonders stark und verursachen die sogenannte bakterielle Vaginose. Leitkeime dafür sind die Bakterien Atopobium vaginae und Gardnerella vaginalis, wobei sich Atopobium im Mikroskop nicht von Laktobazillen unterscheiden lässt. Deshalb ist bei Beschwerden eine ausgiebige Diagnostik (z. B. Vaginal-Status des MVZ Institut für Mikroökologie) sinnvoll.

Die Vaginose bleibt manchmal unbemerkt; viele Frauen leiden aber an einem dünnflüssigen Ausfluss, der unangenehm »fischig« riecht. Die Scheide kann dann jucken oder brennen. Meistens – aber eben nicht immer – zeigt ein erhöhter pH-Wert an, dass etwas nicht stimmt. Denn durch die ausgeschiedene Milchsäure der Laktobazillen ist die Scheide sauer (< 4,5); geht deren Zahl zurück, steigt der pH-Wert meist an.

Mindestens einmal im Leben leidet etwa jede fünfte Frau an einer bakteriellen Vaginose; bei manchen kehrt sie regelmäßig wieder. Besonders Antibiotika-Gaben helfen nur eine begrenzte Zeit. Das ist verständlich, denn die Mittel töten auch die nützlichen Laktobazillen ab. Außerdem weiß man heute, dass der Keim Atopobium vaginae in der Scheide einen Biofilm bildet, in dem sich weitere Bakterien wie eben Gardnerella vaginalis ansiedeln. Dort sind sie vor der Immunabwehr und vor Antibiotika geschützt. Überleben einige Bakterien die Antibiose, können sie sich – vor allem bei verringerter Laktobazillen-Zahl – wieder vermehren und erneut Beschwerden auslösen.

Was schadet und was hilft der Scheidenflora?

Nicht nur Antibiotika verringern die Zahl der Laktobazillen, sondern viele weitere Faktoren wie Stress, Rauchen, gechlortes Schwimmbadwasser oder übertriebene Intimpflege, besonders mit aggressiven Reinigungsmitteln. Am besten nur mit klarem Wasser waschen; Scheidenspülungen spülen die nützlichen Bakterien aus! Nicht entfernte Schamhaare stabilisieren die Bakterienflora und schützen vor mechanischer Hautreizung. Da Östrogenmangel die Laktobazillen ebenfalls vermindert, schwankt während des Zyklus ihre Zahl. Die Samenflüssigkeit kann kurzzeitig den pH-Wert ansteigen lassen und so eine bakterielle Vaginose auslösen, besonders, wenn nicht genügend Laktobazillen vorhanden sind. Durchschnittlich braucht die Frau vier Tage, um den Scheiden-pH nach dem Geschlechtsverkehr wiederherzustellen.

Da die Laktobazillen und viele schädliche Bakterien aus dem Darm stammen, ist eine gesunde Darmflora von Vorteil. Die Milchsäurebakterien gelangen von alleine in die Scheide. Um zu verhindern, dass die anderen Keime da ebenfalls hinkommen, ist beim Toilettengang das Abputzen von vorne nach hinten – und nie umgekehrt – wichtig! Wer empfindlich ist, sollte beim Baden im See oder in Chlorwasser eventuell ein Badetampon (z. B. SymbioFem protect) zum Schutz der Scheide nutzen.

Stärken kann frau ihre Döderlein-Flora durch die Einnahme laktobazillenhaltiger Probiotika (Seite 84) (z. B. SymbioLact A) oder durch Scheidenzäpfchen. Manche Zäpfchen enthalten nur Milchsäure, andere wie z. B. SymbioVag, liefern natürliche Milchsäurebakterien, die auch Wasserstoffperoxid bilden. Untersuchungen mit Laktobazillen haben ergeben, dass die Milchsäurebakterien Biofilme mit Gardnerella vaginalis aufbrechen können. Das kann der Grund sein, dass in einer Studie die laktobazillenhaltigen Zäpfchen ganz ohne begleitende Antibiotika-Gabe den meisten Frauen mit bakterieller Vaginose helfen konnten. Das geht auch mit 4Vag (hypo-A), das Bifidobacterium lactis enthält mit Oligofructose, einem Ballaststoff, der den Bakterien als Nahrung dient, mit zusätzlichen schleimhautpflegenden Vitaminen und Antioxidanzien. Nature Est Life – FEM (Life Light) enthält speziell ausgewählte probiotische Laktobazillen (crispatus, rhamnosus, gasseri und reuteri) sowie Biotin, L-Arginin und Kalzium und stabilisiert damit die normale Scheidenflora. Unterstützend helfen in den meisten Fällen östrogenhaltige Cremes gegen den Hormonmangel.

Besonders während einer Schwangerschaft ist eine gesunde Döderlein-Flora wichtig, denn sie schützt das ungeborene Kind! Eine bakterielle Infektion steigert dagegen das Risiko für eine Frühgeburt. Verschiedene Keime können auch das Kind infizieren, wie z. B. Streptokokken.

pH-Wert in der Schwangerschaft

In der Schwangerschaft empfiehlt es sich, mit einem speziellen Testhandschuh, der ein pH-Messplättchen am Finger hat, 2 × pro Woche selber den pH-Wert der Scheide zu bestimmen, um infektionsbedingte Frühgeburten zu vermeiden. Sobald er über 4 ansteigt, sollten Sie sofort den Frauenarzt aufsuchen.

Scheidenpilze

Symptome Klassisch ist ein weißer bröckeliger Ausfluss bzw. Belag, der an Hüttenkäse erinnert. Symptome sind Rötung und Schwellung, zusätzlich Juckreiz, Brennen und ebenfalls ein Ausfluss, der meist weißlich-cremig ist. Oft schmerzt der Geschlechtsverkehr. Oft geht er mit Brennen einher. Brennen die Schamlippen nur, jucken aber nicht, liegt höchstwahrscheinlich eine andere Ursache vor. Die Scheidenwand ist gerötet und schwillt an. Zu seinem Wachstum benötigt er einen pH-Wert von 7,4.

Wer sehr viel Zucker zu sich nimmt oder an Diabetes mellitus leidet, begünstigt das Wachstum von Hefepilzen (Candida). Auch enge Jeans oder Synthetik-Unterwäsche sorgen leider für ein pilzfreundliches Klima.

Diagnose Die Untersuchung der Scheidenflüssigkeit im Mikroskop sollte Klarheit über den Befall durch Pilze bringen. Werden darin keine Sprosszellen bzw. Pilzfäden gefunden, kann es notwendig werden, eine Pilzkultur anzulegen.

Therapie Hilfreich ist hier ebenfalls eine gesunde Döderlein-Flora. Antipilzmittel als Cremes, Zäpfchen oder Tabletten sollten von einem Wiederaufbau der Scheidenflora begleitet werden! Ansonsten helfen ätherische Öle wie Teebaumöl – aber Vorsicht, zu konzentriert kann es auch reizen! Und eine gute Hygiene ist nötig, z. B. Unterwäsche bei mindestens 60 °C waschen. Eine Behandlungsmöglichkeit stellen Impfungen mit körpereigenen inaktivierten Keimen dar, Gynvakzinen (SymbioVaccin), für die die Erreger isoliert, inaktiviert und speziell aufbereitet werden.

Scheidentrockenheit

Scheidentrockenheit stellt nicht nur für Frauen nach den Wechseljahren ein Problem dar, auch jüngere Frauen können darunter leiden. Bei jüngeren Frauen ist es häufig die falsche Intimhygiene, unsachgemäße und wiederholte Scheidenbehandlungen mit Zäpfchen und Salben, die die Schleimhaut reizen, oder ein relativer Östrogenmangel durch zu niedrig dosierte Antibabypillen, Minipillen oder Hormonspiralen.

Am einfachsten ist zunächst die Behandlung mit hormonfreien Zäpfchen, die den Feuchtigkeitshaushalt der Vagina regulieren und den natürlichen pH-Wert zur Infektabwehr wiederherstellen. Das gelingt z. B. mit Premeno duo Vaginalzäpfchen (Medintim Kessel), die Hyaluronsäure und Milchsäure als körperverwandte Substanzen enthalten und deshalb ein sehr geringes Nebenwirkungsrisiko haben. Sie sind frei von Parabenen, besitzen hervorragende Gleiteigenschaften und lassen sich leicht im Internet oder in der Apotheke rezeptfrei bestellen.

Bei älteren Frauen und Frauen nach Eierstockentfernung oder Krebstherapie liegt die Ursache in einem absoluten Östrogenmangel. Die Diagnose kann Ihr Frauenarzt durch einen Scheidenabstrich direkt unter dem Mikroskop feststellen, Hormonuntersuchungen aus dem Blut sind normalerweise nicht erforderlich.

Die nahe liegende Therapie ist die Scheidenbehandlung mit östrogenhaltigen Scheidenzäpfchen oder -salben. Ich bevorzuge dafür das Östriol, das eine sehr gute Schleimhautwirkung hat und auch von Frauen mit Brustkrebsrisiko oder Zustand nach hormonabhängigem Brustkrebs benutzt werden darf. Liegen zusätzliche Beschwerden vor, die mit einem Hormonmangel in Verbindung stehen, bietet sich natürlich auch die transdermale bioidentische Hormontherapie (Seite 208) an.

Bei der vulvovaginalen Atrophie mit Scheidentrockenheit behelfen sich viele Frauen mit Befeuchtungsgels. Das ist auf der gereizten und ausgetrockneten Schleimhaut im Notfall zur Erleichterung des Geschlechtsverkehrs möglich. Viel besser ist es aber, mit einer fetthaltigen Creme, die durch antientzündlich wirkende Pflanzenextrakte einen Zusatznutzen bringt, zu therapieren. Aus demselben Grund sind zu Anfang auch milchsäurehaltige Cremes oder Zäpfchen nicht sinnvoll und können zu Schmerzen führen.

Einige hormonfreie pflanzliche Vaginaltherapeutika, die Sie bei Scheidentrockenheit benutzen können, möchte ich Ihnen hier vorstellen. Sie sind pflegend und heilend:

- Femisanit Intimcreme (Biokanol) mit Sanddornextrakt und Rosmarin
- Sagella Vaginalcreme (Sagella) mit Ringelblume und Hyaluronsäure
- Majorana Vaginalgel (Wala) mit Ringelblume und Sonnenhut
- Multi Gyn Liquigel (Karopharma) Wirkkomplex 2QR aus dem Blattgel der Aloe vera
- Remifemin (Schaper und Brümmer) mit Hamamelis
- Gynomunal (Taurus) mit Hyaluronsäure und Hopfen

- Vicosan Intim Aufbaumilch (Medi Cine Akademie GmbH) mit Kolostrum
- 4vag (Hypo-a) mit Laktobazillen, Vitaminen und Spurenelementen

Neben diesen in jeder Apotheke käuflichen Vaginaltherapeutika gibt es Rezepturarzneimittel, die von darauf spezialisierten Apotheken (in diesem Fall Eisbär-Apotheke) hergestellt werden. Sie haben den Vorteil, dass sie sehr individuell angefertigt werden können. Sie können als Zäpfchen oder Cremes hergestellt werden.

Rezepturarzneimittel (z.B. Eisbär-Apotheke):

- Vitamin- und Narbenbalsam: Extrakte aus der Pflanze Centella Asiatica, auch indischer Wassernabel oder Tigergras genannt, haben eine Reihe von positiven Wirkungen auf die Haut. Eine der am besten belegten Wirkungen von Centella Asiatica ist die Wundheilung.
- Ein SOS-Balsam, der eine antientzündliche, beruhigende Wirkung hat durch ausgewählte Pflanzen wie Mönchsköpfchen, Ballonrebe, Bittersüßstengel und Neemöl, die ähnlich dem Kortison wirken, aber ohne dessen Nebenwirkungen.
- Kräuteröl/Kräuterbalsam mit Sanddorn: Sanddornbalsam als Öl oder Salbe beruhigt, nährt und regeneriert die empfindliche Vaginalschleimhaut.
- Regenerationszäpfchen: Hydrolate aus Ringelblume, Frauenmantel und weißer Taubnessel haben eine beruhigende Wirkung auf die gereizte Schleimhaut.
- Kräuterbalsam Rose oder Kräuterbalsam Lavendel: Sie enthalten ätherische Öle, die der Schleimhaut guttun, Lavendel wirkt regenerierend und beruhigt irritierte Haut.
- Ätherische Öle mit aphrodisierender Wirkung können auch dem Sanddornbalsam beigefügt werden, wie Rose, Yasmin, Ylang-Ylang, Sandelholz, um zu unterstützen.
- Inzwischen liegen auch Erfahrungsberichte mit CBD-Öl vor, das nach 2–3-monatiger vaginaler Anwendung die Scheidentrockenheit beheben konnte.

Hilft dies alles nichts, so kann ein Aromatogramm (Seite 141) (dem Antibiogramm vergleichbar) eine Chance sein, die trocken-entzündlichen Beschwerden zu beheben.

Phytotherapie Ein sehr wirksamer hormonfreier Pflanzenextrakt wird oral eingenommen. Es handelt sich um den Sanddornöl-Extrakt SBA 24, der in Deutschland als Femisanit (biokanol) erhältlich ist. In dem kaltgepressten Öl aus Kern und Fruchtfleisch der Sanddornfrucht sind viele wichtige Fettsäuren, Betacarotin und Vitamin E enthalten. In mehreren Studien konnten die positiven Wirkungen auf die Haut und die Schleimhäute gezeigt werden. Interessant ist, dass damit auch die Beschwerden von trockenen Augen gebessert werden. Des Weiteren wurden Wirkungen auf das Immunsystem beschrieben, die Hemmung von Krebswachstum, Normalisierung der Blutfette und Verbesserungen des kardiovaskulären Risikos.

Apitherapie Aus der Apitherapie hat sich bei trockenen Schleimhäuten und Scheidentrockenheit die orale Einnahme von Geleé Royale bewährt. Im Allgemeinen beträgt die Dosierung zwischen 1000 und 1500 mg über eine längere Zeit als natives 100 % frisches Bio-Geleé-Royale oder als Boisson Royale in der Trinkampulle.

Kolostrum Kolostrom als Vicosan intim kann äußerlich das trockene Genitale regenerieren. Liegt ein geschwächtes Immunsystem vor, ist die Kombination mit Vicosan immun oral sinnvoll.

Rezidivierende Scheidenentzündungen

Wenn Sie immer wieder ähnliche Beschwerden haben, ist eine genaue Untersuchung des Scheidensekrets wichtig, wie sie nur von darauf spezialisierten Laboren durchgeführt wird, zum Beispiel der Vaginalstatus vom Institut für Mikroökologie in Herborn. Sollte Ihr Frauenarzt Ihnen ohne Untersuchung gleich irgendwelche Zäpfchen oder Salben verschreiben, suchen Sie sich einen neuen! Auch wenn Sie vermuten und es Ihrem Arzt sagen, dass Sie mal wieder einen Pilz hätten! Sehr oft steckt etwas anderes hinter den Beschwerden. Geben Sie nicht auf, wenn Sie immer wieder Scheidenentzündungen haben, und forschen Sie selber nach den Ursachen. Gibt es Probleme in der Partnerschaft, die Sie vielleicht ahnen, sich aber noch nicht zugestehen wollen? Oder setzen Sie sich vielleicht unter Druck, weil Sie schwanger werden wollen oder gerade nicht?

Ernährung Zur Vorbeugung, Linderung und Verhinderung von Rückfällen spielt die Ernährung eine große Rolle. Die Erfolge einer speziellen Pilzdiät sind nicht bewiesen, aber bei chronischen Infektionen ist es sinnvoll, die Ernährung etwas umzustellen.

Der Darm ist ein Reservoir für Candida albicans, der sich bevorzugt von leicht verdaulichen Zuckern und Weißmehl ernährt. Deshalb sollten Sie ballaststoffreich essen und auf raffinierte Kohlehydrate verzichten. Frischer Knoblauch hat zwar eine stark pilztötende Wirkung, aber auch einen sehr strengen Geruch. Stattdessen Aloe-Vera-Gel trinken, das ebenfalls eine pilztötende und heilende Wirkung im Darm hat. Joghurt mit Laktobazillen gehört auf den Speiseplan. Die Bazillen bauen Zucker zu Milchsäure ab und pflegen damit das gewünschte Milieu im Darm genauso wie in der Scheide. Ebenfalls empfehlenswert ist Kanne Bio Brottrunk. Trinken Sie ansteigend bis zu 1 Liter täglich.

Nahrungsergänzungen Bei Frauen mit chronischen Scheidenpilzinfektionen werden oft niedrige Vitaminwerte im Blut festgestellt. Nehmen Sie natürliches Vitamin C aus der Acerolakirsche und gute Fettsäuren (Nachtkerzen-, Borretsch-, Lachsöl von hypo-A) zur Verbesserung des Immunsystems und gegen die Entzündung. Außerdem Selen und Zink. Oder das hypoallergene Reha-Paket von hypo-A, in dessen Kapseln die wichtigsten Vitamine und Mineralstoffe enthalten sind.

Nature Est Life – FEM (Life Light) – enthält speziell ausgewählte probiotische Laktobazillen (crispatus, rhamnosus, gasseri und reuteri) sowie Biotin, L-Arginin und Kalzium bei vaginalen Dysbiosen und für die Erhaltung einer normalen Scheidenflora.

Phytotherapie Unterstützend für das schleimhautassoziierte Immunsystem bieten sich bestimmte Tinkturen aus der Kräuterwelt an (Eigenrezepturen Eisbär-Apotheke). Dazu gehören Kräutermixtur 1 Andorn, Kräutermixtur 99 Artemisia, Kräutermixtur 100, die viele Pflanzen enthält, welche Bakterien, Viren und Pilze abtöten können.

Mykotherapie Coriolus morgens und mittags je 2 Kapseln.

Homöopathie Calcium carbonicum D12 bei wundmachendem milchigem Ausfluss, wenn Sie häufig frösteln und die Blutungen zu stark und zu lang sind. Pulsatilla D12, wenn der Ausfluss weißlich ist, die Periode unregelmäßig und schmerzhaft, Sie Stimmungsschwankungen haben, weinerlich sind und nach frischer Luft verlangen. Oder suchen Sie sich einen Therapeuten für klassische Homöopathie, der Ihren gesamten Organismus wieder ins Gleichgewicht bringt. Besonders bei Pilzen: Lilium tigrum D6 3 × täglich 1 Tablette, auch vaginal, oder 3 × täglich 5 Globuli.

Schüßler-Salze 1–5 Tabletten einer Sorte mehrmals täglich unabhängig von den Mahlzeiten im Mund zergehen lassen. Kalium sulfuricum D6 (Nr. 6) bei gelblich schleimigen Absonderungen, Natrium chloratum D6 (Nr. 8) bei hellen, wässrig-klaren Absonderungen, außerdem scharf und wund machenden, Natrium phosphoricum D6 (Nr. 9) bei sauer-käsigen Absonderungen, Kalium chloratum D6 (Nr. 4) bei klebrig-dicken weißen Absonderungen, Silicea D12 (Nr. 11), wenn der Ausfluss wässrig, scharf und juckend ist.

Aromatherapie Je nach Infektart gibt es die Möglichkeit, zuerst mit den »Standard-Mischungen« (s. u.) die Keime anzugehen. Bei hartnäckigen Infekten, bei denen diese bewährten Mischungen nicht greifen, kann man über ein Aromatogramm (Seite 141) die individuelle Keimempfindlichkeit austesten und dann die passenden Öle zusammenstellen lassen. Die individuellen Gegebenheiten, wie Schwangerschaft, Allergien, Überempfindlichkeiten, können hier mit einbezogen werden. Zusätzlich die oben beschriebenen Pflanzenheilmittel.

Bewährte Scheidenzäpfchen auf Basis von Aromatogrammen (Eisbär-Apotheke); Dosierung: vor dem Schlafen 1 Ovulum vaginal einführen:

- Regenerationszäpfchen, Inhalt: Ringelblume, Frauenmantel, Lamium album, Sanicula, kolloidales Silber 25 ppm
- Zäpfchen bei Candida albicans, Inhalt: Lemongras, Manuka, Palmerosa, Alchemilla-Oleat
- Zäpfchen bei Mykosen allgemein, Inhalt: Manuka, Palmarosa, Rosmarin, Verbenon, Alchemilla-Oleat
- Zäpfchen bei Mykosen in der Schwangerschaft, Inhalt: Lavendel, Manuka, Thymian Linalol, Alchemilla-Oleat
- Zäpfchen bei Bakterien, Inhalt: Lemongras, Lavendel, Rosengeranie, Niauli, Alchemilla-Oleat
- Zäpfchen gegen Viren, Bakterien und Pilze, Inhalt: Lemongras, Manuka, Rosengeranie, Engystol, Alchemilla-Oleat, kolloidales Silber 25 ppm
- Zäpfchen bei empfindlicher Schleimhaut, Inhalt: Lavendel, Rosenöl, Alchemilla-Oleat
- Zäpfchen bei Escherichia coli, Inhalt: Bergbohne, Teebaumöl, Thymian Linalool, Sanddornfruchtfleischöl, Alchemilla-Oleat

Immuntherapie Das Immunsystem stärken Sie ideal durch Spenglersan Kolloid G (Spenglersan GmbH): 3 × täglich 10 Sprühstöße in die Ellenbeuge einreiben. Auch die lokale Therapie ist sinnvoll. Dazu wird ein Tampon zunächst mit Wasser etwas angefeuchtet und dann mit 20–30 Sprühstößen Spenglersan Kolloid G getränkt. Tampon über eine Woche jeden Abend 6–8 Stunden in der Scheide lassen.

Wenn Sie sicher sind, dass Sie keine Fehler bei der Scheiden- und Darmpflege machen, ist vielleicht Ihr Immunsystem zu sehr gestresst. Mit einer individuellen Immuntherapie kann man bei vielen Frauen das Immunsystem der Scheide wieder aktivieren. Hierbei handelt es sich um einen Impfstoff, der inaktivierte Keime von acht spezifischen Laktobazillusstämmen enthält. Das Präparat wird 3 × im Abstand von 2 Wochen gespritzt, nach 6–12 Monaten erfolgt eine Auffrischimpfung. Bei zwei Dritteln aller Patientinnen, sowohl mit Pilzen als auch mit bakteriellen Infektionen, ist die Impfung erfolgreich und sie haben endlich Ruhe. Wegen der guten Verträglichkeit lohnt sich dieser Versuch auf jeden Fall, auch wenn die Kasse nicht unbedingt die Kosten übernimmt. Weitere Tipps bei gestörtem Immunsystem (Seite 154) und akuten Entzündungen (Seite 157).

Auch mit Kolostrum (Seite 115) können Sie das Immunsystem verbessern. Benutzen Sie lokal die Vicosan-Intimprodukte (MEDI CINE), um Juckreiz und Schmerzen zu lindern. Sie sollten statt herkömmlicher Hygieneprodukte mindestens 1 × täglich angewandt werden.

Das rät die Ärztin

Chronische Beschwerden

Bei wiederkehrenden Scheidenpilzinfektionen und Darmbeschwerden, wie wechselnde Stuhlqualitäten, wässrigen Durchfällen, oft im Wechsel mit Verstopfung, Blähungen, Völlegefühl, Juckreiz am After und Analekzem, ist eine chronische Pilzinfektion des Darms sehr wahrscheinlich (ausführlich im Kap. »Darmpflege«, Seite 81). Bestehen Sie auf einer ganz genauen Abklärung durch Ihren Internisten.

Äußerlich und innerlich Treten die Beschwerden immer im Zusammenhang mit Geschlechtsverkehr auf, achten Sie doch einmal darauf, ob Ihr Partner sich vor dem Kontakt gründlich wäscht!

Durch Sitzbäder mit Kanne Bio Brottrunk stabilisieren Sie den Säureschutzmantel der Haut und schützen sie vor wiederkehrenden Infektionen.

Bei der Behandlung mit Rechtsregulat Bio (Dr. Niedermaier) empfehle ich grundsätzlich die innerliche Einnahme (10 ml morgens und abends) in Kombination mit einer äußerlichen Anwendung über ein Tampon, das getränkt mit Rechtsregulat Bio (im Verhältnis 1:2 mit Wasser verdünnt) in die Vagina eingeführt werden soll. Im Akutfall sind Sitzbäder mit Rechtsregulat Bio sehr wirkungsvoll. Rechtsregulat Bio wirkt antibakteriell, antiviral und antimykotisch. Keimbelastungstests zeigen, dass die Pilze auch direkt unschädlich gemacht werden. Die Milchsäure, die bei der Fermentation entsteht, wirkt milieuregulierend und der pH-Wert wird ebenfalls wieder ins Gleichgewicht gebracht. Die innerliche Unterstützung wirkt sich positiv auf die Darmflora und den Säure-Basen Haushalt aus, Bakterien und Viren werden aktiv bekämpft und das Immunsystem gestärkt.

Entzündung des Scheidenvorhofs

Die meisten Frauen lernen ihre Bartholini-Drüsen erst kennen, wenn sich diese entzündet haben. Genau gesagt entzündet sich bei einer Bartholinitis der Ausführungsgang dieser Drüse, der seitlich in den Scheidenvorhof mündet. Auslöser für die Entzündung sind verschiedenste Bakterien. Der extrem feine Ausgang verstopft, das Sekret, das von der Drüse produziert und bei Erregung abgesondert wird, um die Scheide feucht und gleitfähig zu machen, staut sich und kann nicht entweichen. Eiter sammelt sich an.

Die Erkrankung ist recht häufig und betrifft vor allem Frauen zwischen dem 20. und dem 40. Lebensjahr. Fast immer ist nur eine Seite der Schamlippen betroffen.

Zunächst wird ein Druck wahrgenommen, der durch das Anschwellen entsteht. Sitzen wird unangenehm, und auch das Tragen eines schmal geschnittenen Slips tut weh. Die betroffene Schamlippe wird rot und prall, die Schmerzen werden stärker und sind schließlich auch im Stehen oder beim Gehen zu spüren. Manchmal tritt Eiter aus dem erkrankten Ausführungsgang aus.

Ihr Frauenarzt erkennt eine Bartholinitis auf den ersten Blick. Wenn Sie einmal damit zu tun hatten, werden auch Sie schon bei den ersten Anzeichen wissen, was los ist.

Konventionelle Therapie

Im Anfangsstadium können Zugsalbe und Infrarot-Bestrahlung helfen, damit sich die Verstopfung löst und der Eiter abläuft. Ist schon ein Abszess entstanden, der nicht aufbricht, wird eine Marsupialisation nötig. Ein kleines Fensterchen wird in die Innenseite der kleinen Schamlippe geschnitten, aus dem Eiter austreten kann. Abschließend wird die Wundhöhle gründlich gespült. Nach dem Eingriff – sofern keine Komplikationen auftreten, können Sie am gleichen Tag nach Hause – die Wunde wird noch einige Tage mit einer Jodlösung oder einem Antiseptikum gespült.

Soll die Operation vermieden werden, kann eine Punktion infrage kommen. Dabei wird in den Hohlraum im Gewebe gestochen und Eiter entzogen. Danach wird gequaddelt. Das heißt, ein Betäubungsmittel, in diesem Fall Procain, wird in die Zyste eingebracht, was sofort die Schmerzen lindert. In der Hälfte aller Fälle kann auf eine Operation verzichtet werden. Eine Wiederholung der Behandlung bringt bei weiteren 10–20 % der Patientinnen Erfolg.

Alternative Therapie

Systemische Enzymtherapie Bei ersten Anzeichen 10 Tage lang morgens 3, abends 4 Kapseln eine halbe Stunde vor oder 2 Stunden nach dem Essen innovazym Pur (Innova Vital). Reduzieren Sie die Dosis dann auf 2 und 2 Tabletten, bis keine Symptome mehr auftreten. Zusätzlich sollten Sie Sitzbäder machen.

Phytotherapie Sitzbäder mit Frauenmantel oder Eichenrinde sind einen Versuch wert, wenn die Erkrankung noch nicht weit fortgeschritten ist. Sitzbäder mit Kamille, Kaliumpermanganat, Teebaum, Manuka, Palmarosa, Schafgarbe, Rosengeranie oder Lavendel beschleunigen die Heilung. Sitzbäder mit verdünntem Kanne Bio Brottrunk oder Rechtsregulat Bio (Dr. Niedermaier) bauen die schützende Hautflora wieder auf und wirken bakterizid.

Homöopathie Silicea D12.

Spenglersan 3 × täglich 10 Tropfen Spenglersan Kolloid G (Meckel-Spenglersan) in die Armbeuge reiben stärkt Ihre Abwehr und bekämpft die Entzündung. Alternativ können Sie davon auch bis zu 50 Tropfen in handwarmes Wasser geben und bis zu einer Viertelstunde darin sitzbaden.

Lichen sclerosus

Sie haben jetzt die häufigsten Auslöser für eine Entzündung kennengelernt. Zuletzt seien noch die Allergie und die Hauterkrankung Lichen sclerosus et atrophicans erwähnt. Im ersten Fall handelt es sich um eine allergische Abwehrreaktion im Genitalbereich auf Pflege- und Waschmittel, Kondome oder auch Medikamente. Der Lichen sclerosus dagegen beruht womöglich auf einer Störung des Immunsystems bzw. ist genetisch bedingt. Eine genaue Klärung der Ursache ist bisher nicht gelungen. Wichtig für Sie zu wissen, ist, dass es sich um eine Hautveränderung mit starkem Juckreiz handelt. Die Haut wird dünn und reißt ein, was zur Entzündung führen kann. Auch das Kratzen ist natürlich problematisch und entzündungsfördernd. Zunächst verliert die Haut ihre gesunde Farbe, bekommt weiße Flecken und wird immer dünner. Wird der Verlauf nicht gestoppt, trocknet die Haut aus und schrumpft, was die Verengung des Scheideneingangs zur Folge haben kann.

Konventionelle Therapie

Fetthaltige Salben bringen Linderung und halten die Austrocknung auf. In akuten Phasen helfen Salben, die Steroidhormone enthalten, besonders Clobetasolpropionat-Salbe 0,05 % konsequent über 3 Monate. Hormonelle Therapien bringen nichts.

Vorbeugen

Wie immer heißt es: Schützen Sie das saure Milieu Ihrer Scheide, um auslösenden Erregern erst gar keine Chance zu geben.

Alternative Therapie

Nahrungsergänzungen Bei Hautproblemen muss immer der Vitamin-D-Spiegel hochgehalten werden. Omega-3-Öle mit viel EPA sind entzündungshemmend (Fisch- oder Algenöle, Seite 106).

Auch von Behandlungen mit Kolostrum in Vicosan intim (MEDI CINE) werden deutliche Besserungen von Juckreiz und der Hautqualität berichtet.

Phytotherapie Kräutermixtur »SOS Balsam« (Eigenrezeptur).
Inhalt: eine Mischung aus Pflanzen mit kortisonähnlichen Inhaltsstoffen wie Ballonrebe, Bittersüß, Schachtelhalm, Hamamelis, Cystrose, Neembaum, Weidenrinde, Vitamine D und E, Unguentum cordes, Propylenglykol. Anwenderinnen berichten von einer deutlichen Linderung des lästigen Juckreizes. Dosierung: 2–3 × täglich auftragen.

Begleitet durch eine Immunkur mit Graviola-Tinktur und -Destillat (Eigenrezeptur Eisbär-Apotheke).

Aromatherapie In den Phasen mit Juckreiz und stark entzündlichen Hautveränderungen wird eine Ölmischung mit den ätherischen Ölen Sandelholz, Palmarosa, Lavendel und Ylang-Ylang extra aufgetragen. Im beschwerdefreien Intervall wird lediglich mit

Weitere Möglichkeiten

Oft kann auch eine Behandlung helfen, die den gesamten Organismus einbezieht, wie Fußreflexzonenmassage, klassische Homöopathie, TCM oder Neuraltherapie. Wenn Sie experimentierfreudig sind, informieren Sie sich mal über DMSO (Seite 132), das inzwischen schon einigen Frauen mit Lichen sclerosus sehr gut geholfen hat, aber natürlich nicht wissenschaftlich untersucht ist.

einem Mandelöl mit Zusatz von Lavendelöl die Haut geschmeidig gehalten.

Mit folgender Ölmischung wurden sehr gute Erfahrungen gemacht: Bergamotte 4 Tropfen, Ylang-Ylang 2 Tropfen, Muskatellersalbei 2 Tropfen, Rosengeranie 2 Tropfen, Sandelholz 2 Tropfen, Mandelöl 20 ml. Zu dem Mandelöl könnte man auch noch Wildrosenöl oder Granatapfelsamenöl 10 % geben. Wenn man lieber einen Balsam hat, kann man sich die Öle in Sheabutter oder Kokosfett einmischen.

Feigwarzen

Kondylome, oder fachlich Condylomata acuminata, sind die häufigste durch Viren verursachte Erkrankung, die sexuell übertragen wird. Es handelt sich um das Humane Papillomavirus, kurz HPV. Davon sind etwa 150 Typen bekannt, die in HR (high risk) und LR (low risk) unterteilt werden. Die HR-Viren, also die mit hohem Risiko, können für späteren Scheiden- oder Gebärmutterhalskrebs verantwortlich sein. Die anderen lösen etwa die Entstehung gutartiger kleiner oder auch blumenkohlartig ausgebreiteter Warzen aus.

Symptome Vielfach zeigen sich überhaupt keine Symptome. Treten Warzen auf, sind diese manchmal so winzig, dass sie nicht entdeckt werden.

Diagnose Ihr Frauenarzt wird auffällige Stellen eingehend mit dem Kolposkop betrachten. Das Gerät sorgt gleichzeitig für eine starke Vergrößerung und optimale Beleuchtung des Gebärmutterhalses. Die Areale werden mit verdünnter Essigsäure betupft. Handelt es sich um Kondylome, färben diese sich weiß.

Konventionelle Therapie

Oft verschwinden die Warzen von allein. Virentypen mit niedrigem Risiko müssen nicht behandelt werden. Soll therapiert werden, bietet sich außerhalb der Schwangerschaft Imiquimod-5-%-Creme an. Bis 16 Wochen lang 3 × wöchentlich vor dem Schlafengehen auftragen. Nach 6–10 Stunden muss die Creme abgewaschen werden. Für die Schwangerschaft geeignet ist Trichloressigsäure, die vor allem im Schleimhautbereich angewandt wird. Die Therapie wird wöchentlich wiederholt. Brennen und Schmerzen können als Begleiterscheinung auftreten. Wenn es Ihnen nur um die Entfernung der Warzen geht, sprechen Sie mit Ihrem Frauenarzt über die für Sie am besten geeignete Methode. Auch operative Entfernungen sind möglich. Bei chronischen Kondylomen müssen Sie davon ausgehen, dass Ihr Immunsystem gestört ist und Ihre Hautbarriere nicht mit den Viren fertig wird. Nur vor Ort immer wieder wegkratzen oder -brennen hilft dann nicht.

Alternative Therapie

Phytotherapie Der Hauptinhaltsstoff des Harzes der Fußblattwurzel heißt Podophyllotoxin. Er ätzt die Warzen weg. Podophyllotoxin wird an 3 aufeinanderfolgenden Tagen 2 × täglich aufgebracht und einige Minuten trocknen gelassen, bevor Sie sich anziehen. Anschließend 4 Tage Pause machen und dann wieder 3 Behandlungstage folgen lassen. Das Ganze darf nicht länger als 4 Wochen dauern. Ungefährlichere Alternative: 2 × täglich Thuja-occidentalis-20-%-Tinktur unverdünnt auftragen.

> **Das rät die Ärztin**
>
> Podophyllotoxin (links) ist hochgiftig!
>
> Halten Sie sich streng an die Packungsbeilage und passen Sie auf, dass der Wirkstoff nicht in Mund und Augen gelangt. Decken Sie die umliegende Haut mit einer guten Fettcreme ab.

Alternativ ist der lokal gut verträgliche Wirkstoff Epigallocatechingallat aus den Blättern des grünen Tees empfehlenswert (Veregen). Die Salbe steht als 10-%-Applikationsform zur Verfügung und wurde in zwei großen plazebokontrollierten (> 600 Patienten) überprüft. Der Catechin-Extrakt hemmt die überschießende Proliferation der HPV-infizierten Keratinozyten.

Mykotherapie Cordyceps und Shiitake sowie Coriolus morgens und mittags je 2 Kapseln und viel trinken.

Homöopathie Natrium sulfuricum, Nitricum acidum, Sabina, Staphysagria oder Thuja in niedriger Potenz oder eine klassische homöopathische Konstitutionsbehandlung. Lassen Sie sich bei Auswahl und Dosierung von ihrem Therapeuten beraten.

Bach-Blüten-Therapie An Kondylomen stecken sich erfahrungsgemäß häufig Frauen an, die sich seelisch wie sexuell von den Forderungen ihrer Partner schlecht abgrenzen können. Deshalb helfen: Larch bei Minderwertigkeitsgefühlen, Star of Bethlehem, wenn traumatische Erlebnisse existieren, Centaury, wenn generell die Abgrenzungsfähigkeit fehlt. Chestnut Bud für Frauen, die immer wieder in den gleichen Konfliktsituationen stecken, nicht aus Erfahrungen lernen.

Immuntherapie Z. B. mit Schüßler-Salzen (Seite 137). Hält Ihr Arzt das nicht für angezeigt, dann machen Sie eine Kur mit Kolostrum (Seite 115).

Herpes genitalis

Das Herpesvirus ist den meisten Frauen nur zu gut bekannt. Und zwar Typ 1 (Herpes labialis), der für Lippenbläschen und Beschwerden der Mundschleimhaut sorgt. Typ 2, Herpes genitalis, gehört zu den häufigsten Ursachen sexuell übertragener Erkrankungen. Die Durchseuchung in der Bevölkerung ist extrem hoch. Damit natürlich auch die Ansteckungsgefahr. Das Virus enthält DNA. Sein einziger natürlicher Wirt ist der Mensch. Oft wird die Ansteckung nicht bemerkt, weil zunächst keine Symptome auftreten. Zeigen diese sich, bleibt das Virus auch nach Abheilen im Körper – unsichtbar für das Immunsystem in Nervenzellen versteckt – sodass es eigentlich immer zu erneuten Ausbrüchen kommt. Die Inkubationszeit beträgt 1–26 Tage.

Einmal infiziert, bleibt das Virus in Ihrem Organismus und kann immer wieder Symptome verursachen. Auslöser sind zum Beispiel eine vorherige schwere Erkrankung oder sonstige Schwächung des Immunsystems, Sonne oder auch psychische Belastungen, wie anhaltender Stress. Achten Sie darum generell auf eine gesunde positive Lebensweise mit ausreichend Ruhe und Entspannung.

Symptome Am Anfang steht nicht selten nur ein Brennen bzw. Schmerzen in der Scheide, ohne dass Hauterscheinungen zu sehen sind. Das typische Symptom sind flache Bläschen an den Schamlippen, der Klitoris, dem Scheideneingang oder auch im Afterbereich und am Mund, je nach praktizierter Sexualtechnik. Sie jucken und schmerzen bei Berührung und enthalten eine erst klare, später gelbliche Flüssigkeit. Nach einigen Tagen platzen die Blasen. Es entstehen kleine offene Wunden, die recht unangenehm sind und eine gelbe Kruste haben können. Die Lymphknoten in der Leiste können anschwellen, ebenso der gesamte Intimbereich und die Scheide. Fieber und ein allgemeines Unwohlsein wie bei einer Grippe treten ebenfalls ab und zu auf.

Diagnose Herpesbläschen werden von Ihrem Frauenarzt sofort als solche erkannt. Sind die Symptome wenig deutlich, kann eine Viruskultur die Diagnose sichern.

Konventionelle Therapie

Gute Erfolge werden mit dem Wirkstoff Aciclovir erreicht (bei Erst-Infektion 10–14 Tage, bei wiederholtem Ausbruch ca. 5 Tage). Er hemmt den Zellstoffwechsel und hindert das Virus daran, sich zu vermehren. Nehmen Sie 5 × täglich 200 mg. Alternativ kommen die Wirkstoffe Valaciclovir und Famiciclovir in Frage. Sind die Schmerzen sehr stark, können Sie sich ein Schmerzmittel oder eine leicht lokal betäubende Salbe verschreiben lassen.

Alternative Therapie

Ernährung Stärken Sie Ihre Körperabwehr, indem Sie den Verzehr von raffiniertem Zucker, Alkohol und tierischem Fett einschränken. Essen Sie biologische Frischkost.

Nahrungsergänzungen Rechtsregulat Bio innerlich entzündungshemmend und Skin Repair bzw. Healthy Skin äußerlich (Dr. Niedermaier).

EGCG (Seite 120), der Grüntee-Extrakt, wirkt gegen alle Viren, z. B. 3 × täglich 1 Tigovit-Kapsel.

Phytotherapie Bei ersten Krankheitsanzeichen 2–3 × täglich eine Salbe aus Melissen-

Übertragung auf das Baby

Neben dem Geschlechtsverkehr spielt auch die Übertragung von der Mutter zum Neugeborenen eine Rolle. Dies kann zum Beispiel während der Geburt im Geburtskanal geschehen. Falls Sie kurz vor der Niederkunft stehen und gerade unter einer akuten Herpesinfektion leiden, sprechen Sie bitte mit Ihrem Arzt über geeignete Maßnahmen, wie etwa einen Kaiserschnitt.

blättertrockenextrakt dünn auftragen. Bei häufig wiederkehrenden Bläschen vorbeugend 1–2 täglich. Den meisten Patientinnen hilft Aciclovir-Creme, gleich bei ersten Signalen täglich aufgetragen, besser.

Kräutermixtur Antiviraler Balsam (Eigenrezeptur Eisbär-Apotheke).
Inhalt: Schwarzkümmelöl, Johanniskrautöl, Neemrinde, Ringelblume, Weidenrinde, Pappelrinde, Lavendel, Teebaum, Salbei, Melisse, Thymian, Unguentum cordes. Dosierung: 1–2 × täglich 1 Hub auf die betroffene Stelle auftragen.

Kräutermixtur 112 Cat's Claw (Eigenrezeptur Eisbär-Apotheke).
Inhalt: Graviola, Cat's Claw, Mädesüß, Kapuzinerkresse, Melisse, Thymian, Traganth in Alkohol 30 %. Dosierung: 3 × täglich 20 Tropfen einnehmen.

Katzenkralle
Die peruanische Heilpflanze Uña de Gato (dt.: Katzenkralle, engl.: Cat's Claw) gibt es in verschiedenen Darreichungsformen, z. B. als Tee, als Extrakt, als Tabletten oder als Flüssigkeit. Die Katzenkralle gilt in vielen tropischen Regionen als ein hochkarätiges Stärkungsmittel für das Immunsystem, sodass der regelmäßige Genuss von Katzenkrallen-Tee (oder anderen Katzenkrallen-Präparaten) jene Tiefpunkte verhindert, an denen sich das Immunsystem befinden muss, bevor beispielsweise ein Herpesvirus erneut zum Ausbruch kommt.

Mykotherapie Reishi und Agaricus (ABM) morgens und mittags je 2 Kapseln.

Schüßler-Salze Natrium chloratum D6 (Nr. 8) in Kombination mit Natrium sulfuricum D6 (Nr. 10) sofort bei ersten Anzeichen. Zincum chloratum D6 (Nr. 21) bei geschwächtem Immunsystem. Kalium sulfuricum D6 (Nr. 6) und Silicea D12 (Nr. 11) bei eitriger Kruste. Natrium sulfuricum D6 (Nr. 10) bei nässenden Läsionen. Dosierung: je 2–5 × täglich 1–5 Tabletten zwischen den Mahlzeiten lutschen.

Vulvodynie

Vulvodynie (übersetzt: Schmerzen an der Vulva) ist der Fachbegriff für Schmerzen und Missempfindungen im Bereich der äußeren Schamlippen und des Scheideneingangs. Zahlreiche Ursachen können dahinterstecken. Bei den meisten der oben beschriebenen Erkrankungen des äußeren Genitales entstehen Schmerzen, sei es durch Pilzinfektionen, Herpesviren oder Hormonmangel. Aber sie verschwinden nach einer zielgerichteten Behandlung meist schnell wieder. Wenn eine Vulvodynie aber nach einer durchgemachten Infektion hartnäckig bestehen bleibt, ist etwas in der Therapie noch nicht richtig gelaufen: Vielleicht haben Sie eigenmächtig wiederholt zu viele Pilz- und sonstige Mittel in die Scheide eingeführt, vielleicht besteht ein Hormonmangel, sodass sich die Schleimhaut nicht regenerieren kann, eventuell können auch nicht genügend Laktobazillen aus einem kranken Darm in die Scheide wandern oder es sind Laktobazillen, die kein H_2O_2 bilden können. Ohne dass eine erneute Infektion vorliegt, haben sich die Schmerzen, das Brennen oder Jucken verselbstständigt. Deshalb findet der Frauenarzt bei der Untersuchung in der Regel keine Erreger und keinen auffälligen Hautbefund. Viele weitere Gründe sind möglich, deshalb ist es wichtig, dass Sie die vorigen Kapitel zu den verschiedenen

Scheidenerkrankungen noch einmal genau durchlesen.

Wenn die Vulvodynie ohne erkennbaren Auslöser aufgetreten ist, spricht man von einer primären (idiopathischen) Vulvodynie, wenn sie dagegen im Zusammenhang mit anderen Erkrankungen (wie Lichen, Narben, Verletzungen) auftritt, von sekundärer Vulvodynie. Es kann sein, dass die Schmerzen ausschließlich bei Berührungen, wie beim Sitzen, Fahrradfahren, enger Kleidung, oder Geschlechtsverkehr auftreten (sogenannte provozierte Form der Vulvodynie). Sie können aber auch dauerhaft bestehen und sich in bestimmten Positionen, im Sitzen oder bei Bewegung verstärken. Manchmal kann es aufgrund der Schmerzen unmöglich sein, einen Tampon in die Scheide einzuführen, Geschlechtsverkehr auszuüben oder vom Frauenarzt mit Scheidenspiegel oder Finger untersucht zu werden. Die Schmerzen können auch in die Scheide, andere Bereiche der Vulva und in die Harnröhre, in den Damm, den After und den Enddarm ausstrahlen. Vulvodynie geht ohne äußere Veränderungen einher, ist also eine Ausschlussdiagnose. Es ist deshalb ratsam, zur Sicherheit auch andere Fachärzte aufzusuchen, um andere Ursachen auszuschließen: Orthopäden, Hautärzte, Neurologen.

Folgende Ursachen werden für diese besonders quälende Schmerzerkrankung diskutiert: Überempfindlichkeit von Nerven im Genitalbereich, entzündliche Reaktionen im tieferen Gewebe, immunologische Störungen, Durchblutungsstörungen im Bereich des Beckenbodens, gestörtes Schmerzempfinden und Schmerzverarbeitung im Gehirn (sogenanntes aktiviertes Schmerzgedächtnis). Manche Patientinnen leiden auch an anderen unklaren Erkrankungen, wie chronischem Blasenschmerz, interstitieller Zystitis, Reizdarmsyndrom u. a.

Neben organischen Ursachen sind immer psychosomatische Faktoren an der Entwicklung der Schmerzempfindung beteiligt. Wie wir unsere Geschlechtsorgane wahrnehmen, ist eng verknüpft mit unserem Selbsterleben, unserem Selbstwertgefühl und unserer Selbstsicherheit. Deshalb ist es, unabhängig von der Ursache der Vulvodynie, von vornherein wichtig, einen guten Schmerztherapeuten und psychologische Begleitung (Lösung versteckter Emotionen und unbewusster Probleme) zu suchen.

Ursachen und gezielte Therapie

- Schmerzausstrahlung durch Bänder des Beckenrings: Irritationen der Faszien zwischen Schambein, Blase und Eileitern können ausstrahlende Schmerzen in die Schamlippen und die Klitoris auslösen. Stress in den Bändern des Beckens führt zu dumpfen bis stechenden Schmerzen im ganzen Beckenboden mit Ausstrahlungen bis in die Beine. Mit der Methode der Ortho-Bionomy (Seite 150) können Sie sich selber helfen oder therapieren lassen. Ebenso sind die Osteopathie (Seite 148) oder die therapeutische Frauenmassage (Seite 150) einsetzbar.
- Schmerzen nach Operationen und Verletzungen: Operationen an der Gebärmutter, den Eierstöcken, den Eileitern und Kaiserschnitte können wegen der oben genannten Bänder Mitauslöser einer Vulvodynie sein. Leistenbruchoperationen mit Einbau eines Netzes können Schmerzen mit Ausstrahlung in die Schamlippen verursachen. Dammrisse und Dammschnitte können durch Nervenverletzungen zu anfänglicher Taubheit führen, die später in Missempfin-

dungen am Scheideneingang umschlagen. Steißbein- und Beckenprellungen lösen analoge Beschwerden aus. Neben der Ortho-Bionomy-Methode (Seite 150) können hier auch Neuraltherapie (Seite 142) oder die TCM (Seite 143) helfen.

- Posttraumatische Vulvodynie: Sexuelle Übergriffe, Grenzverletzungen, rigide moralische Normen, die die sexuelle Entfaltung einschränken, abgespeicherte Erfahrungen aus der eigenen Geburt und beim Gebären eigener Kinder sind weitere Mit-Auslöser der Vulvodynie.
  Bei der traumabedingten Vulvodynie empfiehlt es sich, anfangs eine erfahrene Therapeutin einzubeziehen, die Ihnen auch Selbstbehandlungstechniken zeigen wird. Dazu gehören Narbenbehandlungen und das Training der Muskulatur am Scheideneingang. Stress durch strenge moralische Erziehungsnormen kann im Gespräch und durch gute Aufklärungsbücher reduziert werden. In einem geschützten Setting kann die liebevoll-achtsame erotische Selbststimulation geübt werden, auch mithilfe der Yoni-Massage (Seite 151).
  Bei Traumen durch sexuelle Übergriffe hat sich auch die Schoßraum-Prozessbegleitung (Seite 151) nach Tatjana Bach bewährt.
- Soziale »Vulvodynie«: Eltern sollten kritisch die Schilderungen ihrer heranwachsenden Töchter hinterfragen, die plötzlich über Schmerzen in den Schamlippen beim Fahrradfahren oder beim Reiten klagen. Die Veränderungen der äußeren Genitale in der Pubertät verunsichern die Mädchen. Unter dem Druck der Anforderung der kosmetischen Selbstoptimierung in den sozialen Medien finden sie die Veränderung hässlich, ohne zu wissen, dass alle anderen Altersgenossinnen ebenfalls ähnliche Veränderungen erleben. Kosmetische Eingriffe an der Vulva sind mittlerweile ein Massenphänomen mit dem Risiko erheblicher Gefühlsstörungen.

Zusammenfassend kann man sagen, dass die Komplementärmedizin viele Möglichkeiten zur Therapie der Vulvodynie durch erfahrene Spezialisten und Eigenbehandlung bietet:

- Stressreduzierung durch alle dafür geeigneten Maßnahmen, wie beispielsweise Yoga (Seite 49) und Meditation (Seite 51)
- Entspannungsübungen für den Beckenboden (Seite 249)
- Osteopathie (z. B. bei Hinweisen auf Störungen der Faszien der Bauchorgane)
- Es gibt Belege für die Wirksamkeit einer Dauerbehandlung mit Akupunktur.
- Zur Wirkung der Neuraltherapie existieren gute Studien. In einer wissenschaftlichen Untersuchung der Universität Heidelberg wurden über 40 Patientinnen, die an Vulvodynie litten, mit Neuraltherapie behandelt, von denen 80 % dauerhaft vollständig oder nahezu beschwerdefrei geblieben sind.

Alle diese Verfahren benötigen mehrere Sitzungen, manchmal auch zehn oder mehr, um zum Erfolg zu führen. Geduld ist also gefragt. Keine Patientin muss mit dieser Diagnose verzweifeln! Die Feststellung der Diagnose hilft schon sehr. Ein erfahrener Frauenarzt, der die verschiedenen Therapiemöglichkeiten kennt, ist dann der nächste wichtige Schritt zur Besserung oder Heilung.

Senkung der inneren Beckenorgane

Von einer Senkung ist in der Medizin die Rede, wenn Organe ihre Lage verändern, indem sie absacken. Unter Descensus (lat.: = Tiefertreten) genitalis werden verschiedene Senkungszustände mit unterschiedlichem Ausmaß zusammengefasst. Da viele Frauen mit zunehmendem Alter betroffen sind – von einem Drittel aller Frauen ist die Rede – und verschiedenste Beschwerden daraus resultieren können, lohnt es sich absolut, sich mit diesem Thema frühzeitig zu beschäftigen. Bei der gesunden Frau sind die Scheide mit der Harnblase und der Gebärmutter durch kräftige Bindegewebsstrukturen, vergleichbar mit Bändern bzw. Federn, im knöchernen Becken verankert. Darunter liegt der Beckenboden, den Sie sich wie ein Trampolin vorstellen können. Füllt sich die Harnblase, drückt sie den Beckenboden nach unten, der nachgibt, wie ein belastetes Trampolin. Bei diesem Vorgang werden Nerven gereizt, die dem Gehirn Harndrang signalisieren. Durch Anspannen der Beckenbodenmuskulatur wird die Harnblase angehoben, der Reiz nimmt ab. Ist die Gebärmutter betroffen, kann der Gebärmutterhals oder der gesamte Körper aus der Scheide austreten. Eine Entfernung ist dann manchmal unumgänglich.

Zur Senkung kommt es, wenn das Bindegewebe bzw. die Muskeln geschädigt oder geschwächt sind. Eine angeborene Bindegewebsschwäche oder erworbene Bindegewebserkrankung können ein Grund sein, auch Übergewicht und Überlastung sowie eine Geburt können dahinterstecken. Ebenso Rückbildungsvorgänge in den Wechseljahren.

Formen Neben der Unterteilung in Stadien, die aufgrund der Messung bestimmter Punkte erfolgt, ist vor allem die Einteilung nach betroffener Region und damit auch nach auftretenden Beschwerden interessant.

- Vorderer Bereich: Drückt die Harnblase in die Scheide, stülpt sich die vordere Scheidenwand aus. Man spricht von einer Zystozele.
- Mittlerer Bereich: Wenn das Bauchfell mit Anteilen des Darms absinkt, ist von einer Enterozele die Rede. Auch die Gebärmuttersenkung gehört in den mittleren Bereich.
- Hinterer Bereich: Versagen die haltenden Fasern im hinteren Bereich (Rektozele), sackt die Mastdarmvorderwand mit der Scheidenhinterwand ab.
- Auch eine komplette Absenkung des Beckenbodens kommt vor. Ihr Arzt spricht dann von einem Deszensus perinei.

Symptome Sehr häufig ist Harninkontinenz (Seite 240) das zentrale Thema bei einer Senkung. Darum finden Sie einen eigenen Abschnitt darüber. Weitere Symptome sind: Ziehender Schmerz im Rücken sowie das Gefühl, einen Fremdkörper in der Scheide zu haben oder ein allgemeines Druckgefühl, starker anhaltender Ausfluss, häufig wiederkehrende Blasenentzündungen, Schmerzen beim vaginalen Geschlechtsverkehr oder auch Gefühllosigkeit dabei.

Zusätzliche Beschwerden, wenn der vordere Bereich betroffen ist: Harnwegsinfekte treten auf, es kommt zu Störungen beim Wasserlassen, zum Beispiel zu Schwierigkeiten, überhaupt Harn loszuwerden oder auch das Verlieren kleiner Mengen kurz nacheinander. Auch typisch ist der häufige Harndrang. Schwerwiegend ist ein sogenannter Harnverhalt. Dabei ist die Blase gefüllt, der Drang auch vorhanden, nur ist das Wasserlassen trotzdem nicht möglich. Die Folge können Nierenprobleme und Inkontinenz durch Überlaufen sein.

Zusätzliche Beschwerden, wenn der hintere Bereich betroffen ist: Verstopfung, Darmentleerung kann unter Umständen nur noch mit Hilfsmitteln möglich sein, auch eine »stückchenweise« Entleerung, Stuhlinkontinenz und Stuhlschmieren kommen vor.

Diagnose Zunächst gilt es, andere Erkrankungen auszuschließen, die für die Harn- oder Stuhlinkontinenz oder die anderen Symptome verantwortlich sein könnten. Beim Abtasten lässt sich gut die Kontraktionsfähigkeit und -kraft der Beckenbodenmuskulatur beurteilen. Auch das Spekulum kommt zum Einsatz, außerdem Sonografie und Ultraschall. Machen Sie sich darüber hinaus auf die nicht sehr schmerzhafte aber doch unangenehme urodynamische Messung gefasst. Dabei wird mit einem speziellen Gerät unter anderem der Blaseninnendruck oder auch die Verschlussfähigkeit der Harnröhre geprüft.

Konventionelle Therapie

Bei der für Sie am besten geeigneten Therapie sollte neben Ihrem Alter, der Art der Beschwerden und natürlich dem Ausmaß auch Ihr subjektives Leidensgefühl berücksichtigt werden. Wichtig ist, wie stark Sie sich in Ihrem Alltag und in Ihrem Wohlbefinden eingeschränkt fühlen.

Im Frühstadium wird man versuchen, mit Beckenbodengymnastik und Hormongabe gegenzusteuern. Die Gabe von Östrogenen soll verhindern, dass der Beckenboden weiter geschwächt wird. Sie ist auf jeden Fall zusätzlich zum Pessar oder als Vorbereitung auf eine Operation sinnvoll und kann durch Vaginal-Tabletten oder-Creme erfolgen.

Da eine Rücknahme der bereits eingetretenen Absenkung damit aber nicht möglich ist, bleibt meist nur die Operation. Hier kommen verschiedene Eingriffe infrage. Geschädigte Bänder werden gestrafft, bzw. Kunststoffbänder eingepflanzt. Kunststoffnetze aus Polypropylen können in den Beckenboden eingenäht werden, sodass der Kunststoff mit dem körpereigenen Gewebe verschmelzen und dadurch die Beckenorgane besser halten kann.

Wenn Sie keinen Kinderwunsch und sehr starke Beschwerden haben, kann es sinnvoll sein, die Gebärmutter zu entfernen und dabei den Beckenboden zu straffen. Sollte aus verschiedenen Gründen eine Operation für Sie nicht infrage kommen, bzw. als Vorbereitung darauf, gibt es noch das Pessar. Es handelt sich um einen Würfel, Ring oder eine Schale, meist aus Silikon, die einmal eingebracht die Organe aufrichten und stützen. Das Pessar wird individuell angepasst. Je nach Typ kann man sie täglich wechseln, um die Vaginalschleimhaut zu schonen, oder auch bis zu 6 Wochen in der Scheide behalten, dann am besten mit einer Östrogen-Scheidenpflege.

Alternative Therapie

Homöopathie Die Veranlagung zur Bindegewebsschwäche lässt sich homöopathisch beeinflussen. Nehmen Sie 2–3 × täglich 4 Globuli D12 Helonias, Lilium tigrinum, Murex, Natrium muriaticum, Sepia oder Silicea (hier ausnahmsweise D3). Besprechen Sie mit Ihrem Arzt, welches Mittel für Sie am besten geeignet ist.

Schüßler-Salze 6 Wochen lang 4 × täglich je 3 Tabletten Calcium fluoratum D12 (Nr. 1), Calcium phosphoricum D6 (Nr. 2), Calcium carbonicum Hahnemanni D 6 (Nr. 22) und Magnesium phosphoricum D6 (Nr. 7).

Äußerlich Körperarbeit ist ein Muss zur Vorbeugung und zur Therapieunterstützung. Machen Sie täglich nach dem Aufstehen und vor dem Schlafengehen Beckenbodengymnastik. Empfehlenswert ist auch ein Online-Kurs zur Stärkung der Mitte (siehe Kap. »Besondere Therapien zum Einklang zwischen Körper, Geist und Seele«, (Seite 147)). Bleiben Sie am Ball, auch wenn sich die Verbesserungen nicht innerhalb von Tagen einstellen. Sie können sich immerhin möglicherweise eine Operation ersparen. Schnelleren und besseren Erfolg bringen Biofeedbacktherapie-Systeme. Dabei werden von Ihnen die Muskeln willkürlich angespannt und entspannt, die am Wasserlassen und an der Stuhlentleerung beteiligt sind. Ein Osteopath kann mit verschiedenen Techniken den Halteapparat und die Organe günstig beeinflussen. Darüber hinaus sind erst wechselwarme, später kalte Knie- oder Schenkelgüsse nach Kneipp empfehlenswert.

Ungewollter Harnverlust

Bei der Harninkontinenz handelt es sich nicht um ein eigenständiges Krankheitsbild, sondern um ein Symptom. Da es jedoch sowohl aus hygienischer als auch sozialer Sicht zu erheblichem Leidensdruck führt, sollten Sie mehr darüber wissen.

Auf einen Punkt gebracht, bedeutet Harninkontinenz, dass der oder die Betroffene den Zeitpunkt des Wasserlassens nicht mehr selbst bestimmen kann. »Es« passiert unwillkürlich. Etwa sechs Millionen Menschen leiden allein in Deutschland darunter. Durch die wachsende Aufklärung werden immer mehr Patienten erfasst, dennoch ist von einer deutlich höheren Dunkelziffer auszugehen. Die Auslöser des mehr als lästigen Symptoms sind vielschichtig. Je nach Ursache unterscheidet man vor allem vier Formen. Die sogenannte extraurethrale Inkontinenz als fünfte Form ist sehr selten. Von ihr ist dann die Rede, wenn durch angeborene Fehlbildungen oder nach Operationen oder Bestrahlungen der Blasenverschluss nicht mehr funktioniert.

Formen Bei der Belastungs- oder Stressinkontinenz tritt der Urinverlust bei körperlicher Belastung, wie Heben, schwerem Tragen, Laufen, Treppensteigen oder auch Husten oder Niesen auf. Schuld ist eine Funktionsstörung des Harnröhrenschließmuskels.

Bei einer schwachen Form der Drang- oder Urgeinkontinenz spricht man von der Reizblase oder hyperaktiven Blase. Immer wieder hat die Betroffene das Gefühl, auf Toilette gehen zu müssen. Dort kann sie aber nur kleine Harnmengen abgeben. Im schwereren Stadium kommt es zu ungewolltem Urinverlust. Ist die Ursache eine Entzündung, muss

Was Blase und Rücken miteinander zu tun haben

Wundern Sie sich nicht, wenn Sie bei einer Blasenschwäche nach Rückenschmerzen gefragt werden. Es kann nämlich sein, dass Sie einen Bandscheibenvorfall im Bereich der oberen Lendenwirbelsäule hatten. Danach ist ungewollter Urinverlust möglich. Öfter kommt es aber zu Restharn, der ein hohes Infektionsrisiko darstellt.

die natürlich behoben werden. Öfter steckt eine Störung des Nervensystems dahinter.

Sehr häufig sind Belastungs- und Dranginkontinenz miteinander kombiniert, sodass beides behandelt werden muss.

Die Reflexinkontinenz beruht auf einer Störung der Nerven, etwa durch eine Erkrankung oder Verletzung des Rückenmarks oder eine Nervenkrankheit wie Multiple Sklerose oder Morbus Parkinson. Dabei kommt es zu plötzlichem Wasserlassen, häufig mit Restharn. Das heißt, es bleibt Urin in der Blase zurück, der sich leicht mit Keimen infizieren kann.

Aus unterschiedlichen Gründen kann sich die Blase nicht entleeren, die Blasenwand wird überdehnt. Fließt nun aus der Niere Flüssigkeit nach, kommt es zur Überlaufinkontinenz. Urin wird tröpfchenweise verloren. Es sind meistens Männer betroffen, bei denen die Vorsteherdrüse vergrößert sein kann. Hierbei wird das Hindernis operativ beseitigt.

Konventionelle Therapie

Im fortgeschrittenen Stadium der Belastungsinkontinenz wird operiert (z. B. Kunstoffbänder zur Unterstützung der Harnröhre), oder eine Barriere, wie etwa ein Pessar, eingesetzt. Hinzu kommen Präparate zur Östrogenisierung.

Machen Sie bei Dranginkontinenz konsequentes Trink- und Blasentraining. Die Pausen zwischen den Toilettengängen sollen verlängert, die Blasenkapazität soll erhöht und die Trinkmenge gesteigert werden. Tipp: Führen Sie ein Tagebuch, in das Sie Trinkmenge, Dranggefühl, ungewollten Harnverlust und Toilettengänge eintragen. Bei einer hyperaktiven Blase kann auch eine hormonelle Dysbalance mitspielen, z. B. bei Frauen, die mit Östrogenen behandelt werden. Der Einsatz von Progesteronzäpfchen oder -creme in niedriger Dosierung gibt wieder mehr Stabilität und kann sinnvoll sein. Die nebenwirkungsreiche Therapie mit Anticholinergika kann dadurch verhindert oder reduziert werden.

Anticholinergika, die das Zusammenziehen der Blasenmuskulatur verhindern, unterstützen das Verhaltenstraining. Leider mit teilweise erheblichen Nebenwirkungen, wie trockenem Mund, Magenbeschwerden, unregelmäßigem Puls oder Verstopfung. Genauso effektiv soll die Instillation von Botulinumtoxin in die Blase sein, eine Prozedur, die auch wiederholt werden kann.

Bei Reflexinkontinenz muss möglicherweise mit einem Katheter regelmäßig die Blase entleert werden. Sprechen Sie mit Ihrem Arzt über Reizstromgeräte, die unter die Haut gepflanzt werden und zur Entleerung führen.

Alternative Therapie

Ernährung Essen Sie ballaststoffreich, damit die Darmentleerung regelmäßig und leicht funktioniert und Druck auf den Beckenboden vermieden wird. Trinken Sie außerdem unbedingt viel!

Nahrungsergänzungen Vitamin D wirkt sich positiv auf die Beckenbodenmuskulatur und die Nerven aus. Bei postmenopausalen Frauen mit Dranginkontinenz verbesserte sich unter Vitamin D die Symptomatik um 40 %. Allerdings sollten unbedingt 25-OH-

Ganz wichtig!

Ziehen Sie sich nicht zurück, sondern nehmen Sie weiter am sozialen Leben teil. Wenn Ihnen das unmöglich erscheint, sollten Sie unbedingt eine Verhaltensschulung in Erwägung ziehen und eine Entspannungsmethode erlernen. Bei der Dranginkontinenz empfiehlt sich immer eine Darmsanierung (ausführlich unter »Mikrobiologische Therapie«, Seite 83). Bei Beschwerden im Alter, die durch Hormonmangel verstärkt werden, können Scheidenpflegezäpfchen (Seite 223) eine große Hilfe sein. Auch die Neuraltherapie (Seite 142) bringt in einigen Fällen gute Erfolge.

Vitamin-D-Werte im Serum über 40 ng/ml erreicht werden.

Phytotherapie Kombinieren Sie Kürbissamen mit Hopfenzapfen und/oder Gewürzsumachwurzel bzw. Goldrutenkraut. Bei Dranginkontinenz mit entzündlicher Komponente hilft Cystinol N Lösung (Schaper und Brümmer), die durch ihre Kombination aus Bärentraubenblättern und Extrakten aus Echtem Goldrutenkraut antibakteriell, entzündungshemmend, krampflösend und durchspülend wirkt. Dosierung: 3 × täglich 10 ml Lösung. Die Lösung sollte ohne ärztlichen Rat nicht länger als 1 Woche und höchstens 5 × im Jahr eingenommen werden.

Homöopathie Bei der Enuresis mit einem unwillkürlichen Harnabgang eignet sich das homöopathische Komplexmittel Enu-Gastreu R74 Tropfen (Dr. Reckeweg) zur Stärkung der Blase, mit den Wirkstoffen: Causticum Hahnemanni D12, Ferrum phosphoricum D8, Kalium phoshoricum D12, Pulsatilla D12 und Sepia D8. Dosierung: bei akuten Zuständen alle halbe bis ganze Stunde, höchstens 6 × täglich, je 5 Tropfen einnehmen. Bei chronischen Verlaufsformen 1–3 × täglich 5 Tropfen einnehmen. Bei Besserung der Beschwerden ist die Häufigkeit der Anwendung zu reduzieren.

Äußerlich Kneipp-Anwendungen, warme Moorbäder und -umschläge wirken sich günstig auf die Durchblutung aus.

Infekte der Harnwege

Fast jede Frau hat mindestens einmal im Leben eine Harnwegsinfektion. Ist die Harnröhre betroffen, was quasi immer der Fall ist, spricht man von der Urethritis, ist es die Harnblase, ist von einer Zystitis die Rede. Natürlich haben auch Männer diese Erkrankung, aber erheblich seltener, da ihre Harnröhre deutlich länger ist, und Bakterien es somit schwerer haben, den Weg nach innen zu finden.

Symptome Das klassische Anzeichen ist der häufige Harndrang. Geht die Betroffene dann auf die Toilette, kommen meist nur wenige Tropfen. Das Wasserlassen verursacht einen brennenden Schmerz. Der Urin kann dunkler sein als üblich und Eiter oder auch Blut enthalten. Die wohl bekannteste und häufigste Ursache, besonders bei jungen Mädchen und Frauen, ist vermehrter Geschlechtsverkehr. Zum einen irritieren die Bewegungen und der Druck, den der Penis auslöst, Harnröhre und Blase, zum anderen können Bakterien, meistens sind es Escherichia coli, in die Harnröhre geschoben werden.

Innerhalb von Familien gibt es eine hohe Übertragungsrate von Escherichia coli, aber auch von Tieren auf Menschen, sodass Händehygiene ein wichtiger Schutz vor Ansteckung ist. Nicht nur nach jedem Toilettengang, sondern auch nach dem Einkaufen und vor dem Essen sollten Sie auf jeden Fall immer gründlich die Hände waschen.

Auch Harnsteine, eine Verengung der Harnröhre, Restharn, etwa während einer Schwangerschaft oder der Einsatz eines Katheters bzw. die Benutzung eines Diaphragmas, können die Blasenentzündung begünstigen. Frauen in den Wechseljahren und danach sind besonders oft betroffen. Durch das Sinken der weiblichen Hormone wird die Schleimhaut in der Scheide und in Harnröhre und Blase dünner und weniger widerstandsfähig.

Die Entzündung des Nierenbeckens, das den von den Nieren gefilterten Harn sammelt, bevor er in die Blase fließt, macht sich im akuten Zustand durch Schmerzen im Unterleib und Rücken bemerkbar. Kopfschmerz, Übelkeit und Erbrechen, Schüttelfrost und Fieber kommen meist hinzu. Eine chronische Nierenbeckenentzündung kann zu Nierenversagen führen. Darum ist eine gründliche Behandlung immer dringend erforderlich. Junge Mädchen und Frauen leiden öfter daran als Männer, hingegen im Alter sind Männer im Zusammenhang mit einer vergrößerten Prostata öfter betroffen. Auslöser ist fast immer eine aufsteigende Harnwegsinfektion.

Diagnose Ein Verdacht wird allein durch die Beschreibung der Symptome entstehen. Zunächst sollten dann andere Erkrankungen ausgeschlossen werden, zumal die Symptome der Blasenentzündung denen der Reizblase sehr ähnlich sind. Doch läge in dem Fall kein Infekt vor. Eine Urinuntersuchung gibt Auskunft über die Anzahl der Keime pro Milliliter sowie über die Art des Erregers. Mit einem eigenen Teststäbchen aus der Apotheke können Sie sich bereits selber orientieren. Verwendet wird in aller Regel der Mittelstrahlurin. Das heißt, Sie lassen erst etwas Urin und fangen dann die benötigte Menge auf. Dadurch wird erreicht, dass keine außen an der Harnröhre sitzenden Bakterien das Bild verfälschen. Falls Ihnen das nicht gelingt, kann der Arzt Ihnen vorschlagen, die Blase mit einem Schlauch durch die Harnröhre oder durch die Haut oberhalb des Schambeins zu katheterisieren. Um eine Nierenbeckenentzündung, Harnsteine oder einen Tumor auszuschließen, kann es nötig sein, das Blut zu untersuchen oder bildgebende Verfahren einzusetzen. Durch Abtasten kann eine Nierenbeckenentzündung erkannt werden, denn die Nieren sind klopfschmerzhaft. Urinprobe und eventuell bildgebende Verfahren folgen.

Konventionelle Therapie

Bei einer einfachen Blasenentzündung ist man heute davon abgekommen, gleich mit Antibiotika zu behandeln, da sie nicht zwischen krank machenden und schützenden Bakterien unterscheiden können, besser ist es, das Immunsystem zu stärken (s. u.). Auf jeden Fall sollten Sie aber beim Arzt eine Untersuchung veranlassen. Bessern sich die Beschwerden nicht, so ist das Mittel der Wahl bei unkomplizierter Zystitis Fosfomycin: Dieses Granulat wird in Wasser aufgelöst und als Einmaltherapie zur Nacht verordnet. So bleibt der Wirkstoff länger im Körper und kann besser in der Blase wirken. Bei komplizierter Zystitis wird Ihnen Ihr Arzt ein Antibiotikum für 3 oder sogar 7 Tage verordnen. Wichtig: vorher eine Urinkultur anlegen, um das passende Präparat zu ermitteln. Auch bei der Nierenbeckenentzündung ist ein Antibiotikum gefragt, das die Erreger zerstört. Der Erfolg muss vom Arzt kontrolliert werden. Bei der chronischen Form müssen eventuell Engstellen, die immer wieder zu Entzündungen führen, operativ beseitigt werden. Strenge Bettruhe fördert den Heilungsprozess, in schweren Fällen im Krankenhaus.

Alternative Therapie

Ernährung Viel trinken! Außer es liegt durch Nierenbeckenentzündung bereits ein Nierenversagen vor. 3 Liter Wasser, spezielle Blasentees oder Saftschorlen mit Preiselbeersaft. Schon 50 ml Cranberrysaft am Tag verhindern, dass sich die Bakterien an der Blasenwand anheften können. Sorgen Sie für eine gute Verdauung, da sonst die Verkeimung erneut auf den Genitalbereich übergehen kann.

Nahrungsergänzungen Bei akuter und chronischer Entzündung nehmen Sie hoch dosiertes Zink, Vitamin C und Vitamin-B-Komplex. Achtung, vielleicht rät der Arzt Ihnen auch zu dem Eiweiß Methionin, das den Urin ansäuert, was viele Bakterien nicht mögen. Dann immer zusätzlich Vitamin B_6, B_{12} und Folsäure einnehmen, z. B. Vitamin-B-Komplex plus, das viel Zink enthält (hypo-A).

Auch eine Zuckerverbindung, D-Mannose-Pulver (Heidelberger Chlorella), hat sich sehr bewährt. D-Mannose wird praktisch nicht in den normalen Zuckerstoffwechsel eingeschleust, sondern langsam über den Urin wieder ausgeschieden. Auf diesem Weg bindet sie Bakterien, wie z. B. Escherichia coli. Bei beginnendem Infekt alle 2 Stunden ½ TL, Erhaltungsdosis 3 × täglich 1 TL. Wurde nach einer akuten Blasenentzündung ein halbes Jahr lang mit D-Mannose nachbehandelt (2 g D-Mannose in 200 ml Wasser), gab es viel weniger Rückfälle als nach Einnahme eines leichten Antibiotikums oder wenn man gar nichts unternahm.

SanFerin-Tabletten (Volopharm) enthalten zwei natürliche, antibakteriell und antiviral wirksame Substanzen, Lactoferrin und Lysozym, die keine negativen Wirkungen klassischer Antibiotika, wie Schädigung der Darmflora und Resistenzbildung, zeigen. Außerdem den antioxidativ wirkenden Grüntee-Extrakt und Mannose. Sie sind auch bei Schwangeren und Stillenden mit Harnwegsinfekten gefahrlos einsetzbar.

Gerne werden auch Pflanzenextrakte mit hohem Gehalt an Oligomeren Proanthocyanidinen (OPC) eingesetzt. Die Tagesdosis von mehr als 36 mg Proanthocyane (photometrische Methode) war in Studien wirksam. Hierzu gehören:

- Preiselbeerextrakte, z. B. Preiselbeer-Trinkgranulat
- Cranberryextrakt
- Granatapfelsäfte, z. B. Granatapfelelixier (Dr. Jacobs)
- Pinienrindenextrakte (Heidelberger Chlorella)
- Immuntherapie: mit Kanne Bio Brottrunk, Kolostrum (Vicosan immun).

Phytotherapie Senföle (Glucosinolate) aus Kapuzinerkresse und Meerrettichwurzel hemmen die Vermehrung von Bakterien, Pilzen und Viren, die für Harnwegsinfektionen verantwortlich sind, machen Bakteriengifte unschädlich und regen das Immunsystem an. Sie wirken wie ein Antibiotikum, ohne die Darmbakterien zu schädigen. Mit ANGOCIN Anti-Infekt N (Repha) wurden viele Studien durchgeführt, die sogar belegen, dass bakterielle Biofilme (s. u.) durch diese Senfölkombination aufgelöst werden und wiederholten Blaseninfektionen vorgebeugt werden kann. Dosierung: Bei akuten Infekten mehrtägige Stoßtherapie mit einem anschließenden Ausschleichen der Medikation. Hierzu nimmt man alle 3 Stunden 4–5 Filmtabletten ein. Diese Dosis sollte über 3–5 Tage beibehalten werden. Bessert sich nach dieser hohen Initialdosis das Befinden, kann die Dosis auf 3 × täglich 4 Filmtabletten täglich reduziert werden. Diese Dosis sollte ca. 1 Woche lang beibehalten werden und danach (bei weiterer Stabilisierung des Gesundheitszustandes) auf 3 × täglich 2 Filmtabletten verringert werden (erneut 1 Woche lang). In der Regel ist danach der Organismus ausreichend gegen einen möglichen Rückfall stabilisiert, sodass die akute Therapie beendet werden kann.

Bärentraubenblätter mit ihrer antibakteriellen Wirkung sind bei akuten unkomplizierten Harnwegsinfekten eine sehr gute Alternative zum Antibiotikum. Es gibt sie auch als Tabletten, z. B. Cystinol akut Dragees (Schaper und Brümmer). Dosierung: 3 × täglich 2 Dragees. Arbutinhaltige Arzneimittel sollten ohne ärztlichen Rat nicht länger als jeweils 1 Woche und höchstens 5 × im Jahr eingenommen werden. Die aktuelle S3-Leitlinie empfiehlt sogar eine Anwendung von bis zu 4 Wochen.

Zur Durchspülung bei entzündlichen Erkrankungen der ableitenden Harnwege eignet sich Echte Goldrute (Cystinol long, Schaper & Brümmer), die gleichzeitig krampflösend und entzündungshemmend ist. Dosierung: Kinder ab zwölf Jahren und Erwachsene nehmen 3–4 × täglich 1 Hartkapsel ein und sollten mindestens 2 Liter Flüssigkeit trinken. Die Einnahmedauer ist unbegrenzt.

Achtung: Alternativen zum Antibiotikum nicht länger als 24 Stunden probieren! Bei Fieber oder Rückenschmerzen sofort zum Arzt, sonst droht eine Nierenbeckenentzündung!

Blasentee 1
Je 20 g Birken-, Orthosiphon-, Bärentrauben- und Schwarze Johannisbeerblätter sowie Goldrutenkraut. 1 EL mit 150 ml kochendem Wasser übergießen und 5 bis maximal 8 Minuten ziehen lassen. Dosierung: 4 × täglich 1–2 Tassen.

Blasentee 2
60 g Goldrutenkraut, 25 g Schachtelhalmkraut, 20 g Erdrauchkraut, 15 g Brennnesselblätter. Die Hauptwirkung dieses Tees liegt in der Durchspülung, außerdem hat er eine antibakterielle und entkrampfende Wirkung. 1 EL mit 150 ml kochendem Wasser übergießen und 10 Minuten ziehen lassen. Dosierung: 4 × täglich 1 Tasse lauwarm trinken. Die Hauptwirkung dieses Tees liegt in der Durchspülung, außerdem hat er eine antibakterielle und entkrampfende Wirkung

Blasentee 3
50 g Schachtelhalmkraut, 30 g Birkenblätter, 20 g Wacholderbeeren. 1 TL der Mischung mit 150 ml kochendem Wasser aufgießen, 10 Minuten ziehen lassen. Dosierung: 3 × täglich 1 Tasse nach dem Essen.

Kräutermixturen (Eigenrezepturen Eisbär-Apotheke):
Nierenelixier 19. Inhalt: Steinklee, Eibisch, Quecke, Frauenmantel, Schafgarbe, Gänsefingerkraut, Kalmus, Liebstöckel, Hau-

hechel, Süßholz, Galgant in Alkohol 30 %. Der gesamte Wasserhaushalt wird positiv beeinflusst, indem das Elixier die Entwässerung sanft anregt und die Energie aufbaut. Dadurch werden Stoffwechsel- und Ausscheidungsprozesse gefördert, Gifte werden besser abtransportiert und ausgeschieden. Dosierung: 3 × täglich 20–30 Tropfen.

Kräutermixtur 100 Immunpower (baut Immunsystem auf). Inhalt: Kapuzinerkresse, Taigawurzel und Andrographys. Diese ganz spezielle Mischung aus ausgesuchten Kräutern stärkt ihr Immunsystem, ohne es überreagieren zu lassen. Dosierung: 3–5 × täglich 10–15 Tropfen.

Kräutermixtur 102 – das 10-Kräuter-Elixier. Inhalt: Birkenblätter, Kapuzinerkresse, Schmalblättriges Weidenröschen, Angelicasamen, Goldrute, Brennnessel, Gänsefingerkraut, dorniger Hauhechel, Liebstöckel, Eukalyptus, Ethanol 30 %. Wirkt antibiotisch und antimykotisch sowie durchspülend. Dosierung: jeweils 3 × 20–30 Tropfen durchgehend nehmen und alles aufbrauchen.

Mykotherapie Cordyceps und Coriolus (Terra mundo) morgens und mittags je 2 Kapseln.

Homöopathie Mehrmals täglich 4–5 Globuli in D12 von Cantharis, Dulcamara, Mercurius solubilis, Lycopodium, Nux vomica, Sarsaparilla oder Staphisagria (Auslöser Intimverkehr oder [Dauer-]Katheter). Fragen Sie Ihren Arzt, was er für Sie empfiehlt.

Eine unkomplizierte Blasenentzündung lässt sich auch gut mit einem homöopathischen Komplexmittel behandeln. Cysto-Gastreu S R18 Tropfen (Dr. Reckeweg) enthalten vier Wirkstoffe aus dem Pflanzenreich, alle homöopathisch aufbereitet: Berberis vulgaris D4 (Sauerdorn), Dulcamara D4 (Bittersüßer Nachtschatten), Equisetum hiemale D6 (Winterschachtelhalm) und Eupatorium purpureum D6 (Roter Wasserhanf). In der Kombination lindern sie die Beschwerden beim Wasserlassen wie Brennen, Schmerzen, häufiges Wasserlassen und unterstützen den Körper, die Entzündung schneller zu überwinden. Die Tropfen sind einsetzbar bei akuten Infekten der Blase und auch bei einer Neigung zu wiederkehrenden Infekten. Dosierung: bei akuten Zuständen alle halbe bis ganze Stunde, höchstens 6 × täglich je 5 Tropfen einnehmen. Bei chronischen Verlaufsformen 1–3 × täglich 5 Tropfen einnehmen. Bei Besserung der Beschwerden ist die Häufigkeit der Anwendung zu reduzieren. In Fällen, wo eine Antibiose indiziert ist, können die Tropfen auch parallel dazu verabreicht werden, um die Blasenschleimhaut zu stärken. Wechselwirkungen sind bisher keine bekannt.

Ein weiteres bewährtes homöopathisches Komplexmittel ist Ursinol (Steierl-Pharma), das drei Wirkstoffe enthält, die in der Kombination sowohl bei Blasenbeschwerden nach Operationen geeignet sind als auch bei beginnenden entzündlichen Blasenerkrankungen. Es sind Chimaphila umbellata (doldiges Winterlieb) Dil. D 2, Populus tremuloides (amerikanische Zitterpappel) Dil. D 2, Serenoa repens (Sägepalme) Dil. D 2. Dosierung: bei akuten Zuständen alle halbe bis ganze Stunde, höchstens 12 × täglich, je 5–10 Tropfen, bei chronischen Verlaufsformen 1–3 × täglich 5–10 Tropfen ein. Mit Flüssigkeit verdünnt (z. B. ½ Glas Wasser), am besten vor den Mahlzeiten.

Spenglersan Auf jeden Fall zur Stärkung des Immunsystems gleich bei Beginn der Erkrankung 3 × täglich 10 Tropfen Speng-

Böses Erwachen nach dem Sex?

Kommt die Entzündung nach Geschlechtsverkehr wieder, gehen Sie direkt danach auf die Toilette, um die Blase zu entleeren. So reinigen Sie den betroffenen Bereich am besten von Bakterien. Trinken Sie anschließend viel Blasentee. Kümmern Sie sich auch um die Scheidenpflege (Seite 222) und den Darm (Seite 77).

lersan Kolloid G (Meckel Spenglersan) in die Ellenbeuge reiben.

Schüßler-Salze Bei ersten Anzeichen alle 10 Minuten 1 Tablette Natrium phosphoricum D6 (Nr. 9), möglicherweise im Wechsel mit Ferrum phosphoricum D12. Nehmen Sie Natrium sulfuricum D6, wenn die Entzündung nach Kälte und Nässe aufgetreten ist, Silicea D12 im Wechsel mit Manganum sulfuricum D6, wenn das Leiden chronisch ist. Bei Nierenbeckenentzündung lindern Ferrum phosphoricum (Nr. 3), Kalium chloratum (Nr. 4), Natrium sulfuricum (Nr. 10) und Lithium chloratum (Nr. 16).

Äußerlich Lassen Sie den Unterleib, unteren Rücken und die Füße nicht auskühlen. Das heißt, nicht barfuß auf kaltem Boden laufen, auf kalten Steinen sitzen, nasses Badezeug anbehalten oder zu kurze T-Shirts tragen. Lieber mit Wärmflasche auf dem Bauch und dicken Socken warmhalten. An den Füßen startet der Blasenmeridian! Übrigens kann sich bei all diesen Situationen auch Ihr Mann verkühlen und sich eine Blasen- oder Prostataentzündung zuziehen.

Wiederkehrende Blasenentzündungen

Leiden Frauen an Blasenentzündungen (Zystitis), sind Darmbakterien – allen voran Escherichia coli (E. coli) über die Harnröhre in die Blase eingedrungen. Sie kommen entweder direkt aus dem Darm der betroffenen Frau – deshalb bitte beim Toilettengang und beim Waschen immer von vorne nach hinten abwischen! Oder sie stammen aus verunreinigtem Wasser, deshalb nur in sauberen Gewässern baden.

Einer Blasenentzündung öffnet Frau oft Tür und Tor durch zu spärliche Bekleidung bei nicht mehr ganz so warmen Temperaturen – auch wenn die Füße kalt werden! – oder weil sie den nassen Badeanzug bzw. den Bikini nicht wechselt. Dann schwächt sie ihre Immunabwehr. Aber auch Antibiotika-Gaben können die Abwehr herabsetzen, weil sie die Schutzflora der Blase stören.

Bei vielen Frauen kehren die Blasenentzündungen regelmäßig wieder – nicht selten nach sexueller Aktivität (Honeymoon-Zystitis). Früher wurden dafür erneute Infektionen verantwortlich gemacht und die Frauen als »anfällig« eingestuft. Mittlerweile haben Wissenschaftler entdeckt, dass nach einer akuten Blasenentzündung oft Bakterien in der Blase verbleiben. Die Keime setzen sich in die Harnblasenwand und können dort inaktiviert überdauern, wobei sie vor dem Immunsystem und vor Antibiotika-Gaben geschützt sind. Wenn jetzt bestimmte Auslöser die »schlafenden« Bakterien aus dem Reservoir freisetzen, flammt die Blasenentzündung erneut auf.

Bei Frauen besteht eine enge räumliche Nähe zwischen After und Scheidenvorhof, in den auch die – sehr kurze – Harnröhre mündet. Deshalb können Bakterien nicht nur aus dem Darm, sondern auch aus der Scheide in die Blase gelangen, z. B. durch Geschlechtsverkehr. Besonders ein spezieller Keim (Gardnerella vaginalis) dient dann als Auslöser für die erneute Zystitis. Sind die Bakterien nur in geringer Zahl in der Scheide vorhanden, machen sie dort keine Beschwerden. Gelangen sie aber in die Blase, aktivieren sie die »schlafenden« E.-coli-Bakterien.

Wer an wiederkehrenden Blasenentzündungen leidet, kann z. B. beim MVZ (Institut für Mikroökologie) den Urin auf aktive und inaktive E. coli, weitere Erreger und den Scheidenkeim untersuchen lassen (Zystitis Check).

Speziell zur Behandlung der Blasenentzündungen gibt es zwei sogenannte Impfungen: die »Schluckimpfung« mit Urovaxom (enthält Lysat von E.-coli-Bakterien) und die Impfung mit Spritzen als Strovac (enthält verschiedene abgetötete Erreger, die für Blasenentzündungen verantwortlich sein können).

Alternative Therapie

Gegen die Bakterien helfen nicht nur Antibiotika, sondern auch ätherische Öle und weitere naturheilkundliche Mittel wie z. B. Autovaccinen (SymbioVaccin). Die Scheidenflora lässt sich durch Probiotika – genauer Laktobazillen (per Zäpfchen oder oral eingenommen) aufbauen und kann sich dann besser vor schädlichen Bakterien und auch Hefepilzen schützen. Wichtig ist es, den Partner ebenfalls mitbehandeln zu lassen. Denn Gardnerella besiedelt auch viele Männer, die nur selten dadurch Beschwerden haben. Sie können die Partnerin aber immer wieder mit dem Keim anstecken!

Bei Blasenbeschwerden hilft viel Trinken, um die Bakterien auszuschwemmen. Auch über längere Zeit prophylaktisch wirksam, sind die oben beschriebenen Nahrungsergänzungen, homöopathischen und pflanzlichen Mittel. Da immer wiederkehrende Blasenentzündungen immer mit einem gestörten Darm zusammenhängen, hat sich die Stuhluntersuchung bewährt und daran anschließende Darmbehandlung (Seite 81).

Interstitielle Zystitis

Bei der interstitiellen Zystitis (IC) handelt es sich um eine chronische, schmerzhafte, nicht durch Bakterien verursachte Erkrankung der Harnblase. Neben den Schmerzen leiden die Patientinnen unter ständigem Harndrang. Tagsüber werden immer wieder kleine Portionen entleert (Pollakisurie), und auch nachts müssen sie ständig raus (Nykturie). Bei der Untersuchung der Blase sieht der Arzt eine stark gereizte Schleimhaut mit vielen kleinen Blutungen bis hin zu Geschwüren. Man vermutet, dass die Schleimhautdefekte durch immunologische Störungen hervorgerufen werden, die dann die ganze Blasenwand betreffen. Der saure Harn reizt schon in geringsten Mengen die entzündete Schleimhaut. Die Bezeichnungen Bladder-Pain-Syndrom (BPS) oder Painfull-Bladder-Syndrom (PBS) existieren ebenfalls, legen aber den Schwerpunkt auf die Schmerzen, was bei der nachgewiesenen entzündeten Schleimhaut unzureichend ist.

Durch die Schmerzen und die Tag und Nacht erforderlichen Toilettengänge leiden die Kranken sehr und geraten in Depression und Isolation. Die Erkrankung kann in jedem Alter auftreten, Frauen sind neunmal häufiger als Männer betroffen. Oft bestehen weitere Erkrankungen, wie Reizdarmsyndrom, Fibromyalgie, neurologische oder rheumatische Erkrankungen. Leider dauert es in Deutschland immer noch sehr lange, bis die richtige Diagnose gestellt wird, im Durchschnitt einige Jahre, deshalb lassen Sie sich bei entsprechenden Beschwerden nicht entmutigen und wenden Sie sich an die Selbsthilfegruppe.

Konventionelle Therapie

Seit 2017 ist in Europa Pentosanpolysulfat (PPS) zugelassen, eine pflanzliche Arznei, die aus Buchenrinde synthetisiert wird und ähnlich wie Heparin wirkt. Der Arzt kann die Lösung in die Blase einbringen, was eine sehr gute Reduktion der Symptome bringt (auch andere Substanzen eignen sich). Normalerweise wird PPS oral eingenommen. Da die Substanz zum Teil über die Blase ausgeschieden wird, repariert sie dort die Schleimhaut, was nach einigen Monaten zu einer deutlichen Verminderung der Schmerzen und des Harndrangs führt.

Alternative Therapie

Eine für alle Patienten geeignete sichere Therapie gibt es nicht. Die Basis ist zunächst eine Unterstützung durch Therapeuten, die Ideen zur Lebensstilveränderung haben und psychotherapeutisch Einfluss nehmen können. Da 90 % der Kranken über Nahrungsmittelunverträglichkeiten berichten, ist die Dokumentation der Beschwerden im Zusammenhang mit der Nahrungsaufnahme wichtig, die durch Auslassversuche der potenziell unverträglichen Nahrungsmittel schon zu Verbesserungen führen kann. Spezialisierte Beckenboden-Physiotherapeuten können durch Myofaszial-Techniken den Tonus der Beckenbodenmuskulatur reduzieren, was oft in einer Verbesserung des Harndrangs resultiert. Auch die Fußreflexzonenmassage und die Ortho-Bionomy (ausführlich im Kap. »Besondere Therapien zum Einklang von Körper, Geist und Seele«, Seite 147) können hilfreich sein.

Auch die Naturheilkunde hat kein spezifisches Heilmittel zur Hand. Methoden, die bei Autoimmunerkrankungen eingesetzt werden, können auch bei interstitieller Zystitis helfen: Mikronährstoffe (Seite 103) und antientzündlich wirkende sekundäre Pflanzenstoffe (Seite 119), systemische Enzymtherapie (Seite 132), Homöopathie (Seite 134), TCM (Seite 143). Und natürlich alle entspannenden und ausgleichenden Übungen für Körper und Seele, wie Yoga, Qi Gong etc.

Alternative Monatshygiene schützt vor Scheiden- und Blasenentzündungen

Neben den herkömmlichen Binden und Tampons gibt es auch Stoffbinden, Menstruationstassen und Menstruationsschwämmchen. Alles keine neuen Erfindungen.

Wie gingen eigentlich Frauen in früheren Zeiten mit ihrer Menstruationsblutung um? Da die Menstruation immer ein tabuisiertes Thema war, gibt es nur wenige medizinhistorische Quellen dazu. Diese demonstrieren aber, dass Frauen schon damals sehr erfinderisch waren. Sie nutzten Gras, Moos, Blätter, die gepresst und als Röllchen innerlich getragen wurden. Römische Aristokratinnen importierten feinste Wolle aus ihren Kolonien, die speziell behandelt und zum Tampon gerollt wurde. Schwämmchen könnten eine der ganz alten Varianten sein, vor allem in den südlicheren Regionen. In anderen Ländern wurden Stoffbinden verwendet, die von einem um den Bauch gebundenen Tuch gehalten wurden.

Ausgangs des vorletzten Jahrhunderts kamen im Rahmen der Industrialisierung die ersten Monatsbinden auf den Markt, die gewaschen wurden und wiederverwendbar waren. Anfang des letzten Jahrhunderts folgten Einweg-Binden, die in ein Monatshöschen geschoben wurden. Schließlich kamen in den 1950er-Jahren die Tampons auf den Markt und etwa zeitgleich wurden die ersten Menstruationstassen patentiert.

Frauen bluten in ihrem Leben ungefähr 6 Jahre, in dieser Zeit ist es wichtig, Hygieneprodukte zu verwenden, die sich gut anfühlen. Austrocknende, knisternde, überlaufende und stinkende Produkte machen da keinen Spaß.

Wussten sie, dass die Inhaltsstoffe in Binden und Tampons nicht auf der Packung angegeben werden müssen? Wenn die Produkte keine Bio-Ware sind, kann davon ausgegangen werden, dass die Baumwolle mit Glyphosat angebaut wurde und eventuell mit Dioxin gebleicht ist. Auch Formaldehyd, Weichmacher, Sauggele und Silikone sind im Verdacht, in den Monatshygiene-Produkten zu stecken. Die wohlklingende Silk-Touch-Oberfläche bei Tampons ist auch nur ein Plastiküberzug, damit das Einführen leichter geht. Herkömmliche Binden und Slipeinlagen haben einen sehr hohen Anteil an Plastik, was dafür sorgen kann, dass keine gute Luftzirkulation stattfinden kann. So haben Pilze und Bakterien hervorragende Bedingungen.

Stoffbinden

Stoffbinden gibt es mittlerweile in vielen Varianten, mit und ohne Auslaufschutz, mit Flügel oder als Faltbinde. Verschiedenste Materialien sind erhältlich. Wobei auch hier Bio-Baumwolle das Material der Wahl sein sollte. Viele sind nur bei 40 oder 60 Grad waschbar, es gibt aber auch Modelle, die bei 95 Grad waschbar sind. Gewechselt werden sie ungefähr so oft wie die herkömmlichen.

Großer Vorteil: Stoffbinden saugen oft recht gut, und wenn sie nach Gebrauch luftig aufgehoben werden, stinken sie auch nicht wie die Wegwerfvarianten.

Neuester Trend sind Periodenslips. Das sind Slips mit eingenähter Binde, waschbar und mehrfach verwendbar.

Menstruationsschwamm

Der Schwamm ist ein Naturprodukt und wächst im Meer. Er wird einfach nass gemacht, ausgedrückt und dann eingeführt. Nach einiger Zeit, je nach Stärke der Blutung, wird er wieder aus der Scheide geholt, ausgewaschen und gleich wieder eingeführt. Am Ende der Menstruation wird er in Teebaumöl- oder Essigwasser gewaschen und trocken bis zur nächsten Blutung aufgehoben.

Menstruationstasse

Die Tasse oder auch Mooncup genannt ist ein Gefäß in Kelchform. Es gibt sie in verschiedenen Materialien: medizinisches Silikon, Kautschuk und Plastik. Sie wird zur Reinigung einfach im Kochtopf ausgekocht. Zur Verwendung wird sie gefaltet und in die Scheide eingeführt. Das Blut kann sich innen sammeln, nach einiger Zeit wird die Tasse wieder herausgeholt. Dabei ist es sehr wichtig, dass das Vakuum, das sich automatisch bildet, gelöst wird. Tasse herausholen, ausleeren, auswaschen, wiederverwenden.

Im Vergleich zum Tampon trocknet die Tasse die Scheide nicht aus. Der Tampon nimmt nicht nur das Blut auf, sondern auch das Scheidensekret, was dann vermehrt zu Pilz- und Blaseninfektionen führen kann.

Frauen, die Stoffbinden, Schwamm und Tasse verwenden, berichten oft, dass sie daraufhin auf einmal keine Blaseninfektionen, keine Pilze und weniger Periodenschmerzen hatten. Auch im Hinblick auf die Umwelt sind wiederverwendbare Produkte eine klare Empfehlung.

Freie Menstruation

Dahinter versteckt sich die Beobachtung, dass beim Toilettengang vermehrt Blut aus der Scheide abgeht. Wenn frau den Beckenboden gut kontrollieren kann und immer eine Toilette in der Nähe ist, kann sie durch regelmäßiges Aufsuchen der Toilette die Blutung frei fließen lassen und anschließend eine blutungsfreie Zeit ohne Binden oder Tampons genießen. Sicher eine gute Methode, seinen Körper genauer kennenzulernen, aber in manchen Lebenslagen schwierig durchzuhalten, besonders, wenn die Menstruation stark ist.

Gebärmutter und Umgebung

Die Gebärmutter ist das Organ, in dem ein Kind heranwachsen kann. Damit ist sie für viele der Inbegriff der Weiblichkeit. Welche Schwierigkeiten können dort auftreten?

Die Lage der Gebärmutter, in der Fachsprache Uterus genannt, ist zwischen Harnblase und Enddarm, eingebettet in das kleine Becken. Sie besteht aus dem eigentlichen Körper, dem Corpus uteri, und dem Gebärmutterhals, der sich zur Scheide hin über den Muttermund öffnet.

Zysten am Gebärmutterhals

Bei einer sogenannten Ektopie des Gebärmutterhalses (Zervix) wandern schleimbildende Zellen des Zervikalkanals über den Muttermund hinaus auf die Zervixoberfläche. Dabei kann es zu vermehrtem Ausfluss kommen. Das ist aber in der Regel nicht krankhaft, sondern in der Geschlechtsreife durch den Einfluss der Eierstockhormone normal. Nur in Extremfällen ist eine chemische oder elektrische Verschorfung erforderlich.

Gebärmutterhalszysten (= Ovula Nabothi) entstehen häufig am Muttermund in der Schleimhautübergangszone. Diese verstopften Schleimdrüsen müssen nicht behandelt werden. Wenn Sie selbst beim Abtasten des Muttermundes (z. B. zur Überprüfung des Schleims) einen Knoten tasten, erschrecken Sie also nicht! Weisen Sie Ihren Frauenarzt auf Ihre Entdeckung hin, damit er prüfen kann, ob es sich wirklich um diese harmlose Veränderung handelt.

Das rät die Ärztin

Ab in die Klinik

Zwar ist es kein großer oder komplizierter Eingriff, einen Polypen aus dem Gebärmutterhals zu entfernen, er wird mit einer Zange abgedreht. Dennoch sollten Sie ihn nicht in der Praxis vornehmen lassen. Es können zu starke Blutungen auftreten, mit denen Sie in der Klinik besser aufgehoben sind.

Polypen

Ein Polyp ist eine kleine gutartige Geschwulst aus Schleimhaut, die, kommt sie im Gebärmutterhals vor, meist einen kleinen dünnen Stiel hat und stecknadelkopf- oder auch kirschkerngroß werden kann. Der Polyp ist für den Fachmann gut zu erkennen und ragt aus dem Gebärmutterhals heraus. Jede Frau kann, solange sie ihre Regel bekommt, betroffen sein. Die Ursache für das Auftreten ist nicht bekannt. Es steht aber fest, dass Frauen zwischen 40 und 50 Jahren, vor allem solche, die mehrere Kinder bekommen haben, häufiger betroffen sind. Dass ein Polyp dagegen im eigentlichen Gebärmutterkörper, im Corpus uteri, auftaucht, ist häufiger bei Frauen in den Wechseljahren durch die Hormonverschiebung und bei Übergewicht der Fall. Wenn bei Ihnen eine solche Geschwulst festgestellt wird, werden Sie immer mal wieder vom zervikalen oder vom korporalen Polyp hören. Diese Unterscheidung, Gebärmutterhals oder -körper, ist so wichtig, weil die Polypen aus unterschiedlichem Gewebe erwachsen und eine unterschiedliche Neigung zur Entartung haben.

Nicht selten treten keine Symptome auf. Jedoch können Zwischenblutungen oder Blutungen nach der Menopause ein Signal sein. Auch Ausfluss ist zu beobachten. Hat der Polyp eine bestimmte Größe, kann er Beschwerden verursachen. Neben Schmerzen kann er bei Frauen, die noch ihre Menstruation haben, das Abfließen des Blutes behindern.

Durch Tasten, Betrachtung und Sonografie kann Ihr Arzt die Geschwulst identifizieren. Zeigt sich ein typischer Stiel im Gebärmutterhals, wird er feststellen, ob es sich nicht um einen Korpuspolypen handelt, der aus der Gebärmutter in den Gebärmutterhals wächst. Es kann notwendig werden, das Gewächs zur Untersuchung operativ zu entfernen.

Konventionelle Therapie

Wenn ganz sicher feststeht, dass der Polyp ausschließlich den Gebärmutterhals betrifft, muss er nicht entfernt werden, falls er keine Beschwerden verursacht. Während der Schwangerschaft ist davon sogar abzuraten. Es könnten zu starke Blutungen einsetzen, und es besteht sogar das Risiko einer Fehlgeburt.

Sitzt der Polyp in der Gebärmutterhöhle, muss er auf jeden Fall beseitigt werden, da die Gefahr der Entartung zu groß ist. Stellen Sie sich auf eine Gebärmutterspiegelung (Hysteroskopie) ein. Dabei werden mit einem speziellen Gerät die Höhlenwände betrachtet. Auch eine Ausschabung ist wahrscheinlich.

Alternative Therapie

Ernährung Bei einem Polypen in der Gebärmutterhöhle reduzieren Sie tierische Fette und Proteine und verzichten Sie völlig auf Alkohol. Etwaiges Übergewicht abbauen. Essen Sie viel frisches Obst und Gemüse, um Ihrem Stoffwechsel zu helfen.

Was hilft noch?

Viel moderate Bewegung tut Ihnen gut und ist gleichzeitig wunderbar zur Vorbeugung!

Mykotherapie Maitake, Coriolus und Shiitake je 2 Kapseln morgens und mittags mit reichlich Wasser.

Homöopathie 3–5 × täglich Teucrium D6 oder 2–3 × täglich Thuja D12 je 4 Globuli. Lesen Sie in einem Homöopathiebuch nach, welche Symptome am ehesten bei Ihnen zutreffen, oder lassen Sie sich von Ihrem Arzt beraten.

Schüßler-Salze Im Wechsel 4 × täglich je 2 Tabletten Natrium sulfuricum D6 (Nr. 10) und Calcium carbonicum D6 (Nr.22).

Myome

Auch ein Myom ist eine gutartige Geschwulst. Im Unterschied zum Polyp (Schleimhaut) besteht das Myom aus Muskelgewebe. Ein Gebärmuttermyom ist der am häufigsten auftretende gutartige Tumor des Unterleibs bei Frauen. Das größte Risiko besteht bei der Altersgruppe zwischen 35 und 53 Jahren. Es lässt sich nicht klar sagen, wodurch die Entstehung ausgelöst wird. Es ist aber zu beobachten, dass das Risiko mit der Zahl der Geburten, die eine Frau hinter sich gebracht hat, steigt. Wenn die Mutter Myome hatte, ist auch für die Tochter das Risiko erhöht. Auch ist festzustellen, dass Frauen mit schwarzer Hautfarbe eher betroffen sind, Raucherinnen dagegen anscheinend ein niedrigeres Risiko haben.

Da das Wachstum ganz offenbar im Zusammenhang mit den Eierstockhormonen steht, können Myome sich weder vor der Pubertät noch nach den Wechseljahren bilden. Wird ein neues Myom in der Gebärmutter nach der Menopause entdeckt, muss unbedingt an einen bösartigen Tumor gedacht werden.

Neben einem geringen genetischen Risiko spielt die sogenannte Östrogendominanz eine Hauptrolle. Darunter versteht man, dass das Verhältnis zwischen Östrogen und Progesteron zugunsten des Östrogens verschoben ist, was das Wachstum von Myomzellen stimuliert. Ein wesentlicher Faktor ist Übergewicht, wobei besonders im Bauchfett zu viel Östrogen produziert wird. Ganz aktuell sind die Erkenntnisse, dass auch bestimmte Darmbakterien, das Estrobolom, eine Rolle spielen, welche dafür zuständig sind, dass

Wann wächst es?

Sie können mit Ihrer Ernährung und Ihrem Lebensstil Ihre Myome zum Wachsen anstacheln oder zum Schrumpfen bringen! Auch Umweltgifte mit Hormonwirkung werden verdächtigt, das Myomwachstum zu fördern. Schwermetalle, Weichmacher, Zusatzstoffe in Kosmetika usw. können als endokrine Disruptoren den Hormon- und Myom-Stoffwechsel durcheinanderbringen.

Manchmal werden Myome der Gebärmutter bei Schwangeren entdeckt. Die Wucherungen wachsen dann meist im ersten Drittel der Schwangerschaft. In rund 10 % der Fälle kommt es zu Komplikationen, die von Schwierigkeiten beim Geburtsvorgang bis zur Früh- oder Fehlgeburt reichen.

die Östrogene im Darm abgebaut und nicht wieder zur Leber recycelt werden.

Der Verzehr von zu vielen einfachen Kohlenhydraten bewirkt eine ständig erhöhte Insulinausschüttung. Insulin aktiviert Wachstumsfaktoren, sodass sich Myome entwickeln oder schneller wachsen können.

Symptome Ungefähr ein Drittel der Myom-Patientinnen haben überhaupt keine Symptome. Die Wucherung im Muskelgewebe wurde bei ihnen zufällig festgestellt. Da ist es nicht überraschend, dass ein Viertel aller Betroffenen auch nicht behandelt werden müssen. Bei den anderen kommt es zu Beschwerden, die stark davon abhängen, wie groß die Geschwulst ist, wie viele Myome es sind (ein Drittel aller Frauen haben gleich mehrere) und wo sie sich entwickelt haben.

Das häufigste Symptom sind deutlich verstärkte oder auch verlängerte Regelblutungen. Die können so ausgeprägt sein, dass es zur Blutarmut mit entsprechender körperlicher Schwäche kommt. Schmerzen können entweder während des Geschlechtsverkehrs oder auch während der Untersuchung beim Gynäkologen auftreten. Möglich sind sogar schubartige Schmerzen, die an Wehen erinnern. Sie können übrigens nicht nur im Unterbauch, sondern auch im Rücken spürbar sein. Drückt das Myom auf die Harnblase, kommt es zu häufigem Harndrang und unter Umständen auch zu Schwierigkeiten beim Wasserlassen. Bei Druck auf den Mastdarm kann die Stuhlentleerung eingeschränkt sein.

Das rät die Ärztin

Lassen Sie sich gründlich beraten!

Welche Operation für Sie die geeignete ist, sollte in einem ausführlichen Gespräch geklärt werden. Falls Ihnen jemand, ohne über Alternativen zu sprechen, eine Entfernung der Gebärmutter, in der Fachsprache Hysterektomie genannt, nahelegt, sollten Sie sich dringend eine zweite Meinung einholen.

Diagnose Legen Blutungsstörungen und andere Warnsignale den Verdacht nahe, dass ein Myom in der Gebärmutter ist, folgt eine gründliche gynäkologische Untersuchung, bei der durch Tasten aber auch durch bildgebende Verfahren sowohl die genaue Lage als auch die Größe festgestellt werden. Halten die Symptome an, ohne dass die Untersuchung ein erhellendes Ergebnis gebracht hätte, wird eine Bauch- und Gebärmutterspiegelung folgen.

Konventionelle Therapie

Meist wird zunächst versucht, mit hormonwirksamen Substanzen das Myomwachstum zu bremsen. Es kann die Antibabypille eingesetzt werden, die Östrogendominanz durch Gestagene unterbunden werden, oder es werden mit Steuerungshormonen (GnRH-Analoga) die Eierstöcke ruhig gestellt. Mit der Myompille Ulipristalacetat (Esmya), einem Progesteronrezeptor-Modulator, kann eventuell das Wachstum von Myomen gebremst werden. Stört lediglich die zu starke Periodenblutung, so kann es hilfreich sein, durch das Legen einer Hormonspirale das Blutungsmuster zu reduzieren. Der Nachteil aller dieser Methoden ist, dass nach Absetzen der Medikamente innerhalb kürzester Zeit die Myome wieder wachsen.

Treten Symptome auf, bleibt im Grunde nur eine Operation. Je nach Größe und Lage kann eine Ausschälung des Myoms im Rahmen einer Bauch- und Gebärmutterspiegelung funktionieren. In anderen Fällen ist ein Bauchdeckenschnitt erforderlich. Oder die gesamte Gebärmutter wird von der Scheide aus, wenn sie nicht zu stark vergrößert ist, oder von einem Bauchschnitt aus entfernt. Diese drei minimalinvasiven Methoden sollten Sie kennen:

- totale laparoskopische Hysterektomie (TLH)
- laparoskopisch assistierte vaginale Hysterektomie (LAVH)
- laparoskopisch assistierte suprazervikale Hysterektomie (LASH), wobei also der Gebärmutterhals erhalten bleibt

Sprechen Sie Ihrem Frauenarzt ruhig auch auf eine sogenannte Embolisation an. Damit ist, vereinfacht ausgedrückt, gemeint, dass mittels eines Schlauchs Partikel zu dem Blutgefäß gebracht werden, welches das Myom versorgt. Die Partikel verschließen das Gefäß, und in der Folge trocknet die Geschwulst aus. Die Embolisation kann erst durchgeführt werden, wenn sicher feststeht, dass es sich wirklich um ein Myom und nicht um einen bösartigen Tumor handelt und wenn keine Entzündung im Beckenbereich vorliegt. Auch bei Wucherungen ab 12 cm Durchmesser gibt es Vorbehalte, da die Erfolgsaussichten in keinem günstigen Verhältnis zu den Risiken stehen. Frauen mit schweren Gefäßerkrankungen und solche, denen kein Kontrastmittel gespritzt werden darf, kommen für die Therapieform nicht infrage. Bei Kinderwunsch ist Zurückhaltung angebracht, da noch keine Erkenntnisse über die Folgen der Strahlenbelastung existieren.

Eine weitere moderne radiologische Methode ist MRT-gelenkter fokussierter Ultraschall (Magnetic Resonance High Intensity Focused Ultrasound=MR-HIFU). Dabei wird das Myomgewebe unter MRT-Kontrolle verkocht. Der Eingriff dauert etwa 3–5 Stunden. Die Risiken bestehen hauptsächlich in der Verletzung von umliegendem Gewebe.

Alternative Therapie

Ernährung Abnehmen ist bei Übergewicht ein Muss. Laut einer italienischen Studie sind eher Frauen betroffen, die viel tierisches Fett und tierisches Protein konsumieren. Reduzieren Sie diese Nahrungsmittel (Fleisch, Milchprodukte). Milch und Fleisch unserer Turbokühe enthalten so viele Hormone, dass das Myomwachstum angeheizt wird. Auch den Konsum von Zucker, Süßigkeiten und Weißmehl drastisch zurückfahren. Greifen Sie zu Lebensmitteln mit niedrigem glykämischem Index, da sonst durch die Insulinausschüttung Wachstumsfaktoren gebildet werden, die auch die Myome zum Wachsen anregen. Den durch hohen Blutverlust bedingten Eisenmangel mit Schnittlauch, Petersilie, Pistazien, Hülsenfrüchten und Vollkornprodukten ausgleichen. Immer gleichzeitig Vitamin C, etwa ein Glas frisch gepressten Orangensaft oder Holunderbeersaft einnehmen, da die Aufnahme des Eisens vom Körper nur schwer bewältigt und von Vitamin C verbessert wird. Wenn Sie Zitrusfrüchte nicht vertragen, ist Acerolasaft ideal. Essen Sie viel grünes Gemüse und reichlich Ballaststoffe, wie Leinsamen oder Flohsamenschalen, damit die Darmbakterien Ihre Hormone gut abbauen.

Nahrungsergänzungen 3 × täglich 2 EL Floradix Kräuterblut mit Eisen regt die Blutneubildung an und gibt neue Energie. Oder 3 × täglich 1–2 Tabletten Inzelloval (Köhler) mit Eisen, Zink, Mangan und Kupfer. Ganz neu und effektiv ist Eisenphospholipid (Dr. Jacobs): Das dreiwertige Eisen Fe^{3+}-Pyrophosphat ist mikronisiert und wird von Phospholipiden in Form von Liposomen umschlossen. Es ist hervorragend bioverfügbar, verursacht keinen oxidativen Stress oder Magen-Darm-Reizungen. Man lässt täglich 1–2 Messlöffel des Pulvers im Mund zergehen oder rührt es in Müsli, Wasser oder Saft ein. Ergänzend zur Behandlung mit Eisen kann Lactoferrin, ein Glykoprotein, verabreicht werden, das dafür sorgt, dass Eisen besser von der Darmschleimhaut aufgenommen werden kann. Außerdem wirkt es antientzündlich.

Bei einem vorliegenden Eisenmangel kann Regulatpro Metabolic (Dr. Niedermaier) unterstützend helfen, den Eisenmangel, in Verbindung mit einem geeigneten Präparat und Ernährungsumstellung – zu optimieren. Die nachgewiesene Carrier-Funktion (Wirkstofftaxi für Nährstoffe, Vitamine, etc., die zur Regulatessenz zugefügt werden) bestätigt eine erhöhte Aufnahme von Eisen durch gleichzeitige Einnahme der Regulatessenz. Bei Übergewicht wird darüber hinaus der Fettstoffwechsel aktiviert und der oxidative Stress reduziert. Diese stoffwechselregulierende Wirkung hat sich schon oft bewährt. Anwenderbeobachtungen zeigten ein vermindertes Hungergefühl (ebenso wie reduzierte Gelüste auf Süßigkeiten) sowie eine Leistungssteigerung (Zunahme von ATP in den Mitochondrien), die damit verbunden wurde, sich wieder sportlich zu betätigen.

Bei Übergewicht produziert Ihr Fettgewebe zu viel Östrogen. Mit pflanzlichen Aromatasehemmern können Sie versuchen, die Produktion zu drosseln. Diindolylmethan (DIM) und Indole-3-carbinol (I3C), die sich reichlich in Kohlgemüse finden, gibt es auch höher konzentriert als Nahrungsergänzung.

Wie auch bei vielen anderen Erkrankungen sollten Sie an genügend Vitamin D denken, das den Hormonstoffwechsel normalisiert, und an Jod, das zum einen ebenfalls in den Hormonkreislauf eingreift, zum anderen auch ein Entgifter von Schwermetallen ist.

Epigallocatechin-3-Gallat (Seite 120) (EGCG), der Hauptwirkstoff des grünen Tees, könnte eine nebenwirkungsarme Möglichkeit sein, Myome zu bekämpfen. Hierfür sprechen die Ergebnisse einer randomisierten Studie, in der die Frauen 360 mg EGCG täglich über 4 Monate schluckten, in der Kontrollgruppe nur ein Plazebo. Bei über 30 % der Frauen mit EGCG wurde das Myomwachstum gebremst, Blutungen und Lebensqualität verbesserten sich, während in der Kontrollgruppe die Myome weitergewachsen waren. Mit 3 × täglich 1 Kapsel Tigovit läuft zurzeit eine Studie an der Universitätsmedizin Charité in Berlin. Wollten Sie dieselbe Menge EGCG durch Trinken von grünem Tee erreichen, müssten Sie täglich weit mehr als 10 Tassen trinken, da das EGCG aus Tee nicht so gut bioverfügbar, also verwertbar, ist.

Phytotherapie Trinken Sie 4–8 Wochen täglich 2 Tassen von folgendem Tee: je 30 g Schafgarbe und Hirtentäschel und 40 g Frauenmantelkraut, davon 1 TL pro Tasse. 7 Minuten ziehen lassen. Etwa 3 Tage, bevor die nächste Blutung einsetzen müsste, auf 4 Tassen täglich steigern und bis zum dritten

Tag der Blutung beibehalten. Achtung: Hirtentäschelkraut nicht allein verwenden, da es dann nicht zuverlässig ist. Schafgarbe keinesfalls stärker dosieren, weil sich der gewünschte Effekt sonst umkehrt. Auch die Pflanzen Blutwurz und Katzenklaue haben eine lange Tradition bei der Blutstillung.

Kräutermixtur 103 Anserina (Eigenrezeptur Eisbär-Apotheke):
Inhalt: Anserina, Schafgarbe, Storchenschnabel, Ringelblume, Jamswurzel, Schwarznessel, Wiesenknopf, Sanguisorbia in Alkohol 30%. Dosierung: 2 × täglich 20 Tropfen. Die Heilpflanze Anserina wurde traditionell bereits von den alten Ägyptern bei inneren Blutungen angewandt. Heute kommt sie insbesondere bei Myomen mit verstärkter Blutungsneigung oder Zwischenblutungen sowie Unterleibskrämpfen zum Einsatz.

Mykotherapie Maitake, Coriolus und Shiitake morgens und mittags je 2 Kapseln mit reichlich Wasser.

Nicht immer funktionieren natürliche Methoden

Nur wenn nicht operiert werden muss, können Sie natürliche Heilmethoden einsetzen, um dem Myom zu Leibe zu rücken, oder es wenigstens am Wachsen zu hindern. Ein ausdrücklicher Erfolg einer bestimmten Komplementärtherapie ist bisher jedoch nicht nachgewiesen.
Sofern das Myom noch unter 2 cm groß ist, lohnt ein Versuch mit einer Kombination aus Ernährungsumstellung und Akupunktur. Planen Sie 3 Zyklen mit jeweils 4 Sitzungen ein.

Homöopathie Lapis albus D6 und Aurum chloratum natronatum D6 bei sehr starker Blutung. Am besten ist, Sie lassen sich ein Konstitutionsmittel geben. Nach Entfernung der Gebärmutter 14 Tage lang 2 × täglich 5 Globuli Sepia D12.

Conium in der D6 oder D12 soll das Myomwachstum bremsen.

Schüßler-Salze Tagsüber im Wechsel je 2 Tabletten Calcium fluoratum D12 (Nr. 1), Ferrum phosphoricum D12 (Nr. 3) und Calcium carbonicum Hahnemanni D6 (Nr. 22) unter der Zunge zergehen lassen. Bei sehr starken Blutungen Calcium carbonicum Hahnemanni D6 (Nr. 22) anfangs halbstündlich 2–5 Tabletten.

Anthroposophische Heilmittel Berberis/Uterus comp. Glob. (Wala) oder die Misteltherapie (Pini, Abietis, Potenzreihe 1 von Wala) haben schon bei einigen Patientinnen das Myomwachstum gebremst und die Blutungen verringert.

Unterleibsentzündung

Bei der Gebärmutterentzündung wird unterschieden, ob sie nur den Hals betrifft oder auf den Körper übergegriffen hat. In beiden Fällen ist davon auszugehen, dass die Infektion aus der Scheide aufgestiegen ist. Normalerweise ist der Muttermund durch einen dicken Schleimpfropf vor dem Eindringen von Keimen geschützt. Der Schutz kann unter bestimmten Umständen jedoch vermindert sein. Das ist zum Beispiel kurz nach der Geburt oder während der Regelblutung der Fall. Grundsätzlich sollten Sie durch Benutzung von Kondomen oder Diaphragmen mit Spermiziden sowie die Scheidenpflege (Seite 222) vorbeugen. Lernen Sie die Gebärmutterentzündung und weitere Formen der Unterleibsentzündungen besser kennen.

Einen Infekt des Gebärmutterhalses nennt man Zervizitis. Besonders junge geschlechtsreife Frauen, die sexuell recht aktiv sind, sind betroffen. Die Schleimhaut des Genitales ist dann noch sehr zart, die üblichen Schutzmechanismen versagen, und »auf dem Rücken« der Samenzellen klettern Keime nach oben. Verantwortlich sind in den meisten Fällen Chlamydien, Gonokokken, Herpes-simplex- oder Papillomaviren, Trichomonaden oder Streptokokken der Gruppe A.

Auslöser kann auch ein kleiner diagnostischer Eingriff, etwa eine Gewebeentnahme, sein. Zusätzliche Risikofaktoren sind das Rauchen, Alkoholkonsum, eine liegende Spirale oder vaginale Spülungen. Eine chronische Zervizitis betrifft meist ältere Frauen, bei denen sich der Gebärmutterhals anatomisch verändert.

Risiken

Kann eine Adnexitis nicht rechtzeitig gestoppt werden, greift sie möglicherweise auf andere Organe über. Eierstockabszesse oder eine Bauchfellentzündung sind denkbare Folgen. Außerdem können die Eileiter verkleben, woraus sich eine Unfruchtbarkeit ergeben kann. Ein weiteres Risiko sind zurückbleibende Narben, an denen ein befruchtetes Ei hängen bleiben kann. Dann kommt es zur Eileiterschwangerschaft.

Die Endometritis ist die Entzündung der Gebärmutterschleimhaut, die Myometritis die der Gebärmuttermuskelschicht. Sind Gebärmutterschleimhaut und -muskelschicht entzündet, spricht der Arzt von einer Endomyometritis. Der Uterus ist dabei vergrößert. Die Entzündung von Eileiter und Eierstöcken schließlich heißt Adnexitis. Sie kann nur eine oder auch beide Seiten betreffen. Die Erkrankung ist die häufigste aller schweren Infektionen sexuell aktiver Frauen, etwa 10 % aller Frauen erkranken im Laufe ihres Lebens daran. Auslöser sind in den meisten Fällen mehrere Bakterienarten, die zusammenwirken. Der Infekt kann sich nach dem Geschlechtsverkehr von der Scheide kommend ausbreiten oder seinen Ursprung am Blinddarm haben. Aber auch der direkte Weg über das Blut kommt manchmal vor. Die Risikofaktoren entsprechen weitgehend denen der Zervizitis.

Symptome Unterleibsentzündungen können zunächst nahezu unauffällig sein, sodass die Erkrankung leicht übersehen wird. Ein gelblich-eitriger Ausfluss, der blutig-gelb bis grün und flüssig bis sehr cremig-dick sein kann, ist oft das einzige Anzeichen. Möglicherweise kommen eher tief sitzende Bauchschmerzen hinzu.

Achtung: Schmerzen und ein starkes Druckgefühl bei entzündeter Schleimhaut bzw. Muskelschicht können auf das Verkleben des inneren Muttermundes hindeuten, hinter dem sich Eiter ansammelt. Unbedingt auf ein Karzinom untersuchen lassen, das in der Hälfte aller Fälle hinter der Verklebung steckt. Und: Sind die Eileiter betroffen, wirkt die Bauchdecke oft aufgebläht und fühlt sich hart an. Druck und bestimmte Bewegungen verschlimmern den Schmerz, der ohne Behandlung zunimmt.

Auch Blutungen und Beschwerden beim oder nach dem Geschlechtsverkehr treten durch Entzündungen manchmal auf. Nehmen Sie jedes Anzeichen sehr ernst, und lassen Sie unbedingt ärztlich abklären, ob eine Infektion des Unterleibes vorliegt, welcher Bereich betroffen ist und vor allem, durch welche Keime sie verursacht wurde.

Die Zervizitis gilt als Anfangsstadium der sogenannten PID (pelvic inflammatory disease). Das ist eine Ausbreitung der Entzündung auf sämtliche Organe des kleinen Beckens, die, nicht früh und ausreichend behandelt, zur Unfruchtbarkeit führen kann. 10–15 % aller Frauen zwischen 15–25 Jahren haben eine PID.

Diagnose Der erste Schritt ist die optische Untersuchung. Der Frauenarzt betrachtet z. B. den Gebärmutterhals, der, ist er entzündet, oft anschwillt. Bei Verdacht auf Adnexitis kommt ein Abtasten hinzu. Das Vaginalsekret wird ebenso untersucht, wie die Schleimhaut des Gebärmutterhalses nach einem Abstrich. Zusätzlich wird Blut abgenommen und meist auf Chlamydien bzw. Gonokokken getestet.

Konventionelle Therapie

In Frage kommt eine Antibiotika-Therapie mit einem Präparat, das möglichst alle häufigen Erreger bekämpft. Liegen konkrete Ergebnisse vor, dann mit einem speziell zugeschnittenen Wirkstoff. Je nach Erreger kann eine Therapie für den Partner ebenfalls nötig werden. Die Kontrolluntersuchung nach Abschluss der Behandlung ist ein Muss. Liegt eine Veränderung des Gebärmutterhalses vor, beispielsweise durch Vernarbung, kann eine operative Korrektur angezeigt sein.

Steht die akute Adnexitis fest, ist sofort strenge Bettruhe angesagt, in schweren Fällen in der Klinik. Zu den Antibiotika kommen eventuell Entzündungshemmer und Schmerzmittel. Klingen die Symptome nach 3 Tagen nicht ab, folgt eine Bauchspiegelung, im schlechtesten Fall eine Operation. Dabei werden entweder nur Teile, die Eierstöcke und Eileiter komplett oder die Gebärmutter entfernt.

Bei einer Endometritis kann der Verzicht auf ein Antibiotikum möglich sein. Sprechen Sie mit Ihrem Frauenarzt über Hormongaben zur Regenerierung der Schleimhaut.

Alternative Therapie

Ernährung Ernähren Sie sich leicht und vermeiden Sie alles, was stopft. Bei der Eileiterentzündung kann sogar vorübergehend Flüssigkost sinnvoll sein.

Nahrungsergänzungen Unterstützen Sie ihr Immunsystem mit Selen (als Selenit, mindestens 200 µgr) und Zink, z. B. 3 × 1 Unizink 50 (Köhler). Auch gut: eine Kur mit Kanne Bio Brottrunk oder Kolostrum.

Curcumin Extrakt 45 (Dr. Wolz) oder Curcumin-Phospholipid (Dr. Jacobs). Reines Kurkumin, 200–400 mg in einer gut bioverfügbaren Form, wirkt antientzündlich und schmerzlindernd.

Phytotherapie Mit Bellis perennis Urtinktur, dem »Arnika der Gebärmutter«, können Sie z. B. beim Einsetzen eines Intrauterinpessars einer Entzündung vorbeugen. Dosierung: 3 × täglich 3 Tropfen.

Kräutermixtur 1 Andorn (NEM Eisbär-Apotheke):

Inhalt: Andorn, Eichenrinde, Blutwurzel, Zinnkraut in Alkohol 40 %. Dosierung: 3 × täglich 20 Tropfen. Am besten in Kombination mit:

Kräutermixtur 110 Graviola (Eigenrezeptur Eisbär-Apotheke):
Inhalt: Graviola, Rhodiola, Kapuzinerkresse, Jiaogulan, Maquibeere, Wiesenknopf, Katzenkralle, Alant, Traganthwurzel in Alkohol 30 %. Dosierung: abends 2–3 Sprühstöße.

Die Heilpflanze Graviola, auch Stachelanone genannt, stellt die Balance des Immunsystems wieder her. Die übrigen Inhaltsstoffe wirken antientzündlich und abschwellend.

Systemische Enzymtherapie 3 × täglich 1 Kapsel innovazym Pur (Innova Vital) eine halbe Stunde vor dem Essen, bis die Krankheit wirklich ausgeheilt ist. Alternativ zur Verhinderung von Verwachsungen und zum Abschwellen: KaRazym-Tabletten (Volopharm).

Mykotherapie Coriolus, Maitake und Shiitake morgens und mittags je 2 Kapseln.

Apitherapie Propolis ist nicht nur das Antibiotikum des Bienenstocks, sondern hat auch beim Menschen bakterizide, antivirale, antimykotische sowie entzündungshemmende, antioxidative und keimhemmende Eigenschaften.

Homöopathie Belladonna, Lachesis, Palladium, Podophyllum und Pyrogenium entweder 3 × täglich in D12 oder 1–2 × täglich in C30 4 Globuli nach Absprache mit Ihrem Arzt. Oder 3 × täglich 1 Tablette bzw. 10 Tropfen von dem Komplexmittel Traumeel (Heel) im Mund zergehen lassen.

Krämpfe lösen

Gegen starke Schmerzen gibt es krampflösende Zäpfchen. Bauen Sie das Abwehrsystem Ihrer Scheide nach Abheilen wieder auf, und sanieren Sie unbedingt den Darm (ausführlich im Kap. »Mikrobiologische Therapie«, Seite 83).

Äußerlich Bei häufig wiederkehrenden Entzündungen (vor allem der Gebärmutterschleimhaut) empfiehlt es sich, Moor-, Thermal- und Saunabäder, kalte Güsse und UV-Therapie im Wechsel mit Infrarot-Therapie zu machen. Außerdem zur Nacht Ölwickel mit Lavendula, Oleum aether 10 % auf den Unterleib. Wadenwickel oder feuchtkalte Umschläge senken das Fieber. Gerade bei der Adnexitis hilft ein in ein Handtuch geschlagener Eisbeutel auf dem Unterbauch. Er verringert die durch die Entzündung verstärkte Durchblutung, sodass sich die Keime weniger leicht ausbreiten.

Endometriose

Die Bezeichnung Endometriose ist abgeleitet von Endometrium, also Gebärmutterschleimhaut. Bei gesunden Frauen kleidet die Schleimhaut die Höhle der Gebärmutter aus. Von einer Endometriose spricht man dann, wenn Gewebe, das dieser Schleimhaut ähnlich ist, sich dort ansiedelt, wo es nicht hingehört. Das kann theoretisch überall im Körper der Frau passieren. Am häufigsten sind jedoch Bereiche des Unterleibs betroffen, wie zum Beispiel die Eileiter, die Eierstöcke oder das Bauchfell.

Gewebestückchen wachsen unter dem Einfluss der weiblichen Sexualhormone an Stellen heran, an denen sie keinen Zweck erfüllen können. Durch das Zerfallen des Gewebes während der Menstruation kommt es an diesen Stellen zu Blutungen. Das Blut kann nicht einfach abfließen und sammelt sich an. Oft passiert das in der Bauchhöhle.

Zwar handelt es sich um eine gutartige Erkrankung, nehmen Sie sie bitte trotzdem nicht auf die leichte Schulter. Eine Folge kann Unfruchtbarkeit durch Verkleben bzw. Schädigung von Eileitern und Eierstöcken sein.

Formen Generell werden drei Krankheitsformen nach dem Ort des Auftretens unterschieden:

- Da ist zunächst die Form, die innerhalb der Gebärmutter bleibt, aber in die Muskulatur einwächst (Endometriosis interna oder Adenomyosis).
- Diejenige Form, die außerhalb der Gebärmutter ist und die Geschlechtsorgane betrifft, wie etwa die Scheide (Endometriosis externa).
- Zuletzt die Form, die sich außerhalb der primären Geschlechtsorgane ansiedelt, die also etwa in Blase, Darm, Lunge oder Leber auftritt (Endometriosis extragenitalis).

Symptome Stellen Sie einen offenkundigen Zusammenhang zwischen den monatlichen Blutungen und folgenden Beschwerden fest, besteht immer Verdacht auf eine Endometriose. Besonders dann sollten Sie hellhörig werden, wenn die Beschwerden nicht schon seit der Pubertät bestehen, sondern neu auftreten.

Unterbauchschmerzen sind typisch. Sie beginnen meist vor der Regelblutung, häufig mit Schmierblutungen, und ebben danach wieder ab. Schmerzen während der Regelblutungen sind ebenfalls klassisch. Sie setzen meist bereits kurz vor der Menstruation ein und steigern sich in vielen Fällen so stark, dass die Betroffene nicht in der Lage ist, ihrer Arbeit nachzugehen. Beschwerden der Blase, des Darms, der Vagina sind weniger leicht zu bemerken. Sitzt ein Herd etwa an der Blase, zeigt sich Blut im Urin. Eher selten kommt es zu Schmerzen beim Wasserlassen. Ähnliches gilt für den Darm. Sind hier Herde vorhanden, ist im Rahmen des Zyklus Blut im Stuhl zu entdecken. Weniger häufig sind Unregelmäßigkeiten oder Schmerzen beim Stuhlgang sowie Verstopfung. Und auch Beschwerden beim Geschlechtsverkehr können ein Anzeichen für die Erkrankung sein, wenn sich Schleimhautansiedlungen in der Scheide befinden.

Häufigkeit und Ursachen In der Altersgruppe zwischen 30 und 40 Jahren ist die Endometriose eins der wichtigsten Krankheitsbilder. 10–50 % der Frauen im gebärfähigen Alter sind vermutlich betroffen. Die Schätzung ist u. a. deshalb vage, weil die Beschwerden oft nicht so stark sind, dass Frauen hartnäckig nach der Ursache suchen. Auch die lautstark verkündete Meinung einiger Männer, die Menstruation sei ja wohl keine Krankheit und damit kein Grund, bestimmte Aufgaben nicht zu erledigen, mag in diesem Zusammenhang eine Rolle spielen.

Risikofaktoren Die Anzahl der Blutungstage hängt zum einen davon ab, wie früh die Menarche, also die erste Blutung, und wie spät die Menopause eintritt. Zum anderen hängt sie von der Dauer jeder einzelnen Menstruation ab. Und schließlich spielt auch die Veränderung eine Rolle, die Frauen in den letzten rund 200 Jahren durchgemacht haben. Während die Zeitspanne zwischen Menarche und Menopause länger geworden ist, haben die Frauen weniger Kinder bekommen, als ihre Vorfahrinnen. Das führt zu mehr Blutungstagen, die allesamt Startschuss für die Erkrankung sein können.

Als weiterer Risikofaktor gilt ein Ungleichgewicht der beiden weiblichen Sexualhormone Östrogen und Progesteron.

Einige Geschlechtskrankheiten oder auch eine Infektion mit Chlamydien, die nicht selten während des Verkehrs vom Partner übertragen werden, stehen im Verdacht, die Erkrankung zu begünstigen.

Auffallend häufig werden bei Endometriose-Patientinnen zusätzlich Erkrankungen des Immunsystems festgestellt, was die Bedeutung des Immunsystems für die Krankheitsentstehung zeigt. Das sind vor allem die chronische Schmerzerkrankung Fibromyalgie, Schilddrüsenerkrankungen, Fehlfunktionen des Immunsystems sowie das chronische Müdigkeitssyndrom.

Chemische Einflüsse

Was die Chemie betrifft, sind zwei Beobachtungen besonders interessant. So wurde bei Endometriose-Patientinnen im Sekret des Bauchfells eine höhere Konzentration an PVC-Weichmachern gefunden als bei gesunden Frauen. Ebenso trat die Krankheit bei den Frauen aus Seveso, die nach dem Chemieunfall 1976 einer extrem hohen Dioxinkonzentration ausgesetzt waren, besonders oft auf. Ein Zusammenhang zwischen Dioxin und Endometriose konnte auch durch einen Versuch mit Affen nachgewiesen werden.

Entstehungstheorien Bei den diagnostizierten Patientinnen sind junge Mädchen, also die Gruppe unter 16 Jahren, die Ausnahme, ebenso wie Frauen jenseits der 45. Was die Ursachen angeht, kann die Wissenschaft leider keine eindeutigen Antworten geben. Es gibt Hinweise auf mehrere Faktoren, die meist zusammentreffen. Da es Familien gibt, in denen die Krankheit gehäuft auftritt, scheint Vererbung eine Rolle zu spielen. Aber wie gelangt das Gebärmuttergewebe nun an die Orte, an denen es sich fälschlicherweise ansiedelt? Eine Theorie dazu beschäftigt sich mit der sogenannten retrograden Menstruation. Dieses Phänomen tritt – völlig unbemerkt von den Betroffenen – bei praktisch allen Frauen auf. Diese »umgekehrte« Blutung müssen Sie sich vereinfacht so vorstellen: Durch unregelmäßige Verkrampfungen der Gebärmutter bei der Periode, etwa durch Stress ausgelöst, wird Blut mit abgelösten Schleimhautzellen nicht nur durch die Scheide nach außen transportiert, sondern auch in die Gegenrichtung durch die Eileiter in den Bauchraum (Ausbreitungstheorie). Normalerweise können die Fresszellen des Bauchfells die Schleimhautzellen vernichten und abtransportieren. Wenn jedoch zu viel Material anfällt oder das Immunsystem nicht richtig arbeitet (Immuntheorie), siedelt sich die Schleimhaut an der falschen Stelle an: entweder gleich im Eileiter, an den Eierstöcken oder am Bauchfell. Nach dem modernen TIAR-Konzept (Tissue Injury and Repair) kommt es bei Frauen mit starken Schmerzen bei der Periode zur Hyperperistaltik, sodass Verletzungen des Bindegewebes zwischen Schleimhaut und Muskulatur eintreten, also zu einer Wunde und somit zu Autotraumatisierungen des

Uterus führen. Bei der Wundheilung können Basaliszellen in die Gebärmuttermuskulatur infiltrieren (führt zur Adenomyose), oder sie werden ausgespült und können sich unter Einfluss der Bauchhöhlenflüssigkeit im Bauchraum festsetzen.

Gut zu wissen Starke Schmerzen bei der Periode müssen immer ernst genommen werden, auch schon bei jungen Mädchen, da sie den Anfang zur Entwicklung einer Endometriose darstellen können. So früh wie möglich gegensteuern mit Magnesium, Heilpflanzen und Entspannungsmethoden.

Bei Patientinnen konnten Antikörper nachgewiesen werden, die sich gegen die eigene Gebärmutterschleimhaut richten. Das führt zu Entzündungen. Es bleibt allerdings offen, ob die körpereigene Abwehr diese Antikörper bildet, um sich gegen die bereits existierende Krankheit zur Wehr zu setzen, oder ob sie das gewissermaßen aufgrund einer Fehlfunktion tut und die Entstehung erst auslöst.

Auch eine Ausbreitung über den Blutkreislauf bzw. die Lymphbahnen kommt vor. Die Verschleppungstheorie hingegen geht davon aus, dass mechanische Veränderungen zur Bildung von Endometrioseherden führen können. Ein Beispiel ist das Narbengewebe, das etwa nach einer Bauchspiegelung um die Einstichstelle entsteht. Hier, so die Theorie, bilden sich die Schleimhautansiedlungen aus winzigen Zellresten, die bei dem Eingriff aus dem Bauchraum an den Instrumenten gehaftet haben.

Schließlich lassen sich manche Endometrioseerkrankungen nur dadurch erklären, dass sich Zellen, die sich im Laufe der Entwicklung spezialisiert haben, aus unbekannten Gründen (Entzündung, Hormone, Umweltgifte) in Gebärmutterschleimhautzellen umwandeln (Metaplasietheorie).

Diagnose Beobachten Sie genau, ob auftretende Beschwerden eine Parallele zu Ihrer Blutung aufweisen. Ihr Arzt wird der Sache nachgehen. Herde in der Scheide können manchmal mit bloßem Auge erkannt werden, liegen sie tiefer in der Scheide oder im Darm, gibt das Abtasten ersten Aufschluss. Danach wird immer eine Ultraschalluntersuchung durchgeführt, endgültigen Aufschluss bringt aber erst eine Bauchspiegelung mit Entnahme kleiner Gewebestücke.

Konventionelle Therapie

Eine vollständige Heilung ist nur schwer zu erreichen, da die Ursache kaum bekannt ist. Eine sehr leichte Form kann zunächst beobachtet werden. Hin und wieder kommt es zu einem Rückgang von ganz alleine, und Sie müssen sich nicht mit Medikamenten belasten.

Grundsätzlich werden die unterschiedlichen Symptome mit Medikamenten bekämpft, z. B. Schmerzstiller mit Azetylsalizylsäure und auch Entzündungshemmer vom Typ der sogenannten nicht steroidalen Antiphlogistika, wie Diclofenac oder Ibuprofen. Letzteres ist gleichzeitig krampflösend, was die Gebärmutterschmerzen bei der Periode reduziert, und kann wegen der günstigen Verträglichkeit am ehesten auf eigene Faust genommen werden.

Um das gesamte Krankheitsbild zu beeinflussen, wird zur Hormontherapie gegriffen. Mit gutem Erfolg, der allerdings meist nur während der Behandlungsdauer anhält. Schließlich täuschen die Hormone entweder eine Schwangerschaft vor (Pille) oder versetzen künstlich vorübergehend in die Wechseljahre (GnRH-Analoga). Bei kleinen Endometrioseherden kann eine gestagenbetonte Pille bereits reichen, die die Blutungen zwar nicht unterdrückt, aber deutlich schwächt. Lassen Sie sich gründlich über die jeweiligen zu erwartenden Nebenwirkungen informieren!

Schließlich muss noch die operative Therapie genannt werden. Die Bauchspiegelung ist bereits der erste Schritt. Sie dient nicht nur der Diagnosesicherung, sondern schon der Behandlung, da hierbei Gewebe entfernt werden kann. Wenn nötig, muss eine weitere Bauchspiegelung oder ein Bauchschnitt durchgeführt werden, um Restgewebe zu entfernen. In schweren bzw. komplizierten Fällen, wenn kein Kinderwunsch (mehr) besteht, wird die Entfernung der Eierstöcke oder der Gebärmutter empfohlen.

Alternative Therapie

Vor allem Sie selbst können die Symptome lindern. Lesen Sie bitte in den entsprechenden Abschnitten über Zyklusstörungen, Regelschmerzen, Kinderwunsch, Schmerzen beim Wasserlassen, Verstopfung und Wechseljahresbeschwerden unter der Therapie nach. Und Sie können auslösende bzw. begünstigende Faktoren verringern sowie den gesamten Organismus stärken.

Ernährung Koffein und Alkohol begünstigen die Entstehung der Krankheit. Schränken Sie sich diesbezüglich ein. Außerdem fällt auf, dass bei Betroffenen deutlich öfter Fast Food, Zucker und tierische Fette, selten dagegen Obst und Gemüse auf den Tisch kommen. Auch Eiweiß aus Milch, Käse und Joghurt ist problematisch. Überprüfen Sie Ihren Speiseplan! Achten Sie auf einen hohen Anteil an Ballaststoffen und wirken Sie Entzündungen mit einer naturbelassenen Vollwertkost entgegen. Viel Frischkost enthält u. a. auch Enzyme, womit eine bereits bestehende Endometriose eingedämmt werden kann.

Nahrungsergänzungen Nehmen Sie Omega-3-Fettsäuren in Form von Fisch-, Algen-, Schwarzkümmel-, Borretschsamen- oder Nachtkerzenöl. Auch gut: B-Vitamine, Zink, Selen und Mangan. Hier bildet die Kur aus Reha1, ODS1A und ODS2 von hypo-A (jeweils für 4 Wochen) die Basis der Therapie, die schon viele Endometriosepatientinnen beschwerdefrei gemacht hat. Sie bekämpfen damit eine erhöhte Aktivität freier Radikaler, die Zellen schadhaft verändern. Dann noch Magnesium für das vegetative Nervensystem, was sich auf die Aktivität der Gebärmutter günstig auswirkt. Mit antientzündlich wirkendem Kurkumin (Seite 100) können Sie Schmerzmittel einsparen und Entzündungen in Schach halten.

Systemische Enzymtherapie Nach der Operation oder bei Verdacht auf Verwachsungen 3 × täglich 1 Tablette innovazym Pur (Innova Vital), alternativ 3 × täglich 1 Tablette Karazym (Volopharm). Therapiedauer mindestens 6 Monate.

Phytotherapie Die in Weihrauch enthaltene Boswelliasäure unterstützt das Immunsystem und bekämpft Entzündungen.

Im Tierversuch konnte Cannabis (täglich 2 mg pro Körpergewicht Tetrahydrocannabinol) die Schmerzen bei Endometriose deutlich verbessern und die Geschwindigkeit der Ausbreitung von Endometriose reduzieren. Deshalb hat jetzt in Spanien eine Studie zu Cannabis und Endometriose gestartet.

Ähnlich wie bei den Myomen bietet sich die Kombination aus Kräutermixturen (Eigenrezepturen Eisbär-Apotheke) an:

Kräutermixtur 103 Anserina:
Inhalt: Anserina, Schafgarbe, Storchenschnabel, Ringelblume, Jamswurzel, Schwarznessel, Wiesenknopf, Sanguisorbia in Alkohol 30 %. Dosierung: 2 × täglich 20 Tropfen zusammen mit:

Kräutermixtur 110 Graviola:
Inhalt: Graviola, Rhodiola, Kapuzinerkresse, Jiaogulan, Maquibeere, Wiesenknopf, Katzenkralle, Alant, Traganthwurzel in Alkohol 30 %. Damit wird das überschießende Immunsystem auf ein Normalmaß abgesenkt, Blutungen und Unterleibskrämpfe werden reduziert und verschiedene Heilkräuter stärken und bauen auf. Dosierung: abends 2–3 Sprühstöße.

Es liegen In-vitro- sowie In-vivo-Studien an Tieren vor, die eine Reduktion der Endometrioseherde und der Beschwerden nach Verabreichung von Grüntee-Extrakt-Kapseln aufzeigen. Der Einsatz von EGCG (Seite 120), z. B. als gut bioverfügbares Tigovit (Tahovital) könnte eine kostengünstige und nebenwirkungsarme Therapieform bei Endometriose sein.

Mykotherapie Maitake und Coriolus; Shiitake; Cordyceps morgens und mittags je 2 Kapseln.

Homöopathie Vor allem die Konstitutionsbehandlung bringt nachweislich gute Erfolge bei Endometriose. Allerdings sollte vorher

Das rät die Ärztin

Was könnte noch helfen?

Vielleicht haben Sie gehört, dass Endometriose bei Raucherinnen etwas seltener vorkommt als bei Nichtraucherinnen, da bei ihnen der Östrogenspiegel niedriger ist. Stimmt. Neben weiteren gesundheitlichen Nachteilen des Rauchens sorgt der niedrigere Östrogenspiegel allerdings auch für frühzeitig alternde Haut, frühe Wechseljahre und Osteoporose. Die Angst vor Endometriose sollte darum keinesfalls der Grund sein, zur Zigarette zu greifen! Lassen Sie überprüfen, ob Sie besonders von Umweltgiften (Seite 28) belastet sind. Ist das der Fall, sollte die Situation möglichst entschärft werden.

Akupunktur, Ayurveda und Anthroposophie können sehr wahrscheinlich bei leichter Erkrankung eine Besserung ohne Operation erzielen. Bei schwerer Form eignen sie sich für die Nachbehandlung. Sowohl im Frühstadium als auch nach der Entfernung der Herde ist eine Neuraltherapie sinnvoll. Alle 1–2 Wochen sollte eine Behandlung stattfinden, zunächst Quaddelungen der gynäkologischen Segmente, dann folgt die Ganglientherapie, also die Behandlung der Nervenknoten, und schließlich die Störfeldsuche. Nach 3–4 Anwendungen sollten Sie Erfolge wahrnehmen. Nach 6–8 Wochen Therapie beenden, wenn sich kein nachweisbarer Effekt einstellt.

durch die operative Therapie möglichst viel von der Endometriose entfernt worden sein. Beschwerden lassen sich lindern, die Lebensqualität steigt. Schwangerschaften treten spontan ein. Wegen der Schwere der Erkrankung und des chronischen Verlaufs ist von einer Eigenbehandlung mit Komplexmitteln abzuraten.

Immuntherapie Tun Sie alles, um Ihre Körperabwehr zu stärken, von Wechselduschen und Sauna bis zu pflanzlichen Präparaten und der mikrobiologischen Therapie des Darms (Seite 83). Spezifisch wirkt die Apitherapie (Seite 130).

Äußerlich Leistungssport senkt den Östrogenspiegel und den Körperfettanteil und damit das Risiko einer Erkrankung. Übertreiben Sie aber nicht. Schon wer regelmäßig leichten Ausdauersport treibt, ist seltener betroffen als der Couchhocker. Erlernen Sie auch eine Entspannungstechnik. Die Methode Wildwuchs nach Angelika Koppe befreit Frauen aus ihrer Ohnmacht. Bestimmte Visualisierungstechniken helfen, den Körper auf einer tieferen Ebene zu verstehen, Glaubenssätze zu ändern und dem Leben eine heilsame Richtung zu geben.

Besondere Situationen

Haben Sie Endometriose und wünschen sich schon lange ein Baby, sollten Sie sich nach einer Endometrioseoperation entsprechend Ihrer Konstitution mit Homöopathie behandeln lassen (natürlich vorausgesetzt, die Eileiter sind durchgängig). Wenn die richtigen Mittel gefunden sind, haben Sie etwas Geduld. Ihre Chancen sind sehr groß, dass innerhalb von eineinhalb Jahren spontan eine Schwangerschaft eintritt. Dasselbe gilt für die Akupunktur in Kombination mit chinesischer Kräutertherapie.
Ein Lebensmittel für besondere medizinische Zwecke (bilanzierte Diät), wurde zur Unterstützung bei Endometriose und Kinderwunsch entwickelt: Fertilovit F Endo (Gonadosan). Es deckt den bei Endometriose-Patientinnen spezifisch erhöhten Bedarf an Cystein, Omega-3-Fettsäuren, Vitaminen und Mineralstoffen. Gleich mehrere Angriffspunkte hat dieses Produkt:

- Antioxidanzien wie N-Acetyl-L-Cystein (Vorstufe des wichtigsten endogenen Antioxidans, Glutathion) reduzieren das bei Endometriose erhöhte oxidative Stressgeschehen.
- Omega-3-Fettsäuren und Lycopin tragen zur Downregulation inflammatorischer Mediatoren bei.
- Da Patientinnen mit Endometriose häufig erhöhte Homocysteinwerte aufweisen, enthält das Präparat auch die Vitamine B_6, B_{12} und Folsäure. Es ist das einzige Mikronährstoffpräparat auf dem europäischen Markt mit dieser Indikation und auch geeignet für Frauen mit Endometriose ohne Kinderwunsch.

Haben Sie Endometriose und wollen sicher vor einer Empfängnis geschützt sein, so ist die Pille eher zu empfehlen als eine Spirale. Oder in schweren Fällen eine Pille in Kombination mit einem GnRH-Analogon.

Prognose Endometriose muss keine unheilbare Krankheit sein. Wenn Sie nach der Diagnosestellung, bei der ja in der Regel schon die sichtbaren Endometrioseherde entfernt werden können, Ihren Lebensstil (Ernährung, Bewegung, Stressreduktion) optimieren und sich von einem Therapeuten oder Arzt helfen lassen, die die Erkrankung ganzheitlich sehen, haben Sie gute Chancen, gesund zu werden. Wie auch bei anderen chronischen und Autoimmunerkrankungen tragen dazu bei: Darmbehandlung, Stabilisierung des Hormon- und Immunsystems, Phytotherapie, Homöopathie, TCM, bewusstseinsverändernde Therapien.

In 1 % der Fälle von tief infiltrierender Endometriose kann sich daraus Krebs entwickeln.

Die Eierstöcke

Rund 500-mal kommt es im Leben einer Frau zum sogenannten Eisprung. Verantwortlich dafür sind die Eierstöcke. Erfahren Sie mehr dazu und über mögliche Beschwerden.

Eileiter und Eierstöcke werden als Adnexe zusammengefasst. Das Wort kommt aus dem Lateinischen und lässt sich mit Anhang übersetzen. Die Bezeichnung weist darauf hin, dass die Organe Anhangsgebilde der Gebärmutter sind. Wird ein Mädchen geboren, sind in ihren Eierstöcken, den Ovarien, bereits alle Eizellen vorhanden, die ihr jemals zur Fortpflanzung zur Verfügung stehen. Von dem Moment der Geschlechtsreife an sind die Eizellen bereit für die Befruchtung. Eine wandert in jedem Zyklus nach dem Eisprung in den Eileiter, auch Tube genannt, wo sie befruchtet werden kann. Durch die Tuben haben die Eierstöcke eine direkte Verbindung zur Gebärmutter. Übrigens reifen in den beiden empfindlichen Organen nicht nur Eizellen heran und können befruchtet werden, auch weibliche Hormone werden hier produziert.

Zysten am Eierstock

Zysten sind mit Flüssigkeit gefüllte Blasen. Die Eierstock- oder Ovarialzyste kann auch Ovarialtumor genannt werden. Erschrecken Sie nicht, wenn Sie diesen Begriff von Ihrem Arzt hören. Ein Tumor ist zunächst mal nichts weiter als eine Schwellung. Die häufigste Form ist die Follikelzyste. Seltener sind die Gelbkörper- oder Corpus-luteum- und die Luteinzysten. Alle drei Formen bilden sich normalerweise spontan zurück. Dies gilt nicht für Dermoidzysten. Die müssen operiert werden. In ihnen finden sich von den Keimzellen abstammende angeborene Fehlbildungen. Sie können Haare, Knochengewebe und Zähne enthalten. Man sollte dann aber nicht gleich von einem »abgestorbenen Zwilling« reden und sich als »Überlebende« schuldig fühlen! Eine Besonderheit stellen sogenannte polyzystische Ovarien, kurz PCO-Syndrom, dar. Sie werden im nächsten Abschnitt behandelt.

Verhütungsmethoden beachten

Bei Hormonspiralen können immer wieder Eierstockzysten auftreten, ebenso bei Minipillen oder zu niedrig dosierten Kombinationspillen. Dann besser eine andere Verhütungsmethode wählen als sich regelmäßig in den Operationssaal rollen zu lassen!

Oft wird eine Eierstockzyste nur zufällig gefunden, da sie keinerlei Beschwerden macht. Je nach Größe und genauer Lage kann es aber auch zu Schmierblutungen, Problemen beim Stuhlgang und zu Schmerzen kommen.

Konventionelle Therapie

Bei zufälligem Befund ist eine Therapie meist überflüssig. Sieht der Arzt im Ultraschall nur Flüssigkeit in der Zyste, wird er beobachten, ob sie sich verändert. Verschwindet sie nicht von allein oder verursacht Probleme, bietet sich zunächst eine hormonelle Therapie an (Gestagene oder Pille). Hilft das nicht, wird die Zyste im Rahmen einer Bauchspiegelung entfernt. Enthält sie auch feste Anteile, so wird sofort eine Bauchspiegelung gemacht. Bei Frauen in der Postmenopause muss immer durch eine Bauchspiegelung geklärt werden, ob bösartige Zellen entstanden sind. Kann dies nicht hundertprozentig verneint werden, muss unter Umständen die Bauchdecke geöffnet werden. Das kann auch bei einer bestimmten Größe oder Lage notwendig sein.

Alternative Therapie

Ist die Ursache für die Zystenbildung bekannt und wird diese nicht entfernt, dann sind natürlich naturheilkundliche Methoden, die auf eine Balance des Immun- und Hormonsystems gerichtet sind, nicht (!) erfolgversprechend.

Ernährung Lassen Sie zeitweise Milch, Fleisch und Käse weg, essen Sie reichlich Bio-Gemüse. Übergewicht abbauen, um dem Hormonhaushalt zu helfen.

Nahrungsergänzungen Werten Sie Ihre Nahrung mit Nahrungsergänzungen auf und unterstützen Sie den Darm mit dem Reha1-Paket und dem ODS1A und dem ODS2 als Kur von hypo-A. Auch gut eine Trinkkur mit Kanne Bio Brottrunk.

Phytotherapie Für junge Frauen: Mönchspfeffer, z.B. Femicur N; für Frauen in den Wechseljahren: 2 × 1 Kapsel Traubensilberkerze, z.B. Remifemin (Schaper und Brümmer).

Kräutermixtur 103 Anserina als Tropfen und 110 Graviola Destillat als Spray (Einzelrezepturen Eisbär-Apotheke):
Inhalt: traditionelle Heilpflanzen, die die Balance des Immun- und Hormonsystems wiederherstellen. Dosierung: 3 × 20 Tropfen oder 3 × 5 Sprühstöße in den Mund.

Homöopathie Kehren funktionelle Zysten immer wieder, 2–3 × täglich 4 Globuli je in D12: Apis, Lycopodium oder Podophyllum bei eher rechtsseitig und Lachesis, Phosphor oder Thuja bei eher linksseitig auftretenden Zysten.

Ähnlich wie bei der Behandlung mit der konstitutionellen Homöopathie gibt es auch

Komplexmittel, die die Lokalisation der Ovarialzysten berücksichtigen. Beispielsweise bei rechtsseitigen Zysten: Dextro-Gastreu N R 38 Tropfen (enthalten Apis D6, Arsenicum album D12, Bryonia D6, Dr. Reckeweg). Dosierung: Bei akuten Zuständen alle halbe bis ganze Stunde, höchstens 6 × täglich, je 5 Tropfen einnehmen. Bei chronischen Verlaufsformen 1–3 × täglich 5 Tropfen einnehmen. Bei linksseitigen Zysten: Sinistro-Gastreu R 39 Tropfen (enthalten: Lachesis D12, Palladium metallicum D12, Vespa crabro D12). Dosierung: Bei akuten Zuständen alle halbe bis ganze Stunde, höchstens 6 × täglich, je 5 Tropfen einnehmen. Bei chronischen Verlaufsformen 1–3 × täglich 5 Tropfen einnehmen.

Schüßler-Salze 3 × täglich 2 Tabletten Kalium bromatum D6 (Nr. 14) im Mund zergehen lassen.

Äußerlich Verzichten Sie auf Sportarten (z. B. Turnen), die mit der Gefahr einer Bauchprellung einhergehen, bzw. die starke Drehungen des Beckens erfordern, damit die Zyste nicht platzt.

Umweltgifte

Ganzheitlich arbeitende Ärzte vermuten einen Zusammenhang zwischen funktionellen Zysten und einem durch Umweltgifte irritierten Hormonsystem. Auch der reichliche Verzehr von hormonbehandeltem Fleisch könnte eine Bedeutung haben. Falls Ihr Arzt Ihnen Akupunktur oder Neuraltherapie vorschlägt, können Sie auch damit eine Heilung erwarten.

Bei symptomlosen, sonografisch unauffälligen Zysten 20–30 Minuten Unterbauchölwickel mit durchblutungsförderndem und hormonell regulierendem Öl machen, z. B. Wacholderzweige (Juniperus communis), Rosmarin Verbenon (R. officinalis), Zypresse (Cupressus sempervirens). Anschließend 20 Minuten Nachruhe.

Das rät die Ärztin

In jungen Jahren nicht gleich operieren

Noch immer werden bei jungen Frauen zwischen 15 und 25 Jahren funktionelle Eierstockzysten zu schnell operativ entfernt. Dabei wird hingenommen, dass Eierstockgewebe zerstört wird. Besser: Abwarten und ständig beobachten, ob die Zyste platzt oder zurückgeht.

Perlenschnur-Zysten

Hinter dem komplizierten Begriff polyzystisches Ovarialsyndrom (PCOS), steckt zunächst einmal die Ansammlung von mehreren Zysten in beiden Eierstöcken. Die Zahl der betroffenen Frauen im gebärfähigen Alter liegt in Europa zwischen 5 und 12 %. Es handelt sich damit um die häufigste hormonell bedingte Erkrankung dieser Personengruppe. Obwohl das Syndrom, das auch durch eine Erhöhung männlicher Hormone gekennzeichnet ist, bereits seit dem 18. Jahrhundert bekannt ist, liegen die Ursachen noch im Dunkeln. Im Jahr 1935 beschrieben die beiden amerikanischen Frauenärzte Irvin Stein und Michael Leventhal erstmals das vollständige Krankheitsbild. Auch heute noch wird es darum manchmal Stein-Leventhal-Syndrom genannt.

Symptome Dadurch, dass vermehrt männliche Hormone, vor allem Testosteron, gebildet werden, geschieht im weiblichen Körper Folgendes:

- Die Menstruation kommt vollkommen unregelmäßig oder bleibt ganz aus.
- Eizellen entwickeln sich nicht so, wie sie sollten, der Eisprung ist erschwert oder bleibt aus, was die Fruchtbarkeit drastisch herabsetzt.
- Äußerlich sichtbare Anzeichen sind Akne über die Pubertät hinaus, Haarausfall und gleichzeitig die Zunahme der Behaarung im Gesicht, auf dem Bauch und an der Brust sowie Gewichtszunahme.

Das PCO kann viele verschiedene Ursachen haben, die sich gegenseitig beeinflussen. Ähnlich wie bei der Endometriose kann man nicht bestimmen: Was war zuerst da, die Henne oder das Ei? Die folgenden Mechanismen sind bekannt.

Die Hirnanhangsdrüse schüttet zu wenig follikelstimulierende Hormone (FSH) und zu viel luteinisierende Hormone (LH) aus. Durch diese Verschiebung des LH/FSH-Quotienten entwickeln sich zu viele unreife Eizellen, der Eisprung bleibt aus. Außerdem wird in den Eierstöcken vermehrt Testosteron produziert. Testosteron kann in Östrogen umgewandelt werden, besonders einfach in Fettgewebe. Das vermehrte Östrogen seinerseits kann wieder FSH bremsen und LH stimulieren. Und je mehr Fettgewebe (Übergewicht), desto mehr Östrogen.

Gleichzeitig findet man bei PCO zu hohe Insulinspiegel. Das bedeutet, dass Zellen sehr viel später auf das Hormon Insulin reagieren, also auch viel mehr Insulin ausgeschüttet werden muss, um einen normalen Blutzuckerspiegel zu erreichen. Diese Stoffwechselstörung ist die Hauptursache für die Entstehung des Typ-2-Diabetes. Auch der Blutdruck ist bei den Betroffenen meistens zu hoch.

Frauen mit PCO befinden sich oft unter Dauerstress oder können mit Stress nicht adäquat umgehen. Ob dieser Stress Ursache für die Entwicklung eines PCO sein kann, da die Ausschüttung der Hypophysenhormone verändert wird, oder eine Folge, muss noch geklärt werden.

In den letzten Jahren wurde herausgefunden, dass auch eine gestörte Darmflora zu PCO beitragen kann. Durch ungünstige Ernährung werden die Darmwände löcherig (Leaky Gut Syndrom) und Lipopolysaccharide (LPS), die aus zerfallenden Darmbakterien stammen, gelangen hindurch und ins Blut. Durch diese Gifte wird das Immunsystem aktiviert und eine chronische Entzündungsreaktion ausgelöst. Die sorgt dafür, dass die Insulinrezeptoren nicht richtig reagieren, dass die Eizellen nicht normal heranreifen, die Hormone »verrückt spielen« und der Blutdruck ansteigt.

Diagnose Verdacht auf PCO entsteht, wenn die Periode seltener als alle 5 Wochen kommt oder ganz ausbleibt, wenn männliche Hormone im Blut erhöht sind oder männliche Körperbehaarung oder Haarausfall des männlichen Typs darauf hindeuten, wenn viele Zysten in den Eierstöcken, zum Teil perlschnurartig, unter einer verdickten Eierstockkapsel angeordnet, vorliegen.

Um sämtliche in Frage kommenden Krankheiten auszuschließen, wird das Blut untersucht. Dauert der Zyklus länger als 35 Tage, erfolgt die Abnahme am besten zwischen dem dritten und fünften Zyklustag. Die Eierstöcke werden per Ultraschall untersucht. Meist wird auch eine Gewebeprobe entnommen, die Behaarung auf Bauch, Beinen, Rücken, Brust und im Gesicht nach speziellen Kriterien ausgewertet.

Konventionelle Therapie

Die schlechte Nachricht: Mit den sogenannten schulmedizinischen Methoden ist keine Heilung möglich.

Mit bioidentischen Hormonen wäre die Zykluseinstellung möglich. Nach Auslösung einer Blutung kann zyklusabhängig mit naturidentischen Hormonen (14 Tage Estradiol gefolgt von 14 Tagen Progesteron und Estradiol) gearbeitet werden. Auf den Endometriumschutz ist zu achten. Die Gabe bioidentischer Hormone wirkt sich günstig auf die Steuerungsorgane Hypothalamus und Hypophyse aus, sodass teilweise wieder eine reguläre Zyklustätigkeit zu beobachten ist.

Wünschen Sie sich ein Kind, steht die Auslösung des Eisprungs ganz oben. Clomifen ist ein typisches Medikament hierfür. Dabei ist Vorsicht geboten, weil es zu einer weiteren Zystenbildung kommen kann. Eine permanente Kontrolle ist unverzichtbar. Relativ neu ist die Erkenntnis, dass man mit Tabletten zur Diabetes-Behandlung (Metformin) auch bei Frauen mit PCO und Hyperinsulinismus das Zyklusgeschehen verbessern kann. Wegen der Nebenwirkungen ist auch hier eine internistische Überwachung ein Muss.

Die größte Belastung ist oft das Gefühl, keine richtige Frau mehr zu sein, weil die Periode fast ganz ausbleibt, die äußerlichen männlichen Merkmale so heftig ausfallen. Hier helfen Präparate, die gegen die männlichen Hormone steuern bzw. Nebennierenrindenhormone oder Sprironolacton.

Nur im Notfall, meist bei starkem Kinderwunsch, wird man die Zysten mit Laserstrahlen zerstören, was allerdings nur ein Symptom, nicht aber die Wurzel der Erkrankung angreift. Leider ist der Erfolg auf nur rund 2 Jahre begrenzt.

Alternative Therapie

Die gute Nachricht: Wenn Sie die obigen Zusammenhänge verstanden haben, gibt es zwar viel zu tun, aber wenn Sie gleichzeitig an verschiedenen Schaltern ansetzen, Geduld und Disziplin haben, ist PCO heilbar!

Ernährung

Übergewicht (Seite 335) abbauen. Schon bei 2–5 % Gewichtsverlust belegen Studien eine Verbesserung des Stoffwechsels und der Fruchtbarkeit.

Aber Vorsicht: Nicht Hungern, sondern bewusst Kohlenhydrate reduzieren und Eiweißzufuhr optimieren. Bei schlanken Patientinnen, die nicht insulinresistent sind, sollte die Ernährung zur Hälfte oder zu 55 %, bei übergewichtigen Patientinnen dagegen maximal zu 40 % aus Kohlenhydraten bestehen. Kohlenhydrate mit niedrigem glykämischem Index (Seite 71) wählen und gleichmäßig über den Tag verteilen. Das wirkt sich günstig auf die Insulinresistenz aus.

Essen Sie viele Ballaststoffe. Sie fördern die guten Darmbakterien, binden überflüssige

Isolieren Sie sich auf keinen Fall!

Seelische Beschwerden machen Ihren Zustand eher schlimmer, soziale Kontakte, schöne Erlebnisse und Fröhlichkeit verbessern ihn. Auch Sport, z. B. Wassergymnastik und Nordic Walking, tut gut und baut gleichzeitig Übergewicht ab.

Hormone, senken Blutzucker, stabilisieren Insulin.

Vollkornprodukte, Nüsse, Hülsenfrüchte, einige Früchte (Bittermelonen, Orangen) haben einen hohen Gehalt an Inositol (s. u.).

Kreuzblütler und Kohlgewächse wie Rotkohl, Weißkohl, Brokkoli, Brokkolisprossen, Rosenkohl, Blumenkohl, aber auch Kresse, Senf, Rucola etc. enthalten Indol-3-Carbinol. Bei seiner Verstoffwechselung entsteht DIM (s.u), es verbessert die Östrogendominanz und senkt Testosteron. Als Aromatasehemmer bei Brustkrebs bekannt.

Leinsamen (geschrotet) hat Effekte auf die Darmschleimhaut und auf den Östrogen-Stoffwechsel. Zweifacheffekt: fördert SHBG-Synthese in der Leber, dadurch wird Östrogen gebunden, und steigert Östrogenabbau zu ungefährlichen Produkten mit Ausscheidung über den Darm. 3 EL über den Tag verteilt einnehmen.

Nehmen Sie weniger Omega-6-Fettsäuren (tierische Fette) zu sich, dafür mehr Omega-3-Fettsäuren (reicht bei PCO nur aus der Nahrung nicht aus).

Nahrungsergänzung An erster Stelle gilt es, die Darmschleimhaut zu schützen und die Darmflora (Seite 81) wieder aufzubauen. Neben Leinsamen gehören dazu Flohsamenschalenpulver, Probiotika, Zeolithe und Dysmektite. Auch Kanne Bio Brottrunk kann einen wichtigen Beitrag leisten.

Gegen Entzündungen und für die Schleimhaut: Omega-3-Fettsäuren verbessern die Insulinsensitivität, senken zu hohe Blutfette, steigern Adiponektin. Sinnvoll sind 2 g pro Tag, z. B. als Fisch- oder Algenöl (Norsan).

Bei PCO-Frauen mit niedrigen Vitamin-D-Spiegeln verbesserten sich zahlreiche Stoffwechsel- und Fertilitätsparameter durch eine zweimonatige Aufdosierung mit 50.000 IE Vitamin D pro Woche.

DIM (Diindolylmethan), das aus Indol-3-Carbinol stammt, besser als Nahrungsergänzung einnehmen, da nur über die Ernährung zu wenig aufgenommen werden kann.

D-Chiro-Inositol oder auch Myo-Inositol kommen natürlicherweise im Körper als Botenstoffe vor, die Signale der Zellen übertragen, aber offenbar haben PCO-Patientinnen und Typ-2-Diabetiker zu niedrige Spiegel. Mit 1200 mg täglich D-Chiro-Inositol über einige Wochen besserte sich die Insulinsensitivität, und bei zwei Drittel der Frauen trat ein Eisprung auf. Die männlichen Hormone, zu hohe Fett- und Blutwerte sanken ab. In einer anderen Studie wurden 2 × täglich 2 g Myo-Inositol verabreicht und damit bessere Fertilitätsparameter für IVF erzielt.

Chrom verbessert die Insulinsensitivität. Zink und Magnesium sind wichtig für Blutzuckerregulierung. Zimt-Polyphenole sind antientzündlich, verbessern die Insulinsensitivität, führen zu Gewichtsabnahme, senken die Blutfette und verbessern die Hormonbalance. Maca-Pulver oder Rhodiola verbessern die Stressresistenz. Mit dem kaskadenfermentierten Regulatpro Gluko Aktiv (Dr. Niedermaier) können durch die zusätzlichen Inhaltsstoffe, wie z. B. Bittermelone, Zimt und Hintonia aktiv der Blutzuckerspiegel gesenkt und die Insulinresistenz durchbrochen werden.

Risomed (Gebomed): fermentierte Reiskleie mit vielen Aminosäuren, Milchsäure, Essigsäure, sekundären Pflanzenstoffen, B-Vitaminen ist magensaftstabil, bewirkt im Dünndarm Schutz der Schleimhaut, fördert gesunde Mikroorganismen und aktiviert das Immunsystem der Peyerschen Plaques. Nach 3–9 Monaten der Einnahme deutliche Verbesserung des Zucker-Stoffwechsels und Senkung der Blutfettwerte. Dosierung: 2 × täglich 1 Kapsel mit ausreichend Wasser.

Bei Kinderwunsch gibt es ein speziell auf PCO-Bedürfnisse zusammengestelltes Lebensmittel für besondere medizinische Zwecke (bilanzierte Diät): Fertilovit F PCOS (Gonadosan). Zentraler Angriffspunkt des Produktes ist die Hyperinsulinämie, welche wiederum zu der für das PCOS verantwortlichen Hyperandrogenämie führen kann. Es gleicht den bei PCOS-Patientinnen spezifisch erhöhten Bedarf an Inositol, Omega-3-Fettsäuren, Vitaminen und Mineralstoffen aus. Inositole und Chrom regulieren die Insulinsensitivität, wobei ein medizinisch sinnvolles Verhältnis der beiden Isomere D-Chiro- und myo-Inositol das bei PCOS-Patientinnen verschobene Gleichgewicht wiederherstellen soll. Pantothensäure, Omega-3-Fettsäuren und Vitamin B_6 regulieren die Synthese und Aktivität von Steroidhormonen. L-Carnitin konnte in Programmen zur Gewichtsreduktion bei PCOS-Patientinnen unterstützend wirken, was von vielen Frauen als sehr interessant empfunden wird. Auch die häufig auftretende Vitamin-D-Minderversorgung stellt einen Angriffspunkt des Produktes dar. Es ist das einzige Produkt für PCOS-Patientinnen mit zwei kombinierten Isoformen von Inositolen und hoch dosierter Folsäure auf dem deutschsprachigen Markt, das auch ohne Kinderwunsch sinnvoll ist.

Mykotherapie Maitake und Coriolus; Shiitake morgens und abends je 2 Kapseln.

Traditionelle Chinesische Medizin Zu Akupunktur und chinesischen Kräutermischungen gibt es inzwischen zahlreiche Studien, die belegen, dass sie die Lebensstilveränderungen erleichtern können. Außerdem kann eine Normalisierung der hormonellen Achsen, des Blutzucker- und Fettstoffwechsels beschleunigt werden.

Bewegung Natürlich darf bei dem Gesamtprogramm der Sport nicht fehlen. Mit 8 Stunden Sport pro Woche wurden in einer Studie mit PCO-Patientinnen signifikante Verbesserungen bei allen Stoffwechselparametern gemessen.

Bioidentische Hormone

In leichteren Fällen kann Ihr Frauenarzt versuchen, die Östrogendominanz durch bioidentische Hormone auszugleichen, z. B. durch zyklische Gabe von niedrig dosierter Progesteroncreme.

Die Brust

Bei Frauen erfüllt die Brust spätestens dann eine Funktion, wenn ein Kind kommt. Über den reinen Nutzen hinaus spielt sie auch eine große Rolle, was das Selbstwertgefühl angeht.

Etwa ab dem neunten oder zehnten Lebensjahr bekommen Mädchen einen Busen. Dann entwickeln sich die Organe, die aus Drüsen-, Fett- und Bindegewebe bestehen. Die Brust liegt auf dem großen und kleinen Brustmuskel, etwas oberhalb der zweiten bis sechsten oder siebten Rippe. Die Größe einer Brust ist bereits in den Genen festgeschrieben. Weil viele Frauen damit und mit der Form jedoch nicht zufrieden sind, legen sie sich unter das Messer – Trend steigend.

Brustentzündung

Bei der Brustentzündung unterscheidet man zwischen der, die gleich nach der Geburt im Zusammenhang mit dem Stillen auftritt – sie wird als Mastitis puerperalis bezeichnet – und der außerhalb der Stillzeit vorkommenden, der Mastitis non puerperalis. Die Erreger sind häufig Staphylokokken oder auch Streptokokken, oft agieren mehrere Keime gemeinsam. In der Stillzeit werden die Erreger häufig vom Mund des Kindes übertragen. Feine Risse, die durch das Saugen entstanden sind, erleichtern den Bakterien das Eindringen. Auch Schwierigkeiten beim Abfließen der Milch können das Gewebe dehnen und zu feinen Rissen führen. Alles zusammen bildet die Basis für die Entzündung. Spielt die Stillzeit keine Rolle, ist es meist so, dass sich vermehrt Sekret bildet, das nicht abfließen kann. Die Milchgänge werden verletzt, die Flüssigkeit läuft in umliegendes Gewebe, es kommt zur Infektion. Auslöser kann eine vermehrte Bildung von Prolaktin, dem sogenannten »Milchhormon« sein. Von Mastitis puerperalis betroffen sind vor allem Frauen im Alter zwischen 20 und 40 Jahren. Auffallend ist, dass über 50 % der Frauen starke Raucherinnen sind, deren Ernährung mangelhaft ist. Wird nicht rechtzeitig behandelt, bildet sich bei der Mastitis puerperalis häufig ein Abszess, bei der zweiten Variante ist das seltener der Fall, dafür ist die Gefahr größer, dass die Erkrankung chronisch wird.

Das erste Anzeichen kann Fieber sein. Auch sind meist sehr früh die Lymphknoten auf der entzündeten Seite vergrößert. Der Schmerz ist zunächst diffus, lässt sich später aber recht genau an einer Stelle lokalisieren. Die ist gerötet und fühlt sich warm an. Bei Berührung und Druck reagiert die Stelle mit gesteigertem Schmerz. Bei der Form außerhalb der Stillzeit sind die Symptome manchmal weniger ausgeprägt, sodass die Entzündung leichter übersehen und die Krankheit chronisch wird.

Durch Abtasten, Blutbild, Ultraschall und bei Bedarf auch Röntgen der Brust wird die Diagnose gestellt. Wurde ein Abszess geöffnet, wird das Sekret auf Keime untersucht. Immer wenn ein spezifisches Antibiotikum gefragt ist, muss natürlich eine Bestimmung des Erregers erfolgen. Eine große Rolle spielt der Ausschluss einer bösartigen Erkrankung. Auch Brustkrebs kann nämlich der Auslöser einer Brustentzündung sein.

Konventionelle Therapie

Mit einem Breitbandantibiotikum wird man versuchen, die Erreger zu bekämpfen. Hat sich bereits ein Abszess gebildet, muss man sich zunächst darum kümmern. Mithilfe von 2 × täglich 10–15 Minuten Rotlicht kann die Reifung beschleunigt werden. Zugsalbe, die alle 2 Tage aufgetragen wird, unterstützt diesen Vorgang. Ein reifer Abszess wird mit einem Schnitt geöffnet und entleert. Es ist wichtig, die Höhle anschließend täglich zu spülen, damit keine Keime zurückbleiben.

Alternative Therapie

Ernährung In allen Entzündungsstadien machen Sie es Ihrem Körper leichter, wenn Sie nur leichte ökologische Frischkost zu sich nehmen. Besonders bei der chronischen Mastitis viel Früchte und Gemüse essen und nicht rauchen.

Nahrungsergänzungen Selenit 500 mg, Zink als Aspartat oder Gluconat (Unizink 50, Köhler, Acerola Zink, hypo-A).

Systemische Enzymtherapie Wichtig sind Enzyme, die das zerstörte Gewebe reinigen und Narbenbildung verhindern (ausführlich im Kap. »Systemische Enzymtherapie«, Seite 132).

Mykotherapie Coriolus morgens und mittags je 2 Kapseln mit viel Wasser.

Homöopathie Bei einer Entzündung außerhalb der Stillzeit 2–3 × täglich 4 Globuli D12 oder 1 × täglich C30 Phytolacca, Belladonna, Bryonia oder Silicea.

Spenglersan Stärken Sie die Körperabwehr mit 3 × täglich 10 Tropfen Spenglersan Kolloid C, die Sie in die Ellenbeuge reiben.

Schüßler-Salze Im ersten Stadium bei akuter Rötung, eventuell mit Fieber: Alle 10 Minuten 1 Tablette Ferrum phosphoricum D12 (Nr. 3) einnehmen. Wenn gleichzeitig Sekret abgesondert wird: zusätzlich 1 Tablette Natrium phosphoricum D6 (Nr. 9) nehmen und mit Salbe Ferrum phosphoricum D12 (Nr. 3) einreiben. Hilft das nicht, viertelstündlich je 1 Tablette Kalium phosphoricum D6 (Nr. 5) und Calcium fluoratum D12 (Nr. 1) im Mund zergehen lassen. Nach Abszesseröffnung 5 × täglich 2–5 Tabletten Calcium sulfuricum D6 (Nr. 12). Bei wiederholtem Aufflackern der Entzündung 5 × täglich 2–5 Tabletten Kalium chloratum D6 (Nr. 4). Bei drohender Rückkehr der Entzündung zur Förderung der Ausscheidungsvorgänge: 5 × täglich 2–5 Tabletten Calcium sulfuratum Hahnemanni D6 (Nr. 18).

Äußerlich Gut kühlen, gleich bei ersten Anzeichen kalte Brustgüsse, zusätzlich Retterspitzauflagen, die Sie als fertige Mischung in der Apotheke kaufen können (Retterspitz äußerlich). Auch günstig sind Weißkohlauflagen: rohe Weißkohlblätter erst mit einem Nudelholz mehrmals glatt rollen, damit der Heilsaft an die Oberfläche kommt. Auflegen, mit einer Plastikfolie abdecken, über Nacht wirken lassen. Oder Quarkwickel: Mischen Sie 3 Tropfen Calendula Uritinktur unter 250 g Magerquark. Mindestens 1–2 Stunden wirken lassen. Einfacher: 3 × täglich die Brust mit Calendulacreme einreiben.

Falls es chronisch ist

Chronisch wiederkehrende Brustentzündungen deuten oft auf eine Umweltbelastung hin, deshalb eignet sich auch eine Entgiftungskur (Seite 157). Oder es steckt ein Störfeldgeschehen dahinter (Narben, Zähne, Kiefer, Verbindung über den Magenmeridian), sodass Sie sich von einem Neuraltherapeuten begutachten lassen sollten. Außerdem muss immer der Darm (Seite 81) mitbehandelt werden. Auch eine Entzündung (Seite 157) bzw. ein geschwächtes Immunsystem (Seite 154) können Ursachen sein.

Zysten und gutartige Tumoren

Eine Zyste ist ein Hohlraum, der eine oder mehrere Kammern haben kann, die dick- oder dünnflüssig gefüllt sind. Rund 7 % der Frauen haben im Laufe ihres Lebens mindestens einmal eine Zyste in der Brust. Am häufigsten sind Frauen zwischen dem 45. und 55. Lebensjahr betroffen. Streng genommen ist auch eine Zyste ein Tumor, denn auch sie kann als Schwellung imponieren. Mit gutartigen Tumoren sind in diesem Fall jedoch schmerzhafte Gewebeknoten gemeint, die nicht hohl sind.

Brustzysten Zysten mit einer Größe unter 3 mm zeigen keine Symptome und werden daher eher zufällig durch den Ultraschall entdeckt. Werden sie größer oder treten sie in größerer Zahl auf, macht sich das durch ein Spannungsgefühl und regelrechten Schmerz bemerkbar. Selbstverständlich muss die Diagnose darauf abzielen, bösartige Geschwülste auszuschließen. Durch Abtasten und vor allem mithilfe von Ultraschall lässt sich eine Zyste recht gut erkennen. Liegen keine Beschwerden vor, wird der Frauenarzt bis zum nächsten oder übernächsten Zyklus warten und die Zyste beobachten. Es kann gut sein, dass sie sich von allein zurückbildet. Macht sie dagegen Probleme, ist der erste Schritt eine Punktion, bei der die Flüssigkeit abgesaugt wird. Ist der Zysteninhalt blutig, bildet sich die Schwellung nach der Punktion nicht vollständig zurück oder kommt innerhalb von 4–6 Wochen wieder, sollte sie operativ entfernt werden. Auch bei Frauen nach den Wechseljahren wird nur eingegriffen, wenn Beschwerden dies nötig machen. Die Zyste wird auf jeden Fall unter sehr regelmäßiger Kontrolle bleiben. Treten Zysten zum wiederholten Mal auf, wird auf jeden Fall operiert. Ein Eingriff ist auch dann unumgänglich, wenn ein auffälliges Wachstum oder eine Unregelmäßigkeit in der Wandstruktur festgestellt wird.

Gutartige Tumoren Eigentlich muss man von gutartigen Veränderungen der Brust sprechen, weil im Grunde kein neues Geschwür entsteht, sondern vorhandenes Gewebe aufgrund hormoneller Vorgänge umgebaut, verändert wird. Betroffen sind besonders Frauen vor und während der Wechseljahre. 30–50 % aller Frauen zwischen dem 35. und 50. Lebensjahr haben solche gutartigen Veränderungen.

Fast alle gutartigen Veränderungen der Brust bergen kein bösartiges Entartungsrisiko. Sie werden als fibrös-zystische Mastopathie bezeichnet. Oft können Sie selber kleine, glatt begrenzte, prallelastische, unter der Haut bewegliche Knötchen tasten, die Fibroadenome. Einige gutartige Veränderungen, die in der Mammografie zu sehen sind, könnten ein Krebsrisiko haben, weshalb Ihnen Ihr Arzt dann zu einer Gewebeprobe raten wird. Besonders dann, wenn auch blutiges Sekret aus einer Brustwarze austritt. Bei jeder Veränderung in der Brust wird eine Dreifachdiagnostik durchgeführt: Abtasten, Ultraschall, Mammografie. Diese Methoden können ergänzt werden durch eine ambulante Gewebeentnahme oder durch die Magnetresonanztomografie (MRT).

Erschrecken Sie nicht, wenn bei Ihnen Mastopathie diagnostiziert wird. Das ist der Ausdruck, der früher für gutartige Veränderungen der Brust geläufig war.

Konventionelle Therapie

Veränderungen, die kein Risiko bergen, bösartig zu werden, müssen nicht behandelt werden. Selbstverständlich gehören sie immer unter Beobachtung. Das heißt, nach 1–2 Jahren muss überprüft werden, ob sich etwas verändert hat.

Das rät die Ärztin

Bewahren Sie Ruhe

Natürlich ist es für eine Frau immer erst mal ein Schock, wenn ihr eröffnet wird, sie habe einen Knoten in der Brust. Handelt es sich definitiv um fibrös-zystische Mastopathie, ist wirklich kein operatives Eingreifen nötig, das den Körper unter Umständen eher belastet. Wenn es Ihnen hilft, ruhiger zu werden, lassen Sie die Diagnose von einem zweiten Arzt bestätigen.

Alternative Therapie

Gerade die fibrös-zystische Mastopathie spricht ausgesprochen gut auf naturheilkundliche Therapien an.

Ernährung Essen Sie nicht sehr fettreich, und schränken Sie Ihren Kaffee- und Schwarzteekonsum extrem ein. Über die Hälfte der Patientinnen, die auf eine fettreduzierte Diät mit viel frischem Obst und Gemüse umgestellt haben, wurden vollkommen gesund.

Nahrungsergänzungen Bei Mastopathie hilft in unseren Breitengraden praktisch immer Jod. Schon vor über 20 Jahren wurden Therapieerfolge mit elementarem Jod beschrieben. Man kann verdünnte Lugol-Lösung in die Brüste einmassieren oder Kapseln mit elementarem Jod einnehmen. Für einen raschen Therapieerfolg reichen 300 µg Jod aus Algen pro Tag nicht aus, sondern man sollte unter Aufsicht eines Therapeuten und Berücksichtigung der Schilddrüsenfunktion 1–6 mg einnehmen.

Ebenfalls sinnvoll ist die Überprüfung des Vitamin-D-Spiegels, denn ein Mangel führt durch Veränderung der Östrogen-Progesteron-Ratio ebenfalls zu Brustbeschwerden.

Bei Brustschmerzen nehmen Sie 2 × täglich 1500 mg Omega-6-Fettsäuren als Nachtkerzenöl (hypo-A). Auch lohnt sich eine Kur über 3–5 Monate mit 2 Kapseln Vitamin A-E-Lycopin (hypo-A) und 1 Kapsel Kalium spe (hypo-A) 3 × täglich zum Essen. Magnesium Kalzium (hypo-A) ist für die meist sehr gestressten Frauen ebenfalls sinnvoll.

Systemische Enzymtherapie 1 Woche lang doppelte Dosis, dann etwa 3 Monate normale Dosis innovazym (Innova Vital).

KaRazym Tabletten (Volopharm) wirken antientzündlich und hemmen das Wachstum von Fibromen (Knoten) und von Zysten (flüssigkeits- oder schleimgefüllte Hohlräume) in der Brust und wirken schmerzlindernd auch bei regelbedingten Spannungsschmerzen der Brüste.

Phytotherapie Nutzen Sie die Keuschlammfrucht, z.B. mehrere Monate lang morgens 1 Kapsel Femicur N (Schaper und Brümmer). Mit Brennnesseltee oder dem frischen Pflanzenpresssaft lassen sich Wasseransammlungen, die besonders vor der Regelblutung gerne auftreten, lindern.

Kräutermixtur 1 Andorn (NEM Eisbär-Apotheke):
Inhalt: Andorn, Eichenrinde, Blutwurzel, Zinnkraut in Alkohol 40%. Dosierung: 3 × täglich 20–30 Tropfen in Kombination mit:

Kräutermixtur 110 Graviola (Eigenrezeptur Eisbär-Apotheke):
Inhalt: Graviola, Rhodiola, Kapuzinerkresse, Jiaogulan, Maquibeere, Wiesenknopf, Katzenkralle, Alant, Traganthwurzel in Alkohol 30%; Destillat als Spray. Dosierung: abends 2–3 Sprühstöße und

Kräutermixtur 19 Nierenelixier (Eigenrezeptur Eisbär-Apotheke):
Inhalt: Steinklee, Eibisch, Quecke, Frauenmantel, Schafgarbe, Gänsefingerkraut, Kalmus, Liebstöckel, Hauhechel, Süßholz, Galgant in Alkohol 30%. Dosierung: 3 × täglich 20–30 Tropfen.

Mykotherapie Maitake, Reishi, Agaricus (ABM), Coriolus in Kombination zusammen einnehmen morgens und mittags je 1 Kapsel.

Homöopathie 2–3 × täglich 4 Globuli Phosphor, Phytolacca oder Silicea jeweils in D12. Sprechen Sie mit Ihrem Arzt über das für Sie am besten geeignete Einzelmittel.

Bei allen gutartigen Brusttumoren hat eine konstitutionelle Behandlung oft Erfolg, solange Sie unter Beobachtung stehen und ein Eingriff vermieden oder herausgezögert werden soll. Ein typisches Mittel ist Conium D12, wenn zu Tumoren oder Knoten in der Brust Schwellung und Empfindlichkeit vor der Menstruation, Schwindel und Lichtscheu, mitunter auch Schwäche bis hin zur Lähmung, etwa der Oberschenkelstrecker oder Beschwerden durch die Unterdrückung gelebter Sexualität, z.B. nach Tod des Ehemannes, hinzukommen.

Spenglersan Spenglersan Kolloid Om und Spenglersan Kolloid K (Meckel Spenglersan) im täglichen Wechsel je 3 × täglich 10 Sprühstöße in die Ellenbeuge eingerieben, kann bei allen gutartigen Brusttumoren eingesetzt werden.

Akupunktur

Bei gutartigen Veränderungen kommt Akupunktur in Betracht. Nach einem Zyklus mit 3–4 Behandlungen sollten Sie einen Effekt sehen. Ist das der Fall, folgen weitere 3–4 Sitzungen je Zyklus bis zur völligen Beschwerdefreiheit. Lassen Sie sich von Ihrem Therapeuten mit Naturheilmitteln oder Akupunktur auch helfen, wenn es um die Operationsbegleitung, Nachbehandlung und Vorbeugung eines Rückfalls geht.

Hormone aus dem Gleichgewicht

Hormonstörungen zeigen sich besonders in der Pubertät und den Wechseljahren. Sie sorgen für Periodenschmerzen und Beschwerden im Zusammenhang mit dem Zyklus.

Rund ein Fünftel aller Besuche beim Gynäkologen gehen auf Zyklusstörungen zurück. Der durchschnittliche Zyklus dauert zwischen 25 und 31 Tagen. Gemessen wird diese Zeitspanne vom ersten Blutungstag einer Periode bis zum ersten Blutungstag der darauf folgenden. Die Blutungsdauer liegt bei vier oder fünf Tagen, wobei rund 30 Milliliter Blut insgesamt ausgeschieden werden. Alles, was in diesen Rahmen passt und ohne Beschwerden verläuft, wird als normaler Zyklus, in der Fachsprache Eumennorrhö, bezeichnet. Jede Frau erlebt Abweichungen von der »perfekten« Menstruation. Schon Belastungen, wie Prüfungsstress oder auch Klimaveränderungen, sorgen nämlich oft dafür, dass der Rhythmus aus dem Takt kommt. Grundsätzlich wird zwischen zeitlichen Unregelmäßigkeiten und Störungen der Blutungsstärke unterschieden. Nicht selten tritt beides in Kombination auf.

Auf jeden Fall steht am Anfang eine exakte Diagnose beim Arzt. Richten Sie sich darauf ein, viele Fragen zu Blutungsdaten, Zeiträumen und auch der Stärke Ihrer Blutungen beantworten zu müssen. Ein Kalender hilft Ihnen, präzise Auskunft zu geben und Ihren Frauenarzt damit auf die richtige Spur zu führen. Notieren Sie auch, wie oft Sie einen Tampon oder die Einlage wechseln müssen. Schließlich ist auch interessant, ob die Menstruation mit Schmerzen, Abgeschlagenheit oder anderen Begleiterscheinungen in Verbindung steht. Auch Zwischenblutungen, Ausfluss, Haarausfall oder vermehrte Körperbehaarung und Befindlichkeitsstörungen, die nicht sofort auf eine gynäkologische Ursache schließen lassen, sind für Ihren Arzt bedeutsam.

Er wird als Erstes einen Schwangerschaftstest bei Ihnen machen. Es folgt die umfangreiche gynäkologische Untersuchung inklusive Abtasten, Abstrich vom Muttermund, großem Blutbild und Ultraschall. Ganz wichtig ist auch eine Hormonbestimmung. Darüber hinaus können weitere Tests und Untersuchungen folgen, je nachdem, welcher Verdacht vielleicht bereits besteht, und ob Sie noch ein Kind haben möchten oder nicht.

Störungen des Blutungsrhythmus

Störungen dieser Kategorie liegen vor, wenn die Blutungen entweder sehr unregelmäßig eintreten oder die Blutungsdauer außerhalb der Norm liegt.

Amenorrhö Das Ausbleiben der Regelblutung heißt Amenorrhö. Von der primären Amenorrhö ist die Rede, wenn bei einem jungen Mädchen zwischen dem 10. und dem 16. Lebensjahr nicht die Menarche, also die erste Regelblutung überhaupt, einsetzt. Diese eher seltene Form entsteht durch angeborene Veränderungen der Geschlechtschromosomen, körperliche Anomalien oder eine Unterentwicklung der Geschlechtsorgane. Auch Gehirntumoren können dahinterstecken sowie die für die Oligo-Amenorrhö genannten Ursachen. Häufiger ist die sekundäre Amenorrhö, das Ausbleiben der Regelblutung für mehr als 3 Monate, nachdem sie vorher relativ regelmäßig war.

Oligomenorrhö Von Oligomenorrhö ist die Rede, wenn die Menstruation zu selten eintritt. Ein Zyklusintervall dauert dabei immer länger als 5 Wochen, nämlich bis zu 3 Monate. In extremen Fällen kann es sein, dass die Betroffene nur 2–3 × im Jahr eine Regelblutung hat. Die Ursachen für die sekundäre Amenorrhö und die Oligomenorrhö sind sehr ähnlich. Die Einteilung bezieht sich willkürlich nur auf die Dauer der blutungsfreien Zeit und gibt Hinweise auf die Schwere der Störung. Bei einer Frau können beide fließend ineinander übergehen. Deshalb wollen wir im Folgenden, ebenso wie vielleicht auch Ihr Arzt, von Oligoamenorrhö sprechen. Die Ursachen dafür sind vielfältig. Es können Essstörungen, Leistungssport, psychischer Stress und bestimmte chronische oder akute Erkrankungen dahinterstecken. Auch ein erhöhter Spiegel des milchbildenden Hormons Prolaktin im Blut kann für das Ausbleiben verantwortlich sein, sowie Schilddrüsener-

Das rät die Ärztin

Ausbleiben der Regel wichtig nehmen

Falls Sie mit 16 oder gar 17 Jahren noch keine Menarche hatten, oder wenn Ihre Regelblutung mehrere Wochen ausgeblieben ist, ist das auf jeden Fall ein Grund, Ihren Frauenarzt aufzusuchen. Selbst wenn keine Schwangerschaft oder Erkrankung vorliegt, müssen Sie die unnatürliche Pause ernst nehmen. Dauert die Amenorrhö nämlich länger als ein halbes Jahr, wächst das Osteoporose-Risiko. Wenn Sie die Pille einnehmen und keine Blutung bekommen, kann entweder eine Schwangerschaft eingetreten sein oder durch die kontinuierlich niedrigen Hormonspiegel ist der Aufbau der Gebärmutterschleimhaut ausgeblieben. Letzteres ist kein Grund zur Sorge und muss nicht, kann aber mit einer anders zusammengesetzten Pille behandelt werden.

Nach Absetzen der Pille ...

... ist eine Oligoamenorrhö häufig. Liegt keine Schwangerschaft vor, haben Sie etwas Geduld. Überprüfen Sie, ob Sie Ihren Lebensstil ändern müssen. Bei den meisten Frauen läuft innerhalb eines Jahres alles wieder normal.

krankungen oder Nebennierenstörungen. Bei dieser Vielzahl von Möglichkeiten ist klar, dass der Arzt individuelle Hormonuntersuchungen veranlassen wird. Tritt gleichzeitig Sekret von allein oder durch Druck aus den Brustwarzen aus, so wird er eine Prolaktinbestimmung machen. Ein erhöhter Prolaktinspiegel kann auf ein sogenanntes Prolaktinom hindeuten, eine gutartige Geschwulst in der Hirnanhangsdrüse, die das Hormon produziert. Der Eisprung wird unterdrückt, der Zyklus gerät aus dem Rhythmus. Eine Röntgenuntersuchung des Kopfes gibt Aufschluss, außerdem können eine Gesichtsfeldmessung und der Gang zum Augenarzt sinnvoll sein, da die Geschwulst auf den Sehnerv drücken kann.

Polymenorrhö Die Polymenorrhö ist quasi das Gegenstück der Oligomenorrhö, denn bei ihr treten zu häufig Regelblutungen auf. Ein Zyklusintervall ist dabei kürzer als 25 Tage. Das Phänomen kann in der Pubertät oder bei Stress auftreten, zeigt sich aber meist in den Jahren um die Menopause herum. Der Arzt muss untersuchen, ob wirklich eine Polymenorrhö vorliegt und es sich nicht nur um einen normalen Zyklus mit Zwischenblutungen handelt. Das kann er am besten anhand der Basaltemperaturkurve (Seite 172).

Hormonmessungen Ist Ihr Hals dicker geworden oder klagen Sie über trockene Haut und Schwäche, so wird Ihr Arzt Schilddrüsentests machen. Oft reicht dann eine Jod- oder Schilddrüsenhormoneinnahme aus, um die Periode wieder in Gang zu bekommen. Gehen Ihnen die Haare aus oder bekommen Sie Akne, so wird er die männlichen Hormone überprüfen. Sind sie verändert, gibt es effektive Behandlungen. Bei Hitzewallungen, Schlafstörungen, fehlendem Spaß am Sex, kann er durch eine Messung der Eierstockhormone prüfen, ob Sie vielleicht schon in den Wechseljahren sind.

Schmierblutungen Schmierblutungen, die in ihrer Ausprägung deutlich unter der normalen Blutung bleiben und vor bzw. nach der eigentlichen Menstruation auftauchen, nennt man Spotting. Sie können aber auch in der Mitte des Zyklus auftreten, hervorgerufen von den Hormonschwankungen am Eisprung, sodass man von einer Ovulationsblutung spricht. Wenn gerade eine Schwangerschaft eingetreten ist, ist von Durchbruchsblutung die Rede.

Bei der Untersuchung wird der Arzt auch prüfen, ob eine Verletzung vorliegt, die Sie sich beim Geschlechtsverkehr zugezogen haben können, oder eine bisher unbemerkt gebliebene Geschlechtskrankheit. Auch Ent-

Das rät die Ärztin

Schmierblutungen

Bei Schmierblutungen immer an eine Eileiterschwangerschaft denken und zum Arzt gehen!

zündungen und seltener bösartige Veränderungen können manchmal dahinterstecken.

Zwischenblutung Eine echte Zwischenblutung, die deutlich stärker ist als das Spotting, bezeichnet man als Metrorrhagie. Es liegen außerdem mindestens 1 oder 2 Tage zwischen der Metrorrhagie und der echten Menstruation. Eine Entzündung der Gebärmutter muss ebenso ausgeschlossen werden wie eine bösartige Veränderung in dem Bereich. Gerade um Letzteres sicher verneinen zu können, müssen die Zellen untersucht und bildgebende Verfahren angewendet werden. Ist der Befund unauffällig, können Verhütungsmittel mit mittlerem Östrogenanteil und einem Gestagen die Blutungsstärke und die Blutungsabstände wieder normalisieren.

Aber Achtung: Wenn die Blutungen unter dieser Therapie wieder regelmäßig kommen, bedeutet es nicht, dass Sie wieder einen normalen Zyklus haben, denn die Funktion der Eierstöcke wird ja unterdrückt. Wenn Sie nach 3–6 Monaten die Hormonpillen wieder absetzen, ist es möglich, dass sich ihr natürlicher Zyklus wieder einpendelt.

Konventionelle Therapie

Bei der Oligoamenorrhö kann je nach Auslöser ein prolaktinhemmendes Medikament schnell helfen. Achtung: Die Therapie sollte immer am Abend und mit zuerst geringer und später steigender Dosierung erfolgen, da Schwindelgefühl und niedriger Blutdruck typische Begleiterscheinungen sind.

Im Fall der Polymenorrhö wird in den meisten Fällen nur ein Gestagen gegeben, sofern die Patientin nicht verhüten muss. Besteht Verhütungsbedarf, kommt meist eine Pille mit Östrogen und Gestagen zum Einsatz. Kann alles andere ausgeschlossen werden, gerät nicht selten das Verhütungsmittel in Verdacht, Spotting auszulösen. Das kann dann passieren, wenn die Pille zu niedrig dosiert ist. Dann sollte man ein Präparat mit höherem Östrogenanteil nehmen.

Alternative Therapie

Ernährung Kommt die Blutung durch leichte Essstörungen zu selten, oder bleibt ganz aus, kann manchmal mit einer gezielten Ernährungsumstellung eine schnelle Regulierung erreicht werden. Schlanke Frauen sollten ihre Ernährung zumindest überprüfen. Knapp bemessene und einseitige Kost begünstigt Zyklusstörungen. Problematisch ist beispielsweise ein Schwerpunkt auf tierischen Produkten, womit nicht nur Fleisch, sondern auch Joghurt gemeint ist, oder ein Übermaß an Vollkornprodukten bei gleichzeitig extrem reduzierter Fettaufnahme. Es kommt zu einem Mangel an B-Vitaminen und Mineralstoffen, die für die Hormonproduktion wichtig sind. Frauen, die zu wenig wiegen, müssen die Energiezufuhr in vernünftigem Maß erhöhen.

Bei starkem Übergewicht ist eine Fastenkur angeraten (ausführlich im Kap. »Entgiften«, Seite 157).

Nahrungsergänzungen Bei jungen, schlanken Mädchen mit Oligoamenorrhö sollten Vitamin B_3 und Zink den Appetit fördern. Führen Sie fehlende Bausteine zu und sorgen Sie mit geeigneten Probiotika dafür, dass sie gut vom Darm aufgenommen werden: z. B. eine 3-Monats-Kur mit den Paketen Reha1, ODSK1 und ODS2 (hypo-A). 3 × täglich 1 g L-Tryptophan normalisiert einen durch wiederholte Diäten gestörten Serotonin-Stoffwechsel und wirkt sich günstig auf den Zyklus aus. Hormon Balance (Life Light) eine Kombination aus Vitaminen, Zink und Magnesium mit Pflanzenextrakten aus dem Frauenmantel und der Jamswurzel, die einen Gelbkörperhormoneffekt hat, sowie Tryptophan, das beim Aufbau der Glückshormone hilft.

Phytotherapie Bei den pflanzlichen Mitteln hat sich die Keuschlammfrucht bewährt, die man als Fertigarzneimittel einmal täglich über mindestens 3 Monate einnehmen muss, z. B. Femicur N (Schaper und Brümmer). Die Therapie eignet sich auch gegen Metrorrhagie. Bei Frauen über 30 Jahren, die eine Oligomenorrhö und Gelbkörperschwäche haben, kommen außerdem Präparate mit Traubensilberkerzenextrakt infrage, z. B. Remifemin Tabletten (Schaper und Brümmer). Dosierung: 2 × täglich 1 Tablette. Bei hellroten Zwischenblutungen (Spotting), auch bei liegender Spirale 3 × täglich 3–5 Tropfen Millefolium-Urtinktur.

Kräutermixtur 4 Mönchspfeffer (Eigenrezeptur Eisbär-Apotheke):
Inhalt: Mönchspfeffer in Alkohol 40 %.
Dosierung: 2–5 × täglich 10–20 Tropfen.

Kräutermixtur 60 Rubinessenz, Destillat als Spray (Eigenrezeptur Eisbär-Apotheke):
Inhalt: Frauenmantel, Rose, Lavendel, Hibiskus in Alkohol 40 %. Dosierung: 3 × täglich 1–5 Sprühstöße.

Frauen, die die »Rubinessenz« in Kombination mit der »Kräutermixtur 4 Mönchspfeffer« verwenden, berichten nach 2–3 Zyklen regelmäßiger Einnahme von einem geregelten Zyklus mit einem normalen Eisprung in der Zyklusmitte. Das Destillat dient darüber hinaus der sanften Regulierung der Schilddrüse.

Mykotherapie Coriolus, Shiitake und Cordyceps morgens und mittags je 2 Kapseln und reichlich dazu trinken

Homöopathie Bei Polymenorrhö gilt: 2–3 × täglich 4 Globuli in D12 Calcium carbonicum, wenn die Blutung ausgesprochen stark ist, lang andauert und das PMS hinzukommt. Cyclamen bei sehr schmerzhafter Menstruation mit schwarz-klumpigem Blut. Sepia, wenn die Blutung eher gering ausfällt und Bewegung Besserung der Begleiterscheinungen bringt. Zeigen sich nach 2 Zyklen keine deutlichen Verbesserungen, stellen Sie auf ein für Sie ausgewähltes Konstitutionsmittel um. Liegt Metrorrhagie vor, 2–3 × täglich 4 Globuli Belladonna in D12, wenn starke pochende Kopfschmerzen auftreten. Bovista, wenn die Blutungen, auch die regulären, vor allem nachts kommen. Erigeron bei recht starken Blutungen mit hellrotem Blut, die bei Bewegung noch zunehmen. Auch hier gilt: Falls sich keine Verbesserung nach 2 Zyklen zeigt, probieren Sie ein Konstitutionsmittel.

Secale-Gastreu R28 Tropfen (Reckeweg):
Mit dem homöopathischen Komplexmittel Secale-Gastreu R28 Tropfen lassen sich Störungen der Periodenblutungen, wie verkürzte oder verlängerte Zyklen, zu spärliche oder zu starke Blutungen gut behandeln.
Wirkstoffe: Acidum sulfuricum D4, Crocus D4, Hamamelis D6, Secale cornutum D6, Aesculus D2, Ferrum phosphoricum D8.
Dosierung: bei akuten Zuständen alle halbe bis ganze Stunde, höchstens 6 × täglich, je 5 Tropfen einnehmen. Bei chronischen Verlaufsformen 1–3 × täglich 5 Tropfen einnehmen. Bei Besserung der Beschwerden ist die Häufigkeit der Anwendung zu reduzieren.

Schüßler-Salze Ist dem Ausbleiben der Blutung eine Infektion vorausgegangen, nehmen Sie im Wechsel Ferrum phosphoricum D12 (Nr. 3) und Kalium phosphoricum D6 (Nr. 5). Bei Übergewicht vor jeder Mahlzeit ein Glas heißes Wasser in kleinen Schlucken trinken, in dem je 5 Tabletten Natrium sulfuricum D6 am Morgen, Kalium phosphoricum D6 mittags und Natrium phosphoricum D6 am Abend gelöst sind. Steht ein Zusammenhang zwischen Ihrer Amenorrhö und der Schilddrüse fest, nehmen Sie Kalium jodatum D6 (Nr. 15) oder Arsenum jodatum D12 (Nr. 24).

Äußerlich Hängt die Störung mit Unter- oder Übergewicht zusammen, sollte über das Sportpensum kritisch nachgedacht werden. Sowohl zu wenig Bewegung als auch zu viel in Form von Leistungssport stören den regulären Zyklus.

Auch zu wenig Schlaf, zu wenig frische Luft und Tageslicht und zu viel Zeit vor dem Fernseher und Computer (ausführlich im Kap. »Umwelt«, Seite 28) können den Zyklus stören.

Zurückhaltung ist gefragt

Es hat sich gezeigt, dass der Konsum von viel Kaffee und Nikotin, womöglich noch zusammen, mit dem Auftreten der Metrorrhagie in Verbindung gebracht werden kann. Darum sollten Sie den Konsum probehalber über einen längeren Zeitraum drastisch einschränken. Das gilt übrigens auch, falls Sie Ginsengpräparate einnehmen oder Nahrungsergänzungen, bzw. Tees mit zu vielen Pflanzenhormonen.

Übrigens haben Tests gezeigt, dass Frauen mit vielen Amalgamfüllungen und dadurch hoher Quecksilberbelastung besonders hohe Prolaktinwerte aufweisen, ohne dass ein Tumor dahintersteckt. Es gibt einfache Kaugummitests, die die Quecksilberkonzentration im Speichel ermitteln. Ist sie bei Ihnen überdurchschnittlich hoch, sollten Sie über die Entfernung der Amalgamfüllungen nachdenken. Ganz wichtig ist die anschließende Ausleitung über 3–6 Monate (ausführlich im Kap. »Entgiften«, Seite 157).

Gifte im Zigarettenrauch schädigen den Eierstock und können so Polymenorrhö begünstigen.

Für alle Blutungsstörungen gilt: Messen Sie regelmäßig die Basaltemperatur (Seite 172) und tragen Sie sie zusammen mit den Blutungstagen in eine Kurve ein, dann weiß Ihr Arzt schnell, mit welcher Art von Störung er es zu tun hat, welche Untersuchungen erforderlich sind.

Störungen der Blutungsstärke

Bei diesen Störungen wird zwischen vier Formen unterschieden.

Menorrhagie Die Menorrhagie ist eigentlich eine Rhythmusstörung. Die Blutung hält nämlich länger als gewöhnlich an. Dadurch kommt natürlich auch die Intensität der Blutung zustande. Dauert sie länger als 2 Wochen, spricht man von einer Dauerblutung. Nicht selten steht die Menorrhagie im Zusammenhang mit Zyklen, bei denen kein Eisprung stattfindet, was zum Beispiel in der Pubertät, in Stressphasen und auch um die Wechseljahre herum häufiger mal der Fall sein kann. Neben einer gestörten frühen

Phase einer Schwangerschaft muss auch eine Veränderung der Gebärmutter ausgeschlossen werden, wie sie durch Polypen oder Myome ausgelöst werden kann. Bereitet sich der Körper auf die Wechseljahre vor, sind Zyklen ohne Eisprung die Hauptursache für die lange und besonders starke Blutung.

Hypermenorrhö Ist die Menstruation extrem stark, werden dabei über 80 statt der durchschnittlichen 30 ml verloren, dann liegt eine Hypermenorrhö vor. Oft fließt das Blut nicht nur flüssig ab, sondern bildet dunkle Klümpchen. Hält die Störung mehrere Monate oder sogar über Jahre an, kann sich daraus eine chronische Blutarmut entwickeln. Dies ist besonders dann der Fall, wenn Uterusmyome vorliegen. Aber oft hängt die Hypermenorrhö auch mit Zyklen zusammen, bei denen der Eisprung fehlt, gehäuft bei Frauen, die in die Wechseljahre eintreten. Folgt sie auf eine gerade beendete Schwangerschaft, muss die Gebärmutter eingehend untersucht werden. Überhaupt müssen im Rahmen der Diagnose Erkrankungen der Gebärmutter und solche, die Gerinnungsstörungen mit sich bringen, ausgeschlossen werden.

Hypomenorrhö Eine Menstruation, die erheblich schwächer ausfällt als eigentlich üblich, ist kein Grund zur Sorge. Ein Problem dabei kann nur sein, dass sie auf einen ebenfalls zu geringen Aufbau der Gebärmutterschleimhaut hindeuten kann. Das wiederum ist eine schlechte Voraussetzung für eine Schwangerschaft. Rauchen begünstigt die Entstehung einer Hypomenorrhö!

Schmierblutungen nach den Wechseljahren Liegt Ihre letzte Regelblutung schon 1 Jahr oder länger zurück, wenn plötzlich wieder Blutungen auftreten, ist das kein Grund zur Panik. Im Rahmen einer Hormontherapie können die ganz normal sein. Dennoch ist der Gang zum Arzt ein Muss, um die Ursachen zu klären. Es könnte auch eine bösartige Veränderung der Gebärmutterschleimhaut zugrunde liegen.

Konventionelle Therapie

Die Behandlung von Menorrhagie und Hypermenorrhö ist sehr ähnlich. Im akuten Fall werden Medikamente gegeben, die die Blutung eindämmen, indem sie die Gebärmutter zusammenziehen oder die Blutgerinnung verbessern. Dafür muss allerdings eine Thromboseneigung abgeklärt sein! Hat keine alternative Methode Erfolg, können Sie es mit einer gestagenbeschichteten Hormonspirale versuchen oder einem Gestagen-Implantat, die verhindern, dass sich die Gebärmutterschleimhaut zu hoch aufbaut. Aber Vorsicht: Das Gestagen, das in niedriger Dosierung in den Körper aufgenommen wird, kann Ihre Hormone, Ihre Psyche und Ihr Gewicht durcheinanderbringen. Ist die Menorrhagie-Patientin Nichtraucherin und noch unter 45 Jahre alt, bietet sich die Gabe eines Verhütungsmittels an, um die Blutungsdauer zu reduzieren. Geduld ist gefragt, denn oft ist erst nach dem zweiten Zyklus ein Erfolg zu erkennen. Allerletzte Lösung sind Operationen, wobei entweder nur die Gebärmutterschleimhaut abgetragen oder die Gebärmutter entfernt wird. Unter den verschiedenen Methoden ist die Goldnetz- bzw. Novasure-Methode eine sehr effektive und komplikationsarme Möglichkeit.

Zur Entfernung der Gebärmutterschleimhaut wird das Goldnetz über die Scheide und den Zervikalkanal in die Gebärmutterhöhle vorgeschoben. Dort wird es entfaltet.

Es passt sich individuell der Länge und Breite der Gebärmutter an. In ca. 90 Sekunden wird die Gebärmutterschleimhaut (Endometrium) unter Hochfrequenzenergie verödet und das abgestorbene Gewebe abgesaugt. Das Endometrium (Gebärmutterschleimhaut) wird dabei komplett entfernt, um zukünftige Blutungen zu verhindern. In der Regel wird dieser Eingriff in Kurznarkose durchgeführt.

Lassen Sie sich die Vor- und Nachteile gut erklären, nicht jeder Eingriff kann in jeder Klinik gemacht werden. Keine Angst, wenn eine Gebärmutterentfernung nötig ist. Die meisten Frauen blühen auf, wenn sie nicht mehr so viel Blut verlieren, können wieder viel aktiver ihr Leben gestalten und haben auch keine Probleme mit dem Sex.

Alternative Therapie

Nahrungsergänzungen Liegt schon eine Blutarmut vor, nehmen Sie Kräuterblut Floradix mit Eisen flüssig. Lactoferrin verbessert die Aufnahme von Eisen über die Darmschleimhaut. Sehr gut bioverfügbar und verträglich ist auch Eisen-Phospholipid (Dr. Jacobs). Vegan, ohne Zusatzstoffe und sehr gut verträglich ist Eisen chelatiert als Bisglycinat (Heidelberger Chlorella), mit Vitamin C zur optimalen Verwertung. Die extra kleinen Kapseln enthalten 15 mg/Kapsel. Dosierung 1 Kapsel täglich. In Inzelloval (Köhler) sind neben Eisen auch noch andere wichtige Mineralstoffe enthalten, die bei der Blutung verloren gehen. Nehmen Sie am Anfang ruhig 3 × täglich eine, später können Sie reduzieren. Sehr häufig sind gleichzeitig die B-Vitamine im Mangel, dann verbessert die Kombination Folbene (Folsäure 600 µ, Cyanocobalamin 9,0 µg, Pyridoxin 5,4 mg und Vitamin B_2 1,2 mg, Wörwag) die Blutbildung. Dosierung: 1 × pro Tag.

Phytotherapie Blutstillender Heiltee: 2 TL Hirtentäschelkraut auf 250 ml kochendes Wasser, 10 Minuten ziehen lassen und abseihen. Trinken Sie davon 2 Tassen täglich. Gemischt mit Schafgarbe, Brennnessel und Frauenmantel schmeckt der Tee besser. Beifuß, Mönchspfeffer und Rosmarin fördern den Blutfluss bei Hypomenorrhö. Machen Sie sich einen Tee daraus, dem Sie etwas Ingwer oder Zimt zur Stärkung zufügen.

Moringa (Terra Mundo) 3 × täglich 3 Kapseln wird sehr erfolgreich bei Anämien eingesetzt.

Kräutermixtur 1 Andorn (NEM Eisbär-Apotheke):
Inhalt: Andorn, Eichenrinde, Blutwurzel, Zinnkraut in Alkohol 40 %. Aufgrund des hohen Eisengehalts ist die Andornmixtur eine natürliche Unterstützung bei Eisenmangel. Dosierung: 3 × täglich 20–30 Tropfen.

Mykotherapie Auricularia morgens und mittags je 1 Kapsel.

Homöopathie Nehmen Sie 2 Tage vor Einsetzen der Periode beginnend 2–3 × täglich 4 Globuli in D12 von Calcium carbonicum, Cyclamen, Erigeron, Ferrum metallicum, Lilium tigrinum oder Ustilago.

Schüßler-Salze Bei zu lang dauernder Blutung und Hypermenorrhö Ferrum phosphoricum D12 (Nr. 3), evtl. mit Calcium carbonicum Hahnemanni D6 (Nr. 22) im Wechsel während des ganzen Zyklus. Dosierung: je 3–5 Tabletten.

Schmerzhafte Blutungen

Dysmenorrhö ist die fachlich korrekte Bezeichnung für Schmerzen während der Menstruation. Über die Hälfte aller heranwachsenden Frauen leidet hin und wieder unter dem ziehenden oder krampfartigen Schmerz im Unterbauch. Aber nur etwa 20% sind so stark betroffen, dass sie die Beschwerden therapeutisch lindern lassen. Nimmt eine Frau die Pille oder hat sie schon ein Kind geboren, lassen die Schmerzen manchmal nach. Es wird zwischen primärer und sekundärer Dysmenorrhö unterschieden.

Die primäre Variante tritt, wie der Name vermuten lässt, direkt mit der ersten Menstruation, der Menarche, auf. Sie setzt bei jedem Zyklus gleich zu Beginn der Blutung ein und dauert zwischen 12 und 72 Stunden an. Eine gestörte Balance zwischen den Hormonen Östrogen und Gestagen kann die Ursache sein, aber auch Fehlbildungen der Genitalorgane, speziell der Gebärmutter. Zudem kommt eine unnatürliche Lage der Gebärmutter in Betracht. Häufig steckt ein erhöhter Prostaglandinspiegel dahinter. Prostaglandine sind Botenstoffe, den Hormonen ähnlich, die ein Zusammenziehen der Uterusmuskulatur bewirken und Schmerzen vermitteln. Schließlich sollten auch seelische Auslöser nicht unberücksichtigt bleiben, die die Beschwerden verschlechtern können. Hier ist vor allem an eine innerliche Ablehnung des Erwachsenwerdens bzw. des Frauseins oder auch an eine überdurchschnittliche Bindung an den Vater zu denken.

Bauchschmerzen

Wenn bei Ihrer heranwachsenden Tochter Bauchschmerzen auftreten, die einige Tage anhalten, aufhören und nach 3–4 Wochen wiederkommen, ohne dass die erste Periode kommt, gehen Sie sicherheitshalber mit ihr zum Frauenarzt. Es gibt angeborene Verschlüsse der Scheide oder des Jungfernhäutchens, die verhindern, dass das Blut bei der Menstruation abfließen kann. Es staut sich dann und bereitet große Schmerzen.

Die sekundäre Dysmenorrhö stellt sich erst nach einer Zeit beschwerdefreier Zyklen ein. Daran können Zysten, Myome, Verletzungen des Bereichs um die Gebärmutter oder entzündliche Erkrankungen schuld sein. Seelische Faktoren können wiederum Probleme mit der Rolle als Frau, aber auch Schwierigkeiten in der Partnerschaft oder ein unerfüllter Kinderwunsch sein.

Die Regelschmerzen können bis in den Rücken und die Oberschenkel ausstrahlen. Sie erreichen am ersten und zweiten Tag der Blutung ihren Höhepunkt und gehen oft Hand in Hand mit weiteren Krankheitssymptomen, wie Kopfschmerzen, Müdigkeit, Übelkeit und Erbrechen, Appetitlosigkeit oder auch Verstopfung bzw. Durchfall. Nicht selten ist die Dysmenorrhö mit einer Zyklusstörung kombiniert. In erster Linie muss an eine Endometriose gedacht werden.

Konventionelle Therapie

Nachdem sämtliche organischen Ursachen durch eine eingehende gynäkologische Untersuchung inklusive Hormonbestimmung und bildgebende Verfahren ausgeschlossen wurden, erfolgt eine genaue Aufstellung der bisherigen Menstruationen. Je mehr Ihr Arzt von Ihnen erfährt, desto besser kann er anschließend eingreifen. Falls organische Auslöser gefunden werden, stehen die in der Therapie natürlich ganz oben. Auch Schmerzmittel, die den Prostaglandinspiegel senken, können geeignet sein. Aber Vorsicht: Die regelmäßige Einnahme von Schmerzmitteln bei der Periode kann der Anfang einer Tablettenkarriere sein, deshalb lieber alternative Methoden ausprobieren. Naturidentisches Progesteron ist nach Ausschluss organischer Ursachen eine sinnvolle Option der schmerzhaften Regelblutung. Vaginale Zäpfchen mit bioidentischem Progesteron werden gut vertragen und können gezielt ca. 5 Tage vor Beginn der Blutung früh und abends eingelegt werden. Die orale Gabe wäre auch ab dem 15. Zyklustag denkbar und gewährleistet den Endometriums-Schutz.

Alternative Therapie

Ernährung Essen Sie Obst, Gemüse, Sojaprodukte und Meeresfisch. Reduzieren Sie tierisches Fett, Eiweiß, Schokolade, Käse, Kaffee, Cola und Alkohol. Und denken Sie daran, viel zu trinken!

Nahrungsergänzungen B-Vitamine und Magnesium wirken hormonell ausgleichend und entkrampfend, z. B. als Nährstoffpaket können Sie Reha1 und ADEK (hypo-A) nehmen, Sie werden bereits nach 1 Monat eine Besserung verspüren. Auch wenn Vitamin D zu niedrig ist, können die Schmerzen verstärkt auftreten. Denken Sie daran, dass es nicht ausreichend ist, Leinöl zu verzehren. Es muss Fisch oder Algenöl sein, da nur darin das entzündungs- und schmerzhemmende EPA ist und es muss hoch genug konzentriert sein. Empfohlen werden 2000 mg Omega-3-Fettsäuren, z. B. Omega-3 vegan 1 TL täglich (Norsan).

Reizstrom bei Schmerzen

Wie bei anderen chronischen Schmerzen kann auch bei Regelschmerzen die perkutane elektrische Nervenstimulation helfen. Livia oder TENS sind Geräte, die Sie über das Internet beziehen können.

Phytotherapie Krampflösender Tee: 30 g Kamillen-, 20 g Schafgarbenblüten, 20 g Melissenblätter, 20 g Gänsefingerkraut, 10 g Fenchelfrüchte. 1 gehäuften TL der Mischung mit 150 ml kochendem Wasser aufgießen, bedeckt 10–15 Minuten ziehen lassen und 5 Tassen täglich trinken.

Neben der Kräutermixtur Mönchspfeffer kommt bei akuten Menstruationsbeschwerden und Bauchkrämpfen folgende Mixtur in Frage:

Kräutermixtur 125 Bauch Balance (Eigenrezeptur Eisbär-Apotheke):
Inhalt: Alchemilla, Anserina, Chamomilla, Menthae Piperitae, Foeniculum, Equisetum.
Dosierung: 2 × täglich 20 Tropfen.

In schweren Fällen kombiniert mit CBD Cannabidiol Globuli oder Kapseln, die nicht psychoaktiv wirken und nicht abhängig machen (ausführlich im Kap. »Schmerztherapie«, Seite 165), gibt es auch als Tinktur oder Ovula. Hochdosiert beginnen mit 50–100 mg CBD, nach Bedarf reduzieren.

Homöopathie Dysmenorrhoe-Gastreu S R75 (Reckeweg); Dosierung: bei akuten Zuständen alle halbe bis ganze Stunde, höchstens 6 × täglich je 5 Tropfen einnehmen. Bei chronischen Verlaufsformen 1–3 × täglich 5 Tropfen einnehmen. Bei Besserung der Beschwerden ist die Häufigkeit der Anwendung zu reduzieren.

Schüßler-Salze Magnesium phosphoricum D6 5 Tabletten (Nr. 7) in Wasser auflösen und alle 5 Minuten einen Schluck trinken.

Äußerlich Tun Sie etwas für Ihre Kondition. Sportliche Frauen leiden seltener unter Regelschmerzen als unsportliche. Yoga, speziell für die Beckenregion, Qi Gong und Autogenes Training lösen Krämpfe. Massieren Sie den Unterbauch mehrmals täglich mit der Mischung aus je 20 g ätherischem Öl mit der deutschen Kamille, Kümmel, Fenchel und Melisse.

Prämenstruelles Syndrom

Das prämenstruelle Syndrom (PMS) fasst zahlreiche körperliche und seelische Symptome zusammen, die das Wohlbefinden einer Frau einschränken, kurz bevor sie die Regel bekommt. Mit Einsetzen der Blutung oder spätestens am zweiten Blutungstag sind die Beschwerden Vergangenheit, am häufigsten sind Kopfschmerzen und Spannungsgefühl in der Brust. Hinzu kommen Gelenk- oder Muskelschmerzen, Gewichtszunahme und das Empfinden, aufgeschwemmt zu sein. Schlafstörungen können in Form von Schlaflosigkeit aber auch von einem überhöhten Schlafbedürfnis auftreten. Entscheidend sind beim PMS die psychischen Faktoren: depressive Verstimmung mit Hoffnungslosigkeit, große Angst und innere Unruhe, höhere Empfindsamkeit und häufigere Tränenausbrüche, Gereiztheit und Wut, Lustlosigkeit, Konzentrationsschwierigkeiten, Lethargie und mangelnde Energie, Heißhunger auf bestimmte Lebensmittel und schließlich der Eindruck, nichts mehr unter Kontrolle zu haben. Fast jede Frau bekommt irgendwann einmal das Syndrom zu spüren. Ab 30 Jahren nimmt es zu und ist bei Frauen um die 40 am häufigsten zu beobachten, wobei nur 3–5 % so stark betroffen sind, dass sie ihren Alltag nicht mehr bewältigen können und behandelt werden müssen. Viele Ursachen spielen eine Rolle: Mangel an Mikronährstoffen durch Fehlernährung und kranken Darm (Fehlbesiedlung und Schleimhautveränderungen), Umweltbelastungen, mangelnde Bewegung, übermäßiger Stress und seelische Belastungen, Schlafmangel, Östrogendominanz und relativer oder absoluter Progesteronmangel. Alles zusammen führt zu einem gestörten Zusammenspiel der weiblichen Hormone und ihrer Überträgerstoffe im Gehirn.

Konventionelle Therapie

Wenn Veränderungen des Lebensstils und natürliche Präparate keine Verbesserung erreichen, kann eine hormonelle Therapie versucht werden. Falls Sie ohnehin verhüten möchten, ist die Pille natürlich ideal. Tritt während der Einnahme ein PMS ein, lässt sich dieses meist beheben, indem Ihr Arzt Ihnen eine Pille anderer Zusammensetzung verschreibt. Ansonsten können Gestagene zeitlich begrenzt eingenommen oder in Form eines Gels auf die Brüste aufgetragen werden. Naturidentisches Progesteron in der zweiten Zyklushälfte lindert häufig typische prämenstruelle Beschwerden. Zu beachten ist der Endometriumschutz bei Cremeanwendungen. Sprechen Sie jedoch eingehend mit Ihrem Frauenarzt, bevor Sie sich für eine Behandlung mit Hormonen entscheiden, da fast immer mit unerwünschten Nebenwirkungen zu rechnen ist.

Alternative Therapie

Ernährung Salzarme Kost ist gut, die zumindest den Wassereinlagerungen vorbeugt. Ballaststoffe senken das Risiko von Verdauungsbeschwerden. Verringern Sie den Anteil tierischer Produkte, inklusive Milchprodukte, sowie den von raffinierten Zuckern. Viele Frauen haben gute Erfahrungen damit gemacht, ihren Koffein- und Alkoholkonsum an den »gefährlichen« Tagen einzuschränken. Das beinhaltet auch Cola, Energiedrinks, Schwarztee. Omega-6- und Omega-3-Fettsäuren (in Distel-, Nachtkerzen-, Lein- und Borretschsamen- sowie Fisch- oder Algenöl) gehören vermehrt auf den Tisch, ebenso Getreide- und Gemüseprodukte, die das Nervenvitamin B_6, Vitamin E, Kalzium, Magnesium, Chrom, Mangan und Zink enthalten.

Nahrungsergänzungen 3 × täglich das Mineralstoff- und Spurenelementprodukt Inzelloval (Köhler) gibt Energie. Bei starken Symptomen eine Kur mit dem Reha1-Paket inklusive ADEK (hypo-A), doppelte Dosis im ersten Monat, 2 weitere Monate in Normaldosis fortführen. Falls Sie Einzelmittel bevorzugen, an Vitamine E, B_6, Magnesium, Vitamin D, Jod, Omega-3-Fettsäuren denken.

Bonasanitplus (Biokanol) besitzt einen multifaktoriellen Ansatz. Es ist ein diätetisches Lebensmittel für besondere medizinische Zwecke, kurz »bilanzierte Diät«. Bonasanitplus vereint sieben PMS-Therapieansätze, bei denen wichtige Mikronährstoffe mit drei spezifischen Heilpflanzen kombiniert sind. Es wird kontinuierlich über mindestens 3 Monate eingenommen.

Phytotherapie Aus dem Pflanzenreich sind Produkte der Keuschlammfrucht am effektivsten: Femicur N (Schaper und Brümmer), die direkt in die Hormonsteuerung eingreifen. Nehmen Sie für mindestens 3 Monate täglich eine Kapsel. Auch günstig: 3 × täglich 10 Tropfen Klimaktosin (Meckel Spenglersan) aus Keuschlamm oder 3 × täglich 3 Tropfen Alchemilla-Urtinktur (Frauenmantel).

Mykotherapie Coriolus, Reishi und Cordyceps morgens und mittags je 2 Kapseln und viel dazu trinken.

Homöopathie Die Wahl des für Sie am besten passenden Mittels kann schwierig sein. Nehmen Sie 2–3 × täglich 4 Globuli in D12 ab Beschwerdebeginn von Calcium carbonicum, Lachesis, Lilium tigrinum oder Sepia. Zeigt sich nach 2 Zyklen keine nennenswerte Besserung, lassen Sie sich ein Konstitutionsmittel geben.

Bach-Blüten-Therapie Holly, wenn Sie aggressiv und wütend sind, Impatiens bei Ungeduld und Reizbarkeit, Vine für intolerante dominante Frauen, Heather für Anhängliche, die sehr stark auf sich selbst bezogen sind und ständig Zuspruch brauchen, Scleranthus bei extremen Stimmungswechseln von Traurigkeit zu Euphorie und umgekehrt, und Clematis für die Träumerin, die sich nicht konzentrieren kann und vor der Wirklichkeit flieht.

Bei Hautproblemen und Akne:

Nahrungsergänzungen SanDermin Kapseln (200 mg Lactoferrin aus Kuhmilch und 6 mg Zink als Zinksulfat, Volopharm) mit einer Dreifachwirkung gegen Akne: vermindert die Talgproduktion der Haut, wirkt anti-

Was noch hilft

Gut wirkt eine Entschlackungskur (ausführlich im Kap. »Entgiften«, Seite 157) und eine Darmbehandlung (ausführlich im Kap. »Mikrobiologische Therapie«, Seite 83). Empfehlenswert ist auch die Aromatherapie: Fenchel-, Jasmin-, Rosen- oder Muskatellersalbeiöl helfen, den Hormonhaushalt in seine Balance zu bringen. Mischen Sie daraus ein Massageöl, das Sie mit einem Ihnen angenehmen Duft, vielleicht Sandelholz, kombinieren können.

Für alle Zyklus- und Blutungsstörungen gilt: Der Arzt muss eine organische Ursache ausschließen sowie die unerwünschten Effekte von Hormontherapien.
Eine Regulation Ihres Hormongleichgewichts und damit der Blutungsstörungen können auch durch Therapeuten mit einer guten Ausbildung in Akupunktur und chinesischen Heilkräutern, Neuraltherapie, konstitutioneller Homöopathie, anthroposophischen Heilmitteln oder Ayurveda erzielt werden.

bakteriell und antientzündlich. Für eine hormon- und antibiotikafreie Aknetherapie, auch für Jugendliche geeignet.

Mykotherapie Coriolus, Shiitake, Cordyceps morgens und mittags je 1 Kapsel und Hericium morgens und mittags je 2 Kapseln.

Äußerlich Beim Sport werden Glückshormone (Seite 218) ausgeschüttet. Das lindert. Ebenso wichtig ist bewusste Entspannung, z. B. durch Qi Gong. Versuchen Sie, Stressfaktoren auszuschalten.

Bei Brustbeschwerden:

Äußerlich Verwenden Sie einen BH, der guten festen Halt gibt, ohne einzuschneiden. Das ist beim Sport besonders wichtig.

Oft bringen Wickel oder Auflagen schnell Besserung. Probieren Sie kühlen Quark, Ringelblumensalbe oder grüne Mineralerde aus. Wenn Sie die grüne Mineralerde anrühren, können Sie zusätzlich entstauende ätherische Öle, zum Beispiel Rosengeranie oder Zypresse zufügen. Rühren Sie die Erde mit Wasser an, bis die Konsistenz passt und geben dann wenige Tropfen der gewünschten Essenz zu. Auf die schmerzenden Bereiche streichen, ein Tuch darüberlegen und mindestens 20 Minuten wirken lassen.

Hämopyrrollaktamurie

Häufig steckt hinter vielfältigen und schwer einzuordnenden Beschwerden der Frau die Stoffwechselstörung Hämopyrrollaktamurie (HPU). Da viele Symptome im Zusammenhang mit dem Zyklus und der Fortpflanzung stehen, soll an dieser Stelle näher auf sie eingegangen werden. Oft wird statt einer HPU eine psychische Störung vermutet oder diagnostiziert – eher aus Ratlosigkeit als aufgrund einer genauen Diagnosestellung.

Die HPU betrifft schätzungsweise mindestens 10 % aller Frauen, dagegen nur etwa 1 % aller Männer. Der Begriff Hämopyrrollaktamurie besagt, dass eine – genetisch bedingte – Störung in der Synthese des Moleküls

Häm vorliegt. Es entsteht »falsches«, toxisch wirkendes Häm. Der Körper scheidet es nach Möglichkeit über den Urin aus. Dazu verbraucht er große Mengen an aktivem Vitamin B_6, Zink und auch Mangan. Da diese Vitalstoffe ebenso wie Häm selber für zahlreiche gesunde Körperabläufe benötigt werden, ist ein Mangel daran ein ernsthaftes Problem. So kann die körpereigene Entgiftung, eine elementare Fähigkeit des Körpers, empfindlich gestört sein.

Die Kombination mit einer Schwermetallbelastung ist besonders ungünstig, denn HPU und toxische Belastungen verstärken sich gegenseitig.

Mögliche Symptome aus dem Bereich der Gynäkologie:

- Zyklusstörungen
- Prämenstruelles Syndrom
- Menstruationsbeschwerden
- vaginale Infektionen
- polyzystische Ovarien
- Endometriose
- Störungen des sexuellen Empfindens
- Schwierigkeiten, schwanger zu werden
- Schwangerschaftsstreifen (auch bei jungen Mädchen ohne Schwangerschaft)
- Fehlgeburten

Weitere mögliche Symptome:

- morgendliche Übelkeit, auch ohne Schwangerschaft
- Erschöpfung
- blasses Gesicht
- weiße Flecken in den Fingernägeln
- Anämie (Blutarmut)
- keine Erinnerung an Träume
- Stress wird schlecht vertragen
- schlechtes Kurzzeitgedächtnis
- Licht- und Geräusch-Überempfindlichkeit
- verminderte Muskelbildung
- Unterzuckerung (Hypoglykämien)
- Allergien und Nahrungsmittelunverträglichkeiten
- Entzündungen des Magen-Darm-Trakts, »Reizdarm«

Häufige Folgeerkrankungen:

- Ängste, Panikstörungen
- Hashimoto-Thyreoiditis
- Gelenkbeschwerden und Bandscheibenerkrankungen
- Abhängigkeiten von Substanzen
- Autismus
- Psychosen
- selten: primäre biliäre Zirrhose (Autoimmunerkrankung der Leber)

Diagnostik

Es wird der speziell hierfür entwickelte HPU-Test gemacht, ein Urin-Test, bei Erwachsenen in der Regel aus einem Sammelurin über 24 Stunden gewonnen. Wichtig ist, auch wirklich den Original-HPU-Test des niederländischen Labors KEAC durchzuführen, nicht den KPU-Test, denn HPU ist gar nicht dasselbe wie KPU. Auch wenn es in manchen Medien so zu lesen ist.

In Deutschland gibt es ein Kompetenzzentrum für die HPU, die Firma Heidelberger Chlorella GmbH. Über diese Firma kann man auch die Testbestellung in Auftrag geben.

Therapie

Mikronährstoffe Die Therapie erfolgt mit Mikronährstoffen, nämlich denen, die ständig zu viel verbraucht werden. Das ist die gute Nachricht. Zum Glück sind keine nebenwirkungsreichen Medikamente nötig. Die schlechte Nachricht ist, dass Sie lebenslang die Vitamin B_6, Zink und Mangan über Nahrungsergänzungen zu sich nehmen müssen, da sie ja permanent verbraucht werden, und um den toxischen HPU-Komplex entgiften zu können. Etwaige Folgeerkrankungen bedürfen natürlich auch entsprechender Behandlung.

Die Firma Heidelberger Chlorella bietet zwei Produkte speziell für den erhöhten Bedarf an den erforderlichen Mikronährstoffen an. Es werden nur Reinstoffe verarbeitet, keinerlei Zusatzstoffe, Farbstoffe, Bindemittel oder Ähnliches, sie sind schadstoffkontrolliert und vegan und in Deutschland produziert.

B-Life Protect mit 15 mg aktivem Vitamin B_6 (Pyridoxal-5-Phosphat), 10 mg Zink in organischer Form und 1 mg Mangan, ebenfalls in organischer Form, zusätzlich noch Magnesium organisch gebunden. Täglich 3 Kapseln sind eine angemessene Tagesdosis für Erwachsene.

B-Life Protect mini ist geeignet für Kinder und Personen, die kein Mangan nehmen sollen. Es enthält ebenfalls 15 mg aktives Vitamin B_6, 7 mg Zink sowie Magnesium, jedoch kein Mangan. Kinder erhalten je nach Körpergewicht 1–3 Kapseln täglich.

Dazu ist es sinnvoll, einen Vitamin-B-Komplex zu nehmen, der unbedingt auch die aktiven Formen der Vitamine B_2, B_6 und B_{12} enthält, Vitamin-B-Komplex aktiv.

Die Therapie der HPU kann der Schlüssel für eine Wende des gesamten Systems zum Positiven sein.

Mykotherapie Diese Pilze unterstützten die Stoffwechselaktivität und Entgiftung und liefern wichtige Nährstoffe: Maitake, Reishi, Shiitake, Hericium, Coriolus, Cordyceps, Agaricus (ABM), Polyporus, Auricularia! Je Pilz in Kombi: 1-1-0 (Hochdosisbereich!), einschleichend dosieren (zunächst mit 2 Pilzen, morgens und mittags je 1 Kapsel beginnen, dann die anderen Pilze langsam hinzufügen). Am besten kurmäßig einnehmen und viel dazu trinken.

Moringa als zusätzlichen Nährstoffkomplex. Dosierung: 3 × täglich 3 Kapseln.

Essstörungen

Essstörungen sind ein typisch weibliches Phänomen. Mindestens 90 % der Patienten mit Mager-, Ess-Brech-Sucht und anderen Störungen sind weiblich. Essstörungen sind eine sehr häufige Ursache von Periodenstörungen, Oligo- und Amenorrhö. Da häufig wenig Krankheitseinsicht besteht, wird in der Praxis häufig eine Hormonpille verordnet, durch die zwar die Blutungen wieder induziert werden, die Ursache der Störung aber jahrelang unbehandelt bleibt.

Magersucht Die fachlich als Anorexia nervosa bezeichnete Erkrankung liegt vor, wenn

- der BMI unter 18,5 liegt,
- trotz des Untergewichts ständig die Angst herrscht, dick zu werden,
- die Eigenwahrnehmung derartig gestört ist, dass selbst ein erschreckend dürrer Körper nicht so wahrgenommen wird, sondern noch vermeintliche Fettpolster gesehen werden,
- die Regelblutung bei jungen Mädchen nicht eintritt, bzw. bei älteren, die bereits ihre Menstruation hatten, in mindestens drei aufeinanderfolgenden Monaten ausbleibt.

Ess-Brech-Sucht Die Bulimie, wie die Ess-Brech-Sucht auch heißt, ist schwieriger zu erkennen als die Magersucht. Während bei Letzterer sichtbar Untergewicht vorliegt, kann das Gewicht bei der Bulimie im Normbereich sein. Häufig geht die Einhaltung immer wieder neuer strenger Diäten der Erkrankung voraus. Bulimie liegt vor, wenn

- Fressattacken auftreten – mindestens 2 × pro Woche über einen Zeitraum von wenigstens 3 Monaten – in kürzester Zeit riesige Nahrungsmengen in sich hineingestopft werden, bevorzugt Fett und Kohlenhydrate,
- die Kontrolle über das Essverhalten völlig verloren geht,
- völlig unangemessene Maßnahmen ergriffen werden, um Gewicht zu reduzieren; dazu gehören das selbst herbeigeführte Erbrechen aber auch die Anwendung von Klistieren oder auch vollkommen übertriebene sportliche Aktivität (Anorexia athletica),
- Figur und Körpergewicht das alles bestimmende Thema sind, das auch den Selbstwert definiert.

Binge Eating Bei dieser Störung ist noch nicht geklärt, ob es sich wirklich um ein eigenständiges Krankheitsbild handelt. »To binge« bedeutet »in sich aufsaugen, schlingen«. Tatsächlich haben die Betroffenen genau wie die Bulimikerinnen Fressattacken. Sie unternehmen allerdings keine drastischen Schritte, um die aufgenommene Energie wieder loszuwerden. Hält die Störung lange an, führt sie zwangsläufig zu Übergewicht und Adipositas. Sehr hoch ist auch die psychische Belastung, da sich die Betroffene vor sich selbst ekelt und mit Schuldgefühlen plagt.

Therapie

Die Therapie einer Essstörung ist grundsätzlich extrem schwierig, weil die Betroffenen nur selten einsehen, dass sie überhaupt krank sind. Wenn Sie die Symptome der folgenden Erkrankungen bei sich feststellen oder jemanden kennen, der diese Symptome hat, suchen Sie bitte unbedingt einen auf Essstörungen spezialisierten Verhaltenstherapeuten auf.

Angst vor Ungesundem Hinter Orthorexia nervosa verbirgt sich die übersteigerte Angst vor ungesunden oder belasteten Nahrungsmitteln. Die Patientinnen stellen für sich Ernährungsregeln auf und zwingen sich selbst, diese streng einzuhalten. Das Thema wird zum Lebensmittelpunkt, was eine ständige seelische Belastung mit sich bringt.

Therapie

Die Psychotherapie steht hierbei an erster Stelle. Naturheilkundliche Behandlungen können höchstens begleitend eingesetzt werden. Greift man zu Nahrungsergänzungen, besteht die Gefahr, dass noch weniger gegessen wird, weil man glaubt, genügend mit wichtigen Nahrungsinhaltsstoffen versorgt zu sein. Bei starker Abmagerung müssen aber, am besten im Rahmen eines Krankenhausaufenthalts, Eiweiß, Vitamine und Mineralien ergänzt werden. Bei regelmäßigem Erbrechen müssen Mineralstoffe einschließlich Zink zugeführt werden.

Unterstützend Das pflanzliche Begleitmittel ist Tausendgüldenkraut: 3 × täglich 3 Tropfen Centaurium-Urtinktur. Das Wesen dieser

Pflanze kommt im Zentaur – dem Doppelwesen zwischen Pferd und Mensch aus der griechischen Mythologie – wunderbar zum Ausdruck. Der Zentaur symbolisiert die Gespaltenheit zwischen Idealität und Realität im menschlichen Wesen, was bei vielen Menschen einen großen Leidensdruck verursacht. Es sind Menschen, die ihr Ideal auf den Körper projizieren und durch denselben Anerkennung und Liebe suchen. Die Heilpflanze Centaurium unterstützt das Bejahen dieser Gespaltenheit bei psychosomatischen Krankheitszuständen der Verdauungsorgane, die sich aus einem solchen Leidensdruck entwickeln können. Hierzu gehört ganz besonders die Magersucht.

Schilddrüse

Dieses kleine flügelförmige Organ im Bereich des Kehlkopfes ist der Motor unserer Stoffwechselfunktion. Bildlich gesprochen wäre die Schilddrüse das Wirtschafts-, Arbeits- und Finanzministerium aller Körperfunktionen. Sie wird durch die Hirnanhangsdrüse und den Hirnstamm gesteuert. Die Produktion der Schilddrüsenhormone benötigt wichtige Bausteine. Bedeutsam ist vor allem Jod, das vorwiegend aus der Nahrung stammt (Fisch, Algen), aber auch extern gezielt zugeführt werden kann (Jodsalz, Nahrungsergänzung). Der Bedarf schwankt und ist beispielsweise während der Schwangerschaft und Stillzeit erhöht.

Die Schilddrüse bindet Jodatome an Eiweißmoleküle. Die Schilddrüsenhormonbildung wird durch TSH (thyreoideastimulierendes Hormon) aus der Hirnanhangsdrüse stimuliert. Die Schilddrüsenperoxidase (TPO) ist das Enzym, das die Hormonbildung in der Schilddrüse durchführt, sie ist eisenabhängig. Das zusammengebaute Schilddrüsenhormon wird in der Schilddrüse in den Follikeln im Eiweiß Thyreoglobulin gespeichert, bis von der Hirnanhangsdrüse das Signal zur Freisetzung ins Blut gegeben wird (wieder durch TSH vermittelt). Im Blut liegen 99 % der SD-Hormone an Transportproteine gebunden vor. Bei Vermehrung der Transportproteine z. B. in der Schwangerschaft oder bei Einnahme der Pille ändert sich der Schilddrüsenhormonbedarf dadurch, dass dann auch mehr Schilddrüsenhormone gebunden sind, d. h. die Schilddrüse muss dann mehr Hormon produzieren, damit genügend freies Hormon für die Zellen zur Verfügung steht.

Die Zahl im Namen der Schilddrüsenhormone T_3 und T_4 bezeichnet die Anzahl der an der Aminosäure Tyrosin gebundenen Jodatome. Überwiegend in der Schilddrüse gebildet wird T_4 (Thyroxin), wobei das eigentlich aktive Hormon T_3 (Trijodthyronin) ist. Die Schilddrüse produziert Schilddrüsenhormon im für den Menschen natürlichen Verhältnis von T_4:T_3 = ca. 10:1. Die Bildung vom aktiven T_3 aus T_4 erfolgt dann überwiegend in den Körperzellen (aller Organe) durch ein jodabspaltendes Enzym (Dejodase), das Selen benötigt.

Diese Faktoren können die Schilddrüse stressen:

- Disstress, zu hoher Kortisol-Spiegel
- Leaky-Gut-Syndrom, chronische Durchfälle
- glutenhaltige Lebensmittel bei Glutensensitivität
- Milchprodukte
- goitrogen wirksame Lebensmittel, wie z. B. Sojaprodukte und Kohlgemüse
- Infektionskrankheiten
- Jodmangel oder Jodüberdosis

- Vitamin-D-Mangel
- Hormonstörungen, vor allem Progesteronmangel
- Giftbelastung mit Schwermetallen, z. B. Quecksilber, Brom, Kontrastmittel, Radioaktivität

Autoimmunthyreoiditis (Hashimoto)

Durch genetische Neigung, Infekte, Mikronährstoffmängel, Umweltgifte und weitere Ursachen, u. a. auch Stress, können sich Antikörper gegen TPO bilden (TPO-AK, auch genannt mikrosomale Antikörper, MAK). Antikörper können auch das Thyreoglobulin angreifen (Thyreoglobulin-Antikörper TG-AK oder TAK). Wenn diese Antikörper das Immunsystem auf den Plan rufen, wandern Abwehrzellen in die Schilddrüse ein, lösen dort einen Entzündungsprozess aus und fangen an, die Schilddrüse Zelle für Zelle zu zerstören, ein hitziger, schwelender feuerähnlicher Prozess, der meist unbemerkt im Hals abläuft, selten aber auch als Entzündungsschmerz direkt bemerkt wird. Der Entzündungsprozess kann durch Zerstörung der Follikel anfangs zu einer Überfunktion durch vermehrte Freisetzung von Schilddrüsenhormonen führen, im Verlauf bei zunehmender Zerstörung und bindegewebigem Umbau entsteht dann eine sich schleichend entwickelnde Unterfunktion. Die eigentliche Hashimoto-Thyreoiditis ist eine Schilddrüsenentzündung, die mit einer Struma, also einer Schilddrüsenvergrößerung durch die Entzündung einhergeht. Dies kommt bei uns aber deutlich seltener vor als die Verkleinerung der Schilddrüse durch den Entzündungsprozess (was aber meist auch als »Hashimoto« bezeichnet wird).

Die Symptomatik ist oft unspezifisch, was häufig dazu führt, dass Betroffene nicht ernst genommen werden trotz deutlicher Probleme. Die mögliche Vielfalt der Beschwerden erklärt sich aus der Wirkung der Schilddrüsenhormone auf alle Organsysteme. Die Energieversorgung der Zellen und der Sauerstoffbedarf betreffen jede Zelle. Eine Einteilung in Über- oder Unterfunktionen gelingt bei Autoimmunprozessen oft nicht zuverlässig. Vereinfacht kann man sich eine normale Stoffwechsellage wie ein gleichmäßig fahrendes Auto vorstellen.

Schilddrüsenunterfunktion

Unterfunktion heißt, alles läuft gebremst ab, langsamer und schwerfälliger – die ausreichende Energie fehlt oder ist nicht optimal. Müdigkeit, Erschöpfung, Kältegefühl, Verstopfung, Depressionen, schlechte Haut und Haare/Nägel, Antriebslosigkeit, niedriger Blutdruck, unklare Schmerzen an Gelenken/Sehnen, Zyklusstörungen, Gewichtszunahme usw. sind die Folgen. Oft können Beschwerden auch nicht richtig benannt und zugeordnet werden. Vormedikationen und Begleitumstände durch Traumen, Operationen, Schwangerschaft und Stillzeit oder den Beginn der Wechseljahre sind wichtige zeitliche Hinweise und können eine Schilddrüsenunterfunktion auslösen. Der früher besonders bei Jodmangel typische Kropf kann auch fehlen, aber Druckgefühl und Enge am Hals, Heiserkeit und unangenehmes Empfinden enger Kleidung sollten als wichtige Hinweise nicht übersehen werden, weil sie auch bei kleinen Schilddrüsen vorkommen. Historisch wurden Frieren und die mehrmalige Temperaturmessung unter 36,0 °C als Beweis einer Schilddrüsenunterfunktion angesehen. Achten Sie auf Ihre eigenen Beschwerden hinsichtlich einer zeitlichen Zuordnung und Bewertung der Ausprägung.

Schilddrüsenüberfunktion

Bei der Überfunktion führen vermehrte Schilddrüsenhormone zu einem untypischen Antrieb der Körperzellen. Durch krankhafte Überproduktion der Schilddrüsenhormone oder eine vermehrte Freisetzung aus der Schilddrüse befindet sich eine erhöhte Menge im Blut. Ähnliche Folgen hätte auch eine Überdosierung von Schilddrüsenmedikamenten. Die Überreaktionen werden gelegentlich dramatisch als Druckgefühl im Brustbereich, Spüren des Herzschlages (Palpipationen), Engegefühl, Herzrasen, Blutdrucksteigerung, Unruhe und Panikattacken empfunden. Solche kurzzeitigen bedrohlichen Empfindungen können auch bei der beginnenden Autoimmunthyreoiditis auftreten. Typischerweise kommen Überfunktionen aber eher bei Morbus Basedow und warmen/heißen (autonomen) Schilddrüsenknoten vor. Eine genaue Befragung führt schnell zur Verdachtsdiagnose. Steigerung des Grundumsatzes mit Gewichtsabnahme, Zittern, Haar- und Hautprobleme, Schlafprobleme etc. deuten auch auf Überfunktionszustände. Ein Kropf (Struma) sollte mit Ultraschall kontrolliert werden. Aber nicht immer sind Symptome so eindeutig.

Diagnostik von Schilddrüsenstörungen

Diagnostisch kann man schon durch eine gute Anamnese zielführende Informationen erhalten. Durch eine gezielte Laboruntersuchung und Ultraschall (Sonografie) der Schilddrüse wird die Diagnostik komplettiert. Routinemäßig spielt aktuell meist nur die TSH-Messung eine Rolle. Bei auffälligen Werten wird dann freies T_4 (fT_4) und gelegentlich auch freies T_3 (fT_3) überprüft und evtl. auch eine Untersuchung der Antikörper veranlasst, um die Ursache für die Funktionsstörung zu ermitteln. Die Ultraschalluntersuchung der Schilddrüse zeigt möglicherweise typische Veränderungen im Sinne einer Entzündung oder Knoten und auch die Schilddrüsengröße. Antikörper gegen den TSH-Rezeptor (TRAK) bestätigen bei Überfunktion die Diagnose des Morbus Basedow. Die anderen SD-Antikörper (MAK, TAK), deuten auf eine möglicherweise vorliegende Autoimmunthyreoiditis (Hashimoto) hin, die eher zu einer Unterfunktion führt.

Eine Jodmessung im Blut hat heute die Urinmessung ersetzt. Wichtig wäre auch die Einschätzung der Selenversorgung und der Eisenversorgung, denn das sind die Substanzen, ohne die selbst eine gesunde Schilddrüse nicht richtig arbeiten kann. Solche zusätzlichen Laboruntersuchungen werden aber häufig von den Krankenkassen nicht gezahlt. Auch ein guter Vitamin-D-Spiegel ist wichtig besonders bei Autoimmunprozessen in der Schilddrüse.

Wichtig bei der Bewertung von Laborergebnissen sind neben den laborspezifischen Einheiten und Referenzbereichen die Interpretation der Ergebnisse auf den Betroffenen und dessen Symptomatik bezogen. Laborbefunde sind daher immer individuell zu bewerten, was es auch für Therapeuten oft nicht einfach macht. Jeder Mensch hat letztendlich seine eigenen typischen Laborkonstellationen, die sein Wohlbefinden anzeigen.

Konventionelle Therapie

Die bekanntesten Schilddrüsenmedikamente (L-Thyroxin) sind bioidentisches T_4, welches zum Ausgleich einer Unterfunktion eingesetzt wird. Die Neueinstellung mit Schilddrüsenhormonen erfolgt meist vergleichsweise niedrigdosiert und einschleichend, außer z. B. nach Operationen, wo je nach Restgewebe gleich höhere Dosierungen gegeben werden. Durch genaue Selbstbeobachtung und Laborkontrollen unter Einnahme kann die individuelle Dosis in der Verlaufskontrolle festgelegt werden. Menschen, die T_4 nur unzureichend in T_3 umwandeln können (z. B. bei Selenmangel), profitieren nicht von weiterer Dosissteigerung, wenn die Beschwerden bleiben. Das Phänomen hoher L-Thyroxin-Gaben und unzureichender Besserung der subjektiven Symptome ist in der Routinemedizin nicht selten, da die Einstellung der Medikation meist nur über TSH-Messung erfolgt und die Bestimmung von fT_3, fT_4 und wichtigen Antikörpern oftmals unterbleibt. Letztendlich ist es aber immer eine klinische Entscheidung in Abhängigkeit von der Symptomatik, ob eine Therapie mit T_3 zusätzlich zum T_4 sinnvoll ist, denn der im Blut gemessene fT_3-Wert spiegelt die Versorgung der Zellen mit T_3 nicht eindeutig wider. Die zusätzliche T_3-Gabe wäre also bei gewissen Symptomen dann individuell eine Option. Es gibt hierzu auch T_3/T_4-Kombi-Präparate (z. B. Novothyral), leider aber meist nicht im für den Menschen physiologischen Verhältnis von T_4:T_3. Ganz individuelle Einstellungen sind auch mit fein dosierbarem Schilddrüsenhormon in Tropfenform (T_4) möglich. Extrakte aus Schweineschilddrüsen (mit unphysiologisch hohem T_3-Anteil) sind für den Menschen ebenso wenig natürlich wie eine Hormonersatztherapie aus Stutenharn und sollte nur in ganz besonderen Fällen von darin erfahrenen Therapeuten vorsichtig eingesetzt werden.

Therapeutisch sind die Wechselwirkungen der Schilddrüse mit Nebenniere und Geschlechtshormonen zu berücksichtigen. Beispielsweise kann durch das Gelbkörperhormon Progesteron die Schilddrüsenfunktion verbessert werden.

Unbedingt in fachärztliche Behandlung gehören der Morbus Basedow und andere Entzündungen der Schilddrüse sowie Schilddrüsen mit Knoten und Überfunktion. Gegen die Überfunktion gibt es Medikamente, die die Schilddrüsenhormonproduktion und die Jodaufnahme in die Schilddrüse bremsen (Thyreostatika), aber auch Nebenwirkungen haben können. Radiojodtherapie und letztendlich auch die Operation sind weitere Therapieoptionen bei Überfunktion, Struma und Knoten. Bei jeder Überfunktion sollte Jod gemieden werden (vor allem hoch dosiertes, wie es in Röntgenkontrastmitteln oder Desinfektionsmitteln vorkommt). Mildere Überfunktionen lassen sich mit pflanzlichen Mitteln behandeln.

Alternative Therapie

Ernährung Ernährungsumstellungen (z. B. reich an Antioxidanzien und Omega-3 Fettsäuren) und z.T. auch glutenfreie Kost können bei Hashimoto-Thyreoiditis hilfreich sein.

Nahrungsergänzungen Jod, Selen, Eisen und Vitamin D haben unmittelbare Einflüsse auf die Funktion und Regulation der Schilddrüse. Häufig reicht bereits eine Neueinstellung mit diesen Spurenelementen aus für deutliche Verbesserungen. Wenn es sich nicht um eine akute Thyreoiditis oder Überfunktion handelt, stehen an erster Stelle natürlich Jod, Vitamin D und Selen sowie oft auch Eisen und Q_{10}. Die Versorgung kann über Blutuntersuchungen erfasst werden. Je nach Symptomatik und Blutspiegeln sind auch B-Vitamine (B_{12} besonders, wenn Parietalzell-AK da sind, B_6) wichtig. Antientzündlich bei Basedow oder Hashimoto wirken Omega-3-Fettsäuren, Alpha-Liponsäure, und die sekundären Pflanzenstoffe Kurkumin, Weihrauch, EGCG usw. Unbedingt den Darm mitbehandeln (Seite 81).

Phytotherapie Bei Schilddrüsenüberfunktion kann Wolfstrappkraut versucht werden. Es ist seit dem Mittelalter als Heilpflanze bekannt. Neben Gerbstoffen, Flavonoiden, Glykosiden, Harzen und kleinen Mengen ätherischem Öl ist es vor allem die Lithospermsäure, ein Kaffeesäurederivat, die den Wolfstrapp zu einem wertvollen Spezifikum bei leichten Formen der Schilddrüsenüberfunktion macht. Wolfstrappextrakte bremsen den Jodtransport zur Schilddrüse und mindern die Ausschüttung von Schilddrüsenhormonen. Diese dämpfenden Effekte auf die Schilddrüse werden auch als »antithyreotrop« bezeichnet.

Bei Schilddrüsenunterfunktion kommen folgende Kräutermixturen in Frage:

Kräutermixtur 5a Energy fit (Eigenrezeptur Eisbär-Apotheke):
Inhalt: Guarana, Aronia, Schisandra, Taigawurzel, Rosenwurz, Gymnostemma. Die Mixtur für erhöhte Konzentration und Aufmerksamkeit, unterstützend bei Hypothyreose. Sibirischer Ginseng (Taigawurzel) wird als wahres »Wunderkraut« im Zusammenhang mit der Hypothyreose angesehen. Man geht davon aus, dass die heilende Wirkung der Taigawurzel im Rahmen der Behandlung von Hypothyreose darin besteht, die Hormonspiegel im Körper positiv zu regulieren. Darüber hinaus enthält dieses wirkungsvolle Kraut auch Substanzen, welche die normale Funktion des Thymus und der Nebennieren unterstützen. Das Kraut hat darüber hinaus eine ausgleichende, entspannende und dennoch den Kreislauf anregende, das Immunsystem stimulierende, antivirale und blutzuckersenkende Wirkung. Achtung nicht bei Bluthochdruck anwenden! Dosierung: bei Bedarf 1 EL.

Kräutermixtur 111 Figurfit (Eigenrezeptur Eisbär-Apotheke):
Inhalt: Maca, Acaibeere, Gotu Cola, Brennnessel, Schachtelhalm, Artischocke, Mate, Grüner Tee, Ashwaganda, Corcilla Cambodja, Myrobalan. Ashwaganda als Königin der Bitterkeit vertreibt den Heißhunger auf Süß! Die Antioxidanzien aus Akai, Winterkirsche, Maca und Myrobalan fangen die entstehenden freien Radikale ein, stabilisieren die Zellen, das Endokrinum und das Immunsystem, kurbeln den Stoffwechsel an. Dosierung: 2–3 × täglich 30 Tropfen.

Mykotherapie Allgemein bei Schildrüsenstörungen: Reishi morgens und mittags je 2 Kapseln.

Bei Hashimoto: Coriolus und Agaricus (ABM) morgens und mittags je 2 Kapseln mit viel Wasser.

Bitte beachten!

Eine Behandlung mit Wolfstrapp sollte immer einschleichend geschehen. Dazu darf die Erhaltungsdosis niemals plötzlich abgesetzt werden, da es sonst zu einer Verstärkung der Beschwerden kommen kann. Wolfstrapp gibt es nur noch als Rezeptur, z. B. als Tinktur aus dem frischen Kraut über die Eisbär-Apotheke. Der Einsatz sollte nie ohne fachlichen Rat erfolgen.

Nebenniere und Nebennierenschwäche

Diese kleinen körpereigenen Drüsen mit ihrem hormonproduzierenden Nebennierenmark und der Rinde, kann man sich wie ein Chamäleon der modernen Medizin vorstellen. Sie sitzen pyramidenartig auf der rechten und linken Niere und werden auch »Stressdrüsen« genannt, denn die unzähligen Auswirkungen bei Schwäche der Nebennieren rufen eine Vielfalt von möglichen Beschwerden hervor, die den gesamten Stoffwechsel, Psyche, Herz-Kreislauf-Funktionen und subjektive Lebensqualität, Stressresistenz, Immunabwehr usw. betreffen und trotzdem häufig fehlinterpretiert und unbehandelt bleiben.

Kortisol und seine Aufgaben

Das bekannteste Hormon der Nebennierenrinde ist das Kortisol, das in einem von der Tageszeit abhängigem Rhythmus mit dem typischen Morgengipfel produziert wird. Es reguliert den Blutzuckerspiegel und mobilisiert wichtige Energiereserven bei Gefahrensituationen und unerwarteten Ereignissen. Die Nebenniere muss die Feinabstimmung der Zellversorgung mit Energie und Glukose bei vermehrtem Bedarf durch körperliche Aktivität oder Stresszustände gewährleisten. Unterzuckerung (Hypoglykämie) sind bei Nebennierenschwäche eine große Gefahr! Ohne Kortisol ist das menschliche Leben nicht möglich! Die Reaktionen daraus mit erhöhtem Blutdruck und Herzfrequenz, erhöhter Aufmerksamkeitslage kennt jeder von Schockzuständen. Kortisol ist das Überlebenshormon für Notsituationen! Dauern diese Zustände unvermindert ohne Entlastung an, erschöpft sich die Nebenniere und Symptome der Überforderung resultieren. Burn-out, Leistungsminderung, Schlaf- und Kraftlosigkeit, Depressionen, Teilnahmslosigkeit und die Unmöglichkeit, ein sozial angepasstes Leben zu führen sind einige Beispiele. Auch chronischer Stress kann zur Nebennierenschwäche führen. Stress beinhaltet alle körperlichen Umstände und äußeren Einflüsse, auf die ein gesunder Körper täglich reagieren muss, um in Stabilität zu bleiben.

Kortisol wirkt in physiologischen Dosen entzündungshemmend und reguliert die Immunabwehr. Die Regulation der Entzündungshemmung erfolgt über die Beeinflussung der weißen Blutkörperchen und ist unabdingbar bei Autoimmunprozessen. Das Hormon hat positive Einflüsse auf Gelenkprozesse und fördert die Schmerzlinderung. Allergieneigung und chronische Infekte resultieren aus einer Nebennierenschwäche. Der synthetische nicht natürliche Wirkstoff Prednisolon wird therapeutisch bei starken Autoimmunprozessen zur Unterdrückung der körpereigenen Abwehr eingesetzt. Morbus Crohn, Colitis ulcerosa, Lupus erythematodes sind Beispiele für eine überschießende körpereigene Abwehrlage.

Auch der Blutdruck und die Herzkontraktion werden vom Kortisol an die unmittelbaren Körperbedürfnisse angepasst. Der schnelle Herzschlag bei Schrecksituationen bereitet den Körper auf eine Fluchtreaktion vor. Wichtige Wirkungen auf die psychische Verfassung, den Mineralhaushalt der Niere und die Bildung von Vorstufen der Geschlechtshormone komplettieren die immense Bedeutung einer funktionierenden Nebenniere. Hinweise auf Kortisolmangel sind ein niedriger Blutdruck und Herz-Kreislauf-Probleme, abgemagerte Figur und

Schleimhauttrockenheit, Gelenkbeschwerden und Hautflecken.

Diagnostik eines Kortisolmangels Im Speichelhormontest kann das Kortisol durch mehrfache Probengewinnung in einem Tageszeitprofil bestimmt werden. Die Speicheltestung ist unkompliziert, und viele Labore bieten den Patienten die Zusendung der Testkits auch ohne ärztliche Vorabberatung an. Für dieses Kortisol-Tagesprofil werden 5 Speichelproben ausgewertet, die ab der Aufwachzeit nach 2, 5, 8 und 12 Stunden abgegeben werden. Grafisch dargestellt würde eine gesunde Nebennierenfunktion einen hohen Morgenwert mit stetig abfallenden Tageswerten zeigen. Kurvenverläufe ohne die physiologische Tagesrhythmik mit niedrigen Morgenwerten bestätigen den Verdacht auf Kortisolmangel bei einer Nebennierenschwäche. Die oft sehr unspezifischen Hinweise, beispielsweise morgendliche Müdigkeit oder Leistungsminderung, können so rasch diagnostiziert werden.

Schulmedizinische Routineuntersuchungen sind in der Diagnostik der komplexen Auswirkungen der Nebennierenschwäche wenig hilfreich und erklären das Dilemma zwischen den zum Teil erheblichen subjektiven Einschränkungen der Lebensqualität und vermeintlichen Standardwerten in Laboruntersuchungen. Eine einzelne Blutuntersuchung des Kortisols reicht zur Diagnostik nicht aus. Das Zusammenwirken von Schilddrüse, den Geschlechtshormonen, Lebensumständen und der aktuellen Befindlichkeit wird der erfahrene Therapeut gezielt abklären und ein individuelles therapeutisches Gesamtkonzept erarbeiten.

Dehydroepiandrosteron und seine Aufgaben

Das Dehydroepiandrosteron (DHEA) wird vorwiegend in der Nebenniere gebildet und gehört zu den Androgenen. Parallel zum Kortisol imponiert der typische Morgen-Peak mit abfallenden Spiegeln im Tagesverlauf. Dieses Steroidhormon hat ab dem 25. Lebensjahr stetig abfallende Serumspiegel. Kein anderes Körperhormon wird aber im Lauf des Lebens in solch hohen Mengen produziert! DHEA wirkt zum Teil direkt oder über die Umwandlung in andere Hormone, z. B. Östradiol oder Testosteron an der Zielzelle. DHEA stimuliert die Immunabwehr und ist verantwortlich für eine ausreichende Stresstoleranz. Zunehmende Bedeutung gewinnt DHEA bei Alterskrankheiten und in der Präventionsmedizin, denn die Vielzahl von klinischen Wirkungen ist belegt. Hinweise auf einen DHEA-Mangel können fehlende Achsel- und Schambehaarung, trockene Haut und Schleimhäute, Konzentrationsstörung, Leistungsknick, Libidomangel, Energielosigkeit und häufige Infekte sein. Schwache Muskeltätigkeit beim Treppensteigen sollten an einen DHEA-Mangel denken lassen. Hervorzuheben ist, dass eine altersbedingte DHEA-Mangelsituation nicht zwingend mit einem Abfall des Kortisols verbunden ist, obwohl beide Hormone in der Nebennierenrinde produziert werden.

Diagnostik eines DHEA-Mangels DHEA kann im Blutserum (hier am besten das sulfatierte DHEA: DHEAS, das weniger schwankt) oder Speicheltest bestimmt werden, wobei die Testabnahme frühmorgens erfolgen soll. In der Auswertung sind die altersentsprechenden Referenzwerte zu berücksichtigen und die Art der Vortherapien.

Steuerungshormon ACTH

Die Hormonproduktion von Kortisol und DHEA wird über das Hypothalamus-Hypophysen-Regulationssystem gesteuert, indem das ACTH der Hirnanhangsdrüse die Nebennieren zur Ausschüttung der beiden Hormone anregt. Wird weniger Kortisol produziert, registrieren Messfühler im Hirnstamm (Hypothalamus) diesen Abfall und regen die Hypophyse zur ACTH-Bildung an. ACTH ist also ein Steuerungshormon für die Nebenniere. Alle wichtigen Hormondrüsen des Körpers, z. B. Schilddrüse oder Eierstöcke, werden nach diesem Prinzip gesteuert. Abfallende Blutspiegel der Endhormone werden vom Hirnstamm registriert und mit der Freisetzung der Steuerungshormone beantwortet. Diese Tatsache kann auch zur Diagnostik der Nebenniereninsuffizienz eingesetzt werden, denn wird das Steuerungshormon ACTH therapeutisch verabreicht, kann durch die Messung des Kortisolspiegels eine Nebennierenschwäche diagnostiziert oder ausgeschlossen werden. Beim Endokrinologen wird der ACTH-Kurztest (Synacthen-Test) als Spezialuntersuchung durchgeführt.

Adrenalin und Noradrenalin

Im Nebennierenmark werden die Hormone Adrenalin und Noradrenalin gebildet, die aber auch extern im sympathischen Nervensystem produziert werden und als Neurotransmitter im zentralen Nervensystem wirken. Das Noradrenalin ist eine Art Überträgersubstanz in der Informationskette der Nervenerregung. Als Kampf- oder Fluchthormon versetzt das Adrenalin den Körper in die Lage, immense Kräfte zu mobilisieren, die in akuten Notsituationen unabdingbar sind. Blutdrucksteigerung und Regulierung des Herzschlages, Engstellung der Blutgefäße und Erweiterung der Bronchien sind unmittelbare Körperreaktionen. Das Zusammenspiel mit dem Kortisol ermöglichst so die Anpassungsreaktionen auf extremen Stress. Ob ein Mangel besteht, lässt sich im Urintest nachweisen. Als Arzneistoff ist Adrenalin jedem Allergiker bekannt bei lebensbedrohlichen anaphylaktischen Schockreaktionen. Aber auch bei Kreislaufstillstand, akutem Blutdruckabfall und Situationen, die eine rasche Vasokonstriktion (Gefäßengstellung) erfordern, wird Adrenalin als Notfallmedikament eingesetzt.

Konventionelle Therapie

Die Therapie mit Nebennierenrindenhormonen gehört in die Hand eines erfahrenen Mediziners nach entsprechender Diagnosestellung der Nebenniereninsuffizienz! Auch die externe Gabe des natürlichen Kortisols beeinflusst die Funktion der Nebenniere und hätte langfristig Folgen. Das natürliche Hydrocortison ist in Deutschland als Creme oder Kapseln verfügbar und wird in einem Tagesprofil therapeutisch eingesetzt. Dosisanpassungen erfolgen nach Erholung der Nebennieren, die durch die Speicheltests geprüft werden. Wichtig ist das Ausschleichen der Dosis über mehrere Wochen.
Nicht zu verwechseln ist die therapeutische Anwendung von Hydrocortison bei Allergien und Überempfindlichkeiten.

Die therapeutische Gabe von DHEA ist in Form von bioidentischen Hormonen als Kapseln oder transdermal über die Haut möglich. Grundsätzlich sollten Hormongaben nach einer entsprechenden Laborbestimmung und Erfassung der individuellen Anamnese erfolgen. Nicht ein einzelner Laborwert berechtigt zur Therapie! DHEA ist therapeutisch sehr sicher, da der Körper selbst hohe physiologische Dosen bildet und deshalb keine ernsthaften Nebenwirkungen bei korrekter therapeutischer Gabe zu erwarten sind. Nicht zu empfehlen sind unkontrollierte hohe Dosen durch Eigentherapien mit Online-Bestellungen, die nicht geprüft sind. Wenden Sie sich an einen erfahrenen Therapeuten!

Um Zyklusstabilität oder eine Hormonbalance zu erreichen, kann transdermales Progesteron oder verkapseltes Progesteron in höheren Dosen angewandt werden. Dabei sollte auch immer die Schilddrüsenfunktion im Auge behalten werden.

Alternative Therapie

Ernährung Bei Erschöpfung der Nebennieren kann der Blutzuckerspiegel schwanken und zu gefährlichen Unterzuckerungen führen. Empfehlenswert sind feste Zeitintervalle der Nahrungsaufnahme. Das Frühstück vor 10 Uhr füllt Ihre Glykogenspeicher auf und sollte eingehalten werden. Meiden Sie Fast Food, Cola und Koffein. Hochwertige Eiweißprodukte unterstützen die Genesung. Fisch und Geflügel, Eier und Milchprodukte in Kombination mit diversen Gemüsesorten gehören in den Speiseplan. Sprossen liefern hochwertige Nährstoffe. Zu viel Obst ist nicht ratsam. Durch spezielle Ernährungsberatungen können Sie Ihre individuellen Bedürfnisse und Gewohnheiten überprüfen und ein Konzept zur Genesung erarbeiten.

Nahrungsergänzungen Begleittherapien mit Nahrungsergänzungen gehören in jedes Behandlungskonzept. Vitamin C greift in alle unmittelbaren Stoffwechselvorgänge der Steroidhormone ein. Infusionsserien mit Hochdosis-Vitamin-C sollten bei schweren Erschöpfungszuständen mehrmals wöchentlich erfolgen. Achten Sie dabei auf eine ausreichende Trinkmenge für die Nierentätigkeit. Hochdosiertes Vitamin D dient dem Immunsystem und der körpereigenen Abwehrlage und ist bei erreichten Zielwerten als Erhaltungsdosis fortzuführen. Die verschiedenen B-Vitamine wirken im Zellschutz, der Energiebereitstellung, als Neurotransmitter im Gehirn oder Antioxidans. Kombipräparate sind ein sinnvolles Begleitregime bei den verschiedenen Ausprägungen der Nebennierenschwäche. Vor allem psychische Beeinträchtigungen und Depressionen werden günstig beeinflusst. Mikronährstoffe mit Eisen, Selen, Magnesium und Zink ergänzen das Konzept.

Phytotherapie Rhodiola rosea wird von der EMA (Europäische Arzneimittelagentur) als Adaptogen eingestuft. Adaptogene greifen in den Stoffwechsel von Adrenalin und Kortisol ein und versetzen den Organismus in die Lage, sich Umweltfaktoren gegenüber besser anzupassen. Sie aktivieren das Stresssystem des Körpers, sodass er mit exogenem Stress besser fertig werden kann. Neben Adrenalin, Dopamin, und Serotonin beeinflussen Adaptogene auch Kortisol, Stickstoffmonoxid und stressaktivierte Proteinkinasen. Weitere unterstützende Pflanzen sind Taigawurzel oder Ginseng.

Kräutermixtur 50 Mumijo, Honig zum Einnehmen (Eigenrezeptur Eisbär-Apotheke): Inhalt: Mumijo, Tausendgüldenkraut, Borretsch, Mistel, Galgant, Enzian, Angelica, Pinienhonig, Akazienhonig, Wasser in Alkohol 40 %. Mumijo, auch Schilajit genannt, stammt aus der ayurvedischen Medizin und wird zum Aufbau und zur Regeneration nach Burn-out, Diäten, Chemotherapie und Bestrahlung eingesetzt. Das Wort Mumijo stammt aus dem Griechischen und bedeutet »den Körper vor Krankheiten Schützendes«.

Mumijo ist eine biologisch aktive Mineralsubstanz, die alle heute bekannten Spurenelemente und Aminosäuren enthält. Beim Gesunden beugt Mumijo einer Müdigkeit und Erschöpfung in stressigen Zeiten vor. Die Kombination mit Bitterkräutern wie Enzian, Angelica und Tausendgüldenkraut verstärkt die Aufnahme und Wirkung von Mumijo gegenüber dem reinen Mumijo. Dosierung: 2 × täglich ½–1 TL.

Kräutermixtur 110 Graviola, Destillat als Spray (Eigenrezeptur Eisbär-Apotheke): Inhalt: Graviola, Rhodiola, Kapuzinerkresse, Jiaogulan, Maquibeere, Wiesenknopf, Katzenkralle, Alant, Traganthwurzel in Alkohol 30 %. Die Heilpflanze Graviola, auch Stachelanone genannt, stellt die Balance des Immunsystems wieder her, egal ob es geschwächt ist oder ob wir es mit einem überschießenden Immunsystem zu tun haben, das es gilt, auf ein Normalmaß abzusenken. Bereits 1995 konnten Forscher für eine Reihe von Inhaltsstoffen aus den Blättern der Graviola-Pflanze zeigen, dass diese im direkten Vergleich wirksamer gegen Krebs ist als bestimmte Chemotherpeutika. Daneben enthält die Kräutermixtur 110 Graviola stärkende und aufbauende Heilkräuter. Dosierung: abends 2–3 Sprühstöße.

Safran+Rhodiola-Extrakt (Dr. Wolz): Noch relativ unbekannt ist, dass auch Safran sich positiv aufs Gemüt auswirkt. Der hierin enthaltene sekundäre Pflanzenstoff Safranal fördert die Erhöhung des Serotonin-Spiegels. Zudem hat das ebenfalls enthaltene Crocin offenbar Einfluss auf die Bildung der Neurotransmitter Dopamin und Noradrenalin, die psychotrope Wirkung haben. Es zeigte sich außerdem, dass die Gabe von Safran im Vergleich zu Antidepressiva wesentlich weniger oder keine Nebenwirkungen hervorrief. Ein Präparat, das beide stimmungsfördernden Substanzen in hoher therapeutischer Qualität kombiniert, ist der Safran+Rhodiola-Extrakt.

Mykotherapie In der Mykotherapie kann man mit Cordyceps morgens und mittags je 2 Kapseln die Nebenniere stabilisieren.

Äußerlich Therapeutische Ansätze bei Nebennierenschwäche bestehen aus der Kombination einer eigenverantwortlichen Änderung des Lebensstils und sinnvoller Begleitmedikation durch Hormontherapien und Nahrungsergänzungen. Zur Erholung und Gesundung tragen neue Lebensgewohnheiten bei, die Belastungen im Alltag mindern und deutlich zur Stressreduktion führen. Dieser langfristige Prozess erfordert den Mut zu Veränderung und Abgrenzung. Ausreichender Schlaf und ein gesundes Arbeitsklima, eigenverantwortliche Einschätzung, welcher Lebensstil zur Gesundung beiträgt oder Belastungen fördert. Planen Sie ausreichende Erholungsphasen ein. Atemübungen, Achtsamkeitstraining und therapeutische Resilienzberatung helfen Ihnen. Diese psychische Neuorientierung ist unabdingbar für einen langfristigen Umstellungsprozess. Zeitliche Freiräume für Hobbys und körperliche Bewegung ohne Leistungsanspruch stärken Ihre Körperkräfte. Genießen Sie eine gesunde und liebevolle Sexualität ohne Zielvorgaben. Lernen Sie Dinge zu entdecken, die Freude und Glück bereiten. Lachen hält gesund!

Angstdiagnose Krebs

Die Diagnose Krebs ist immer ein Schock. Je besser Sie darüber Bescheid wissen, desto gefasster können Sie damit umgehen. Gezielte Hilfe gibt es heute immer mehr.

Krebs ist ein Sammelbegriff für eine ganze Reihe bösartiger Zellveränderungen. Dabei verändern sich Zellen in ihrem Aussehen und Verhalten. Sie greifen bis dahin gesunde Zellen an, sodass diese sich ebenfalls verändern. Dieses Kapitel macht Sie mit den häufigsten Krebsarten vertraut, die bei Frauen vorkommen. Bei der Therapie wird lediglich die konventionelle genannt, am Ende lernen Sie sanfte Behandlungsmethoden kennen, die alle Krebstherapien unterstützen können. Bereits an dieser Stelle möchte ich Sie ausdrücklich auf die hervorragenden und aktuell recherchierten Broschüren der Gesellschaft für Biologische Krebsabwehr hinweisen, die als gemeinnütziger Verein seit fast 40 Jahren Krebspatienten auf ihrem Heilungsweg begleitet.

Brustkrebs

Die bei Frauen häufigste Krebsart ist mit ca. 30 % der Brustkrebs. Etwa jede zehnte bis sogar jede achte Frau, die in einem westlichen Industrieland lebt, erkrankt daran. Das ist eine hohe Zahl, die in den letzten 30 Jahren EU-weit gestiegen ist. Erfreulicherweise ist sie in Deutschland in den letzten 10 Jahren unverändert geblieben. Und noch eine gute Nachricht: Die Sterblichkeitsrate ist gleichzeitig gesunken. Fünf Jahre nach der Diagnose sind ca. 82 % der Patientinnen noch am Leben. Das ist auf eine verstärkte Früherkennung und verbesserte Therapie zurückzuführen.

Häufigkeit und Auftreten

Allein in Deutschland schätzt man die Zahl der Neuerkrankungen auf rund 60.000 pro Jahr. Das mittlere Erkrankungsalter liegt bei 63 Jahren. Insgesamt steigt das Risiko ab dem 40. Lebensjahr an. Jede vierte Betroffene ist jünger als 55 Jahre und jede Zehnte jünger als 45 Jahre alt. Des Weiteren treten pro Jahr 6500 In-situ-Karzinome (Vorstufe von Brustkrebs) auf.

Etwa 18.000 Patientinnen sterben jährlich an Brustkrebs. Das bedeutet, dass das Mammakarzinom, wie Brustkrebs in der Fachsprache heißt, mit 17 % die häufigste Krebstodesursache bei Frauen ist. Für Frauen im Alter zwischen 40 und 55 Jahren ist Brustkrebs die häufigste Todesursache überhaupt.

Nur in den wenigsten Fällen sind die Ursachen exakt festzustellen. Eine große Rolle scheinen jedoch Vorgänge zu spielen, an denen wir selber nicht viel ändern können. Im Folgenden sind die Risikofaktoren genannt, die man etwa bei jeder zweiten Frau mit Brustkrebs antreffen kann.

Ursachen können sein:

- Ein hohes Alter bei der ersten Schwangerschaft und Geburt.
- Eine frühe erste Blutung (Menarche) in Kombination mit später Menopause.
- Hormonelle Ungleichgewichte oder Hormontherapien.
- Kinderlosigkeit: Gemeint sind Frauen, die nie entbunden haben. Man nimmt an, dass die körpereigenen Östrogene dadurch zu lange das Brustdrüsengewebe angeregt haben. Dafür spricht auch, dass die Hormonersatztherapie, wie sie früher häufig in den Wechseljahren angewandt wurde, das Brustkrebsrisiko erhöht.
- Erbliche Vorbelastung durch Brustkrebs in der Familie, spielt jedoch nur bei 5 % aller Brustkrebsfälle eine Rolle. Diese Frauen, in deren Familie gehäuft Krebserkrankungen vorkommen oder deren engste Verwandte an Brustkrebs erkrankt sind, haben durch Veränderungen bestimmter Gene ein lebenslang erhöhtes Risiko, an Brustkrebs, aber auch an Eierstockkrebs, zu erkranken.
- Schließlich müssen auch Frauen, bei denen früher einmal eine gutartige Gewebeprobe aus der Brust entnommen wurde, verstärkt auf sich aufpassen. Frauen mit dichtem Brustgewebe sind vermehrt gefährdet.
- Ein höherer wirtschaftlicher und sozialer Status. Städterinnen haben ein dichteres Brustdrüsengewebe und damit ein höheres Brustkrebsrisiko als Frauen, die auf dem Land leben. Man nimmt an, dass Lebensstil- und Umweltfaktoren dafür verantwortlich sind.
- Gerade bei den hormonabhängigen Brustkrebsarten mehren sich die Hinweise, dass Umweltgifte mit Hormonwirkung das Krankheitsrisiko erhöhen könnten (ausführlich im Kap. »Umwelt«, Seite 28). Dazu gehören Schwermetalle (u. a. Aluminium aus DEOs), verschiedene Pestizide, Parabene, verschiedene Inhaltsstoffe von Kosmetika, Phthalate und PAKs, die mit Autoabgasen freigesetzt werden. Und dass dieses Risiko gesteigert oder reduziert werden kann, je nachdem, wie aktiv das Entgiftungssystem unseres Körpers arbeitet.
- Übergewicht und Bewegungsmangel.
- Rauchen und Alkohol: besonders, wenn Frauen schon als junge Mädchen mit dem Rauchen angefangen haben, ist ihr Risiko erhöht. Der Alkoholkonsum erhöht auch

Sind auch Männer betroffen?

Zwar ist Brustkrebs bei Männern eine Seltenheit, dennoch gibt es ihn. Auf 100 Patientinnen kommt ein betroffener Mann. Bei entsprechenden Anzeichen sollten auch Männer sich darum nicht scheuen, den Arzt darauf anzusprechen.

im fortgeschrittenen Alter noch das Brustkrebsrisiko.

- Schichtarbeit: In anderen Ländern kann Brustkrebs deshalb schon als Berufskrankheit anerkannt werden, da z. B. Krankenschwestern, die oft nachts arbeiten müssen, häufiger an Brustkrebs erkranken als ihre Kolleginnen aus dem Tagdienst. Man nimmt an, dass das Schlafhormon Melatonin, das das Tumorwachstum und die Produktion von Östrogen unterdrückt, zu wenig produziert wird.

Die Pille, ein Risikofaktor?

Die Pille zur Verhütung, die ja seit über 50 Jahren von Millionen Frauen geschluckt wird, kann das Brustkrebsrisiko auch erhöhen! Besonders betroffen sind Frauen, die mindestens vier Jahre die »Pille« schlucken, bevor sie ein Kind bekommen, sowie Frauen, die vor dem 20. Lebensjahr mehrere Jahre mit der »Pille« verhüten.

Verschiedene Formen

So wie es nicht den einen Krebs gibt, sondern viele verschiedene Formen, gibt es auch nicht den einen Brustkrebs. Man unterscheidet danach, wo die Wucherung auftritt und ob sie in umliegendes Gewebe einbricht.

»In-situ«-Karzinome Aufgrund der praktizierten Früherkennung werden immer häufiger »In-situ«-Karzinome entdeckt. Das sind Frühformen, die meist operativ entfernt werden, damit sich daraus kein »echtes« Karzinom entwickelt. Wenn Sie einmal einen solchen Vorläufer hatten, sollten Sie regelmäßige Kontrolluntersuchungen besonders wichtig nehmen, da bei erneutem Auftreten das Risiko ebenfalls recht hoch ist, dass ein bösartiger Tumor entsteht.

Invasives Karzinom Unter dieser Bezeichnung sind die bösartigen Tumoren zusammengefasst, die sich in umliegendes Gewebe ausbreiten. Mit 65–80 % ist das invasiv duktale Karzinom, bei dem die Milchgänge der Brustdrüse betroffen sind, die mit Abstand häufigste Brustkrebsart. In 6–15 % der Brustkrebserkrankungen liegt ein invasiv lobuläres Karzinom vor, das in den Drüsenläppchen der Brustdrüse seinen Ursprung hat. Häufig sind dabei beide Brüste betroffen. Der Tumortyp breitet sich meistens so gestreut und ohne festen Umriss aus, dass die Erkennung nur mit speziellen bildgebenden Verfahren möglich ist.

Weitere Formen Das sogenannte Paget-Karzinom (Morbus Paget) ist eine eher seltene Form, die die Brustwarze betrifft. In zwei Dritteln aller Fälle liegt noch ein duktales »In situ«-Karzinom vor. Die ersten Symptome können in die Irre führen und auf eine Entzündung der Brustwarze oder ein Ekzem deuten. Bei dem inflammatorischen Karzinom spricht man auch von entzündlichem Brustkrebs. Das Karzinom kann in den Milchgängen oder den Drüsenläppchen sitzen. Kennzeichnend ist eine Rötung sowie starke Wärmeausstrahlung der Haut. Die Brusthaut kann auch anschwellen und sich verändern, sodass sie vernarbt wirkt, bzw. gedellt wie Orangenhaut aussieht.

Symptome

Grundsätzlich gilt: Wann immer Sie Veränderungen an Ihrer Brust wahrnehmen, die nicht sofort erklärbar sind, sollten Sie diese kurze Zeit im Auge behalten, die nächste Periode abwarten und, wenn sich dann nichts gebessert hat, sie so schnell wie möglich durch Ihre Gynäkologin abklären lassen. Viele Frauen spüren einige Tage vor der Menstruation ein Ziehen in den Brüsten, haben ansonsten keine Symptome des PMS. Deshalb sollten Sie bei solchen Anzeichen ruhig bleiben und zunächst den aktuellen Zeitpunkt Ihres Zyklus bedenken. Anders sieht es aus, wenn die Brustschmerzen ungewohnt heftig und unabhängig vom Zyklus auftreten. Auf jeden Fall besteht Klärungsbedarf bei folgenden Anzeichen:

- Schmerzen
- Knoten, die Sie ertasten
- Veränderung der Größe
- Entzündungsanzeichen
- Flüssigkeitsaustritt aus der Brustwarze
- Hautveränderungen, wie etwa eine Orangenhaut oder narbenartige Erscheinungen

Diagnose

Bei der Diagnose geht es zunächst darum, andere Erkrankungen auszuschließen. Das können entzündliche Erkrankungen, in vielen Fällen aber auch gutartige Gewebeveränderungen sein.

Zur Untersuchung gehören das Betrachten und Abtasten der Brust. Darüber hinaus sind bildgebende Verfahren sinnvoll.

Mammografie An erster Stelle steht die Mammografie. Das ist das Röntgen der Brust. Dabei lässt sich ein Karzinom entdecken, das erst bei doppelter Größe ertastet würde. Erkundigen Sie sich unbedingt nach einem Röntgeninstitut, das viel Erfahrung in diesem speziellen Bereich nachweisen kann. Durchführung und Auswertung erfordern nämlich einiges an Training und praktischem Wissen. Es ist nötig, dass die Brust möglichst stark zusammengepresst wird. Gehen Sie davon aus, dass dies in einem Maße geschieht, das Sie noch ertragen können. Zwischen dem 7. und dem 17. Tag des Zyklus ist es weniger schmerzhaft, sodass der Termin entsprechend gewählt werden sollte. Warum ist es so wichtig, dass die Brust bis an die Schmerzgrenze komprimiert wird? Das gesunde Gewebe verhält sich beim Zusammenpressen anders als das erkrankte eines Karzinoms, Kontrast und Auflösung verbessern sich erheblich, und die Strahlendosis kann deutlich verringert werden.

Sonografie Die Sonografie, also die Ultraschalluntersuchung der Brust, kann wichtige zusätzliche Informationen liefern. Sie ist aber keine Alternative zur Mammografie, da andere Strukturen gesehen werden. Auch hier sollten Sie wissen, dass ein erfahrener Fachmann am Werke sein muss, um ein aussagekräftiges und glaubwürdiges Ergebnis zu bekommen. Und er sollte ein

Unangenehm, aber nicht gefährlich

Auch wenn der bei der Mammografie entstehende Druck auf das empfindliche Gewebe schmerzhaft ist, können Sie beruhigt sein: Die »grobe« Behandlung löst keinesfalls die Entstehung von Brustkrebs aus und begünstigt sie auch nicht. Heute können Sie davon ausgehen, dass auch die Strahlenbelastung nicht so hoch ist, dass sie das Krebsrisiko bei einmaliger Anwendung nennenswert erhöhen würde.

Gerät verwenden, das auf dem aktuellsten technischen Stand ist.

Magnetresonanztomografie Die Magnetresonanztomografie (Mamma-MRT) mit Kontrastmitteln kann ebenfalls wichtige zusätzliche Erkenntnisse liefern. Ihr großer Vorteil ist, wie diverse Studien zeigen, dass kleinste Karzinome entdeckt werden, die bei vorherigen anderen Untersuchungsmethoden nicht gesehen wurden. Gerade in der Nachsorge spielt das eine große Rolle, da schon erste Anzeichen einer Rückkehr nicht unentdeckt bleiben. Besonders in Hochrisikogruppen, die häufiger kontrolliert werden müssen, ist diese Methode dringend zu empfehlen, da sie einen hohen Aussagewert hat ohne die Strahlenbelastung der Mammografie.

Infrarot-Thermografie Hierbei handelt es sich um eine Wärmemessung der Brust vor und nach Abkühlung. Bösartige Veränderungen sollen sich dabei anders verhalten als gutartige. Allerdings werden häufiger falsch positive Befunde produziert, sodass die gesetzlichen Krankenkassen die Kosten nicht übernehmen.

Biopsie Spricht Ihr Arzt von einer Biopsie, meint er damit die Entnahme einer winzigen Gewebeprobe. Fast immer dient dieser Schritt dazu, eine identifizierte Wucherung einzuordnen. Die Biopsie gibt oft die entscheidende Auskunft, ob die Geschwulst gut- oder bösartig ist. Im Gegensatz zur einfachen Stanzbiopsie können mit der Vakuumbiopsie von einem kleinen Einstich aus mehr als 20 Gewebeproben in örtlicher Betäubung entnommen werden und damit bei gutartigem Ergebnis eine offene Operation und eine größere Narbe vermieden werden. Allerdings gibt es Hinweise aus Studien, dass durch die Manipulation am Tumor Krebszellen verschleppt werden können.

Vorsorge

Ab dem 20. Lebensjahr sollte eine Früherkennung durch jährliches Abtasten der Brust durch die Gynäkologin angestrebt werden. Frauen, die familiär vorbelastet sind, bei denen also eine oder gar mehrere nahe Verwandte an Brust- oder Eierstockkrebs erkrankt sind, sollten auch ruhig schon früher Vorsorgeuntersuchungen wahrnehmen. Außerdem empfiehlt es sich, dass Sie selbst Ihre Brust einmal im Monat abtasten. Am besten tun Sie das immer zum etwa gleichen Zeitpunkt nach der Periode. Frauen, die keine mehr oder sehr unregelmäßige Blutungen haben, wählen einen festen Termin, wie den ersten oder letzten Tag des Monats.

Wenn Sie sich in Gedanken ein Kreuz auf die Brust zeichnen, dessen Mittelpunkt die Brustwarze ist, so finden sich Tumoren gehäuft im oberen äußeren Viertel. Natürlich soll davon unabhängig die gesamte Brust mit der gleichen Sorgfalt abgetastet werden. Beginnen Sie beispielsweise in der Achselhöhle und streichen Sie mit leichtem Druck in Bahnen von oben nach unten. Gehen Sie systematisch vor! Wenn Sie bedenken, dass eine Wucherung nur einen Zentimeter groß und kleiner sein kann, ist das lückenlose Betasten umso wichtiger. Erschrecken Sie nicht, wenn Sie beim ersten Mal Unregelmäßigkeiten oder verschiebbare Knötchen tasten. Das sind meist Drüsenläppchen oder gutartige Fibrome. Aber lassen Sie sich von Ihrem Frauenarzt kontrollieren. So bekommen Sie allmählich Sicherheit und müssen keine Angst mehr vor der Selbstuntersuchung der Brust haben.

Früherkennungsmammografie Das Röntgen der Brust ist zur Abklärung einer Diagnose, gerade bei Frauen ab dem 40. Lebensjahr, das Verfahren der Wahl. Das heißt aber nicht, dass es bei jeder Frau auch regelmäßig zur Früherkennung eingesetzt werden soll. Momentan wird in Deutschland dazu geraten, ab dem 50.–70. Lebensjahr alle 2 Jahre die Brust röntgen zu lassen. In anderen Ländern, wie den USA, Schweden oder Finnland sind die empfohlenen Intervalle kürzer, ist das »Einstiegsalter« niedriger. Dies ist aus medizinischer Sicht auch sinnvoll. Die Studienergebnisse einer schwedischen Forschergruppe konnten kürzlich nach Auswertung von über 100.000 Patientinnenakten anamnestische Faktoren herausfiltern, die es dem Arzt ermöglichen, das Screening-Programm zu individualisieren, je nachdem, wie viele enge Verwandte in welchem Alter bereits an Brustkrebs erkrankt sind.

Das Institut für Qualität und Wirtschaftlichkeit im Gesundheitswesen (IQWiG) überarbeitet regelmäßig eine Broschüre zu Brustkrebs und der Bedeutung der Mammografie. Daraus geht hervor, dass bei 1000 Frauen, die sich in der kommenden Woche einem Mammografie-Screening unterziehen, 970-mal Entwarnung gegeben werden kann. Dreißig Frauen haben einen auffälligen Befund und es müssen weitere Untersuchungen folgen. Bei 24 der 30 Frauen mit auffälligem Befund stellt sich nach weiteren Untersuchungen heraus, dass sie keinen Brustkrebs haben. Die Nachricht, dass bei einer Mammografie eine Auffälligkeit gefunden wurde, macht oft Angst und kann zu unnötigen Eingriffen führen. Bei 6 der 30 Frauen mit auffälligem Befund bestätigt sich der Verdacht. Sie erhalten die Diagnose Brustkrebs. Diese Frauen bekommen vom Arzt der Mammografie-Screening-Einheit einen eigenen Termin, um das weitere Vorgehen zu besprechen. Bei einer dieser 6 Frauen wird ein duktales Karzinoma in situ gefunden. Bei dieser Diagnose haben sich Zellen in den Milchgängen verändert. Und da bisher niemand genau sagen kann, ob sich daraus Brustkrebs entwickeln wird oder nicht, wird meist zur Behandlung geraten.

Wichtig für Ihre Entscheidungsfindung, ob Sie am Screening-Programm teilnehmen, ist noch eine Abschätzung der Fragen:

Wie vielen Frauen, die an dem Gesamtprogramm (20 Jahre) teilnehmen, kann der Tod durch Brustkrebs erspart werden? Antwort: 2–6 von 1000 Frauen.

Und bei wie vielen Frauen kommt es zur Einschränkung der Lebensqualität und unnötigen Therapien durch Überdiagnosen? Darunter versteht man, dass ein kleiner Tumor gefunden wird, der zeitlebens keine Probleme gemacht hätte. Antwort: 9–12 von 1000 Frauen.

Diese Zahlen nennt die Wissenschaft (Institut für Qualität und Wirtschaftlichkeit im Gesundheitswesen; IQWiG) für die Wahrscheinlichkeit, dass eine 40-jährige Frau an Brustkrebs erkrankt:

Von tausend 40 Jahre alten Frauen mit gesunden Müttern, also Verwandten ersten Grades, erkrankten bis zum 80. Lebensjahr 73 an Brustkrebs. Von tausend 40-jährigen Frauen, deren Mütter Brustkrebs hatten, erkrankten 120, also knapp doppelt so viele. Und schließlich erkrankten von tausend 40 Jahre alten Frauen, bei denen außer der Mutter auch noch eine Schwester an Brustkrebs erkrankte, 189 an Krebs, also fast jede 5.

Schauen Sie sich die Zahlen in Ruhe an, denn daraus geht hervor, dass nur 1 von 1000 Frauen durch das regelmäßige Mammografie-Screening »gerettet« wird, also nicht an Brustkrebs verstirbt, aber 200 von 1000 mindestens eine unnötige Biopsie mit allen Folgen erleiden.

Lassen Sie sich auf jeden Fall sorgfältig aufklären, bevor Sie sich für die jährliche Mammografie in jungen Jahren entscheiden. Achten Sie darauf, dass Sie dabei verständlich über Nutzen und Gefahren informiert werden und Zeit für Ihre Entscheidung bekommen. Und haben Sie Vertrauen in Ihren Körper: 80–90 % der Brusttumoren werden von den Frauen selbst entdeckt und nicht durch bildgebende Verfahren!

Wichtig: Regelmäßige Mammografien beugen dem Brustkrebs nicht vor und senken auch nicht das Risiko! Je jünger Sie sind, desto strahlenempfindlicher ist Ihre Brust.

Zusatzuntersuchungen

Wird die Diagnose Brustkrebs gestellt, muss sich jede Frau darauf einstellen, dass es nicht damit getan ist, den Knoten wegzuschneiden und dann wieder gesund zu sein, sondern dass prinzipiell der ganze Körper betroffen sein kann. Deshalb ist es ganz wichtig, durch Zusatzuntersuchungen vor der eigentlichen Operation das genaue Stadium und die Art des Tumors zu kennen, damit ein individueller Therapieplan festgelegt werden kann. Mit Blutuntersuchungen, Röntgen- und Ultraschalluntersuchungen von Lungen, Leber und Knochen kann Ihr Arzt feststellen, ob sich Krebsabsiedlungen irgendwo verstecken. Genauso wichtig ist deshalb nach der üblichen Krebsbehandlung die ganzheitliche Therapie (ausführlich im Kap. »Mit Krebs umgehen«, Seite 326).

Konventionelle Therapie

Die Behandlung eines zweifelsfrei diagnostizierten Krebses hängt von seiner Art, Größe, seinem Sitz und bestimmten Daten der Patientin ab.

Operation Ziel ist die vollständige Entfernung des Tumors mit gesundem Randsaum. Die Berücksichtigung eines möglichst guten optischen Ergebnisses ist selbstverständlich. Eine brusterhaltende Therapie (BET) ist vorzuziehen. Manchmal muss jedoch auch die komplette Brust abgenommen werden. Heute werden den Frauen nicht mehr routinemäßig alle Lymphknoten entfernt, sondern nur der Wächterlymphknoten (Sentinel-Lymphonodektomie). Es gibt Hinweise dafür, dass nach einer Operation in der zweiten Zyklushälfte weniger örtliche Rückfälle auftreten. Nebenwirkungen: schlechte Wundheilung, dicker Arm durch Lymphstau, wenn die Lymphknoten entfernt wurden, Taubheitsgefühl in der Hand. All dies lässt sich durch die Nachbehandlung bessern.

Besprechen Sie vor der Operation in Ruhe mit Ihrem Arzt, welche Zusatzuntersuchungen er aus dem Tumorgewebe veranlasst. Heute reicht es nicht mehr aus, nur die Hormonrezeptoren und den Herceptin-Rezeptor (HER2) zu bestimmen, denn es gibt weitere Prognosefaktoren, die zum Teil in speziell aufbereitetem Tumorgewebe gemessen werden und Bedeutung für die Nachbehandlung haben. Auch die Möglichkeit einer Tumorimpfung sollten Sie besprechen sowie die Chemosensibilitätstestung. Inzwischen gibt es Gentests aus dem Tumorgewebe, die eine Aussage darüber erlauben, ob eine

Chemotherapie erforderlich sein wird. Der Onkotype-DX-Test ist seit Ende 2019 auch in Deutschland als Kassenleistung anerkannt.

Chemotherapie Während man früher annahm, dass eine Chemotherapie möglichst schnell nach der Operation begonnen werden sollte, wissen wir heute aus Studien, dass erst nach einer Verzögerung von mehr als 2 Monaten und bei bestimmten Tumorformen das Risiko für Rückfälle ansteigt. Also lassen Sie sich ruhig Zeit und versuchen Sie, sich erst mal mit Ihrer neuen Situation zurechtzufinden und sich zu regenerieren (s. u.). Die Bestrahlung erfolgt erst nach abgeschlossener Chemotherapie. Letztere wird übrigens auch in einigen Fällen versucht, um auf einen Eingriff zu verzichten. Bei größeren Tumoren kann man durch eine erste Chemotherapie den Tumor verkleinern (sogenannte neoadjuvante Therapie), sodass bei der darauffolgenden Operation das Gewebe geschont werden kann. Nebenwirkungen: Da die Medikamente nicht nur die bösen, sondern auch die gesunden Zellen angreifen, vor allen Dingen Blut- und Schleimhautzellen, entstehen Blutarmut, Fieber, Erbrechen, Durchfall oder Aphten im Mund.

Bestrahlung Durch Bestrahlen der erkrankten Brust und der Lymphabflusswege soll in erster Linie als Nachbehandlung das Wiederkehren des Brustkrebses verhindert werden. Nach brusterhaltender Operation senkt sie das Risiko örtlicher Rezidive. Eindeutige Auswirkungen auf die Überlebenschancen hat die zusätzliche Strahlentherapie aber nur bei befallenen Lymphknoten. Inzwischen gibt es neue Methoden der Strahlentherapie bereits während der Operation, und bei Tumoren mit günstigen Eigenschaften eine hypofraktionierte Bestrahlung, die mit höheren Dosen in kürzerer Zeit arbeitet. Suchen Sie die optimale Therapie, die oft nur in spezialisierten Zentren angeboten wird. Nebenwirkungen: Rötung, Schwellung und Verhärtung der Haut, Müdigkeit und Schwächegefühl.

Hormontherapie Bei Brusttumoren, die auf Hormone reagieren, ist eine Behandlung mit hormonähnlichen Substanzen sinnvoll. Dadurch lässt sich das Sterberisiko und das Risiko eines Brustkrebses der anderen Brust deutlich senken. Das Standardmedikament ist Tamoxifen, ein Antiöstrogen, das über 2–5 Jahre eingenommen werden sollte. Die Nebenwirkungen sind ähnlich wie bei einer Hormontherapie: Hitzewallungen, Störungen der Blutgerinnung mit erhöhtem Thromboserisiko. Außerdem wird die Gebärmutterschleimhaut verändert, was zu Blutungen bis hin zu Gebärmutterkrebs führen kann. Weiter gibt es Aromatasehemmer, die die Bildung von körpereigenem Östrogen verhinern. Die Nebenwirkungen sind u. a. ein erhöhtes Osteoporoserisiko sowie Muskel- und Gelenkbeschwerden. GnRH-Analoga schalten bei jungen Frauen die Eierstockfunktion aus. Die Nebenwirkungen erscheinen wie Wechseljahresbeschwerden. In der Kombination mit Tamoxifen ist die Behandlung noch effektiver.

Prognose

Auch wenn bei 90 % der Frauen der Tumor zunächst nur auf die Brust und vielleicht noch die Achselhöhle beschränkt ist, erleidet jede zweite von ihnen innerhalb von 5 Jahren einen Rückfall. Trotzdem ist wichtig zu wissen, dass Brustkrebs im frühen Stadium bei mehr als der Hälfte der Frauen eine heilbare Krebserkrankung ist. Berücksichtigt man die Lebenserwartung der Normalbevölkerung, so ist die Überlebenswahrscheinlichkeit beim primären Brustkrebs nach 5 Jahren 82 %, nach 10 Jahren 70 % und nach 15 Jahren 60 %.

Einige Ärzte raten zur Intensivierung der Nachsorgetermine und -untersuchungen, weil sich in Einzelfällen die Prognose verbessern kann, wenn Rückfälle früh genug erkannt werden. Allerdings tragen häufigere Untersuchungen ja auch zu immer neuen Ängsten und Verunsicherungen bei. Zwiespältig werden auch die Untersuchungen bewertet, die Tumorzellen im Blut aufspüren können (Maintrac oder Cellsearch). Da auch bei Gesunden durchaus Tumorzellen im Blut sein und wieder verschwinden können, lässt sich heute noch nicht mit Sicherheit sagen, welche Aussagekraft diese Tests haben. Für Patienten, die einen ganzheitlichen Weg gehen wollen und die Entscheidungshilfen für eine intensivierte schulmedizinische oder naturheilkundliche Therapie brauchen, können Verlaufsuntersuchungen mit einem der Tests nach unseren Erfahrungen durchaus sinnvoll sein.

Schutz vor Brustkrebs

Trinken Sie maximal 12 g Alkohol pro Tag (⅛ Liter Wein oder ¼ Liter Bier). Jede fünfte Frau überschreitet diesen Grenzwert! Natürlich ist völliger Verzicht besser. Durch Sport und gesunde Ernährung inklusive PhytoSerms halbiert sich das Erkrankungsrisiko selbst bei genetisch belasteten Frauen! Soja hat günstigen Einfluss. Ob sich das Brustkrebsrisiko allerdings reduzieren lässt, wenn man erst als älterer Mensch mit Soja anfängt, ist fragwürdig. Untersuchungen sprechen dafür, dass in der Pubertät die empfindliche Phase ist und man zu der Zeit Soja haben muss. Nehmen Sie reichlich Indole aus Kreuzblütlern (Brokkoli, Rucola, Rettich, Radieschen etc.) und Lignane aus Leinsamen und Weizenkeimen zu sich. Achten Sie auf Ihr Normalgewicht, ganz wichtig auch nach den Wechseljahren, sonst erhöht sich das Risiko.

Seit etwa 10–20 Jahren mehren sich aus Forschungsarbeiten die Hinweise, dass Jod der »Torhüter einer gesunden Brustdrüse« ist. Viel zu viele Frauen leiden heute an einem unerkannten Jodmangel, deshalb könnte es gut möglich sein, dass die Kombination aus Schilddrüsenerkrankung und Brustkrebs, wie wir sie immer wieder antreffen, dieselbe Ursache, nämlich Jodmangel, hat. Die empfohlenen 200 µg Jod als Jodid (z. B. in jodiertem Speisesalz) mögen vielleicht für die Schilddrüse einigermaßen reichen, aber nicht für die Brustdrüse und die Fortpflanzungsorgane. Die benötigen elementares Jod

Das rät die Ärztin

Sie müssen nicht zwangsläufig auf Kinder verzichten

Wird bei Ihnen Brustkrebs entdeckt, aber Sie sind noch jung und haben jetzt oder später Kinderwunsch, dann diskutieren Sie mit Ihrem Arzt, ob während oder statt der Chemotherapie eine Hormontherapie mit GnRH-Analoga gemacht werden kann. Dadurch werden die Eierstöcke geschont und nach Abschluss der Krebsbehandlung können Sie sich vielleicht noch den Kinderwunsch erfüllen. Auch die Entnahme und das Einfrieren von Eierstockgewebe werden inzwischen vielerorts angeboten.

aus Fisch und Algen. Als Schutz vor Brustkrebs sollten dauerhaft 300 µg Jod aus Algen eingenommen werden (in Bio-Qualität und/oder rückstandskontrolliert, alternativ über das regelmäßige Kochen mit Meeresgemüse und Algen). Bei Mastopathie und erhöhtem Brustkrebsrisiko sollte Jod im Milligrammbereich verzehrt werden. Studien haben gezeigt, dass bei Brustkrebspatientinnen das Krebswachstum um 50 % gebremst werden konnte, wenn sie vor der Operation 4 Wochen lang 4 mg Jod täglich einnahmen. Die eigenständige höher dosierte Jodtherapie (z. B. mit Lugol-Lösung, 1–10 mg täglich) sollte nur vorgenommen werden, wenn die Schilddrüsenwerte normal sind. Bei Nebenwirkungen, wie Übelkeit, Herzrasen, Schwindel oder Kloßgefühl, muss die Dosis reduziert werden. Am besten lassen Sie sich bei der Hochdosistherapie von einem erfahrenen Therapeuten begleiten.

Bei genetischen »Hochrisikofrauen« ist eine Chemoprävention mit Tamoxifen oder Raloxifen oder bestimmten Aromatasehemmern möglich. Die Nebenwirkungen sind jedoch erheblich, mit Bewegung und Ernährung sollte das Risiko in gleichem Maße zu reduzieren sein wie durch diese Medikamente!

Gebärmutterkrebs

An der Gebärmutter gibt es im Wesentlichen zwei unterschiedliche Krebsarten, den Gebärmutterhalskrebs und den Gebärmutterschleimhautkrebs. Im Gegensatz zum Gebärmutterschleimhautkrebs, der gehäuft bei Frauen nach 50 auftritt, erkranken am Zervixkarzinom aber überwiegend jüngere Frauen.

Sterblichkeitsrate gesenkt

In Ländern, die ein gesetzliches Früherkennungsprogramm anbieten, ist die Zahl der Frauen, die am Zervixkarzinom sterben, gesunken. Auch in Deutschland haben Sie ab dem 20. Lebensjahr das Recht auf eine solche Untersuchung 1 × im Jahr. Die Kosten werden von den Krankenkassen übernommen, die Chance, einen sich entwickelnden Krebs in den Anfängen zu stoppen, wächst erheblich.

Gebärmutterhalskrebs

Man spricht auch von Zervix- oder Portiokarzinom. In Deutschland werden jährlich etwa 4000 Frauen mit Zervixkarzinom neu diagnostiziert. Bezogen auf alle bösartigen Erkrankungen ist es die zehnthäufigste Krebsart der Frau, tritt also vergleichsweise selten auf, kann aber in jedem Alter vorkommen. Das mittlere Erkrankungsalter des Zervixkarzinoms liegt in Deutschland bei etwa 53 Jahren, die Patientinnen sind also oft deutlich jünger als bei den meisten anderen Krebserkrankungen. Es ist der einzige Frauenkrebs, für den es Vorsorgeuntersuchungen gibt, sodass eigentlich keine Frau mehr daran erkranken müsste!

Bekannte Risikofaktoren sind:

- Infektion mit den menschlichen Papillomaviren (Human-Papilloma-Virus, HPV). Das sind sogenannte Warzenviren, die Zellen in bestimmten Hautschichten angreifen können. Es werden zahlreiche Typen dieser Viren unterschieden, die entweder eine rückbildungsfähige Gewebeveränderung oder schwerwiegende Fehlbildungen

hervorrufen, die fast zwangsläufig Krebs auslösen.
- Rauchen verdoppelt die Wahrscheinlichkeit für ein Zervixkarzinom.
- Häufiger Partnerwechsel und sexuelle Aktivität bereits im frühen Lebensalter.
- Chlamydien- und Herpes-simplex-2-Infektion.

Die verschiedenen Vorstufen/Dysplasien:

Verschiedene Gewebeveränderungen können die Vorstufe zum Gebärmutterhalskrebs sein. Werden diese Veränderungen bereits im recht frühen Stadium entdeckt, handelt es sich noch nicht um Krebszellen. Eine Entfernung bringt also Heilung.

Wo sich am äußeren Muttermund das Plattenepithel der Scheide und das Zylinderepithel des Gebärmutterhalses treffen, finden besonders starke Umbauvorgänge im Gewebe statt. Und überall, wo viel Aktivität ist, kann auch schnell einmal das Zellprogramm aus der Ordnung geraten. Mit bloßem Auge wird der Frauenarzt oft gar nichts sehen, deshalb wird ein Abstrich vom Muttermund gemacht und nach bestimmten Kriterien im Mikroskop bewertet. Nach seinem Erfinder Papanicolaou spricht Ihr Arzt auch von einem Pap-Abstrich. Zeigen sich Auffälligkeiten, spricht man von Dysplasie, die in verschiedene Stufen eingeteilt wird. Bei leichten und mittelschweren Epithelveränderungen kann davon ausgegangen werden, dass sie sich in 70 % der Fälle zurückbilden. Schwere Fälle, wie ein In-situ-Karzinom, ein früher Krebs, der auf das Epithel begrenzt ist, sind jedoch kaum rückbildungsfähig. Daher wird Ihr Arzt umgehend aktiv, während bei den ersten Stadien zunächst abgewartet werden kann. Bei auffallenden Pap-Abstrichen wird Ihr Arzt einen Zusatztest auf HPV-Viren vorschlagen. Seit 1. Januar 2020 wird das Vorgehen bei den Vorsorgeuntersuchungen für Frauen ab 35 geändert: Sie müssen nur noch alle 3 Jahre zum Krebsabstrich, der dann aber direkt mit dem HPV-Test kombiniert wird (Ko-Test).

Trotzdem: Auch bei einer schweren Dysplasie oder einem In-situ-Karzinom dauert es immer noch durchschnittlich 10 Jahre, bis sich daraus ein invasiver Krebs entwickelt. Deshalb sind in anderen europäischen Ländern die Abstände zwischen den Vorsorgeuntersuchungen auch deutlich länger. Also keine Panik, sondern erst mal genau über

Wie Ihr Arzt den Abstrich beurteilt

- Pap 1 normal: keine Maßnahmen
- Pap 2 normal mit leichter Entzündung: Kontrolle nach 3 Monaten
- Pap 3 unklar durch Entzündungszellen oder Hormonmangel: lokale Therapie und Kontrolle
- Pap 3D leichte bis mittelgradige Zellveränderungen: Kontrolle nach 3 Monaten, eventuell Zusatztests
- Pap 4 krankhaftes Zellbild, Verdacht auf frühes Krebsstadium (In-situ-Karzinom): Gewebeprobe oder Konisation und Ausschabung
- Pap 5 eindeutig bösartige Zellen: umgehend Operation, Chemotherapie oder Bestrahlung

Fazit: bei Pap 1–3 kein operativer Eingriff nötig!

alle Therapiemöglichkeiten, auch alternative (s. u.), informieren!

Der weitaus größte Teil aller Gebärmutterhalskrebse tritt am Plattenepithel auf. Bei 5–15 % handelt es sich um Mischtumoren, die sich sowohl aus Plattenepithel als auch aus Drüsen entwickeln. Sie treten vor allem bei jüngeren Frauen auf und bilden früher Metastasen. Etwa 7–25 % sind Karzinome, die ausschließlich Drüsengewebe betreffen.

Symptome

Leider macht ein Zervixkarzinom meist keinerlei Beschwerden, sodass es unentdeckt bleibt. Ein relativ frühes Symptom sind Blutungen beim Geschlechtsverkehr. Vom Zyklus unabhängige Schmierblutungen, wässriger oder eitriger Ausfluss und Schmerzen im Unterleib kommen später hinzu.

Diagnose

Zur Untersuchung gehört die Frage nach Blutungsunregelmäßigkeiten und nach Ausfluss sowie das Abtasten, der Abstrich und die Spiegeleinstellung. Dabei wird die Scheide entfaltet, sodass der äußere Muttermund eingehend angesehen werden kann. Es kann sein, dass Ihre Gynäkologin stark verdünnte Essigsäure aufbringt, um Schleim zu entfernen und die Schleimhaut genauer beurteilen zu können. Von besonderer Bedeutung ist der HPV-Test, ein Spezialabstrich, bei dem nach den Papillomaviren gesucht wird. Er wird bisher nicht standardmäßig im Rahmen der Früherkennung durchgeführt. Da er extrem aussagekräftig ist, wird jedoch über die Aufnahme nachgedacht. Bis dahin empfiehlt es sich, den Test bei einer nachgewiesenen Dysplasie zusätzlich machen zu lassen. Ist der Befund negativ, kann mit über 90 %iger Sicherheit davon ausgegangen werden, dass aktuell kein Erkrankungsrisiko vorliegt. Bei positivem Befund werden weitere Untersuchungen folgen. Vor allem werden Kontrolluntersuchungen in kürzeren Abständen durchgeführt.

Konventionelle Therapie

Operation Wurde Gebärmutterhalskrebs festgestellt, muss meistens operiert werden. Wie der Eingriff ausfällt, hängt sehr vom Stadium der Erkrankung, der Lage der Geschwulst sowie von individuellen Umständen, wie Lebensalter oder Kinderwunsch, ab.

- Entweder wird nur Gewebe (Konisation) oder die gesamte Gebärmutter entfernt. Von Fall zu Fall wird entschieden, ob und wie viel Beckenbindegewebe, Teile der Scheide oder Blase ebenfalls herausgenommen werden müssen.
- Eine Chemotherapie kann möglicherweise das bösartige Geschwür verkleinern. Im fortgeschrittenen Stadium wird sie mit der Strahlentherapie kombiniert.
- Die Strahlentherapie kann anstelle einer Operation probiert werden. Dabei sollten bei jungen Frauen die Eierstöcke außerhalb des Bestrahlungsfeldes fixiert werden, damit nicht vorzeitige Wechseljahre eintreten.

Naturheilkundliche Therapie bei Dysplasie

Sie können auch selbst aktiv werden bei einer Dysplasie. Machen Sie sich erst mal klar, dass ein Virus zu der Zellveränderung führt, mit dem ein gesundes Immunsystem durchaus fertig wird. Lesen Sie deshalb im Kap. »Das Immunsystem stärken«, (Seite 154), mit welchem Lebensstil und welchen Naturheilverfahren Sie Ihr Immunsystem unterstützen können, damit es die Viren wieder los wird.

Scheidenzäpfchen Aromaovula bei PAP: Inhalt: Rosmarin-Verbenon, Rosenöl, Cistrose, Melisse, Engystol, Alchemilla oleat. Dosierung: vor dem Schlafen 1 Ovulum vaginal einführen.

Vitamin-D3-Ovula:
500 i.E/10.000 i.E. Dosierung: vor dem Schlafen 1 Ovulum vaginal einführen, täglich bzw. wöchentlich.

Phytotherapie Extrakte aus Grüntee mit hohem Anteil an EGCG (z. B. Tigovit von Tahovital) konnten sowohl in experimentellen Studien als auch bei unseren Patientinnen schon zu einer Heilung von Krebsvorstufen und das Verschwinden von HPV-Viren beitragen.

Kräutermixturen (Eigenrezepturen Eisbär-Apotheke):
Kräutermixtur 110 Graviola, Destillat als Spray. Inhalt: Graviola, Rhodiola, Kapuzinerkresse, Jiaogulan, Maquibeere, Wiesenknopf, Katzenkralle, Alant, Traganthwurzel, Chaga-Pilz in Alkohol 30 %. Bereits 1995 konnten Forscher für eine Reihe von Inhaltsstoffen aus den Blättern der Graviola-Pflanze zeigen, dass diese im direkten Vergleich wirksamer gegen Krebs ist, als bestimmte Chemotherapeutika. Daneben enthält die Kräutermixtur 110 Graviola stärkende und aufbauende Heilkräuter. Dosierung: abends 2–3 Sprühstöße.

Kräutermixtur 112 Cat's Claw, Tropfen zum Einnehmen. Inhalt: Graviola, Cat's Claw, Mädesüß, Kapuzinerkresse, Melisse, Thymian, Traganth in Alkohol 30 %. Die Katzenkralle gilt in vielen tropischen Regionen als ein hochkarätiges Stärkungsmittel für das Immunsystem, sodass der regelmäßige Genuss von Katzenkrallen-Tee (oder anderen Katzenkrallen-Präparaten) jene Tiefpunkte verhindert, an denen sich das Immunsystem befinden muss, bevor beispielsweise ein Herpes-/Papillomavirus erneut zum Ausbruch kommt. Dosierung: 3 × täglich 20 Tropfen.

Mykotherapie Cordyceps, Shiitake & Coriolus morgens und mittags je 2 Kapseln und reichlich dazu trinken.

Prognose
Wenn eine schwere Dysplasie oder ein In-situ-Karzinom operativ entfernt worden sind, kann man von einer hundertprozentigen Heilung ausgehen. Nach Operation eines kleinen Krebses, der auf den Gebärmutterhals beschränkt ist, beträgt die 5-Jahres-Überlebensrate 90 %. Hat sich der Krebs nur im Beckenraum ausgebreitet, überleben 70 % der Frauen die 5 Jahre. Ist der Krebs über das Becken hinausgewachsen, überleben 30–50 %. Zur vollständigen Therapie gehört zwingend eine gute Nachsorge, da eine erneute Erkrankung nicht selten ist. In bis zu 90 % der Fälle tritt sie in den ersten 2 Jahren auf. Gehen Sie daher in diesem Zeitraum alle 3 Monate zur Kontrolle.

Schutz vor Zervixkarzinom
Lebensstil Nicht rauchen, Kondome verwenden, viel Vitamin A aus Gemüse und Rohkost essen.

Impfung Seit 2007 empfiehlt die STIKO Mädchen und seit 2018 auch Jungen zwischen 9 und 14 Jahren die Impfung gegen Gebärmutterhalskrebs und verschiedene andere HPV-Viren, die von den gesetzlichen Krankenkassen bezahlt wird. Es wird 2 × im Abstand von 6 Monaten geimpft. Über den Zeitpunkt weiterer Auffrischimpfungen liegen noch keine Daten vor. Ein Impfstoff enthält die leeren Virushüllen der zwei wichtigsten HPV-Virentypen 16 und 18 (Cervarix). Gardasil, der am meisten verwendete Impfstoff, der auch die HPV-Typen 6 und 11 beinhaltete, gibt es seit 2016 nur noch als Neunfachimpfung (Gardasil 9) mit den HPV-Virushüllen 6, 11, 16, 18, 31, 33, 45, 52 und 58. Damit soll Schutz vor Gebärmutterhalskrebs und Genitalwarzen bestehen.

Etwa 80 % aller Frauen haben in ihrem Leben Berührung mit diesen Viren, aber nur wenige erfahren überhaupt davon. In den meisten Fällen klingt eine HPV-Infektion von selbst ab, ohne Symptome zu machen. Die Typen 16 und 18 sind die gefährlichsten, man findet sie aber nur bei weniger als 5 % der Infektionen. Statistisch kommt es sogar nur bei weniger als einer von hundert Frauen, die mit einem Hochrisiko-HPV-Typ infiziert sind, dazu, dass ein Gebärmutterhalskrebs auftritt. Die Effektivität der Impfung wird immer noch kontrovers diskutiert, da Langzeitstudien fehlen, man die Dauer des Impfschutzes nicht kennt und man nicht weiß, ob es durch die Impfung nicht zu einer Verschiebung der Virentypen kommt. Außerdem kann durch die herkömmlichen Vorsorgeuntersuchungen mit Pap-Abstrich frühzeitig eine Zellveränderung nachgewiesen und behandelt werden, die durchschnittlich 10–20 Jahre braucht, um zu einem Krebs zu werden. Die Impfung ist nur vor dem ersten Geschlechtsverkehr sinnvoll, bevor Kontakt mit den Viren stattgefunden hat. Lassen Sie sich also genau über die Vor- und Nachteile der Impfung informieren, wenn Sie sie für Ihre Tochter oder Ihren Sohn in Erwägung ziehen. Machen Sie ihr klar, dass sie trotzdem mechanische Verhütungsmittel einsetzen muss, wenn sie vor Infektionen geschützt sein will, und auf Vorsorgeuntersuchungen nicht verzichten darf. Denn inzwischen betonen auch ärztliche Fachkreise, dass die Impfung die Früherkennung nicht ersetzt, und umgekehrt brauchen Frauen, die regelmäßig zur Früherkennung gehen, auch keine Impfung. In Einzelfällen wurde von schweren Nebenwirkungen mit möglichem Zusammenhang zur HPV-Impfung berichtet (Todesfälle, Muskelerkrankungen, Lähmungserscheinungen, Autoimmunerkrankungen), deren Ursachen bisher nicht geklärt sind.

Auch hierfür hat das Institut für Qualität und Wirtschaftlichkeit im Gesundheitswesen (IQWiG) eine Hochrechnung gemacht, die darstellt, wie Sie durch Teilnahme an Vorsorgeuntersuchungen, mit oder ohne HPV-Impfung, das Risiko, an Gebärmutterhalskrebs zu versterben, verringern können.

Hochrechnung für die Teilnahme an Vorsorgeuntersuchungen ohne HPV-Impfung

Nicht gegen HPV geimpft: Wie viele von 1000 Frauen …	**ohne Früherkennung**	**mit Früherkennung**
… erkranken an Gebärmutterhalskrebs	30	weniger als 1
… sterben an Gebärmutterhalskrebs	12	weniger als 1

(Quelle: Institut für Qualität und Wirtschaftlichkeit im Gesundheitswesen)

Hochrechnung für die Teilnahme an Vorsorgeuntersuchungen mit HPV-Impfung

Gegen HPV geimpft: Wie viele von 1000 Frauen ...	ohne Früherkennung	mit Früherkennung
... erkranken an Gebärmutterhalskrebs	10	weniger als 1
... sterben an Gebärmutterhalskrebs	4	weniger als 1

(Quelle: Institut für Qualität und Wirtschaftlichkeit im Gesundheitswesen)

Sie sehen, dass alleine durch die regelmäßigen Vorsorgeuntersuchungen beim Frauenarzt weniger als 1 von 1000 Frauen an Gebärmutterhalskrebs erkrankt und verstirbt.

Wenn Frauen sich nur auf die Impfung verlassen, erkranken trotzdem 10 von 1000 an Gebärmutterhalskrebs und 4 versterben daran.

Besteht eine Dysplasie, dann sollten Sie das Immunsystem stützen und spezielle Scheidenzäpfchen einführen, sodass der Körper mit dem Virus fertig wird. Außerdem können Homöopathie und Neuraltherapie helfen.

Gebärmutterschleimhautkrebs

Der Fachmann spricht von einem Korpus- oder Endometriumkarzinom. Dieses geht immer von der Gebärmutterschleimhaut aus und trifft vor allem Frauen, die die letzte Regelblutung ihres Lebens bereits hinter sich haben. Das durchschnittliche Erkrankungsalter liegt bei 68 Jahren. Gebärmutterschleimhautkrebs ist die häufigste Krebserkrankung der weiblichen Geschlechtsorgane überhaupt. Jedes Jahr erkranken 10.000 Frauen neu daran. Hormonelle Einflüsse spielen die größte Rolle bei der Entstehung. Als Risiko gilt, dass lebenslang zu viele Östrogene oder östrogenähnliche Substanzen auf die Schleimhaut gewirkt haben:

- Übergewicht bis Fettleibigkeit, da das Fettgewebe Hormone produziert.
- Frühes Einsetzen der ersten Regelblutung.
- Späte Menopause, dadurch viele Blutungen.
- Haben Sie nie ein Kind zur Welt gebracht, erhöht sich auch das Risiko.
- Außerdem: Diabetes mellitus und Darm- oder Gebärmutterkrebs in der Familie.

Formen und Symptome

Der Gebärmutterschleimhautkrebs wird je nach Ausprägung klassifiziert. Interessant ist dabei neben der Größe die Ausbreitung. Der Tumor kann auf die Schleimhaut der Gebärmutter begrenzt sein, sich aber auch in die Muskulatur, in den Gebärmutterhals, darüber hinaus in das kleine Becken oder auf Blase, Mastdarm oder als Fernmetastasen ausbreiten. Das klassische Symptom sind Blutungen, die nach der Menopause auftreten. Im späteren Stadium, wenn der Tumor in Geschwüre zerfällt, kann zusätzlich eitriger Ausfluss einsetzen. Schmerzen, Beschwerden beim Wasserlassen oder Stuhlgang kommen erst sehr spät dazu!

Diagnose
Die übliche gynäkologische Untersuchung beinhaltet das Abtasten und den Abstrich, der Aufschluss über die Beschaffenheit bzw. mögliche Veränderungen der Zellen bringen soll. Außerdem werden ein Ultraschall und eine Ausschabung von Gebärmutterhals und -höhle (sogenannte fraktionierte Curettage) gemacht. Steht fest, dass es sich um einen bösartigen Tumor handelt, werden auch Leber und Nieren per Ultraschall untersucht. Ebenso erfolgen Untersuchungen von Darm und Blase sowie des Brustkorbs und des Beckens, um eine etwaige Tumorausdehnung möglichst präzise einschätzen zu können.

Therapie
Erste Wahl ist die Operation, bei der oft neben der Gebärmutter auch die Eileiter und Eierstöcke und gegebenenfalls Lymphknoten entfernt werden. Ist kein operativer Eingriff möglich, bleibt als zweite Wahl die Strahlentherapie mit leider etwas weniger günstigerer Prognose. Durch Kombination der Strahlentherapie mit einer Hyperthermie kann das Ansprechen um 25 % verbessert werden. Liegt das Risiko extrem hoch, dass die Erkrankung wiederkehrt, kommt eine Kombination zum Zuge. In den ersten 2–3 Jahren ist das Rückfallrisiko am höchsten. Bei erneut positivem Befund wird wiederum operiert, bestrahlt oder auch noch einmal beide Verfahren eingesetzt.

Nebenwirkungen Durch die Entfernung von Lymphknoten oder die Bestrahlung kann es zu einem Lymphstau im Bauch oder sogar in den Beinen kommen. Beobachten Sie sich genau und informieren Sie Ihren Arzt, denn je früher das Lymphödem behandelt wird, desto besser sind die Aussichten, dass es sich wieder ganz zurückbildet. Jüngere Frauen können unter Wechseljahresbeschwerden leiden. Durch Entfernung der Eierstöcke und als Operationsfolgen können ständig wieder auftretende Blasenentzündungen, Scheidentrockenheit und Darmprobleme auftreten.

Blutungen beobachten

Wenn Frauen vor der Menopause sehr unregelmäßige oder wechselnd starke Blutungen bekommen, könnte auch ein beginnender Schleimhautkrebs dahinterstecken. Wenn das Ultraschallergebnis unklar ist und trotz einer Hormontherapie die Blutungen bestehen bleiben, wird Ihnen Ihr Arzt eine Ausschabung empfehlen, die Sie auf jeden Fall durchführen lassen sollten.

Prognose
Von allen gynäkologischen Krebserkrankungen ist die Heilungsrate beim Gebärmutterschleimhautkrebs am höchsten. Bei frühen Stadien leben 85 % aller Frauen länger als 5 Jahre.

Schutz vor Gebärmutterschleimhautkrebs
Achten Sie auf Normalgewicht, niedrigen Konsum von schlechtem, reichlichen von gutem Fett. Am besten auf Alkohol und Zucker verzichten. Bewegung reduziert das Risiko auf die Hälfte.

Eierstockkrebs

Das Ovarialkarzinom, wie ein bösartiger Tumor an den Eierstöcken in der Fachsprache heißt, kommt eher selten vor. Es macht knapp 5 % aller weiblichen Krebserkrankungen aus. Nur 5–10 % der Fälle sind nach heutigen Erkenntnissen genetisch bedingt, die anderen mindestens 90 % scheinen in erster Linie mit Verletzungen zusammenzuhängen, die während des Eisprungs auftreten. Das heißt, das Risiko steigt mit der Anzahl der Eisprünge. So erklärt sich, dass ältere Frauen häufiger betroffen sind, das durchschnittliche Erkrankungsalter liegt bei 62 Jahren. Das sind die bekannten Risikofaktoren:

- hohes Lebensalter
- viele Jahre Zyklen mit Eisprung
- Unfruchtbarkeit sowie der Umstand, dass die Frau nie ein Kind zur Welt gebracht hat
- Auslösung des Eisprungs mithilfe von Medikamenten
- Brustkrebs in der eigenen Vorgeschichte

Umgekehrt kann gesagt werden, dass mehrere Schwangerschaften sowie Medikamente, die über lange Jahre genommen werden, um den Eisprung zu verhindern (Antibabypille), vorbeugend wirken.

Verschiedene Formen

Auch bei diesem Krebs gibt es unterschiedliche Typen. Rund die Hälfte ist serös. Das bedeutet, es handelt sich um bösartige, mit Flüssigkeit gefüllte Zysten. Außerdem erwähnenswert ein sogenannter Endometroid, der aus einer Endometriose hervorgeht. Eingeteilt werden Ovarialkarzinome vor allem danach, in welche Region sie sich ausbreiten. Unter T1 fallen diejenigen, die auf einen Eierstock oder beide Eierstöcke begrenzt bleiben. Zu T2 gehören die, die sich im Beckenbereich ausbreiten, also etwa die Gebärmutter betreffen. T3 schließlich sind Tumoren, die auch die Grenze des Beckens überschreiten. Ist von M1 die Rede, müssen Sie davon ausgehen, dass der Tumor Fernmetastasen gebildet hat.

Symptome

Leider gibt es lange Zeit keinerlei Anzeichen für die Erkrankung, weshalb schätzungsweise 80 % der Patientinnen in einem recht späten Stadium diagnostiziert werden. Entsprechend gibt es keine Früherkennungsuntersuchung, die standardmäßig durchgeführt wird. Amerikanische Studien legen jedoch nahe, dass in Zukunft bei Frauen über 55 Jahren die Kombination aus einem Blutwert (CA-125) und einem Vaginalultraschall (Eierstockzyste über 3 cm Größe) die Früherkennung verbessern könnte. Späte Symptome sind:

- Flüssigkeitsansammlung in der freien Bauchhöhle, was sich durch einen wachsenden Bauchumfang bemerkbar macht
- Stuhlunregelmäßigkeiten
- Auszehrung mit Gewichtsverlust und eingefallenem Gesicht

Diagnose

Im Rahmen der jährlichen Genitaluntersuchung zur Krebsvorsorge, die ab dem 20. Lebensjahr empfohlen wird, steht das Abtasten auf dem Basisprogramm. Leider hat der Tastbefund nur eine eingeschränkte Aussagekraft. Das gilt besonders bei stark übergewichtigen Frauen. Ist der Tastbefund auffällig, was etwa bei einer Vergrößerung oder auch einer auffälligen Oberfläche oder Konsistenz des Eierstocks der Fall ist, kommt der Ultraschall zum Einsatz. Diese Untersuchung kann bereits Hinweise darauf geben, ob eine entdeckte Wucherung gut- oder bösartig ist. Des Weiteren stehen die sogenannte Doppler-Sonografie, eine spezielle Ultraschalluntersuchung, die die Durchblutung des Tumors sichtbar macht, und Blutuntersuchungen zur Verfügung, um den Verdacht gegebenenfalls zu erhärten. Aber erst durch eine Operation mit Entnahme von

Gewebe kann die Diagnose Ovarialkarzinom zweifelsfrei gestellt werden.

Therapie

Bei dieser Erkrankung kommen Sie um eine Operation nicht herum. Dabei werden beide Eierstöcke, die Gebärmutter und beide Eileiter entfernt. Da die verschiedenen Tumorarten sich leicht über das Bauchfell, die Lymphe und das Blut ausbreiten, sind schnell auch weiter entfernte Metastasen zu befürchten. Der Eingriff ist daher immer recht umfangreich, denn die gesamte Bauchhöhle wird eingehend untersucht und geprüft, ob sich bereits Tumorgewebe in Blase, Darm, Leber oder auch Zwerchfell zeigt. Es ist gut möglich, dass direkt während der Operation der Blinddarm und vor allem die Lymphknoten im betroffenen Bereich entfernt werden.

Das rät die Ärztin

Genetische Untersuchung

Gibt es in der Familie einen Fall von Eierstockkrebs, einen Mann oder zwei Frauen, die an Brustkrebs erkrankt sind, dann ist eine genetische Untersuchung ratsam. Zeigt eines der Gene eine entsprechende Veränderung, gehören Sie in eine gründliche gynäkologische Betreuung, die eine halbjährliche Untersuchung einschließt. Frauen ohne weiteren Kinderwunsch lassen sich manchmal vorbeugend die Eierstöcke und Eileiter entfernen. Damit wird das Erkrankungsrisiko um 90 % reduziert.

Sehr häufig folgt auf die Operation eine Chemotherapie. Das Mittel, auf das nach heutigem Stand am besten angesprochen wird, ist Carboplatin, im fortgeschrittenen Stadium in Kombination mit Paclitaxel. Eine Strahlentherapie kommt weniger infrage, da der gesamte Bauchraum bestrahlt werden müsste, was eine hohe Belastung zur Folge hat. Ähnlich wie beim Brustkrebs sind Immuntherapien mit spezifischen Antikörpern und Gentherapien in Erprobung.

Regionale Therapien

Manche Kliniken sind darauf spezialisiert, die Medikamente direkt in den Bauchraum einzubringen, sodass sie den Gesamtorganismus weniger belasten. Dies kann in bestimmten Fällen kombiniert werden mit einer Überwärmung (intraperitoneale Perfusions-Hyperthermie = IPHT oder hypertherme intraperitoneale Chemoperfusion = HIPEC). Damit können dann auch im Becken verstreut liegende Tumoren oder Metastasen erreicht und bekämpft werden.

Prognose

Je geringer nach der Operation der Tumorrest ist, desto länger ist das Überleben. Leider wird heute nur jede zweite Frau mit Eierstockkrebs ausreichend behandelt, was sich direkt auf das Überleben auswirkt. Deshalb ist es gerade bei diesem Tumor besonders wichtig, dass man sich in einem Zentrum operieren lässt, das viel Erfahrung mit der Operation von Eierstockkrebs hat und das die richtige Chemotherapie durchführt. Ist der Tumor auf die Eierstöcke begrenzt, so ist die 5-Jahres-Überlebensrate 80–90 %, hat der Tumor sich im Becken ausgebreitet, so ist sie 60–75 %, ist das Stadium noch fortgeschrittener, liegt sie unter 40 %.

Schutz vor Eierstockkrebs

In einer vergleichenden Ernährungsstudie von Frauen mit Eierstockkrebs und einer gesunden Kontrolle hatten die Frauen, die sich gesund ernährten, ein 35 % geringeres Risiko, an Eierstockkrebs zu erkranken. Bei Frauen nach der Menopause erhöhte sich der Einfluss sogar auf 50 %. Kaffee in Maßen, ausgiebige Bewegung und wenig Alkohol nach der Menopause schützen.

Krebs ist nicht (nur) Frauensache

Neben Krebserkrankungen, die ausschließlich Frauen treffen können, gibt es natürlich auch solche, die für beide Geschlechter oder nur für den Mann eine Gefahr darstellen. Sehr gutes Material über sämtliche Arten, wie z. B. Lungen-, Darm- oder Blasenkrebs, bekommen Sie bei der Deutschen Krebshilfe (https://www.krebshilfe.de), die zu den einzelnen Erkrankungen »blaue Ratgeber« herausgegeben hat. Auch die Gesellschaft für Biologische Krebsabwehr (https://www.biokrebs.de) hat Spezialbroschüren zu allen Tumoren. Hier nur kurz zusammengefasst:

Früherkennung Für viele Tumoren gibt es entsprechende Untersuchungen. Wenn Sie aus einer Familie mit Krebserkrankten stammen, passen Sie besonders auf sich auf, und nutzen Sie die Angebote zur Vorsorge von z. B. Darm- oder Hautkrebs. Keine Angst vor der Diagnose! Je früher ein Tumor oder seine Vorstufen entdeckt werden, desto größer sind die vollständigen Heilungschancen.

Entwicklung Ungünstige Umweltbedingungen beschleunigen immer die Entwicklung eines Tumors. Rauchen ist der wichtigste Faktor für die Entstehung von Lungen- und Blasenkrebs, zu viel Sonnenlicht kann verschiedene Hautkrebse auslösen. Aber auch Asbest und Schwermetalle können zur Entstehung beitragen.

Vorbeugung Bei allen Tumorentstehungen spielt ein verändertes Immunsystem eine Rolle, das in direktem Zusammenhang mit unserer Ernährung, Bewegung, der Darm-, Leber- und Nierenfunktion steht – und natürlich mit chronischen Entzündungen. Also lesen Sie gründlich die entsprechenden Kapitel, damit Sie Ihre Ernährung optimieren, mit Ballaststoffen ergänzen sowie die Organe pflegen können. Neben der Umsetzung im Alltag sind auch Phasen der intensiven Entschlackung und Regeneration in Form von Kuren, zu Hause oder in einer entsprechenden Reha-Einrichtung, sinnvoll. Überwinden Sie immer wieder Ihren »inneren Schweinehund«, und bewegen Sie sich, auch wenn Sie erschöpft und müde sind.

Mit Krebs umgehen

Auch wenn die Diagnose Krebserkrankung zunächst ein Schock ist, der lähmend sein kann, Heilung ist immer und in jedem Stadium möglich. Es gibt keinen noch so schweren Krebs, den nicht schon Menschen überlebt hätten. Glauben Sie nicht an Prognosen, die Ihnen vielleicht nur noch ein paar Wochen oder Monate versprechen. Machen Sie sich klar, dass viele Krankheiten in puncto Heilungschancen teilweise schlechter gestellt sind, etwa Hirnschlag oder Multiple Sklerose. Nehmen Sie die Verantwortung für sich und Ihre Gesundheit in die eigenen Hände, vertrauen Sie Ihren Ärzten, aber nicht nur auf die Reparaturmedizin. Sehen Sie in der Krebserkrankung eine Chance, sich mit Ihrem Leben und Ihrem

Schicksal auseinanderzusetzen. Gehen Sie Ihren eigenen Weg, finden Sie innere Kraft in der Meditation oder im Gebet, und mobilisieren Sie auch mit mentalen Methoden Ihre Abwehrkräfte gegen den Krebs. Viele hilfreiche Bücher oder Adressen finden Sie im Anhang. Isolieren Sie sich nicht, sondern lassen Sie sich von der Familie und Freunden helfen. Lernen Sie, auf Ihren Körper und Ihre Gefühle zu hören.

Machen Sie sich klar, dass die Entwicklung eines Krebses nicht von heute auf morgen stattfindet, sondern über Jahre geht. Es ist also gar keine Eile geboten, sich innerhalb von wenigen Tagen auf eine bestimmte Behandlung festzulegen und sie durchzuziehen. Lassen Sie sich in Ruhe, durchaus auch von unterschiedlichen Ärzten, beraten. Seien Sie misstrauisch, wenn ein Arzt Ihnen sagt, dass er nicht mehr für Ihre Heilung garantieren kann, wenn Sie nicht sofort einer bestimmten Behandlung zustimmen.

Ob Operation, Chemo- oder Strahlentherapie, immer tun Sie gut daran, sich mit der Behandlung anzufreunden und durch positive Gedanken deren Wirkung zu verstärken. Wenn Sie nicht sowieso bereits Entspannungs- und Visualisierungstechniken beherrschen, lassen Sie sich von einem geübten Therapeuten helfen. Die Nebenwirkungen der notwendigen medizinischen Therapie lassen sich mit den später beschriebenen sanften Methoden gut beherrschen.

Ist die Primärtherapie abgeschlossen, sollten Sie unbedingt eine Nachbehandlung in einer Spezialklinik machen. Dort wird man mit ergänzenden Maßnahmen den Organismus entgiften, Mangelerscheinungen ausgleichen, die Abwehr stärken und Ihnen wieder Energie geben. Sowohl moderne Methoden der Krebstherapie, wie Hyperthermie oder Sauerstofftherapie (s. u.), kommen infrage als auch pflanzliche, homöopathische oder anthroposophische Mittel. Außerdem werden Sie psychologisch betreut, erlernen Methoden, um mit Ihrem Unterbewusstsein in Kontakt zu kommen, kreativ tätig zu sein und neue Weichen für Ihr Berufs- und Familienleben zu stellen.

Moderne Therapiemethoden

Tumorimpfung Bei manchen Tumoren ist es möglich, aus dem Zellmaterial einen Impfstoff herzustellen, der das Immunsystem dazu anregt, die Krebszelle besser zu erkennen und zu vernichten.

Wärmetherapien Sicher haben sie schon von der Hyperthermie gehört. Dabei geht man davon aus, dass Krebszellen auf Überhitzung und Übersäuerung viel stärker mit Absterben reagieren als gesunde Zellen. Dies macht man sich auch gelegentlich bei der Chemotherapie zunutze, die in speziellen Fällen angewärmt in niedriger Konzentration verabreicht werden kann.

Sauerstofftherapien Hierbei geht man von der Vorstellung aus, dass Krebszellen, anders als gesunde Zellen, durch Sauerstoffmangel besser wachsen und eine übersäuerte Umgebung mögen. Sauerstofftherapien sind geeignet, um die Nebenwirkungen der konventionellen Therapien abzumildern. In der Nachbehandlung setzt man sie ein, um das Immunsystem zu stärken, den Metastasen vorzubeugen und die Lebensqualität zu verbessern.

Antikörpertherapie Im fortgeschrittenen Stadium kann zusätzlich zur Chemotherapie auch der Antikörper Bevacizumab verabreicht werden. Anschließend wird der Antikörper als alleinige Therapie über insgesamt 15 Monate gegeben. Dieser monoklonale Antikörper hemmt die Blutgefäßneubildung im Tumorgewebe, sodass sich die Zeit bis zu einem Rückfall verlängern lässt.

Sanfte Begleittherapie aller Krebsarten

Operation, Chemotherapie und Bestrahlung – das sind Begriffe, die mindestens ebenso erschrecken wie die Diagnose Krebs an sich. Bedenken Sie aber: Wenn die konventionellen Therapien auch belastend sind, ist es doch ein Segen, dass sie zur Verfügung stehen. Außerdem gibt es glücklicherweise begleitende Maßnahmen, mit denen Sie versuchen können, die Genesung voranzutreiben. Vertrauen Sie sich am besten einem Arzt an, der eine entsprechende zertifizierte Weiterbildung absolviert hat. Und: Seien Sie informiert und aktiv! Eine Studie der Universität Heidelberg an 1650 an Brustkrebs erkrankten Frauen zeigt, dass diejenigen einen ersten Rückfall bedeutend hinauszögern konnten, die bewusst Sport getrieben, ihre Ernährung umgestellt und sich in Selbsthilfegruppen ausgetauscht hatten. Medikamentöse Begleitbehandlungen schienen bei ihnen eine untergeordnete Bedeutung zu haben. Eine weitere aktuelle Untersuchung beweist, dass Brustkrebspatientinnen ihr Rückfallrisiko halbieren konnten, die an psychotherapeutischen Gruppentreffen und Entspannungsübungen teilnahmen.

Zusätzlich Sowohl die Strahlen- als auch die Chemotherapie haben unangenehme Nebenwirkungen. Mithilfe sanfter Begleitbehandlungen lassen diese sich oft so lindern, dass die Lebensqualität spürbar steigt. Darum sollten Sie direkt von Beginn Ihrer Therapie zusätzliche Maßnahmen nutzen. Ist die Operation dann erfolgt, die Bestrahlung bzw. Gabe von Medikamenten abgeschlossen, läuft die sanfte Behandlung weiter, um Ihnen bei der körperlichen und seelischen Erholung zu helfen.

Spontanheilung – selten, aber möglich

Ganz gleich, in welchem Stadium die Krebserkrankung bei Ihnen erkannt wurde und welches Organ betroffen ist, geben Sie die Hoffnung nie auf, aber bleiben Sie realistisch. Tritt eine Besserung oder ein Stillstand durch herkömmliche Behandlungen ein, spricht man von Remission. Erst wenn mindestens 5 Jahre ohne einen Rückfall vergangen sind, wagt man, von Heilung zu sprechen. Aber immer wieder trifft man auf Menschen, die von den Ärzten aufgegeben waren und doch wieder gesund geworden sind, die Spontanheilungen. Manche Patienten haben Erklärungen dafür: Sie waren bei einem Geistheiler, einem Homöopathen, in einer speziellen Klinik oder haben ihr Leben einfach umgekrempelt. Übrigens hat man in Norwegen kürzlich durch Berechnungen herausgefunden, dass wahrscheinlich einer von fünf kleinen Brustkrebsen von alleine verschwindet.

Anstatt In den wenigen Fällen einer extrem negativen Diagnose, die einer konventionellen Behandlung kaum noch Chancen einräumt, sollte ein Versuch mit komplementären Therapien gemacht werden. Dies ist auch dann unbedingt ratsam, wenn Sie sich aufgrund sehr hoher zu erwartender Nebenwirkungen, die in einem besonders schlechten Verhältnis zum vermuteten Erfolg stehen, gegen die konventionelle Therapie entscheiden. Zum Schluss seien die sogenannten austherapierten Patienten genannt. Bei ihnen sollte der Schwerpunkt darauf liegen, die Symptome zu lindern und das Lebensende würdevoll, das Sterben möglichst friedlich zu gestalten.

Rauchen, Kaffee, Alkohol Wenn eine Krebsbehandlung ansteht, verzichten Sie spätestens jetzt auf das Rauchen, denn das verschlechtert die Durchblutung. Chemo- und Strahlentherapie sind nicht so wirksam und nach Operationen läuft die Heilung verzögert ab. Auch das Risiko von Thrombosen ist erhöht. Gegen ein Tässchen Kaffee ist in der Regel nichts einzuwenden. Aber vielleicht wollen Sie ja Kaffee durch grünen Tee ersetzen, der macht auch munter und unterstützt durch die guten Pflanzeninhaltsstoffe die Heilung. Alkohol wird während der Behandlungen meist schlecht vertragen. Die Leber hat reichlich Medikamente zu verkraften, da will sie nicht noch mit Alkohol belastet werden, der obendrein dem Immunsystem schadet.

Ernährung Während der Therapiephase essen Sie vorsichtig, am besten leichte Kost, die das Verdauungssystem nicht zu sehr belastet. Gemüsesuppen sind ideal oder zur Stärkung eine Hühnersuppe. Seien Sie zurückhaltend bei Obst und Rohkost, das ist zu schwer verdaulich. Stellen Sie nicht sofort auf »gesunde Ernährung« um, sondern warten Sie damit ab, bis die Therapiephase vorüber ist. Unterstützen Sie dann Ihren Darm (ausführlich im Kap. »Darmpflege«, Seite 81), und bauen Sie langsam eine Ernährung auf, die den Richtlinien zur Krebsvorbeugung entspricht. Trauen Sie niemandem, der Ihnen »die« Krebsdiät anbietet, die gibt es nicht. Aber je besser Sie Ihren Darm pflegen und je mehr Sie Getreide, Gemüse und zum richtigen Zeitpunkt Obst essen, desto sicherer können Sie sein, dass Sie Ihrem Körper genügend Schutzstoffe anbieten.

Gerade bei fortschreitender Krebserkrankung kann es zu einer mangelnden Nährstoffversorgung kommen. Um die zu bekämpfen bzw. ihr vorzubeugen, sollte der Appetit durch mehrere kleine Portionen und

Wann ergänzende Verfahren angezeigt sind

Zunächst: Alles was Tumoren vorbeugt, hilft auch, wenn Sie oder einer Ihrer Lieben bereits erkrankt sind. Lassen Sie sich von der Gesellschaft für Biologische Krebsabwehr Therapeuten nennen, die auf Tumoren spezialisiert sind und Sie ganzheitlich begleiten können. Alle hier aufgeführten Therapien gelten selbstverständlich bei den Frauentumoren und für andere Krebsarten. Ehe Sie sie aber eigenständig einsetzen, besprechen Sie sich mit Ihrem Therapeuten, sowohl dem Onkologen als auch dem Naturheilkundearzt, um den besten Zeitpunkt, die beste Dosierung und die beste Kombination zu wählen.

durch die Speisen angeregt werden, die Sie am liebsten mögen. Um mit den wichtigsten Substanzen versorgt zu sein, empfiehlt sich vor allem Gemüse, das etwa in Form von pürierten Suppen aufgenommen werden kann. Um den Organismus wieder zu kräftigen, kann eine erhöhte Kalorien- und Eiweißzufuhr angezeigt sein.

Nahrungsergänzungen Bei Krebspatientinnen werden fast immer zu geringe Konzentrationen bestimmter Mikronährstoffe gemessen, die der Körper jedoch dringend braucht. Der Griff zu Nahrungsergänzungen während der intensiven Phase einer konventionellen Therapie ist darum ratsam. Da die Dosierungen über denen der Empfehlungen von den Ernährungsgesellschaften Deutschlands, Österreichs und der Schweiz liegen, sollen sie nur unter fachlicher Betreuung und nicht über einen langen Zeitraum angewandt werden. Q_{10}, die Vitamine C, E und A, B_{12}, Acetyl-L-Carnitin, sowie Magnesium, Zink, Jod und einige andere sind in gängigen Kombinationsmitteln zu niedrig dosiert. Eine höhere Dosis gehört wegen der Nebenwirkungen und der unklaren Wirkungen im Zusammenhang mit der konventionellen Therapie ausschließlich in Fachhände. Es empfiehlt sich, exakte Blutuntersuchungen vor der Substitutionstherapie zu machen, damit gezielt behandelt werden kann.

An erster Stelle steht Vitamin D. Es ist bei den meisten Frauen schon bei der Diagnosestellung erniedrigt und sinkt meistens durch die Therapie noch weiter ab. Deshalb unbedingt konsequent und rasch auffüllen, da das Sterberisiko bei Frauen mit niedrigen Werten (≤30ng/ml) doppelt so hoch ist wie bei Frauen mit optimalen Werten. An zweiter Stelle steht Selen, das als Selenit eingenommen werden muss, weil dies dem Körper sofort zur Verfügung steht. In Kombination mit Selen ist reduziertes Glutathion wichtig, das zur Therapie eines Tumors aber nur in einer besonderen Form (S-Acetylglutathion in Eumetabol, Viktoria-Apo.) unter ärztlicher und Laborkontrolle eingenommen und intravenös verabreicht werden darf, da es zum Beispiel die Wirksamkeit einiger Chemotherapien herabsetzen kann (s. u.). Regenerat Imun (Dr. Jacobs) ist eine Kombination aus Pflanzeneiweiß und vielen Vitaminen, Mineralien und sekundären Pflanzenstoffen, die das Immunsystem unterstützen, die Schleimhäute pflegen und Müdigkeit reduzieren. Inzwischen gibt es genügend Studien, die zeigen, dass Antioxidanzien die Wirksamkeit einer Chemo- oder Strahlentherapie nicht einschränken, sondern die Wirkung eher verbessern und die Nebenwirkungen erträglicher gestalten. So dürfen Sie auch fermentierte Konzentrate von Obst und Gemüse einnehmen, wie z. B. Vitalkomplex Dr. Wolz oder die Regulatessenzen Regulat-Pro Bio oder Metabolic von Dr. Niedermaier.

Ernährung und Krebs

Wer bestimmte Ernährungsempfehlungen berücksichtigt, kann das Risiko senken, an Krebs zu erkranken. Eindrucksvoll zeigen das Studien über den Zusammenhang zwischen Soja und Brustkrebs. Japanerinnen, in deren Ernährung Soja eine große Rolle spielt, leiden deutlich weniger am Mammakarzinom als Frauen in der westlichen Welt. Wandern sie jedoch aus oder werden bereits außerhalb Japans geboren und passen ihre Ernährung der »fremden Heimat« an, so steigt die Zahl der Erkrankten.

2 g Omega-3-Fettsäuren pro Tag als Fisch- oder Algenöl (Norsan) sind besonders wichtig bei Chemo- und Strahlentherapie zum Schutz der Haut und Schleimhäute.

Systemische Enzymtherapie Die systemische Enzymtherapie unterstützt das Immunsystem bei dem Aufspüren und Vernichten von Krebszellen. Die Strahlentherapie wird besser vertragen. Nehmen Sie 6 Monate lang 2 × täglich 3 Tabletten innovazym Ca (Innova Vital), das Trypsin/Chymotrypsin und Papain enthält (Gesamtenzymaktivität 22254 FIP-E), sowie Selenit.

Mykotherapie Die Pilze besitzen grundsätzlich keinerlei Neben- oder Wechselwirkungen mit Medikamenten oder anderen Nahrungsergänzungen und können gemeinsam und unterstützend eingenommen werden. Da Pilze den Stoffwechsel aktivieren, wird die Aufnahme der Wirkstoffe aus Arzneimitteln, aber auch aus Nahrungsergänzungen verbessert. Gleichzeitig entgiften Pilze sehr gut, sodass Nebenwirkungen von Medikamenten gemindert werden. Bei Reishi ist ggf. bei extrem hohem Blutdruck Vorsicht geboten. Er kann zwar den Blutdruck auch regulieren, ist jedoch ein starker Pilz, der bei Bluthochdruck ggf. nicht eingenommen wird. Hier wären eher Maitake in Kombination mit Auricularia, ggf. auch Polyporus geeignet.

Eine gleichzeitige Einnahme der Misteltherapie in Kombination mit der Mykotherapie ist sehr gut möglich. Weltweit zählt die Mykotherapie, neben der Misteltherapie, zu den größten komplementär-onkologischen Therapieformen. In den USA und Asien sind Pilze bereits zugelassene Anti-Krebsmittel. In Asien gelten sie bereits als vierte feste Therapiesäule. In Studien wurde eine verbesserte Wirkung der Chemotherapie bei gleichzeitig abgemilderten Nebenwirkungen nachgewiesen. Kontraindiziert, da umstritten, ist nur der Cordyceps bei hormonabhängigen Tumoren oder der Agaricus bei extrem hohen Leberwerten im Palliativbereich. In allen anderen Fällen ist der Agaricus in der Onkologie sehr empfehlenswert, da er die neue Blutbildung aus dem Knochenmark unterstützt und daher für jeden onkologischen Patienten wichtig ist!

Maitake, Reishi, Agaricus (ABM), Coriolus in Kombination einnehmen morgens 1 und mittags 2 Kapseln und viel stilles Wasser ergänzend trinken.

Homöopathie Die Homöopathie eignet sich hervorragend zur Linderung der Symptome, die die konventionellen Krebstherapien mit sich bringen. Auch hier sei Ihnen dringend empfohlen, sich an einen Arzt zu wenden, der langjährige Erfahrungen in der homöopathischen Behandlung Krebskranker vorweisen kann. Im Anschluss an die herkömmliche Therapie kann er mit einer konstitutionellen Behandlung den Organismus wieder ins Gleichgewicht bringen.

Bewegung Bewegung unterstützt auch bei Krebs die Heilung und kann einem Rückfall vorbeugen oder ihn gar verhindern. Müdigkeit und Leistungsschwäche, das Fatigue-Syndrom, unter dem viele Krebspatientinnen noch lange nach Abschluss der Behandlung leiden, geht zurück. Zurückzuführen ist diese positive Wirkung auf drei Aspekte. Zum einen reduziert Sport das Fettgewebe. Zum anderen fördert er die Bildung körpereigener Abwehrzellen, die speziell gegen Krebszellen vorgehen. Und schließlich werden Glückshormone ausgeschüttet. Beachten Sie bitte, dass moderates Training, das den Kreislauf anregt und die Kondition fördert, sinnvoll ist. Leistungssport dagegen ist, zumindest anfänglich, für Krebspatientinnen gefährlich, da er zusätzlich die Entstehung von freien Radikalen fördert.

Misteltherapie Die Behandlung mit Mistelpräparaten, vor allem mit anthroposophischen Produkten, gilt als einzige Pflanzentherapie mit nennenswerten Effekten bei Krebserkrankungen. Diese Präparate verbessern deutlich die Lebensqualität während der Chemotherapie, verlängern die Zeit bis zu einer Wiedererkrankung und auch die gesamte Überlebenszeit. Beginnen Sie unbedingt so früh wie möglich neben der konventionellen auch mit der Misteltherapie. Sie sollte lebenslang beibehalten werden. Nach 5 rückfallfreien Jahren reichen 2 Kuren jährlich. Mehr ist allerdings besser. Das gilt nicht für die Dosierung. Vertrauen Sie sich einem Arzt an, der Erfahrungen mit Mistelkraut hat. Zu hohe Dosen können nämlich die Zellen und die Körperabwehr belasten. Auch in scheinbar aussichtslosen Fällen kann die Mistel manchmal noch helfen, besonders, wenn man die Eigenschaften des Baumes, von dem die Mistel geerntet wurde, bei der Mistelauswahl berücksichtigt. Eine wiederentdeckte Heilpflanze ist die Christrose (Helleborus niger), die in palliativen Situationen durch ihre antientzündliche und kräftigende Wirkung die Lebensqualität verbessert und gut mit der Mistel zu kombinieren ist.

Thymus- und Milzextrakte Eiweiße aus der Thymusdrüse und der Milz steuern die Entwicklung und Ausreifung unserer Immunzellen. Durch die Krebserkrankung wird auch das Immunsystem angegriffen, durch die Behandlung kann es noch erschöpfter werden, sodass es in vielen Fällen sinnvoll ist, es mit Thymus- und Leber-Milz-Extrakten wieder anzuregen. Einige Studien zeigen, dass die weißen Blutkörperchen ansteigen, Chemo- und Strahlentherapie besser vertragen werden, und die Erholungszeit nach der Therapie verkürzt ist. Auch eine Lebenszeitverlängerung wurde bei einigen Tumoren beobachtet.

Begleitung der Chemotherapie

Ernährung Studien weisen darauf hin, dass es hilfreich sein könnte, während der Chemotherapie kurze Fastenperioden einzulegen. Es wird empfohlen, 36–48 Stunden vor und 24 Stunden nach der Chemo zu fasten oder wenigstens vegan und zuckerfrei zu essen. Die Begründung liegt darin, dass unsere gesunden Zellen Fasten gewöhnt sind und einfach ihren Zellstoffwechsel runterfahren. Die Krebszellen können das nicht und fressen gierig die Chemo in sich hinein, was sie letztlich umbringt.

Nahrungsergänzungen Mit Rechtsregulat Bio (Dr. Niedermeier) können Sie Ihren Organismus stabilisieren, Nebenwirkungen abmildern und die Wirksamkeit der Chemotherapie verbessern.

Vielen Patientinnen hilft gegen Übelkeit Ingwerwasser oder Ingwer-Extrakt-Kapseln (Dr. Wolz).

Mykotherapie s. o.

Apitherapie Honig, Propolis, Perga und Gelée Royale können sehr gut ergänzend zur Chemotherapie eingesetzt werden, da sie die gesunden Zellen stabilisieren, das Immunsystem stützen und antiviral und antientzündlich wirken.

Homöopathie Zur Abmilderung der toxischen Effekte nehmen Sie je 3 × täglich 1 Globuli Colchicum D4 und Vinca D4 oder 3 × täglich 5 Globuli Okoubaka D6.

Zusätzlich können Sie Ipecacuanha D12 einnehmen, wenn Kopfschmerzen hinzukommen, die durch Erbrechen nicht gelindert werden, und wenn Nahrung und ihr Geruch Ekel erzeugen. Nux vomica D12, wenn die Übelkeit durch Wärme oder Warmes abnimmt, besonders nach Kaffee, Alkohol oder Zigaretten auftritt. Tabacum D12 bei extremer Übelkeit, die von rasenden Kopfschmerzen begleitet wird und den Betroffenen geradezu lähmt. Kühle Luft sorgt meist für Linderung.

Infusionen Lassen Sie sich vor Beginn Infusionen mit Vitamin C und Selen machen.

Begleitung der Strahlentherapie

Zur Abmilderung der toxischen Effekte eignet sich die gleiche homöopathische Therapie, die auch die toxischen Effekte der Chemotherapie lindert. Ebenfalls angeraten sei die systemische Enzymtherapie (Seite 121).

Zum Schutz der Haut kann SOS Balsam (Eigenrezeptur Eisbär-Apotheke) verwendet werden. Der »SOS Balsam« enthält eine Mischung aus Pflanzen mit kortisonähnlichen Inhaltsstoffen: Ballonrebe, Bittersüß, Schachtelhalm, Hamamelis, Cystrose, Neembaum, Weidenrinde, Vitamine D und E, Unguentum Cordes, Propylenglykol. Dosierung: 2–3 × täglich auftragen.

Begleitung bei sonstigen Nebenwirkungen

Gegen Tumorschmerzen 3 × täglich 5–10 Sprühstöße Spenglersan Kolloid Om in Kombination mit Spenglersan K in die Ellenbeuge reiben. Hier besonders wichtig zu wissen, dass Cannabis-Extrakte und Methadon für viele Patienten besser verträglich sind als Morphium.

Wechseljahresbeschwerden bei Brustkrebs Nehmen Sie keine Hormone, sondern Präparate mit Traubensilberkerze oder Türkischer Rhabarberwurzel, verwenden Sie homöopathische Komplexmittel und sorgen Sie für Bewegung und physikalische Therapien. Probleme mit trockener Scheide (Seite 199) und Blasenbeschwerden (Seite 242) schlagen Sie bitte in den Spezialkapiteln nach.

Bei Lymphödem 6 Wochen lang 2 × täglich 200 µg Selen als Selenit, 2 Monate lang 2 × täglich 20 mg Zink; alternativ 1 Woche lang 4 × täglich 2 Kapseln Zink (hypo-A), dann weitere 2 Monate 3 × täglich 1 Kapsel; feuchtwarme Wickel mit Kanne Bio Brottrunk; systemische Enzymtherapie.

Nach Abschluss der Behandlung zur schnelleren Regeneration

Ist die konventionelle Therapie abgeschlossen, werden Sie in der Regel nach Hause geschickt und nur zu regelmäßigen Kontrollen einbestellt. Gut wäre es, wenn Sie sich spätestens jetzt einen Therapeuten suchen, der Ihnen bei der Lebensumstellung und der Bewältigung der schlimmen vergangenen Wochen hilft und Ihnen die Angst vor einem Wiederkehren des Krebses nehmen kann. In der Ganzheitsmedizin gibt es viele Methoden, die zum Teil auch in diesem Buch genannt werden, die an den möglichen Ursachen der Erkrankung ansetzen. Außerdem gibt es inzwischen Labormethoden, die dabei helfen, die Schwachstellen im Immunsystem des Körpers oder Mangelversorgungen festzustellen und zu behandeln, ehe eine neue Katastrophe eintritt. Leider sind dies oft keine Kassenleistungen, deshalb erkundigen Sie sich bei einer unabhängigen Organisation, z. B. der Gesellschaft für Biologische Krebsabwehr, ob und wann diese Untersuchungen sinnvoll sind.

Lassen Sie von einem Speziallabor den Glutathionspiegel messen und füllen Sie ihn auf mit S-Acetylglutathion (Eumetabol) nach Prof. Ohlenschläger (Viktoria Ap), anfangs am besten als Infusion. In schweren Fällen werden 1–2 g benötigt, um den Spiegel zu normalisieren, in leichten Fällen und zur Dauertherapie reichen meist 600–900 mg. Parallel zum Anstieg des Glutathionspiegels sinken die Tumormarker meist ab.

Wenn verträglich, sollten Sie schon während der Behandlungen mit dem Trinken von Kanne Bio Brottrunk beginnen, spätestens aber nach Abschluss der Therapien. Dadurch werden Gifte ausgeschwemmt, die Leber unterstützt und der Darm geheilt. Außerdem ist alles für Sie gut, was Sie unter Entgiftung (Seite 157) und gestörtes Immunsystem (Seite 154) finden. Es eignen sich z. B. die Apitherapie, die Mykotherapie, Pflanzenheilmittel (Roter Ginseng, CoD TM Tee) und Kolostrum.

Risiko minimieren

Es gibt gute Hinweise dafür, dass Sie mit Bewegung, Intervallfasten und genügend Schlaf Ihr Risiko für ein Wiederauftreten des Krebses deutlich reduzieren können. Versuchen Sie mindestens 3 × in der Woche 16 Stunden lang nichts zu essen. Schlafen Sie regelmäßig 8–9 Stunden. Machen Sie 3 × in der Woche 1 Stunde richtigen Sport (Sie sollten schon zum Schwitzen kommen).

Von den Kräutermixturen kommen eine ganze Reihe in Frage, die das Immunsystem stärken, Müdigkeit verringern, Gifte ausschleusen und die Leber stärken: Kräutermixtur 1 Andorn, Kräutermixtur 99 Artemisia, Kräutermixtur 110 Graviola, Kräutermixtur 50 Mumijo, Kräutermixtur 25a Leber, Kräutermixtur SP 95 Schisandra. Lassen Sie sich von Ihrem Therapeuten oder Apotheker beraten.

Generell gilt: 40 % aller Tumoren sind durch gesunde Lebensweise vermeidbar. Dieser Prozentsatz lässt sich wahrscheinlich für alle Tumoren verbessern durch ganzjährig optimale Vitamin-D-Werte! Chronische Entzündungen schwächen das Abwehrsystem und tragen zur Entstehung von bösartigen Tumoren bei. Häufig unterschätzt die chronische Parodontitis und Zahnstörfelder.

Zivilisationskrankheiten verhüten und lindern

Natürlich gibt es viele Krankheiten, die auf unserem ungesunden Lebensstil basieren. Aber es gibt auch sehr viele Möglichkeiten, etwas zu verändern und Beschwerden konkret zu begegnen.

Mit Altern verbinden wir Krankheiten, wie Herzinfarkt, Schlaganfall, Rheuma, Osteoporose, Zuckerkrankheit, Demenz und Krebs. Wir nennen sie auch Zivilisationskrankheiten, weil unser Lebensstil einen großen Anteil an ihrer Entstehung hat. Also können wir auch selbst eine Menge dagegen tun. Die schlechte Nachricht ist: Je früher Sie mit einem gesunden Lebensstil beginnen, desto effektiver. Die gute Nachricht ist: Es ist nie zu spät, seinen Lebensstil auf »gesund« umzustellen. Sie können nicht nur Lebensjahre gewinnen. Die geschenkten Jahre werden auch noch als angenehmer und lebenswerter empfunden.

Fünf Maßnahmen schieben chronische Leiden um 10 Jahre hinaus: nicht rauchen, normales Gewicht, Sport, wenig Alkohol und gesunde Ernährung – wer sich mit 50 Jahren daran hält, darf sich noch auf über 30 weitere Jahre ohne chronische Krankheiten und Krebs freuen. Bei ungesundem Lebensstil sind es 8–10 Jahre weniger.

Und wenn Sie meinen, »meine Berufstätigkeit ist schuld daran, dass ich nicht gesund leben kann«, dann kann ich Sie trösten: In einer kürzlich publizierten großen amerikanischen Übersichtsstudie wurden über 5000 Frauen von 1967–2003 verfolgt, also ab einem Alter zwischen 30–44 bis zu einem Alter zwischen 66–80. Es stellte sich heraus, dass die Frauen, die in ihrer Lebensmitte gearbeitet hatten, noch im Alter körperlich und seelisch signifikant gesünder waren und länger gelebt haben als die nicht berufstätigen Frauen. Dieser Unterschied war unabhängig von der sozialen Klasse, dem Einkommen und der (Un-)Zufriedenheit mit dem Job.

Übergewicht

Inzwischen ist Adipositas, im Deutschen auch Fettleibigkeit genannt, als chronische Erkrankung anerkannt, die langfristig behandelt werden muss. Zwei Drittel der

Männer (67 %) und die Hälfte der Frauen (53 %) in Deutschland sind übergewichtig. Ein Viertel der Erwachsenen (23 % der Männer und 24 % der Frauen) ist stark übergewichtig (adipös). Zusätzlich spielt allerdings auch der Bauchumfang eine wichtige Rolle, denn es ist bekannt, dass eine große Menge Bauchfett gefährlicher ist, als solches, das sich gleichmäßig am Körper verteilt.

Warum Übergewicht so gefährlich ist

Übergewicht erhöht das Risiko zahlreicher Beschwerden und ernster Erkrankungen, bis hin zum metabolischen Syndrom. Davon spricht der Arzt, wenn zu dem erhöhten Bauchumfang noch ein erhöhter Blutzucker, ein erhöhter Blutdruck und krankhafte Blutfettwerte kommen. Dadurch erhöht sich das Risiko für Herzerkrankungen und Schlaganfall. Aber auch Gelenkbeschwerden, Gicht, Atemnot oder das Schlafapnoe-Syndrom sind sehr beeinträchtigend. Weniger wird an folgende Aspekte gedacht: Das Operations-, Narkose- und Unfallrisiko wächst, man schwitzt viel schneller und mehr, was oft als unangenehm empfunden wird, mit sinkender Belastbarkeit sinkt auch die Lebensqualität. Außerdem weiß man heute, dass es sich bei Fettgewebe um ein aktives Organ handelt, das beispielsweise Fettgewebshormone und auch Östrogene produziert. Es greift also aktiv in den Stoffwechsel ein. Bei Frauen kann das zu Zyklusstörungen bis hin zur Unfruchtbarkeit führen. Das Risiko, dass sich ein hormonabhängiges Karzinom bildet, steigt bei beiden Geschlechtern.

Folgeerscheinung Gicht Mit der Nahrung nehmen wir Zellbausteine, sogenannte Purine auf. Werden diese abgebaut, entsteht Harnsäure, und die wird ausgeschieden. Ist der Purinstoffwechsel gestört, steigt der Harnsäurespiegel im Blut. Es lagern sich Harnsäurekristalle in den Gelenken ab. Das Ergebnis heißt Gicht. Übergewicht und die oben genannten Risiken erhöhen den Harnsäurewert und begünstigen damit die Entstehung von Gicht.

Das rät die Ärztin

Body-Mass-Index

Adipositas wird durch den BMI (Body-Mass-Index) definiert. Sie errechnen ihn Folgendermaßen: Körpergewicht in Kilogramm geteilt durch Körpergröße in Meter im Quadrat. Die Formel sieht folgendermaßen aus:

$$\text{BMI} = \frac{\text{Körpergewicht in Kilogramm}}{(\text{Körpergröße in Meter})^2}$$

Liegt der Wert über 25, haben Sie Übergewicht. Ab einem BMI von 30 haben Sie den ersten Grad der Adipositas erreicht und sollten damit unbedingt zum Arzt gehen!
Wenn Sie einen BMI zwischen 25 und 30 haben, messen Sie auf jeden Fall Ihren Taillenumfang. Liegt der bei Frauen bei 88 und mehr Zentimetern und bei Männern bei 102 und mehr Zentimetern, liegt eine sogenannte abdominale Adipositas mit erheblichen Gesundheitsrisiken vor.

Konventionelle Therapie

»Der muss eben abnehmen«, lautet der lapidare Rat jener, die Übergewicht nur als eine Folge mangelnder Disziplin verstehen. Aber es ist eine ernsthafte Erkrankung, selbst dann, wenn sie hausgemacht ist. Außerdem enthüllen neue Forschungsergebnisse, dass sich offenbar die Chance auf eine bleibende Gewichtsabnahme erhöhen lässt, wenn man seine Veranlagung für verschiedene Stoffwechselgene messen lassen und darauf die Diät abstimmen kann. Wenn der Hinweis auf eine Nahrungsmittelallergie besteht, kann dies zusätzlich untersucht und in die Beurteilung einbezogen werden. Grundsätzlich ist Adipositas eine Erkrankung, die therapiert werden muss, langfristig und auf fünf Säulen:

- Ernährungsumstellung
- Verhaltenstherapie
- Bewegung
- Medikamente bzw. Nahrungsergänzungen
- im Notfall die Operation

Einige Jahre, wenn nicht Jahrzehnte lang praktiziertes falsches Essverhalten ist nur schwer zu ändern. Es gehört zu den schwierigsten Aufgaben, zum Beispiel auf unkontrolliertes Naschen oder Snacks als Trost zu verzichten. Viele müssen auch ganz neu kochen lernen. Wichtig ist, dass man sich realistische Ziele steckt und weiß, dass das Gewicht trotz aller Mühen auch mal stagnieren oder sogar wieder etwas nach oben gehen kann. Mindestens ebenso wichtig ist eine ständige Motivation, denn abnehmen erfordert in der Tat eine erhebliche Disziplin über lange Zeit. Holen Sie sich Hilfe. Viele Therapeuten bieten ein ganzes Paket von individuellen Leistungen an. Es beginnt mit einer eingehenden Untersuchung und Labortests und geht über den individuellen Ernährungsplan, individuelle Nahrungsergänzungen, wie Orthomolekularia, wichtige Ballaststoffe, Enzyme und Probiotika bis hin zu Kochkursen und Bewegungsprogrammen. Das Ganze passiert oft in der Gruppe, denn der Austausch mit Leidensgenossinnen macht richtig Spaß und motiviert!

Kaufen Sie keinesfalls irgendwelche Präparate, die Ihnen einen schnellen und dauerhaften Gewichtsverlust versprechen. Wenn unterstützende Medikamente in Ihrem Fall sinnvoll sind, wird Ihr Arzt Ihnen diese verschreiben. Geeignet sind solche, die Nahrungsfette binden und gleich zur Ausscheidung führen. Neben der Bindung und Ausscheidung von Nahrungsfetten und Gallensäuren wirken die aufgequollenen Fasern sättigend, vermindern das Hungergefühl und regen die Darmperistaltik an. Wichtig ist, dass mindestens 2–3 Liter Flüssigkeit täglich getrunken werden.

In schweren Fällen, bei denen der BMI über 40 liegt und andere Therapien nicht fruchten, kann operativ geholfen werden. Gut bewährt hat sich das Magenband. Es verengt den Mageneingang derart, dass nur kleine Mengen gut gekauter Nahrung hindurch passen. Ganz wichtig ist, dass dies eine ergänzende Maßnahme ist, die Schulung, Bewegung und Ernährungsumstellung niemals ersetzen darf!

Alternative Therapie

Bei Übergewicht sollten Sie die folgenden Empfehlungen ausprobieren. Liegt schon Adipositas vor, können Sie sie auch zur Unterstützung einsetzen. Schaden werden sie auf keinen Fall.

Ernährung Die Kalorienmenge muss auf jeden Fall gedrosselt werden, bei gleichzeitiger Versorgung mit lebensnotwendigen Nährstoffen in ausreichender Menge. Noch streiten sich die Wissenschaftler, ob man mehr auf Kohlenhydrate (low-carb) oder mehr auf Fette (low-fat) verzichten soll (ausführlich im Kap. »Ernährung«, Seite 38). Die Reduktion der Kohlenhydrate hat den Vorteil, dass weniger Insulin ausgeschüttet werden muss, was die Bauchspeicheldrüse schont und einer Zuckerkrankheit vorbeugt. Weniger Fettaufnahme ist sinnvoll, wenn sowieso schon eine Fettstoffwechselstörung besteht. Übertreiben Sie es aber bitte nicht, der Körper braucht die guten Fette aus Oliven, Leinsamen, Nüssen u. a. für die wichtigen Gehirnzellen. Da in den meisten Sünden, wie Pommes, Chips oder Kuchen sowieso beides enthalten ist, verzichten Sie darauf auf jeden Fall und essen lieber nicht zu süßes Obst sowie reichlich Gemüse und Salat. Am besten stellen Sie konsequent auf ökologische Frischkost um. Einigkeit herrscht darüber, dass die Eiweißzufuhr erhöht werden muss. Sonst greift der Körper auf wertvolles Muskeleiweiß zurück, das dann bei erneuter Gewichtszunahme nicht automatisch als Muskel ersetzt wird, sondern als Fett. Durch den Jo-Jo-Effekt werden Sie also nicht nur schwerer, sondern auch fetter! Mindestens 1 g Eiweiß pro Kilogramm Körpergewicht sollten es sein, bei älteren Menschen sogar 1,2 g.

Haben Sie schon verschiedene Diäten hinter sich, dann ist davon auszugehen, dass es Ihrem Stoffwechsel an wichtigen Mikronährstoffen fehlt. Der Heißhunger stellt sich dann automatisch ein, weil der Körper unter einem Mangel leidet, den Sie aber mit den falschen Nahrungsmitteln befriedigen.

Ähnliches passiert bei Nahrungsmittelallergien, bzw. Unverträglichkeiten von Nahrungszusatzstoffen. Machen Sie dann einen Check, der Ihre Bedürfnisse aufdeckt, sodass eine individuelle Nahrungsergänzung zusammengestellt werden kann. Finger weg von der Nulldiät! Ihr Stoffwechsel schaltet nur auf Sparbetrieb um und verbrennt gar nichts mehr. Geben Sie ihm im Gegenteil immer gut zu tun, indem Sie ihm viele Ballaststoffe aus Gemüse und Getreide anbieten.

Nahrungsergänzungen Entsäuern Sie mit Kanne Bio Brottrunk und sorgen Sie durch die zusätzlichen Enzymfermente für Ballaststoffe, die die natürliche Darmflora unterstützen.

Symbio Intest (Symbiopharm) enthält resistente Stärke Typ 3 und das Vitamin Biotin. Resistente Stärke kann von unseren Verdauungsenzymen nicht abgebaut werden und gelangt unverändert in den Dickdarm. Dort zerlegen einige Bakterien sie in kleinere Bestandteile, die für eine gesunde Darmschleimhaut unerlässlich sind. Besonders die Buttersäure ist dabei von Bedeutung. Der Stoffwechsel der Darmschleimhaut und das Wachstum der Blutgefäße in der Darmwand sind auf die Buttersäure der Bakterien angewiesen. Deshalb sollte der Buttersäurespiegel im Darm ausreichend hoch sein. Denn eine gut genährte Darmschleimhaut kann ihrer Barrierefunktion nachkommen und Giftstoffe, Krankheitserreger und auch die natürliche Darmflora daran hindern, in das Gewebe einzudringen. Sinkt der Buttersäurespiegel ab, bilden sich die Darmzotten zurück und die Darmschleimhaut kann sich krankhaft verändern.

Je besser die Darmbakterien arbeiten, desto weniger wird die Leber mit gefährlichen Abbauprodukten belastet. Das reduziert Müdigkeit und Energiemangel.

Probiocolon (Dr. Wolz) enthält eine sinnvolle Kombination aus speziellen Milchsäurebakterien in hoher Dosierung und den drei löslichen Ballaststoffen Inulin aus Chicorée, Glucomannan aus der Konjakwurzel und den Fasern aus der Akazie. Außerdem natürlich gewonnenes und gut bioverfügbares Cholin zur Förderung des Fettstoffwechsels und der Unterstützung der Funktion der Leber sowie Vitamin B_6 für den Energiestoffwechsel und zur Regulierung der Hormone.

Regulatpro Metabolic (Dr. Niedermaier) reguliert den Fettstoffwechsel. Durch mehr Zellenergie werden Fettdepots (auch das Viszeralfett!) abgeschmolzen.

Phytotherapie Mit einer Kräuterkur helfen Sie dem Leberstoffwechsel auf die Sprünge und vermindern den Appetit:

Kräutermixtur 1 Andorn (NEM Eisbär-Apotheke):
Inhalt: Andorn, Schachtelhalm, Tormentill Chinarinde. Wirkt entgiftend, ausleitend, unterstützt die Leber. Patienten mit Heißhunger auf süß profitieren von den Bitterstoffen, die diesen, 15–20 Minuten vor dem Essen gegeben, komplett reduzieren. Dosierung: 3 × täglich 20 Tropfen.

Kräutermixtur 25 a Leber (Eigenrezeptur Eisbär-Apotheke):
Inhalt: Enzian, Tausendgüldenkraut, Löwenzahn, Angelicasamen, Artischocke, Mariendistel, Boldoblätter, Quecke, Lapacho. Die Mischung normalisiert den Cholesterinspiegel, regt den Gallefluss und die Bauchspeicheldrüse an, schützt und regeneriert die Leberzellen. Dosierung: mehrmals täglich einen Teelöffel bis Esslöffel der Tinktur auf ein Glas warmes Wasser und das Leber-Elixier morgens, mittags und abends eine halbe Stunde vor dem Essen auf nüchternen Magen trinken. So wird die Verdauung optimal in Schwung gebracht. Achtung: Schmeckt bitter!
Die Leber-Pflege-Kur funktioniert auch perfekt ohne Fasten als sogenannte Schaukeltherapie: Diese Tinktur wirkt besonders gut, wenn sie regelmäßig über 2–3 Wochen, getrunken wird, um einen Impuls zu setzen.

Kräutermixtur 111 Figurfit (Eigenrezeptur Eisbär-Apotheke):
Inhalt: Maca, Acaibeere, Gotu Cola, Brennnessel, Schachtelhalm, Artischocke, Mate, Grünen Tee, Ashwaganda, Corcilla Cambodja, Mysobalan. Ashwaganda als Königin der Bitterkeit vertreibt den Heißhunger auf Süß! Die Antioxidanzien aus Akai, Winterkirsche, Maca, Myrobalan fangen die entstehenden freien Radikale ein, stabilisieren die Zellen und das Endokrinum und stabilisieren das Immunsystem, verhindern den Angriff auf Zellwände und reduzieren die Bildung von o-LDL. Eignet sich auch im Frühjahr zum Ankurbeln des Stoffwechsels nach dem Winterschlaf und für die Regulation des Cholesterins! Dosierung: 2–3 × täglich 30 Tropfen.

Kräutermixtur 112 Carallumna und Griffonia Tinktur ohne Alkohol (Eigenrezeptur Eisbär-Apotheke):
Carallumna hat hungerstillende und ausdauersteigernde Eigenschaften, hemmt den Fettaufbau. Griffonia ist reich an 5-HTP (5-Hydroxytryptophan), einem Molekül, das die Grundlage für das Hormon Serotonin bildet, welches Stress, Appetit und Schlaf reguliert. Entsprechend wirkt die Pflanze als Antidepressivum, Migränemittel und sättigend. Außerdem verlängert sie die Tiefschlafphasen und lindert fibromyalgiebe-

dingte Schmerzen. Dosierung: morgens und 30 Minuten vor dem Essen 1TL bis 1 EL.

Homöopathie Fucus-Gastreu R59 Tropfen (Dr. Reckeweg) sind ein zugelassenes Arzneimittel zur unterstützenden Behandlung bei nicht krankheitsbedingtem Übergewicht. Die Tropfen enthalten einen homöopathisch aufbereiteten Meeresalgenextrakt, Fucus vesiculosus D2. Sie sind gut verträglich, wirken außerdem verdauungsfördernd, antikarminativ, verbessern eine Obstipationsneigung und regen den Stoffwechsel an. Durch das Algenjod stimulieren sie die Schilddrüse. Dosierung: beginnend mit bis zu 6 × täglich 5 Tropfen; die Dosis wird nach Besserung schrittweise reduziert. Achtung: Nicht für Patientinnen mit Jodüberempfindlichkeit, bekannter Hyperthyreose und Patientinnen, die jodhaltige Präparate aufgrund von bestimmten Schilddrüsenerkrankungen nicht einnehmen dürfen.

Äußerlich Adipositas ist ganz klar eine Bewegungsmangelerkrankung. Darum geht es nicht nur um das Senken der Energiezufuhr, sondern gleichzeitig um die Erhöhung des Energieverbrauchs! Kombinieren Sie Ausdauer- mit Muskeltraining. Mehr Muskeln = Verbesserung des Stoffwechsels und mehr Fettverbrennung selbst im Ruhezustand! Dreißig Minuten sollten Sie mindestens 3 × in der Woche Sport treiben. Ideal sind Nordic Walking und Schwimmen bzw. Wassergymnastik, weil dabei die Gelenke geschont werden.

Noch drei Tipps zum »Abnehmen im Schlaf«:

- Essen Sie abends eiweißreiche Kost, damit das Wachstumshormon STH ausgeschüttet wird und in der Nacht mehr Fett verbrannt werden kann. Besonders die Aminosäure Arginin ist wichtig. Reduzieren Sie zusätzlich die Kohlenhydrate und trinken Sie keinen Alkohol.
- Sorgen Sie für ausreichend Schlaf und gehen Sie vor Mitternacht ins Bett.
- Das Schlafzimmer sollte kühl gehalten werden. Lassen Sie genug Sauerstoff rein, damit der Stoffwechsel aktiv bleibt.

Fettstoffwechselstörungen

Beim Stichwort Blutfette fällt den meisten sofort Cholesterin ein. Das ist ein wichtiger Bestandteil unserer Zellmembranen, außerdem ein Grundbaustein für viele lebenswichtige Hormone und wichtig für den Energiestoffwechsel. Man unterscheidet LDL, HDL und VLDL-Cholesterin (High oder entsprechend Very Low Density Lipoprotein). LDL-Cholesterin transportiert das Cholesterin von der Leber in die Gefäße. Dort wird es abgelagert und führt zur Arteriosklerose. HDL-Cholesterin transportiert das Cholesterin dagegen von den Gefäßen in die Leber. Da ein hoher HDL-Spiegel mit einem verminderten Arteriosklerose-Risiko verbunden ist, spricht man auch vom guten Fett. Risikofaktoren verraten sich durch hohe LDL-Werte, das Lipoprotein a, das bei 20% unserer Bevölkerung erhöht ist, und das Homocystein (s. u.). Häufigste Ursache für einen gestörten Fettstoffwechsel sind Übergewicht bzw. Adipositas und Bewegungsmangel.

Bei Patienten mit hohen Triglyzeridwerten gewinnt der Parameter Non-HDL-Cholesterin (Non-HDL-C) zunehmende Beachtung. Patienten mit metabolisch bedingter Fettstörung (z. B. Diabetes mellitus, metabolisches Syndrom oder zentrale Fettleibigkeit) weisen oft erhöhte Triglycerid-, niedrige

HDL-Cholesterin- und relativ normale LDL-Cholesterin-Werte auf. Diese Patienten haben aber oft stark erhöhte VLDL- und IDL-(intermediate density)Lipoproteine, sowie kleine dichte LDL-Partikel. Das Gefäßrisiko wird deshalb bei alleiniger Betrachtung des LDL-Cholesterin-Wertes unterschätzt. Die Non-HDL-Cholesterin-Werte ergeben sich durch Subtraktion des HDL-Cholesterin-Wertes vom Gesamt-Cholesterin und liefern bei einer ausgeprägten Hypertriglyceridämie eine bessere Risikoeinschätzung als das LDL-Cholesterin.

Konventionelle Therapie

Zunächst muss bei Ernährung und Bewegung angesetzt werden. Medikamente sollen das LDL-Cholesterin senken und die HDL-Werte erhöhen. Das leisten Statine (z. B. Simvastatin, Pravastatin, Lovastatin oder Fluvastatin). Aber Vorsicht: Dadurch wird auch die Produktion des körpereigenen Q_{10} (auch Ubichinon) gehemmt, das ein wichtiger Energielieferant des Herzens ist. Q_{10} sollte deshalb immer die Statintherapie ergänzen. Auch Muskelschmerzen, die unter der Statintherapie gefürchtet sind, bessern sich durch die Gabe von 100–200 mg Q_{10} als Ubiquinol (Heidelberger Chlorella).

Alternative Therapie

Ernährung Da Übergewicht Risikofaktor Nummer 1 bei den Fettstoffwechselstörungen ist, muss dies zunächst abgebaut werden. Selbst bei einer fettarmen Diät brauchen Sie gute Fette, am besten in Form von Oliven- und Leinöl, sowie zwei großen Fischportionen pro Woche. Übrigens: Die Blutfette steigen nicht etwa nur durch das Essen von fettigen Speisen, entscheidender ist der Zucker. Halbieren Sie Ihren Zuckerkonsum, sinken die Blutfette deutlich ab, auch ohne Gewichtsverlust.

Viele Ballaststoffe haben eine nachweislich cholesterinsenkende Wirkung. Das sind vor allem diejenigen, die besonders stark quellen. Sie erhöhen das Stuhlvolumen so, dass der Stuhl schneller ausgeschieden wird, der Speisebrei also nicht so lange im Darm bleibt und Cholesterin nicht in großer Menge durch die Darmwand ins Blut gelangen kann. Sehr zu empfehlen sind Flohsamenschalen, Leinsamen, Pektin, Haferkleie und Guarkernmehl.

Nahrungsergänzungen Statt des frischen Fisches können Sie Fischölkapseln nehmen, z. B. Lachsöl (hypo-A) oder DHA+EPA-Konzentrat (HDLC), vegan, schadstoffkontrolliert. Dosierung: 4–6 Kapseln täglich oder hoch konzentriert Omega-3-Öl (Norsan). Bei erhöhten Triglyzeridwerten sollen täglich 2–4 g Omega-3-FS das erhöhte kardiovaskuläre Risiko reduzieren.

Pangea (Köhler) enthält eine Kombination der Extrakte aus Löwenzahn, Curcuma longa, Bittermelonen, Artischocken, schwarzem Pfeffer sowie den Mikronährstoffen Cholin, Vitamin B_6 und Vitamin B_2. Dadurch werden die Leberfunktion und ein normaler Fettstoffwechsel unterstützt. Dosierung: 2 × täglich 1 Kapsel mit ausreichend Flüssigkeit.

SymbioLact Cholesterin Control ist ein diätetisches Lebensmittel zum Diätmanagement bei erhöhten Cholesterinwerten. Es enthält patentierte Stämme der Milchsäurebakterien Lactobacillus plantarum, die in klinischen Studien ihre Wirksamkeit belegt haben: Durch die regelmäßige Gabe von Lactobacillus plantarum zirkuliert weniger Cholesterin im Körper – vor allem weniger gefäßschädigendes LDL-Cholesterin. Das entlastet Herz und Gefäße. Dosierung: 1 × täglich 1 Kapsel zu einer Mahlzeit.

Phytotherapie Einige sekundäre Pflanzenstoffe greifen positiv in den Fettstoffwechsel ein. Das sind Saponine aus Hülsenfrüchten, dem Cholesterin ähnelnde Phytosterine und Schwefelverbindungen, sogenannte Sulfide, die in frischem Knoblauch und in Zwiebeln enthalten sind, sowie Tocotrienole, die in Hafer-, Roggen- und Gerstensamen vorkommen. Übrigens: Auch der Wirkstoff Pterostilben, der in Weintrauben und reichlich in Heidelbeeren enthalten ist, senkt nachweislich Cholesterin, noch ist allerdings nicht klar, in welcher Verzehrmenge.

Roter Reis genauso effektiv wie Statine: Beim Roten Reis handelt es sich um gekochten weißen Reis, der mit dem Schimmelpilz Monascus purpureus fermentiert wird. Beim Fermentationsprozess mit dem Schimmelpilz bildet sich Monacolin K. Diese Substanz behindert die körpereigene Cholesterinproduktion ganz ähnlich wie Statine – ohne aber mit deren Nebenwirkungen behaftet zu sein. Aber nicht nur die Cholesterinwerte sinken, in Studien konnte auch gezeigt werden, dass Herzinfarkte oder Todesfälle innerhalb von 5 Jahren in 30 % weniger auftraten. Wegen seiner starken Wirksamkeit sollte Roter Reis nicht zusammen mit Statinen, Fibraten oder Nikotinsäure eingenommen werden. Auch andere Medikamente wie z. B. Cumarine, Amiodaron, Verapamil, bestimmte Antibiotika und Antimykotika sowie HIV-Proteasehemmer sollten nicht gleichzeitig genommen werden. Eine wirksame Dosis liegt bei 10 mg Monacolin K pro Tag.

Kräutermixtur 25a Leber, Tropfen zum Einnehmen (Eigenrezeptur Eisbär-Apotheke): Inhalt: Enzian, Tausendgüldenkraut, Schmalblättriges Weidenröschen, Angelica, Mariendistel, Boldo, Queckenwurzel, Lapacho, Cichorie in Alkohol 40 %. Dosierung: 3 × täglich 10–15 Tropfen.

Mykotherapie Shiitake und Maitake morgens und mittags je 2 Kapseln mit viel Wasser.

Äußerlich Sport senkt das LDL- und vermehrt das HDL-Cholesterin, wenn er mindestens 3 × pro Woche für je 30 Minuten betrieben wird. Ideal sind Nordic Walking, Wandern, Radfahren und Schwimmen. Tägliche Leberwickel mit Kanne Bio Brottrunk, den Sie natürlich auch gern trinken können, regen die Leber an.

Hoher Blutdruck

Der Bluthochdruck (arterielle Hypertonie) wird oft erst spät erkannt und stellt eine der Hauptursachen für Herz-Kreislauf-Erkrankungen und andere Organschäden dar. Daher sollte er dringend frühzeitig behandelt werden. Ab 140/90 mmHg liegt Hochdruck vor, im Alter von ca. 60 Jahren spricht man erst ab einem systolischen Druck von 150 mmHg von Bluthochdruck.

Das Fatale: Die Betroffene merkt zunächst nichts davon. Es ist sogar gut möglich, dass sie sich besonders wohl und fit fühlt. Jeder dritte bis jeder zweite Erwachsene sind betroffen.

Ursachen

Zum Teil liegt eine Veranlagung vor. Wie wir heute wissen, muss diese nicht in veränderten Chromosomen bestehen, sondern viel häufiger handelt es sich um epigenetische

Einmal messen reicht nicht

Bevor von Bluthochdruck die Rede ist, muss der Wert von 140/90 mmHg mehrfach gemessen worden sein. In einigen Fällen kann es sinnvoll sein, eine Langzeitmessung vorzunehmen, bei der die Manschette 24 Stunden am Arm bleibt. Das schließt Schwankungen und falsche Rückschlüsse aus und gibt Hinweise, ob Bewegung oder Ruhe Einfluss haben.

So messen Sie richtig: Entspannt hinsetzen und 5 Minuten zur Ruhe kommen, den Arm locker und ohne einschnürende Ärmel auf ein Kissen auf die Tischplatte legen, sodass die Stelle, an der Sie den Blutdruck messen, auf Herzhöhe liegt. Am bequemsten messen Sie mit automatischen Manschetten am Handgelenk.

Veränderungen, die schon im Mutterleib das lebenslange Schicksal des Menschen bestimmen. In 10–20% der Fälle sind Erkrankungen (vor allem Übergewicht, Nierenerkrankungen, Schilddrüsenstörungen, Bewegungsmangel, hoher Salzkonsum, hoher Alkoholkonsum, Stress, Rauchen) oder Medikamente schuld. Mit zunehmendem Alter werden die Gefäße starrer und enger, sodass unser intelligenter Körper den Blutdruck erhöht, damit alle Organe ausreichend mit Blut und Sauerstoff versorgt werden können. Neben erhöhten Blutfetten spielt noch ein anderer Stoff, die Aminosäure Homocystein, eine Rolle, die das Gefäßendothel schädigen kann, wenn zu viel davon in unserem Blut schwimmt. Neben angeborenen Störungen des Homocystein-Stoffwechsels sind in der Regel Lebensstil- und Ernährungsfaktoren schuld mit einem Mangel an Folsäure und Vitamin B_{12}.

Symptome

Wenn sich Krankheitszeichen zeigen, dann handelt es sich bereits um Warnsignale geschädigter Organe. Das kann sein: Kopfschmerz, Schwindel und Sehstörungen, Nasenbluten oder auch Schmerzen in der Brust und Kurzatmigkeit. Neben dem Blutdruckmessen müssen Blut- und Urinuntersuchungen folgen, wenn erst der Verdacht einer Hypertonie besteht.

Konventionelle Therapie

Liegen weitere Risikofaktoren im Bereich des Herz-Kreislauf-Systems oder Organschäden vor, oder handelt es sich um den höchsten Schweregrad mit einem Blutdruck von 180/100 mmHg, kommen Arzneimittel zum Einsatz. Mit einem ist es in den seltensten Fällen getan. Der Blutdruck wird von zu viel verschiedenen Botenstoffen und Enzymen reguliert. Darum müssen meist auch bis zu drei Medikamente verabreicht werden, die sozusagen an allen nötigen Stellen eingreifen. Machen Sie sich darauf gefasst, dass es Ihnen mit Beginn der Einnahme nicht gleich besser, oft sogar erst schlechter geht. Das hängt damit zusammen, dass der Organismus sich auf den niedrigeren Blutdruck einstellen muss. Setzen Sie keinesfalls eigenmächtig die Tabletten ab, sondern sprechen Sie über etwaige Nebenwirkungen mit Ihrem Arzt.

Alternative Therapie

Ernährung Versuchen Sie, wenn Sie zu viel auf den Rippen haben, langfristig auf einen BMI (Seite 336) im Normbereich zu kommen. Schon 10 kg Gewichtsverlust können den systolischen Wert um 5 oder bis zu 20 mmHg senken. Die Reduktion des Kochsalzkonsums gilt heute nur noch für ganz spezielle Hypertonieformen. Auf jeden Fall sollten Sie aber gutes Salz benutzen, z. B. Kristallsalz, Meersalz, Himalajasalz, da neben Natrium weitere Mineralstoffe enthalten sind. Oder das Blutdrucksalz von Dr. Jacobs, das viel Kalium enthält. Nehmen Sie reichlich Kalium, den Gegenspieler von Kochsalz. Es ist vor allem in pflanzlicher Nahrung enthalten, weshalb viel frisches Obst und Gemüse empfohlen wird. Tierische Fette und Zucker lassen die Werte steigen. Das gilt auch für Alkohol!

Nahrungsergänzungen Kanne Bio Brottrunk mit reichlich guten Mineralstoffen können Sie ohne Mengenbeschränkung trinken. B-Vitamine und Mineralstoffe sind sinnvoll.

Mit Dr. Jacobs Blutdrucktabletten nehmen Sie die Menge an Kalium auf, die in der typischen deutschen Ernährung fehlt. Außerdem enthalten: Magnesiumcitrat, natürliches Vitamin C aus Acerolaextrakt, Vitamin B_{12} (als Methylcobalamin) und B_1 sowie L-Arginin pflanzlichen Ursprungs. Diese Zusammenstellung orientiert sich an einer pflanzenbetonten Ernährungsweise. Auch Dr. Jacobs Granatapfel-Elixier und Dr. Jacobs Granatapfel-Elixier mediterran enthalten viel Kalium für Ihren Blutdruck und sind prall gefüllt mit bioaktiven, lebendfermentierten Granatapfel-Polyphenolen und in mediterran zusätzlich ein patentiertes Tomatenextrakt, das die gesunde Durchblutung unterstützt.

Phytotherapie Kräutermixtur 11a Berberitze, Destillat als Spray (Eigenrezeptur Eisbär-Apotheke):
Inhalt: Schafgarbe, Berberitze, Hagebuttenschale, Zinnkraut, Eisenkraut. Dosierung 3 × täglich 10–20 Tropfen.
Die Mixtur kann auch ideal mit schulmedizinischen Präparaten kombiniert werden.

Mykotherapie Je nach Schweregrad und Ursache der Hypertonie kommen Maitake (morgens und mittags je 2 Kapseln) Auricularia (morgens und mittags 1 Kapsel) und Polyporus (morgens und mittags 1 Kapsel) in Frage.

Homöopathie Rauwolsan Komplex Pflüger enthält homöopathisch aufbereitete Pflanzen (u. a. Mistelkraut, Crataegus, Rauwolfia) und Mineralstoffkomplexe, die bei Arterienverkalkung und hohem Blutdruck eingesetzt werden. Dosierung: bei akuten Zuständen alle halbe bis ganze Stunde, höchstens 6 × täglich je 5 Tropfen. Bei chronischen Verlaufsformen 1–3 × täglich je 5 Tropfen einnehmen. Bei Besserung der Beschwerden ist die Häufigkeit der Anwendung zu reduzieren.

Äußerlich Da Bewegung den Blutdruck nicht erhöht, sondern reguliert, ist sie auch hier zu empfehlen. Sprechen Sie das Pensum mit

Rauchen reduzieren

Rauchen treibt den Blutdruck in die Höhe. Wenn Sie nicht komplett verzichten können, reduzieren Sie zumindest drastisch. Lernen Sie, Ihren Kreislauf mit Entspannungstechniken in den Ruhezustand zu zwingen.

Ihrem Arzt ab, der Ihnen eventuell zur Blutdruckmessung während des Sports rät.

Sonstiges In vielen Fällen kann die Traditionelle Chinesische Medizin helfen.

Niedriger Blutdruck

Der Fachausdruck für einen krankhaft niedrigen Blutdruck lautet Hypotonie.

Wann gilt der Blutdruck als zu niedrig? Die WHO hat für Frauen einen Wert von 100/60 und für Männer 110/70 mmHg festgelegt. Frauen sind viermal häufiger als Männer von zu niedrigem Blutdruck betroffen. Tatsächlich ist der niedrige Druck alleine nicht bedrohlich, er schützt sogar vor Herz-Kreislauf-Erkrankungen. Ein Grund zur Freude ist er aber auch nicht, denn er führt zu dauernder Müdigkeit, Konzentrationsstörungen und Schwindelanfällen. Man geht sogar davon aus, dass durch die schlechtere Durchblutung des Gehirns die geistige Leistungsfähigkeit und die Reaktionsfähigkeit herabgesetzt sind, was unter anderem das Unfallrisiko ein wenig erhöht.

Ursachen

Meist liegt eine angeborene, auch primäre oder essenzielle Hypotonie vor. Es kann sich aber auch um eine sekundäre Hypotonie handeln, die von bestimmten Medikamenten oder Erkrankungen verursacht wird. Eine Unterfunktion der Schilddrüse, der Nebennierenrinde oder der Hirnanhangsdrüse kann ebenso Auslöser sein wie eine Herzschwäche oder auch ein Herzklappenfehler.

Der »normale« Blutdruck

Der Blutdruck wird mit zwei Werten angegeben. Als normal gilt 120 zu 80 mmHg. Die Einheit bedeutet »Millimeter Quecksilbersäule« und geht auf frühere Messmethoden zurück. Der erste Wert ist der systolische, gewissermaßen der aktive Wert, der gemessen wird, während das Herz Blut in den Kreislauf pumpt. Der niedrigere zweite Wert ist der diastolische, der während der Ruhephase gemessen wird.

Sonderfall orthostatische Hypotonie

Viele kennen das: Man bückt sich und muss sich schnell irgendwo festhalten, weil es schwarz vor Augen wird. Dieses Phänomen heißt orthostatische Hypotonie und entsteht, weil das Blut beim Aufstehen oder Aufrichten in den unteren Teil des Körpers sackt. Das Gehirn wird nicht versorgt, was Sehstörungen und Schwindel bis hin zur Ohnmacht zur Folge haben kann. Es kann im Rahmen einer sekundären Hypotonie auftreten, mit Schädigungen des Nervensystems oder der Beinvenen zu tun haben.

Konventionelle Therapie

In Deutschland sollen jährlich über eine Milliarde Euro für blutdrucksteigernde Mittel ausgegeben werden. Dabei sollten nur in schweren Fällen und dann nur möglichst kurzzeitig Medikamente gegeben werden. Liegt eine organische Ursache vor, muss selbstverständlich die therapiert werden.

Das rät die Ärztin

Grund abklären

Lassen Sie unbedingt abklären, dass kein körperliches Leiden Grund für einen niedrigen Blutdruck ist. Steht das fest, können Sie beruhigt sämtliche Möglichkeiten nutzen, die Ihre Lebensqualität trotz Hypotonie deutlich steigern.

Alternative Therapie

Ernährung Viel trinken, denn viel Flüssigkeit erhöht den Blutdruck. Kaffee, schwarzer Tee, Energydrinks oder Sekt wirken leider nur kurz Je mehr man davon konsumiert, desto weniger reagieren die Rezeptoren noch. Sie müssen die Mengen ständig steigern, der Blutdruck stürzt danach immer schneller und tiefer. Probieren Sie mal ein Glas Wasser mit Kochsalz. Hilft das, wissen Sie, dass Ihnen Salz fehlt.

Nahrungsergänzungen Anfangs 3 × täglich 2 Tabletten, nach Besserung 3 × täglich 1 Tablette Trophicard (Köhler) mit Kalium und Magnesium in organischer, gut verwertbarer Form.

Phytotherapie Kräutermixtur 5a Energy fit (Phyto-Red Bull) Elixier zum Einnehmen (Eigenrezeptur Eisbär-Apotheke): Inhalt: Guarana, Aronia, Schisandra, Taigawurzel, Rosenwurz, Gymnostemma. Dosierung: bei Bedarf 1 EL erhöht den Blutdruck, die Konzentration und die Aufmerksamkeit.

Homöopathie Hypotonie-Gastreu R44 Tropfen (Dr. Reckeweg) enthalten die Wirkstoffe Crataegus D1, Laurocerasus D3, Oleander D3 und Spartium scoparium D2. Sie lindern die typischen Beschwerden, die mit einem erniedrigten Blutdruck einhergehen und stabilisieren den Blutdruck. Dosierung für Erwachsene und Jugendliche ab zwölf Jahren: Bei akuten Zuständen alle halbe bis ganze Stunde, höchstens 6 × täglich je 5 Tropfen einnehmen. Bei chronischen Verlaufsformen 1–3 × täglich 5 Tropfen. Bei Besserung der Beschwerden ist die Häufigkeit der Anwendung zu reduzieren.

Wibophorin H (Pflüger) enthält die Kombination von zwei Heilpflanzenauszügen – Crataegus (Weißdorn als Urintinktur) und Lobelia inflata dil. D4 (aufgeblasene Lobelie). Es hat sich bei Herzschwäche und Schwindel aufgrund von Blutdruckschwäche bewährt. Dosierung: bei akuten Zuständen alle halbe bis ganze Stunde, höchstens 6 × täglich, je 5 Tropfen einnehmen. Eine über eine Woche hinausgehende Anwendung sollte nur nach Rücksprache mit einem homöopathisch erfahrenen Therapeuten erfolgen. Bei chronischen Verlaufsformen 1–3 × täglich je 5 Tropfen einnehmen. Bei Besserung der Beschwerden ist die Häufigkeit der Anwendung zu reduzieren.

Bach-Blüten-Therapie Im Akutfall Rescue-Tropfen probieren.

Äußerlich Sport mit mittlerer Belastung, bei dem möglichst viele Muskelgruppen aktiviert werden, ist gut, z. B. Nordic Walking. Durch den Wasserdruck beim Schwimmen entsteht zusätzliches Gefäßtraining. Ähnliches gilt für das Radfahren, bei dem die Muskelpumpe in den Waden aktiviert wird. Auch morgendliches Wechselduschen und kalte Gesichtsgüsse nach dem Aufstehen helfen. Wenn es sehr schlimm ist, hinsetzen oder besser hinlegen, Beine hoch, Kopf tief und Kleidung lockern.

Koronare Herzerkrankung

Ablagerungen von Blutfetten und weißen Blutkörperchen in den Gefäßen führen logischerweise zu einer Verengung der Gefäße. Sind die Herzkranzgefäße betroffen, spricht man von einer koronaren Herzerkrankung.

In den Industrieländern ist die koronare Herzerkrankung die häufigste Todesursache, in Deutschland stirbt knapp jeder Zweite daran. Die Häufigkeit steigt ab dem 60. Lebensjahr, bei Frauen nach der Menopause.

Ursachen und Symptome

Zum Teil spielt die erbliche Veranlagung eine Rolle. Wer weiß, dass in der Familie frühe Herzinfarkte vorgekommen sind, angeborene Gerinnungs- oder Fettstoffwechselstörungen hat, sollte seine Gefäße regelmäßig kontrollieren lassen. Auch Diabetiker tragen ein höheres Risiko. Meistens sind die Ursachen jedoch hausgemacht: zu wenig Bewegung, zu hohe Blutfette, Übergewicht und Stress. Bei Rauchern lagern sich zusätzlich Teerbestandteile und andere Giftstoffe in den Gefäßen an, das erhöht das Risiko um das Doppelte bis Dreifache. Allerdings schadet nach einer englischen Studie negativer Stress dem Herzen mehr als Rauchen und hohes Cholesterin zusammen!

Das typische Symptom ist die sogenannte Angina pectoris. Darunter versteht man das Gefühl der Brustenge. Der Betroffene hat den Eindruck, nicht genug Luft zu bekommen. Meist wird das von Schweißausbrüchen, Angstzuständen und vor allem Schmerzen begleitet, die bis in den Rücken, die Arme oder in den Kiefer abstrahlen können. Das geschieht anfangs nur bei körperlicher Anstrengung oder großer seelischer Belastung, wenn das Herz mehr leisten muss. Es wird dann nicht mit genug Sauer- und Nährstoff versorgt. Auf diese Notlage reagiert es mit den Schmerzen. Im fortgeschrittenen Stadium kann die Angina pectoris schon im Ruhezustand auftreten. Nimmt man bei einem Anfall Nitroglycerinspray oder Kapseln, die zerbissen werden müssen, verschwinden die Symptome innerhalb von ca. fünf Minuten.

Übrigens: Bakterien, die eine Zahnfleischentzündung auslösen – nach dem 35. Lebensjahr die Hauptursache für Zahnverlust – sind auch verantwortlich für entzündliche Gefäßverkalkungen. Regelmäßig zum Zahnarzt gehen und die Zähne pflegen, ist also aktiver Gefäßschutz.

> **Das rät die Ärztin**
>
> **Beobachten und schnell handeln**
>
> Tritt erstmals ein ungewohnter Druck oder Schmerz in der Brust auf, sollten Sie dies unbedingt untersuchen lassen, um einem Infarkt vorzubeugen. Schlägt das Nitroglyzerin bei bekannter Gefäßerkrankung nicht an, ist sofort ein Arzt zu rufen. Durch die Unterversorgung mit Sauerstoff sterben Herzmuskelzellen ab. Schnelles Handeln soll den Verlust so gering wie möglich halten.

Das Kalzium-Paradox

Haben Sie sich auch schon mal gewundert, warum in den westlichen Ländern die Menschen einerseits an kalziumarmen Knochen und Osteoporose (Knochenschwund), andererseits an Gefäßverkalkung (Kalziumphosphat-Ablagerungen) und kalziumreichen Nierensteinen leiden? Dieses Phänomen ist auch als Kalzium-Paradox bekannt. Tatsächlich weisen Menschen in den Ländern mit der höchsten Kalziumaufnahme (überwiegend aus Milchprodukten als Kalziumphosphat) am häufigsten Hüftfrakturen und Osteoporose auf. Hochdosierte Kalziumtabletten sind auch keine Lösung: Sie erhöhen nur das Risiko für Herzinfarkt und Schlaganfall.
Kalzium ist der wichtigste Mineralstoff im Knochen und spielt im Säure-Basen-Haushalt des Körpers eine besondere Rolle. Viele Studien zeigen inzwischen, dass eine salz- und säurereiche Ernährung (tierisches Eiweiß und Phosphat) den Kalzium-Abbau im Knochen, die Kalzium-Ausscheidung über den Urin und die Nierensteinbildung erhöht. Anstatt dem Knochenaufbau zu dienen, ist das Kalzium vermehrt in Blutgefäßen und Nieren unterwegs. Es wird über den Urin ausgeschieden, in den Nieren als Nierengries oder Nierensteine und in den Gefäßwänden als Verkalkungen abgelagert. Die typische westliche Ernährung ist aber nicht nur säurebildend, sondern erhöht auch den Cholesterinspiegel. Erhöhte Cholesterinwerte und Kalziumphosphat-Ablagerungen in den Gefäßen bilden die Grundlage für Arteriosklerose. Dabei entstehen in den Blutgefäßen allmählich Ablagerungen aus Cholesterin und Kalziumphosphat, auf deren Grundlage sich tödliche Gefäßverschlüsse entwickeln können. Durch die Säureüberlastung werden die roten Blutkörperchen starr und können sich nicht mehr durch die kleinen, engen Blutgefäße pressen. Diese verstopfen dann und es kommt zur Thrombose oder anderen Gefäßverschlüssen.
Die beiden wichtigsten Vitamine für die Knochen und Gefäße sind – neben Kalzium, Magnesium und Bewegung – die Vitamine D_3 und K_2. Eine wichtige Aufgabe von Vitamin D_3 bei der Knochenmineralisierung ist die Bildung des Proteins Osteocalcin. Für die Aktivierung dieses Proteins ist Vitamin K_2 notwendig. Nur Vitamin-K-aktiviertes Osteocalcin kann Kalzium binden, den Knochenaufbau fördern und die Gefäße sauber halten.

Diagnose

Die Symptome können auf eine Reihe von Erkrankungen hindeuten, die entsprechend ausgeschlossen werden müssen. Dazu gehören auch andere Herzerkrankungen, Beschwerden des Nerven- und Bewegungsapparates oder auch Krankheiten des Verdauungstrakts.

Neben dem Ruhe-EKG ist oft noch ein EKG unter Belastung nötig, eine spezielle Ultraschalluntersuchung oder Röntgenaufnahmen mit Kontrastmittel. Mithilfe eines Herzkatheters, der von einer großen Arterie in der Leiste bis ins Herz geschoben wird, kann der Arzt Verengungen sehen und eventuell gleich behandeln.

Differenziert betrachten, bitte!

Wie schon erwähnt, werden Frauen weniger gut versorgt als Männer, wenn es um Herzerkrankungen geht. Das hat nichts mit bewusster Herabsetzung zu tun, sondern liegt unter anderem daran, dass der typische Kandidat für einen Herzinfarkt in den Augen der Mediziner noch immer ein Mann ist. Hat eine Frau eine Herzerkrankung, wird eher mal auf Beschwerden im Oberbauch getippt. Kein Wunder: Frauen klagen eher über Übelkeit und müssen sich übergeben, während Männer die klassische Brustenge als Symptom angeben. Allerdings kommt der Herzinfarkt bei Frauen meistens erst in höherem Alter vor ab 75–80 Jahren (in über 80 % der Fälle). Die Hälfte aller Herzinfarkte betrifft sehr alte Frauen über 85 oder gar 90.

Rheuma

Krankheiten des rheumatischen Formenkreises sind schmerzhafte Beschwerden am Muskel-, Skelett- und Bindegewebssystem. Mittlerweile kennt man über 250 einzelne Erkrankungen, die oft nur schwer zu diagnostizieren sind.

Zu den Hauptgruppen zählen:

- entzündliche rheumatische Erkrankungen (z. B. rheumatoide Arthritis, Morbus Bechterew, entzündliche Gefäßerkrankungen)
- degenerative, also verschleißbedingte rheumatische Erkrankungen, die auch als Arthrosen bekannt sind
- rheumatische Erkrankungen der Weichteile, wie die Fibromyalgie
- Stoffwechselerkrankungen, z. B. die Gicht oder die Osteoporose

Einige werden im Anschluss vorgestellt.

Ursachen

Die meisten dieser Erkrankungen sind durch Störungen des Immunsystems bedingt, wobei körpereigene Strukturen, wie z. B. die Gelenkinnenhaut, angegriffen werden. Als weitere Ursachen werden klimatische Bedingungen, Infekte, Impfungen und genetische Faktoren angenommen. Übrigens: Rheumatische Erkrankungen kommen nicht nur bei Erwachsenen, besonders bei älteren Menschen vor, sondern auch bei Kindern, wo sie besonderer Aufmerksamkeit und Therapie bedürfen.

Diagnose

Wichtig ist eine gründliche Untersuchung mit Erhebung der Vorgeschichte. Daneben muss eine Blutuntersuchung gemacht werden, bei der Entzündungsfaktoren, Antikörper und genetische Marker nicht fehlen sollten. Die Diagnose wird meist mit bildgebenden Verfahren gesichert.

Konventionelle Therapie

Die Behandlung erfolgt, besonders während der akuten Schübe, mit entzündungshemmenden und schmerzstillenden Medikamenten: Analgetika und nicht steroidale und/oder steroidale Antirheumatika (z. B. Diclofenac, Prednisolon). Als Langzeittherapie beginnt man heute schon frühzeitig mit Basistherapien (Chloroquin, Ciclosporin, Methotrexat, D-Penicillamin, Goldpräparate), um Langzeitfolgen mit Gelenkzerstörungen vorzubeugen. Auch hochmoderne Therapien mit gentechnisch hergestellten Immunmodulatoren, sogenannten Biologicals, wie TNF-alpha, sollen erwähnt werden.

Wichtige Bestandteile der Therapie sind Badekuren, Krankengymnastik und Ergotherapien, um Schmerzen zu lindern und die Gelenkfunktion lange zu erhalten. Sowohl die Anwendung von Kälte (Kryotherapie) als auch von Wärme (Fango, Moor, Rotlicht) sind je nach Stadium und augenblicklichem Zustand angezeigt.

Alternative Therapie

Ernährung Auch wenn es nicht die eine Rheuma-Diät gibt, verlagern Sie den Schwerpunkt Ihrer Ernährung von tierischen Produkten, besonders Fleisch, Käse und Milch, in denen die entzündungsfördernde Arachidonsäure enthalten ist, auf viel frisches Obst, Rohkost und Gemüse. Viele Patientinnen sind allein dadurch gesund geworden.

Nahrungsergänzungen Kanne Bio Brottrunk unterstützt obigen Ernährungsansatz, ebenso Kolostrum (MEDI CINE). 1 × täglich 1 Tablette Vitazell E 600 (Köhler) mit Vitamin E gegen schmerzende Gelenke. Auch sinnvoll eine mikrobiologische Therapie oder eine Kombination aus Nährstoffergänzungen und Darmbakterienregeneration, z. B. mit Reha1, ODS1K und ODS2 (hypo-A).

Weihrauch Extrakt (Heidelberger Chlorella), 433 mg Weihrauchextrakt aus Indischem Weihrauch, enthält mindestens 60 % Boswelliasäure, vegan. Dosierung 2 Kapseln täglich mit viel Flüssigkeit.

Systemische Enzymtherapie Zu Beginn hoch dosiert 3 × täglich 3 Kapseln eine halbe Stunde vor oder 2 Stunden nach dem Essen einnehmen (z. B. innovazym, Innova Vital). Bei Besserung langsam reduzieren, aber nicht zu früh stoppen!

Auch KaRazym Tabletten (Volopharm) sind vor allem für eine lang dauernde Anwendung bei rheumatoider Arthritis anwendbar, da sie so gut wie keine Nebenwirkungen und keine Gewöhnungseffekte aufweisen.

Phytotherapie Selbst von Schulmedizinern wird oft die Phytotherapie als Ergänzung eingesetzt. So haben sich standardisierte Mittel aus Teufelskralle, Weihrauch, Arnika, Weidenrinde, Cayennepfeffer und Brennnessel bewährt. Sie sind auch als Nahrungsergänzungen verfügbar.

Kräutermixtur 28 Weihrauch und Teufelskralle mit CBD 1 % (Eigenrezeptur Eisbär-Apotheke):
Inhalt: Weihrauch, Myrrhe, Löwenzahn, Teufelskralle, Weidenrinde, Mistel, Rosmarin, CBD in Alkohol 40 %. Dosierung: bei Bedarf 20 Tropfen innerlich in Wasser (20 Tropfen enthalten 10 mg CBD). Bei Bedarf äußerlich einreiben.

Achtung

Suchen Sie bei unklaren Gelenkbeschwerden immer erst einen erfahrenen Rheumatologen auf bzw. gehen Sie mit Ihrem Kind zu einem Kinderrheumatologen. Eine zu lange dauernde Eigenbehandlung kann wertvolle Gelenke zerstören!

Kräutermixtur Kräuteröl mit CBD 1 % (Eigenrezeptur Eisbär-Apotheke):
Inhalt: Weidenrinde, Eichenrinde, Kampfer, Rosmarin, Klettenwurzel, CBD, Olivenöl.
Dosierung: mehrmals täglich wenige Tropfen auf die betroffene Stelle auftragen und einreiben.

Mykotherapie Shiitake morgens und mittags 2 Kapseln. Eventuell ergänzend Reishi morgens und mittags 2 Kapseln. Zusätzlich reichlich trinken.

Homöopathie Einzelmittel nach augenblicklicher Symptomatik. Am besten lassen Sie von einem Therapeuten zusätzlich Ihr Konstitutionsmittel herausfinden. Schüßler-Salze wirken unterstützend.

Girheulit HOM (Pflüger) ist ein homöopathisches Komplexmittel, dessen Inhaltsstoffe auf die Behandlung rheumatischer Gelenkbeschwerden abgestimmt sind und dazu beitragen, Entzündungs- und Schmerzzustände zu lindern und die Beweglichkeit zu fördern. Bei akuten Zuständen alle halbe bis ganze Stunde, höchstens 6 × täglich, je 1 Tablette einnehmen. Bei chronischen Verlaufsformen 1–3 × täglich je 1 Tablette einnehmen.

Spenglersan Je 3 × täglich 5–10 Sprühstöße Spenglersan Kolloid R und T (Spenglersan) in die Ellenbeuge sprühen und einreiben. Eine weitere Möglichkeit ist Spenglersan Kolloid Om, es hilft Ihnen zusätzlich bei Schmerzen.

Arthrose

Unter Arthrose versteht man eine krankhafte Veränderung von Gelenkstrukturen. Knorpelgewebe wird abgebaut, an dessen Stelle tritt neues Knochengewebe. Man unterscheidet zwischen primären und sekundären Umbauprozessen.

Die Auslöser für die primären Veränderungen sind nicht bekannt, werden aber im genetischen Bereich vermutet

Die sekundäre Arthrose kann sich nach Verletzungen, andauernden Fehlhaltungen, Überlastungen (z. B. Sport) oder entzündlichen Erkrankungen entwickeln. Im Frühstadium spricht man noch von einem Knorpelschaden, weil sich der Knochen noch nicht verändert hat. Dazu müssen Sie wissen, dass ein Knorpel keine Gefäße hat, Sie merken also gar nicht, wenn er verletzt wird. Nur über die Gelenkschmiere wird er mit Nährstoffen versorgt, und über die Gelenkschmiere werden auch die Abfallprodukte entsorgt. Später kann der Knorpel vollständig verschwunden sein, sodass Knochen auf Knochen reibt, und das tut dann richtig weh! Das Knochengewebe verdichtet

Das rät die Ärztin

Ist Ihr Kind betroffen?

Klagt Ihr Kind über nächtliche Knochenschmerzen, lassen Sie die Ursache abklären. Sagt der Spezialist, dass es nur ein Wachstumsschub ist, geben Sie dem Kind je 3 × täglich Calcium phosphoricum D6, wenn Wärme und Bewegung bessern, oder Rhus toxicodendron D12, wenn morgens die erste Bewegung sehr steif und schmerzhaft ist, sich das aber durch weitere Bewegung und Wärme bessert.

und verhärtet sich. Es entstehen Auswüchse, sogenannte Osteophyten, die das Gelenk vergrößern und zusätzlich für Reibungsschmerz sorgen. Bis zum 50. Lebensjahr sind eher Männer, später aufgrund der hormonellen Umstellung häufiger Frauen betroffen. Am häufigsten leiden die Knie, die Hüften, die Schultern und die Finger.

Symptome und Diagnose

Ganz typisch ist der Anlaufschmerz. Morgens oder nach längerem Sitzen müssen die Betroffenen erst wieder in Gang kommen, bis die Beschwerden langsam abebben. Aber auch bei Belastung der erkrankten Gelenke zwickt es. Im fortgeschrittenen Stadium bleiben die Schmerzen permanent. Zusätzliche Symptome sind Knacken in den Gelenken und Steifigkeit. Durch Blutuntersuchungen, Röntgenbilder oder Magnetresonanztomografie wird der Arzt das Ausmaß der Schädigung klären. In manchen Fällen bringt auch erst eine Gelenkspiegelung Aufschluss.

Konventionelle Therapie

Mit der Therapie soll vor allem ein Fortschreiten des Knorpelabbaus sowie eine Schmerzlinderung erreicht werden. Leider werden häufig gleich Arzneimittel verschrieben, die auf lange Sicht starke Nebenwirkungen haben. Versuchen Sie, die Schmerzen mit Paracetamol in den Griff zu kriegen und durch sanfte Methoden zu lindern. Kurzfristig können sogenannte nicht steroidale Antirheumatika (NSAR), wie Ibuprofen oder Diclofenac, eingesetzt werden, vor allem dann, wenn sich aufgrund der Arthrose Entzündungen gebildet haben. Sprechen Sie mit Ihrem Arzt über zwei Wirkstoffe, mit denen bei Arthrose sehr gute Erfahrungen gemacht wurden. Das ist einmal die Hyaluronsäure, die sich mit Gelenkflüssigkeit verbindet und die Gleitfähigkeit verbessert. Sie wird direkt in das Gelenk gespritzt, häufig bei Problemen in Daumen- oder Zehengelenken. Die zweite Substanz ist Glukosaminsulfat, das im Knorpel vorkommt. Auch dies wird direkt in das Gelenk gespritzt, ist aber auch als Tabletten oder Pulver zu haben.

Alternative Therapie

Ernährung Übergewicht begünstigt die Entstehung und das Fortschreiten, da durch das hohe Gewicht eine übermäßige Druckbelastung auf fast allen Gelenken, vor allem den Knien, Hüften und Füßen liegt. Als sehr günstig hat sich eine mediterrane Vollwertkost erwiesen. Sie ist reich an Antioxidanzien sowie Vitaminen und Fettsäuren, die dem Knorpel helfen, sich zu reparieren. Tierische Produkte dagegen verstärken Entzündungsreaktionen. Samen der schwarzen Johannisbeere, Soja-, Weizen-, Lein-, Nachtkerzen- und Fischöl sind natürliche Entzündungshemmer.

Nahrungsergänzungen Kanne Bio Brottrunk spült Schlacken weg und reguliert den Basenhaushalt.

Sowohl Kurkumin (z. B. Curcumin Extrakt 45, Dr. Wolz) als auch EGCG (z. B. Tigovit, Tahovital) wirken deutlich gegen die Entzündungen und beugen Schmerzen vor.

Bei Beschwerden 3 × täglich, vorbeugend 1 × täglich 1 Tablette Vitazell-Arthro (Köhler) mit den wichtigen Knorpelbausteinen Glukosaminsulfat und Chondroitinsulfat sowie den Vitaminen E und B_6, Zink, Mangan und Selen.

Bei Arthrose und sonstigen Beschwerden im Bewegungsapparat kommt das Regulatpro Arthro (Dr. Niedermaier) zur Geltung. Zur Regulatessenz wurden hier wertvolle Inhaltsstoffe zugeführt, die den Bewegungsapparat optimal versorgen und unterstützen. Kollagen regt die körpereigene Kollagenproduktion an, ebenso das Vitamin C, Glucosamin kann die Produktion von Kollagen beschleunigen und normalisiert den Knorpelstoffwechsel. Hyaluron ist der Hauptbestandteil der Gelenkflüssigkeit und dient als Schmiermittel und Stoßdämpfer. Zusätzlich enthält das Regulatpro Arthro noch MSM (organischer Schwefel), Zink, Kupfer, Selen, Glucuronolacton. In einer Studie wurde die Wirksamkeit des Regulatpro Arthro bestätigt. Linderung der Schmerzen bei Bewegung, Verbesserung des Ruheschmerzes und bessere Beweglichkeit wurden in dieser Studie nachgewiesen. Dosierung: 1–2 × täglich 10 ml.

Systemische Enzymtherapie KaRazym Tabletten (Volopharm) sind vor allem für eine lang dauernde Anwendung bei Gelenkproblemen durch Arthrose geeignet, da sie so gut wie keine Nebenwirkungen und keine Gewöhnungseffekte aufweisen. Dosierung: Nehmen Sie in den ersten 3–6 Tagen 3 × 2 Tabletten, dann 2 × 2. Immer mindestens 1 Stunde vor dem Essen oder 2 Stunden danach.

Phytotherapie Teufelskralle, Brennnessel und Weidenrinde (siehe Rheuma, Seite 350).

Kräutermixturen (siehe Rheuma, Seite 350).

Mykotherapie (siehe Rheuma, Seite 350).

Apitherapie Hier ist eine Kombination aus Regeneration und Entzündungsregulierung angezeigt. Idealerweise kann dies mit Gelée Royale (Arthro Elast, 1 Sachet täglich) und BIOBEE Propolis (2–3 Kapseln täglich) in Ergänzung bestritten werden. Man sollte einen Zeitrahmen von 3–4 Monaten ansetzen, um Nachhaltigkeit für den Betroffenen zu schaffen. Es eignen sich auch Frühjahrs- und Herbstkuren. Äußerlich kann die Therapie noch mit Bienengift erweitert werden.

Homöopathie Gegen Schmerzen 3 × täglich 1 Tablette Ruta D6, gern in der Kombination mit Arnika D12 oder Hekla Lava D2 3 × täglich eine Tablette. Ruta ist mit zwei weiteren Rheumamitteln auch im Komplexmittel Steirocartil (Steierl) enthalten, von dem man bis zu 12 Tabletten täglich nehmen kann, meist reichen aber 3 × täglich 1 Tablette speziell zur Besserung von chronischen degenerativen Gelenkveränderungen. Bei Gelenk- und Weichteilrheumatismus, besonders bei Knötchen an den Fingern Girheulit HOM (Pflüger), akut 6 × täglich 1, chronisch 3 × täglich 1.

Schüßler-Salze Entnehmen Sie die sogenannte Rheumakur der Fachliteratur.

Biomolekulare VitOrgan-Therapie NeyAthos Nr. 43 D7 (enthält Articuli, Cartilago, Synovia) undNeyChon Nr. 68 D7 (enthält u. a. Articuli, Musculi, Columna vertebralis, Musculi). Anwendung: 2–3 Injektionen pro Woche (i. m., s. c., i. c.) um das betroffene Gelenk herum, 10–12 Wochen.

Äußerlich Bewegung ist wichtig, denn nur dabei gelangt Gelenkflüssigkeit in die Gelenke. Darum: Nicht schonen, sondern schonend aktiv sein. Zur Vorsorge und Therapie von Kniebeschwerden: morgens im Bett Fahrradfahrübungen machen. Dazu Arme hinter dem Kopf verschränken, Kopf etwas anheben und mit den Beinen kräftig nach oben treten. Beine im Knie schön strecken und wieder stark beugen. Das stärkt auch die Bauchmuskulatur. Mit 20 Wiederholungen anfangen und auf 5 Minuten steigern. Probieren Sie die Bewegung auch mal rückwärts. Das Aufstehen wird Ihnen leichter fallen.

Osteoporose

Das deutsche Wort sagt sehr gut, was hinter der Osteoporose steckt: Knochenschwund. Die primäre Form tritt überwiegend im Alter auf. Risikofaktoren für Frauen sind: Untergewicht, längere Phasen ohne Periode, also auch ohne genügend schützende Hormone, frühe Wechseljahre und Rauchen. Nach den Wechseljahren sind Frauen aufgrund der hormonellen Umstellungen deutlich öfter betroffen als Männer. Etwa 30% der Frauen und nur halb so viele Männer bekommen im Laufe ihres Lebens einen Knochenbruch durch Osteoporose. Die sekundäre Form ist altersunabhängig und steht im Zusammenhang mit Hormon- oder Stoffwechselerkrankungen oder mit der Einnahme von Medikamenten. Hier ist vor allem Kortison zu nennen. Die primäre Osteoporose nimmt mit 95% eine klare Führungsrolle ein. Rund ein Viertel der über 50 Jahre alten Deutschen leidet darunter.

So schwinden die Knochen

Knochen ist hart und elastisch. Er besteht nämlich zu 75% aus elastischem Bindegewebe, in das bis zu 25% Kalzium eingebaut sind, aber auch noch andere Mineralstoffe. So befindet sich z. B. 60% des Körper-Magnesiums im Knochen. Knochen unterliegen einem ständigen Umbauprozess: Spezielle Zellen, die Osteoblasten, bauen ihn auf und andere, die Osteoklasten, bauen ihn ab. Ihre Funktion ist abhängig von verschiedenen Hormonen (u. a. den Geschlechtshormonen Östrogen und Testosteron sowie dem Parathormon aus der Nebenschilddrüse), Vitaminen, besonders Vitamin D, Enzymen und nicht zuletzt vom Säure-Basen-Haushalt. Umweltgifte, falsche Ernährung, Stress und Magnesiummangel führen zur Übersäuerung. Das Ergebnis: Die Knochen verlieren an Dichte und Stabilität. Sie brechen leichter, in manchen Fällen sogar im Sitzen oder im Schlaf.

Übrigens: Zum Ende der Pubertät hat der Knochen seine optimale Stärke, der Arzt spricht von der Spitzenknochenmasse. Von da an gehen jährlich 1–2% verloren. Es ist also ganz wichtig, dass Kinder und Jugendliche durch richtige Ernährung und Bewegung möglichst viel Knochen »ansetzen«. Studien haben gezeigt, dass besonders viel Milch dabei keine Hilfe ist.

Symptome und Diagnose

Fatalerweise erfolgt der Schwund schleichend und zeigt zunächst keine Symptome. Meistens werden die Betroffenen und ihre Ärzte erst aufmerksam, wenn es zum Oberschenkelhals-, Handgelenks- oder Wirbelkörperbruch kommt. Dabei ist bei Frauen über 50 ein Wirbelbruch dreimal häufiger als der Bruch eines Röhrenknochens (Schenkelhalsbruch). Bei Rückenschmerzen im fortgeschrittenen Alter sollten Sie auch immer an Osteoporose denken. Eine Veränderung der Gestalt, zum Beispiel das »Schrumpfen« oder die Entstehung eines Buckels, sind Zeichen für eine Osteoporose. Eine Blut- und Urinuntersuchung kann schnell Hinweise auf ein Ungleichgewicht im Kalzium-, Hormon- und Knochenstoffwechsel geben. Eine Messung der Knochenmineraldichte (KMD-Messung) sichert die Diagnose. Bei der sogenannten DXA-Methode wird mit zwei Röntgenstrahlen unterschiedlicher Stärke gearbeitet. Dies wird von der WHO empfohlen, da schnell gute Ergebnisse vorliegen, der Patient aber nur einer geringen Strahlenbelastung ausgesetzt ist. Ultraschalluntersuchungen, die an Ferse oder Finger gemacht werden, um die Knochendichte abzuschätzen, werden zwar häufig in den Arztpraxen angeboten, sind aber zu ungenau, um ein Frakturrisiko vernünftig einzuschätzen. Haben Sie einen erfahrenen Arzt, dann wird er schon an der Hautfaltendicke ablesen können, ob bei Ihnen auch ein Osteoporoserisiko auftreten könnte, denn das Stützgewebe von Knochen und Haut ähneln sich sehr.

Konventionelle Therapie

Osteoporose ist nicht heilbar. Ziel muss darum sein, die Entwicklung aufzuhalten. Das geschieht in erster Linie, indem in den Knochenstoffwechsel eingegriffen wird. Prinzipiell gibt es zwei Möglichkeiten: Der Knochenabbau muss gestoppt werden und der Knochenaufbau gefördert. Für den Aufbau wird beispielsweise Kalzium (1000 mg täglich) und Vitamin D (400–800 IE) empfohlen. Während bei normaler Ernährung 1000 mg Kalzium zusätzlich sehr viel ist, dagegen das empfohlene Vitamin D zu wenig, wird dabei nicht berücksichtigt, ob neben der Aufnahme von Vitamin D auch genügend in die aktive Form umgewandelt wird. Vitamin D2 (aufgenommen über die Ernährung, besonders über frischen Seefisch, Eigelb, Butter, manche Pilze) und D3 (von der Haut unter UV-Bestrahlung gebildet) sind nämlich noch nicht aktiv, sondern müssen erst in der Niere in das aktive 1,25-Dihydroxy-Vitamin D (wegen der vielfältigen Wirkungen auch D-Hormon genannt) umgebaut werden. Gerade bei älteren Menschen, bei denen die Nierenfunktion nachlässt, kann diese Umwandlung gestört sein, sogenannte Vitamin-D-Resistenz. Mit synthetisch hergestellten Vorstufen des D-Hormons kann man die Umwandlung in der Niere umgehen und höhere Konzentrationen des aktivierten D-Hormons im Körper erreichen. Diese aktiven Vitamin-D-Metabolite, z. B. Alfacalcidol (Doss, Bondiol) bremsen genauso wie das aktive 1,25-Dihydroxy-Vitamin-D das Parathormon und damit den gesteigerten Knochenabbau, haben aber zusätzlich einen antientzündlichen Effekt, was

Das rät die Ärztin

Ein Fachmann muss her!

Vermutet der Arzt bei Ihnen eine Osteoporose, gehen Sie unbedingt zum Knochenspezialisten, bevor Sie mit einer Therapie beginnen. Eine leicht erniedrigte Knochendichte ist noch keine Osteoporose. Es wird häufig viel zu früh mit starken Medikamenten eingegriffen. Und noch ein Tipp: Lassen Sie zu Beginn der Wechseljahre einmal eine DXA-Knochendichtemessung machen. Haben Sie einen Superknochen, brauchen Sie sich keine Sorgen zu machen. Liegen die Werte sehr niedrig, der Fachmann spricht vielleicht schon von einer Osteopenie, können Sie selber noch sehr viel tun, ehe es zu spät ist (Seite 365).

besonders günstig sein kann, wenn es sich um eine sekundäre Osteoporose handelt, z. B. bei Rheuma, Colitis etc. Auch Strontium, ein Spurenelement, kann zusätzlich eingenommen werden. In schweren Fällen wird täglich ein Hormon gespritzt (Parathormonfragment »Teriparatid«, Forteo).

Um den Abbau zu bremsen, gibt es die sogenannten Antiresorptiva. Eine Hormonersatztherapie (HRT) oder die hoch dosierte Einnahme von Phytoöstrogenen wird heutzutage aufgrund der hohen Nebenwirkungen nicht mehr empfohlen. Sprechen Sie mit Ihrem Arzt stattdessen über SERM (z. B. Raloxifen). Das sind Stoffe, die eine mit dem Östrogen vergleichbare Wirkung auf die Knochenbildung haben. Am verbreitetsten ist die Behandlung mit Bisphosphonaten (Alendronat, Risedronat, Ibandronat, Zoledronat), die man einmal täglich, wöchentlich oder monatlich einnehmen kann. Wer Probleme mit dem Magen oder Darm hat, lässt sich am besten alle 3 Monate eine Spritze vom Facharzt geben. Denosumab (Prolio) ist ein spezifischer Antikörper, der den Knochenabbau bremst. Die Langzeitbehandlung mit Antiresorptiva (einschließlich Denosumab und Bisphosphonate) kann aufgrund von signifikanter Suppression des Knochenumbaus zu einem erhöhten Risiko von unerwünschten Folgen, wie beispielsweise Kieferosteonekrosen und atypischen Femurfrakturen, beitragen.

Alternative Therapie

Ernährung Normalerweise ist genug Baumaterial da, kann aber nicht richtig verwertet werden. Sorgen Sie deshalb für basische Kost mit viel Gemüse, wie Brokkoli, Lauch und Grünkohl, Sesam sowie kalziumhaltigem Mineralwasser. Speziell auf den Knochen wirkt sich auch Genistein aus Sojaprodukten günstig aus. Und: Reduzieren Sie Milchprodukte. Sie enthalten zwar viel Kalzium, aber auch viel Phosphat sowie Protein und machen sauer, sodass das Kalzium gar nicht in den Knochen aufgenommen werden kann. Auch zu viel Alkohol schädigt Knochen.

Meiden Sie phosphathaltige Nahrungsmittel. Sie sind mit E338–341 und E450 gekennzeichnet. Dazu gehören Schmelzkäse, Weißbrot, Wurst und Fleisch sowie Cola-Getränke und Limonaden. Phosphat bindet Kalzium, sodass es nicht in den Knochen eingebaut werden kann. Übrigens haben Vegetarier seltener Osteoporose als Mischköstler.

Nahrungsergänzungen Führen Sie Basen zu mit Kanne Bio Brottrunk oder Dr. Jacobs Basenpulver (ideale Mischung an Magnesium, Kalzium, Kalium).

Sorgen Sie immer für genügend Kalzium, Vitamin D (die empfohlenen 400–800 IE Vitamin D sind viel zu wenig!) und Vitamin K_2 (als Menaquinon7), damit das Kalzium im Knochen und nicht in den Gefäßen landet (siehe Kalzium-Paradox, Seite 348), z. B. Dr. Jacobs Vitamin D3K2 Öl oder Vitamin D3 + K2 Kapseln (Heidelberger Chlorella) oder Innovamulsin D3K2 (Innova Vital). Wichtig: Man muss die fettlöslichen Vitamine und Omega-3-Fettsäuren immer zusammen mit einer fetthaltigen Mahlzeit nehmen, damit die Fette und die entsprechenden Enzyme die Nahrungsergänzungen verwerten können.

Kolostrum (Vicosan immun, MEDI CINE) enthält Lactoferrin bei einer normalen Dosierung in einer ausreichend hohen Menge. Lactoferrin, der Eisentransporteur, spielt nicht nur eine bedeutsame Rolle im Kampf gegen Viren und Keime und somit im

Immunsystem, es wirkt sich auch unmittelbar auf die Knochendichte aus, indem es die Osteoblasten- und Osteoklasten-Aktivität reguliert, wie es normalerweise nur Wachstumsfaktoren tun.

Nicht vergessen: Bei Stress ist Magnesium wichtiger als Kalzium!

Phytotherapie 3 × täglich 3 Tropfen Equisetum Urtinktur (Ackerschachtelhalm) gibt dem Stützgewebe Halt. Es kann mit der medikamentösen Therapie kombiniert werden.

Mykotherapie Maitake und Agaricus (ABM), ggf. auch Coriolus morgens und mittags je 2 Kapseln.

Homöopathie Calcium phosphoricum D6 3 Wochen lang, dann 3 Wochen lang Hekla lava D6 je 3 × täglich 1 Tablette oder 3 × täglich 1 Tablette Ranocalcin (Pflüger) mit Kalzium, Fluor, Eisen und Zink. Steirocall-N (Steierl-Pharma) wirkt günstig auf den Kalkstoffwechsel. Die Anwendung ist langfristig möglich, es wird jedoch eine 2-wöchige Einnahmepause alle 3 Monate empfohlen, um eine neue Stimulation auszulösen.

Weg mit dem Glimmstängel!

Raucherinnen haben während der Wechseljahre erwiesenermaßen rund 10 % weniger harte und dichte Knochen als Nichtraucherinnen!

Schüßler-Salze Je 2 Tabletten täglich Kalzium fluoratum D12 (Nr. 1), Kalzium phosphoricum D6 (Nr. 2), Natrium chloratum D6 (Nr. 8), Silicea D12 (Nr. 11), Manganum sulfuricum D6 (Nr. 17), statt Kalzium phosphoricum D6 (Nr. 2) auch Kalzium carbonicum Hahnemanni D6 (Nr. 22). Zwischendurch Magnesium phosphoricum D6 (Nr. 7) in 1 Glas stillem Wasser auflösen und in kleinen Schlucken über den Tag verteilt trinken.

Äußerlich Die zweite Säule neben der Ernährung ist die Bewegung. Werden Knochen belastet, bewahren sie leichter ihre Stabilität. Ideal: eine halbe Stunde täglich draußen an der frischen Luft bewegen und gezieltes Muskeltraining, etwa 3 × in der Woche 45 Minuten zusätzlich.

Das rät die Ärztin

Mein eigenes Osteoporose-Schutzprogramm

Zunächst stille Entzündungen ausschließen durch eine Blutuntersuchung (hsCRP) und einen Zahnarztbesuch. Eingehende Behandlung einer Parodontitis. 2–3 × jährlich Zahnhygienikerin aufsuchen.
2–3 × wöchentlich gezieltes Muskeltraining (z. B. Kieserzentrum), an den übrigen Tagen Sport oder Bewegung nach Bedarf. Auch mit Yoga kann man die Knochen schützen!
Vitamin D_3/K_2 täglich, Dosierung nach Gewicht und 25OH-Vitamin-D-Wert im Blut, unter der Therapie auch das aktive Vitamin D messen.
Bor 3–12 mg fördert den Knochenaufbau, Erhaltungsdosis 6 mg.
Basenpulver plus (Mg, Ca, K Dr. Jacobs) täglich 1–2 Messlöffel über den Tag verteilt.
Magnesium 400–600 mg täglich als Malat, Bisglycinat oder Citrat (Heidelberger Chlorella).
Anstelle von Kalziumcarbonat empfehle ich Aar os (Adler-Apotheke, Remscheid), welches Kalzium aus der keimfrei aufbereiteten mikronisierten Hühnereischale enthält. Ein Dragee enthält 440 mg pulverisierte Eischale (Putamen ovi). Empfohlen sind 3 × 2 Dragees. Dieser Wirkstoff regt die Osteoblasten direkt zum Kollagenaufbau an und stabilisiert den Knochen durch eine feste Kollagenstruktur. Dieser wird außerdem durch die speziell aufbereiteten mineralstoff- und spurenelementreichen Bestandteile der Eischale nachhaltig mineralisiert. Knochenstruktur, -dichte und -stabilität werden verbessert. Bei Lieferschwierigkeiten von Aar os kann auch auf Calciprotect Kapseln ausgewichen werden, die dasselbe Kalzium biologischen Ursprungs enthalten.
Omega-3-Öl Norsan 2 g täglich (besonders wichtig das antientzündliche EPA!).
Regulatpro Metabolic (Dr. Niedermaier) 2 × 10 ml enthält die kaskadenfermentierte Regulatessenz und zusätzlich die wichtigsten Vitamine und Mineralien. Verbessert die Aufnahme und Verstoffwechselung auf Zellebene.
Östradiol hemmt den Knochenabbau und hilft schon in sehr niedrigen Konzentrationen, z. B. Estradiol D4 Creme transdermal: 1 Hub enthält 0,3 ml, dieser enthält 30 µg Estradiol (Airless Mikro-System, Eisbär-Apotheke), ohne dass man Progesteron dazu nehmen muss. Kontrolle von Estradiol im Speichel.
Gute Erfahrungen habe ich mit dieser Zusammenstellung auch bei schlecht heilenden Knochenbrüchen gemacht.

Zahngesundheit

Wer wünscht sich nicht, bis ins hohe Alter mit den eigenen Zähnen und gesunder Mundschleimhaut sein Essen zu genießen? Auch wenn Kind und Frau früh genug mit der regelmäßigen Zahnpflege begonnen haben, können falsche Pflegemittel, ungünstige Ernährungsbedingungen und hormonelle Dysbalancen die Mikroökologie unseres Mundraums durcheinanderbringen. Es resultieren Zahnfleischentzündungen, auf den Zerfall der Bakterien und des Gewebes reagiert das Immunsystem. Es werden Abwehrstoffe und Enzyme gebildet, die die Bakterien zerstören sollen, aber dabei wird gleichzeitig eigenes Gewebe angegriffen. Das Ergebnis können Zahnfleischblutungen sein, Taschenbildungen, Zurückgehen des Zahnfleisches und schließlich Lockerung und Verlust der Zähne. Bei guter Abwehrlage wird der Organismus mit den ersten Entzündungen fertig, es kann jedoch sein, dass die Entzündung in die Tiefe wandert und den Knochen angreift.

Die gute Nachricht ist, dass dieser Prozess nicht von heute auf morgen stattfindet. Die schlechte Nachricht ist, dass es eine lebenslange Aufgabe darstellt, die Zahn- und die Mundgesundheit zu erhalten. Lassen Sie sich von Ihrem Zahnarzt informieren, wie Sie am besten putzen und mit welchen Zahnpflegemitteln. Ich persönlich empfehle keine Zahnpasta mehr mit Fluor und keine desinfizierenden Mundspülungen. Diese verändern die normale Zusammensetzung der Mundbakterien, sodass Sie empfindlicher gegenüber krank machenden Keimen werden. Halsentzündungen können die Folge sein. Greifen Sie lieber zu biologischer Zahnpasta und Mundwasser auf Pflanzenbasis. Reinigen Sie auch die Zahnzwischenräume mit Zahnseide oder, wenn nötig, mit Interdentalbürstchen verschiedener, angepasster Größen. Im Bereich Mundhygiene und Zahnpflege hat sich seit Jahren das Regulatpro Dent Healthy Mouth (Dr. Niedermaier) bewährt. Die Mischung aus Regulatessenz plus Cranberryextrakt, Ingwerextrakt, Minzaroma, Zink und Vitamin C pflegen den Mundbereich optimal und schützen diesen durch die wertvollen Inhaltsstoffe.

Gehen Sie 1 × im Jahr zur Vorsorgeuntersuchung zum Zahnarzt und 2 × im Jahr zur professionellen Zahnreinigung. Das ist zwar eine oft längere Prozedur, aber dafür haben Sie die Chance, Ihre eigenen Zähne lange behalten zu können. Und was noch mehr zählt: Viele allgemeine Erkrankungen können Folge einer chronischen Parodontitis sein – Herz-Kreislauf-Erkrankungen, Rheuma, Diabetes, unerfüllter Kinderwunsch, Frühgeburten, ja sogar Alzheimer. Wir sprechen deshalb auch gerne von einer »stillen Entzündung« mit weitreichenden gesundheitlichen Konsequenzen.

Besteht bei Ihnen bereits eine Parodontose (Zahnfleischschwund: Die Zähne »werden länger«.) oder gar eine Parodontitis (mit Entzündung), so lassen Sie sich von einem Parodontologen behandeln. Obwohl bei jedem zweiten Erwachsenen eine mittelschwere Parodontitis (Grad 3) diagnostiziert wird und mehr als 40 % der 65- bis 74-Jährigen sogar an einer schweren Form der Parodontitis leiden, erhalten nur etwa 3–4 % der Betroffenen eine adäquate Therapie. Denn die parodontalen Entzündungsprozesse verlaufen meist schmerzfrei, sodass gezielte Behandlungen ausbleiben.

Jetzt gibt es Frühwarntests! Den aMMP-8 (aktive Matrixmetalloproteinase-8)-Test, mit dem der Zahnarzt schon das Risiko einer Gewebezerstörung erkennen kann, noch ehe die üblichen Entzündungszeichen oder Röntgentests auffällig sind. Es handelt sich dabei um ein Enzym, das bei Entzündungen von Makrophagen und Granulozyten (weiße Blutkörperchen, »Fresszellen«) ausgeschüttet wird und Kollagen, den Baustoff unseres Bindegewebes, abbaut bzw. zerstört. Es kann dann frühzeitig therapeutisch eingeschritten werden. Noch genauer und einfacher in der Probenentnahme ist der Calprotectin-Test mit Flüssigkeit aus der Zahntasche. Calprotectin ist ein Aktivierungsmarker von Granulozyten: Ein Anstieg von Calprotectin ist zu erwarten, auch wenn andere Matrixmetalloproteinasen im Vordergrund stehen als MMP8 (z. B. MMP9). Die Probenentnahme erfolgt analog dem Vorgehen bei aMMP8, jedoch mit einem Calprotectin-Entnahmeset (IMD Berlin).

Begleitend zu der herkömmlichen konservativen oder auch chirurgischen Therapie hat sich das Itis-protect-Programm (hypo-A) etabliert. In Zusammenarbeit mit Zahnärzten und naturheilkundlich erfahrenen Therapeuten wurde diese bilanzierte Diät zum Diätmanagement bei Parodontitis zusammengestellt: Die studiengeprüfte Viermonatskur Itis-Protect I–IV mit Vitaminen, Mineralstoffen, Spurenelementen und gesunden Darmbakterien konnte in 4 Monaten 60 % der Probanden heilen.

Auch bereits durch wissenschaftliche Studien belegt ist die Wirkung von Kolostrum auf die Mundschleimhaut. Das tägliche Spülen des Mundraums mit Colostrum Serum (Vicosan immun, MEDI CINE), bevor man das Serum schluckt, schützt vor Parodontitis und hilft zurückgegangenem Zahnfleisch beim Wiederaufbau. Das immunregulierende Kolostrum als flüssiges Serum hat somit einen bedeutenden Zusatznutzen.

Die lebenslange intensive Pflege Ihrer Zähne garantiert nicht nur Ihre Zahngesundheit, sondern fördert auch ganz wesentlich Ihre Gesundheit und Lebensqualität.

Alzheimer-Demenz

Eine Alzheimer-Demenz können Sie zwar nicht heilen, doch Sie können Frühzeichen erkennen und effektiv gegensteuern.

Die Alzheimer-Krankheit, auch Alzheimer-Demenz ist die häufigste Form der Demenz (70%). Dazu gehören auch die Lewy-Body-Demenz (20%) und die vaskuläre Demenz (7%). Die Parkinson-Erkrankung gehört nicht zur Gruppe der Demenzerkrankungen. Im Jahr 2016 wurden in Deutschland 1,63 Millionen Demenzkranke gezählt, bis zum Jahr 2060 soll sich die Zahl auf 3 Millionen erhöhen. Rund zwei Drittel der Betroffenen sind Frauen.

Die Alzheimer-Erkrankung entsteht durch einen gestörten Energiestoffwechsel im Hypocampus (der Erinnerungszentrale für Erfahrungswissen), der zu neurodegenerativen Veränderungen führt.

Früher war Alzheimer selten, obwohl schon damals viele Menschen das typische Anfangsalter von 65 Jahren erreichten.

Natürlich werden jetzt viele Menschen deutlich älter, aber nicht das Alter, sondern wie wir alt werden, spielt die entscheidende Rolle. Zur Vermeidung oder auch Heilung (bei frühzeitigem Beginn) ist eine strikte Änderung unserer Lebensweise erforderlich. Da wir uns immer mehr von der traditionellen Lebensweise entfernt haben.

Alzheimer ist eine Mangelkrankheit: Mangel an Bewegung, an Mikronährstoffen, an lebendigem Essen (Lebensmittel), an geistiger Nahrung und Interessen, an Schlaf, an erfüllenden Aufgaben, an sozialen Kontakten. Auf der anderen Seite ein Zuviel an krank machendem Stress, Alkohol und Nikotin, Umweltgiften. Mobilfunkstrahlung und andere Arten von Elektrosmog, die die Blut-Hirn-Schranke für Pestizide, Schwermetalle und Weichmacher öffnen, spielen bei der Entstehung ebenfalls eine wichtige Rolle.

Alzheimer ist kein unvermeidbares Schicksal, sondern bei frühzeitiger Diagnosestellung sogar heilbar. Dabei kann jeder der oben beschriebenen Punkte auch für sich allein entscheidend sein.

Alzheimer beginnt schleichend über Jahre, anfangs nur mit Vergesslichkeit in Bezug auf

Namen. Dann kommt es zu Verwirrung bei Ort und Zeit. Der normale Tag-Nacht-Rhythmus verändert sich. Die moderne Forschung hat Hinweise dafür, dass nicht Alzheimer zu Schlafstörungen führt, sondern dass langfristiger Schlafmangel zu Alzheimer führt. Denn im Schlaf wird Amyloid-Beta, das sich tagsüber im Gehirn ablagert, »ausgespült«. Neuere Daten zeigen, dass bereits eine Nacht ohne Schlaf ausreicht, um die Amyloid-Beta-Last im Hippocampus und Thalamus signifikant zu erhöhen. Aggressivität und Gereiztheit wechseln mit depressiven Verstimmungen ab. Später kommt es zu Verhaltensänderungen, Wahrnehmungsstörungen, sprachlichen Schwierigkeiten, Wahnvorstellungen, und Desorientierung bis hin zum Verlust der Kontrolle über den eigenen Körper.

Die Diagnose kann nicht allein im Selbsttest, sondern nur von einem Arzt gestellt werden. Der Hausarzt wird die Betroffenen meist zu einem Neurologen überweisen, der mit Tests und verschiedenen Untersuchungen eine sichere Diagnose stellen kann.

Präventive Maßnahmen

Zu den notwendigen präventiven Maßnahmen, die jeder für sich oder in der Gruppe durchführen kann, zählen:

- Sinnhaftes im Leben suchen
- soziale Aktivitäten ausüben
- körperlich aktiv sein
- sich gesund ernähren, mit Fasten- und Entgiftungsphasen
- ausreichend lange und tief schlafen
- regenerative Pausen machen
- Stress abbauen

Einzelheiten dazu in Teil II.

Naturheilkundliche Unterstützung

Was hirngerechte Ernährung bedeutet, sagt uns der Freiburger Alzheimer-Forscher Dr. Nehls: die Ketonkur mit den wichtigen Fetten der Kokosnuss, die Vermeidung von tierischen Fetten und Zucker, die biologisch pflanzenbasierte Vollwertkost mit Superfoods aus der Natur, die antientzündlichen und antioxidativen Granatapfelextrakte (hoch konzentriert Granatapfel-Elixier mediterran, Dr. Jacobs), der Genuss eines guten Kaffees oder Grünen Tees, genügend Magnesium, Unterstützung von Darm und Leber mit Laktat, die Vermeidung einer Übersäuerung des Organismus. Doktor Nehls hat in seinem Freiburger Therapiezentrum ein eigenes Alzheimer-Therapiekonzept (ATnN) entwickelt, in dem auch Ärzte geschult und Therapeutenlisten erstellt werden.

Neben dem Ausgleich von fehlenden Mikronährstoffen sind auch Johanniskrautextrakt, die Alpha-Liponsäure, lithiumhaltiges Heilwasser, Ginkgo-Extrakt und PQQ (Pyrrolochinolinchinon, ein vitaminähnlicher Nahrungsstoff zur Heilung beziehungsweise Vermeidung von Alzheimer) sehr wichtig.

Japanische Studien haben auch die Apitherapie mit Erfolg eingesetzt. Hier wurde das frische 100 % naturreine Gelée Royale verabreicht. Alternativ ist bei uns in Westeuropa BIOBEE Boisson Royle oder BIOBEE Boisson Vitale (mit Ginseng) verfügbar. Die Kur sollte für einen längeren Zeitraum und mit höherer Dosis von 2–3 g täglich angesetzt werden.

Regulatpro Metabolic (Dr. Niedermaier) gilt als Vitaltrunk für den Energiehaushalt und die optimale Nährstoffversorgung der

Gehirnzellen. Therapie durch Regulate bewirken laut Anwenderbeobachtung eine Verbesserung der Symptome und Verlangsamung des Fortschreitens der Erkrankung.

Mit Melatonin (Seite 35) den gestörten Schlafrhythmus wiederherstellen.

Neue Studien haben gezeigt, dass körperliche Fitness mit einem größeren Hirnvolumen einhergeht und in jedem Alter den Abbau von Hirnsubstanz eindämmen kann. Menschen, die viele Stunden des Tages im Sitzen verbringen, haben im MRT einen verdünnten medialen Temporallappen – eine Hirnregion, die verantwortlich für das Neugedächtnis ist. Je besser die kardiorespiratorische Fitness, desto besser die Sauerstoffversorgung auch des Gehirns. Dabei bringt es auch schon was, wenn man im Alltag seine Fitness erhöht, z. B. Treppensteigen, Fahrradfahren, noch besser zusätzlich mit Gewichten arbeiten und die Schnellkraft trainieren.

Wenn wir die bei uns bestehenden Mängel beheben, kann sich unser Gehirn auch wieder erholen, und wir können die Alzheimer-Erkrankung lebenslang verhindern.

Bewusst und achtsam durchs Leben gehen

Inzwischen gibt es eine Fülle von Längsschnittuntersuchungen, die Menschen über Jahrzehnte beobachtet haben, um herauszufinden, welche Faktoren zu einem gesunden Altern beitragen.

Verzicht auf Rauchen und Alkohol, regelmäßige Bewegung, Normalgewicht, gesunde Ernährung über mindestens 10 Jahre erhöhen die Chancen, auch im Alter (≥ 75 Jahre) gut beweglich zu sein, weniger an Depressionen zu leiden, sich geistiger Frische und an erfüllenden sozialen Kontakten zu erfreuen. Interessant ist auch, dass Menschen mit optimistischer Lebenshaltung ihre Chancen auf ein gesundes Altern um 25 % erhöhen. Sehr alte Menschen, die in oder nahe an einer grünen Umgebung leben, leben länger als Gleichaltrige, denen das nicht vergönnt ist.

In diesem Buch habe ich Ihnen viele Informationen dazu gegeben, wie Sie sich gesund erhalten können. Aber vielleicht gehören Sie ja zu den kritischen Personen, die sagen: »Alles ganz schön und gut, aber woher weiß ich, dass mir persönlich diese Vorschläge etwas bringen? Meine Freundin hat immer gesund gelebt und hat jetzt Krebs, meine Mutter hat nie geraucht und ist sehr früh an Lungenkrebs gestorben usw.«. Dann kann ich Ihnen zu guter Letzt noch ein ganz besonderes Bonbon anbieten. Was würden Sie sagen, wenn ich Ihnen vorschlage, dass ich aus einem Blutstropfen, den Sie zu Hause selber abnehmen und auf einen Papierstreifen tun können, ablesen kann, wie Ihr biologisches Alter ist und wie hoch Ihr Risiko ist, Krebs zu entwickeln? Das gibt es tatsächlich, doch dazu muss ich etwas ausholen.

Sie erinnern sich sicher, dass das menschliche Erbgut der Chromosomen vor 20 Jahren entschlüsselt wurde. Wir wissen aber heute, dass nicht nur das Erbgut, sondern die Epigenetik entscheidend für ein langes und gesundes Leben ist. Die Epigenetik ist die Steuerfunktion unserer Gene, sie reguliert das Ein- und Ausschalten verschiedener Gensequenzen und wird beeinflusst durch äußere Faktoren wie z. B. Ernährung, Stress und Umweltgifte. Damit unsere Chromosomen stabil bleiben, haben sie an ihrem Ende Schutzkappen, die Telomere. Bei jeder Zellteilung werden die Telomere verkürzt, bis es irgendwann nicht mehr weitergeht, die Zelle sich nicht mehr teilen kann und in die Apoptose (Selbsttötungsmechanismus) geht. Die Telomerlänge ist daher ein wichtiger Marker für den Alterungsprozess. Wenn wir die Telomerlänge messen, kennen wir unser biologisches Alter. Bei dem Test aus einem Blutstropfen wird zusätzlich die Stabilität der Chromosomen bestimmt und weitere Marker, die im Zusammenhang mit dem Altern und Entzündungen stehen (Healthy Aging Panel, Gebomed). Sie können jetzt einwenden: »Was habe ich davon, wenn ich biologisch älter bin als ich aussehe oder wenn ich weiß, dass mein Krebsrisiko erhöht ist?« Sie haben Recht: Durch genetische Untersuchungen, die keine Konsequenz haben, würde ich mir auch nicht meine Lebensfreude nehmen lassen wollen. In diesem Fall gibt es aber Konsequenzen. Studien haben gezeigt, dass man durch eine gesunde Ernährung und ausgewählte Nahrungsergänzungen die Telomerlänge signifikant verlängern kann. Daraufhin entwickelten österreichische und schweizer Forscher ein Nahrungsergänzungsprodukt mit hoher antioxidativer Kapazität. Die speziell kultivierten und verarbeiteten Pflanzen aus Grüntee, Weizengras, Gerstengras (Morgendosis) und Braunalgenpulver, Shiitakepulver, Traubenkernextrakt, Mariengoldextrakt und verschiedenen Vitaminen und Mineralien (Nachtdosis) entsprechen 5950 g Rohkost und 3 Litern Grüntee pro Tagesdosis (Timeblock, Gebomed). In einer Studie mit über 100 Teilnehmern wurde innerhalb von 6 Monaten ein 20%iger Anstieg der Telomerlänge gemessen. Selbstverständlich können Sie den Test auch machen und nach dem Resultat einfach nur Ihre Ernährung verbessern oder eine andere Nahrungsergänzung einnehmen. Aber vergessen Sie nicht, den Test zu wiederholen, damit Sie sichergehen können, dass sich Ihre Bemühungen auch auszahlen. Apropos »zahlen«: der Test ist nicht billig und auch keine Krankenkassenleistung, aber ich könnte mir vorstellen, dass das Ergebnis auch für Menschen motivierend sein kann, die eigentlich wenig Lust haben, ihren Lebensstil zu verbessern.

Je älter Sie werden, desto wichtiger wird es für Sie, Ihr soziales Umfeld neu zu ordnen und zu stabilisieren. Wenn Sie keiner Arbeit mehr nachgehen, schauen Sie in Ihrer Umgebung, wo Not ist und wo Sie mit Ihren Fähigkeiten helfen können. Ehrenämter haben den Vorteil, dass Sie sich um Ihre Interessen und Neigungen, von Umwelt bis Kinderschutz, kümmern können und jede Menge positive Rückmeldung für ein gutes Selbstwertgefühl ernten.

Aber lassen Sie sich nicht vereinnahmen, weder von Fremden noch von der Familie. Es ist zwar schön und erfüllend, wenn die Oma gebraucht wird, aber irgendwann hat frau auch das Recht, an sich selber zu denken. Lernen Sie manchmal auch Nein zu sagen! Halten Sie immer wieder inne und wählen Sie bewusst aus, was Ihnen guttut. Das tun Sie dann mit Hingabe. Bleiben Sie bei sich und fühlen Sie den Frieden in Ihrem Herzen.

Danksagung

Seit der Erstauflage des Frauengesundheitsbuches vor 12 Jahren hat sich viel in der Medizin verändert. Aber auch das Bewusstsein der Frauen für ihr seelisches und körperliches Wohlergehen ist deutlich gestiegen. Viele meiner **Leserinnen** haben mich dazu inspiriert, ihre individuellen Wege zur Frauengesundheit nachzuvollziehen und alternative Methoden auf den Prüfstand zu stellen. Sie haben mich motiviert, viele neue Erkenntnisse in das aktualisierte Frauengesundheitsbuch einfließen zu lassen. Für diese Unterstützung möchte ich Ihnen allen herzlich danken.

Viele **Wissenschaftler, Ärzte aber auch andere Therapeuten,** hochspezialisiert auf ihren Gebieten, stellten mir Anregungen für mein Buch zur Verfügung. Die Fülle der Informationen überstieg den Platz in meinem Buch, deshalb finden Sie eine ausführliche Bücherliste im Anhang. Vielen Dank für Ihre/Eure kollegiale und freundschaftliche Hilfe! Insbesondere möchte ich Frau Dr. Yumiko Lindgard von Hasselbach, München, als kompetente Ansprechpartnerin in allen Fragen der TCM, meinen herzlichen Dank aussprechen.

Frau **Katja Liese vom TRIAS Verlag** bin ich sehr zu Dank verpflichtet für ihre Hilfe und Geduld, wenn Zeitvorgaben nicht immer eingehalten werden konnten. Mit Frau **Gabriele Gaßmann** stellte sie mir eine kreative Redakteurin zur Seite.

Ein ganz besonderer Dank gilt meinem **Mann und Kollegen, Dr. Jochen Gerhard,** für sein Verständnis und seine Geduld über einen sehr langen Zeitraum. Seine fundierten, detaillierten Rückfragen und unsere fruchtbaren Gespräche habe ich als unterstützende und motivierende Betreuung empfunden.

Service

Hersteller und Bezugsquellen

Adler Apotheke Ruepp e.K.
https://www.adler-apotheke-remscheid.de

Almo-Menstruationsladen
https://www.natuerlich-almo.de

BIOBEE Health Consulting
https://www.biobee.eu
https://well2day.eu

Biokanol Pharma GmbH
https://www.biokanol.de
https://www.biokanol-frauen-gesundheit.de

Deutsche Homöopathische Union
https://dhu.de

DMSO und Co.
https://www.pranatu.de
https://www.calendula-kraeutergarten.de
https://www.alchemist.de

Dr. Jacob's Medical GmbH
https://www.drjacobs.de
https://medizinzumselbermachen.de

Dr. Niedermaier Pharma GmbH
https://www.regulat.com

Dr. Reckeweg & CO. GMBH
https://www.reckeweg.de

Dr. Wolz Zell GmbH
https://www.wolz.de

Eisbär-Apotheke
https://www.eisbaerapotheke.de

GANZIMMUN Diagnostics AG
https://www.ganzimmun.de

Gebomed GmbH
https://www.gebomed.eu

Gonadosan Distribution GmbH
https://www.fertilovit.com

Heidelberger Chlorella GmbH
https://www.heidelberger-chlorella.de

hypo-A GmbH
https://www.hypo-a.de

IMD Institut für Medizinische Diagnostik Berlin
Umweltdiagnostik, Mikronährstoffe, Immunologie
https://www.imd-berlin.de

Innova Vital GmbH
https://www.innova-vital.de

Institut für Mikroökologie
https://www.mikrooek.de

Kanne Brottrunk GmbH & Co
https://www.kanne-brottrunk.de

KESSEL medintim GmbH
https://www.medintim.de

Köhler Pharma GmbH
https://www.koehler-pharma.de

Life Light Handels GmbH
https://www.lifelight.com

MEDI CINE Akademie GmbH
https://www.medi-cine-akademie.de
https://vicosan.de

Pflüger GmbH & Co. KG
https://www.pflueger.de

Phytolife Nutrition GmbH
https://menoelle.com

PRIMAVERA LIFE GmbH
https://www.primaveralife.com

Repha GmbH
https://www.repha.de

San Omega GmbH
Norsan
https://www.norsan.de

Schaper & Brümmer GmbH & Co. KG
https://www.schaper-bruemmer.de
https://www.remifemin.de

SPENGLERSAN GmbH
https://www.spenglersan.de

Steierl-Pharma GmbH
https://www.steierl.de

SymbioPharm
https://www.symbiopharm.de

SymbioVaccin GmbH (Auzovaccinen)
https://www.symbiovaccin.de

Tahovital GmbH
https://www.tigovit.de

Terra Mundo GmbH
https://www.terra-mundo.de

Viktoria Apotheke Saarbrücken
https://www.internet-apotheke.de

vitOrgan Arzneimittel GmbH
https://www.vitOrgan.de

Volopharm GmbH Deutschland
https://www.volopharm.de

WALA Heilmittel GmbH
https://www.wala.world/de

WÖRWAG Pharma GmbH & Co. KG
https://www.woerwagpharma.de/de

Therapeuten und Selbsthilfegruppen

Akupunktur und TCM

Deutsche Ärztegesellschaft für Akupunktur (DÄGFA)
https://www.daegfa.de/Patienten-Portal/Home.aspx

Deutsche Gesellschaft für Akupunktur und Neuraltherapie e.V.
https://www.dgfan.de

Internationale Gesellschaft für Chinesische Medizin e.V. – SMS Societas Medicinae Sinensis
https://www.tcm.edu

Kinderwunsch und TCM
https://tcm-kinderwunsch.info

Anthroposophie

Gesellschaft Anthroposophischer Ärzte in Deutschland (GAÄD)
https://www.gaed.de

Dachverband Anthroposophische Medizin in Deutschland (DAMiD)
https://www.damid.de

Unabhängiger, gemeinnütziger Bürger- und Patientenverband mit besonderer Perspektive für die Anthroposophische Medizin
https://www.gesundheit-aktiv.de

Ayurvedische Medizin

Deutsche Ärztegesellschaft für Ayurveda-Medizin e.V.
https://daegam.de

Deutsche Gesellschaft für Ayurveda DGA
https://www.ayurveda.de

Europäische Akademie für Ayurveda
https://www.ayurveda-akademie.org/home

Besondere Therapien für die Frau

Ananda Wave: Schule für Tantrische Berührungskunst
https://anandawave.de

Cantienica-Methode: Beckenboden, Rücken, Beweglichkeit
https://www.cantienica.com

Onlinekurs für den Beckenboden
https://indeinermittesein.gr8.com

Europäisches Shiatsu Institut (ESI)
https://www.shiatsu.de

Internationales Frauen- und Familienzentrum e.V.: Staatlich anerkannte Beratungsstelle für Schwangerschaftskonflikt-, Ehe-, Familien- und Lebensberatung
https://www.ifz-heidelberg.de

Jin Shin Jyutsu Selbsthilfelehrer
https://www.jinshinjyutsu.de

Life Intelligence Program: Selbstrealisation, Weltrealisation (Christina Kessler)
https://christinakessler.com/life-intelligence-program

Luna Yoga Netz e.V.
https://www.luna-yoga-netz.eu

Schoßraum-Institut, Tatjana Bach
https://www.schoss-raum.de

Therapeutische Frauenmassage
https://www.therapeutischefrauen-massage.de

Yoga für den Beckenboden
https://beckenboden-yoga.com

Endometriose und PCOS

Endometriose-Vereinigung Deutschland e.V.
https://www.endometriose-vereinigung.de/zertifizierte-zentren.html

Europäische Endometriose Liga
https://www.endometriose-liga.eu

Methode Wildwuchs Andrea Koppe und Partnerinnen
https://methode-wildwuchs.com/cms/methode-wildwuchs

PCOS Selbsthilfe Deutschland e.V.
https://www.pcos-selbsthilfe.org

Frauenärzte

Frauenärzte im Netz: Portal vom Berufsverband der Frauenärzte e.V. (BVF) und Deutsche Gesellschaft für Gynäkologie und Geburtshilfe (DGGG)
https://www.frauenaerzte-im-netz.de

Frauenärzte in NATUM e.V.: Naturheilkunde, Akupunktur, Umwelt- und Komplementärmedizin, Arbeitsgemeinschaft der DGGG
https://natum.de

Homöopathie und Schüßlersalze

Deutsche Gesellschaft für Klassische Homöopathie e.V. DGKH
https://www.dgkh-homoeopathie.de

Deutscher Zentralverein homöopathischer Ärzte e.V.
https://www.dzvhae.de/homoeopathie-fuer-patienten/wie-finde-ich-einen-homoeopathischen-arzt
https://www.homoeopathie-online.info/arztsuche

Deutsches Netzwerk für Homöopathie
https://www.homoeopathie-heute.de

Institut für Biochemie nach Dr. Schüßler
www.antlitzanalyse.de
www.mueller-frahling.de

Hormone und Stoffwechsel

Deutsche Gesellschaft für Endokrinologie, mit Arztsuche
https://www.endokrinologie.net

Kinderwunsch und Reproduktionsmedizin

Bundeszentrale für Gesundheitliche Aufklärung
https://www.familienplanung.de/kinderwunsch

Deutsche Gesellschaft für Reproduktionsmedizin
https://www.repromedizin.de

Fertila, das Portal für Menschen mit unerfülltem Kinderwunsch
https://fertila.de

Netzwerk psychotherapeutischer Begleiter bei unerfülltem Kinderwunsch
http://kinderwunsch-therapie.net

Sensiplan natürliche Familienplanung
https://www.sensiplan-im-netz.de

We are the ladies: Hormonfreie Verhütung und gezielte Schwangerschaft
https://wearetheladies.de

Komplementärmedizin allgemein

Ärztegesellschaft für Erfahrungsheilkunde e.V.
http://www.erfahrungsheilkunde.org/home.html

Internationale Gesellschaft für Natur- und Kulturheilkunde e. V.
https://www.ignk.de

Natur und Medizin der Karl und Veronika Carstens Stiftung
https://www.naturundmedizin.de

Naturheilbund (bringt Therapeuten und Patienten zusammen)
https://www.naturheilbund.de

Naturheilmagazin (Namensliste von Ärzten und Therapeuten)
https://www.naturheilmagazin.de

Therapeutensuche: Heilpraktiker, Psychologen, Energetiker, Craniosakraltherapie, Sexualtherapie usw.
https://www.therapeuten.de

Zentralverband der Ärzte für Naturheilverfahren und Regulationsmedizin e.V.
http://www.zaen.org

Krebstherapie, komplementär

Frauenselbsthilfe Krebs
https://www.frauenselbsthilfe.de

Gesellschaft für Biologische Krebsabwehr
https://www.biokrebs.de

Integrative Biologische Krebsmedizin: Verzeichnis qualifizierter Therapeuten
https://www.akademie-imleben.de

Mikroökologie: Darm/Scheide/Blase

Arbeitsgemeinschaft für Urogynäkologie und plastische Beckenbodenrekonstruktion der DGGG AGUB
https://www.agub.de

Institut für Mikroökologie
https://www.mikrooek.de

Meditation

Transzendentale Meditation Deutschland
https://meditation.de
https://www.tm.org

Naturheilkunde und Integrative Medizin

Bund deutscher Heilpraktiker e.V. mit Therapeutensuche
https://www.bdh-online.de

Naturmedizin und Schulmedizin gemeinsam, engagieren Sie sich!
Kampagne von Bürgerinnen für Bürgerinnen, die von Gesundheits- und Patientenorganisationen getragen wird (Gesundheit aktiv, Kneipp-Bund, Natur und Medizin)
https://weils-hilft.de

Natur und Medizin – Die Fördergemeinschaft der Karl und Veronica Carstens-Stiftung
https://www.naturundmedizin.de

Naturheilkunde mit Arzt- und Therapeutensuche
https://www.naturheilkunde.de

Naturheilkunde-Ratgeber mit Therapeutenliste
https://www.naturheilkunde-ratgeber.de

Neural- und Schmerztherapie

Deutsche Gesellschaft für Akupunktur und Neuraltherapie e.V. (DgfAN)
https://www.dgfan.de

Deutsche Gesellschaft für Schmerzmedizin e.V. (DGS)
https://www.dgschmerzmedizin.de

Internationale medizinische Gesellschaft für Neuraltherapie nach Huneke, Regulationstherapie e. V. (IGNH)
https://ignh.de

Orthomolekulare Medizin

Akademie und Zentrum für Mikronährstoffmedizin (AMM)
http://www.mikronaehrstoff.de/index.php

Deutsche Gesellschaft für Orthomolekulare Medizin
https://www.dgom.de

Forum Orthomolekulare Medizin (FOM)
https://fom-online.de

Service- und Informationsportal für Orthomolekulare Medizin PreventNetwork
https://www.preventnetwork.com

Osteopathie

Akademie für Osteopathie e. V. (AFO)
https://www.osteopathie-akademie.de

Verband der Osteopathen Deutschland e.V. (VOD)
https://www.osteopathie.de/

Pflanzenheilkunde

Freiburger Heilpflanzenschule
https://heilpflanzenschule.de

Gesellschaft für Phytotherapie (GPT)
https://phytotherapie.de/de

Naturheilkunde für Frauen: Ärztin Heide Fischer
https://frauen-naturheilkunde.de/gp

Phytodoc: Heilpflanzen, Homöopathie und Hausmittel – Erkrankungen natürlich behandeln
https://www.phytodoc.de

Traditionelle Abendländische Medizin Natura Naturans
https://www.natura-naturans.de

Psychotherapie und Soziales

Arbeitskreis Frauengesundheit in Medizin, Psychotherapie und Gesellschaft e.V.
https://www.arbeitskreis-frauengesundheit.de

Das deutsche Ehrenamtsportal
http://www.ehrenamtsportal.de

Der Persönlichkeits-Blog
https://www.persoenlichkeits-blog.de

Deutsches Netzwerk Evidenzbasierte Medizin e.V. EbM
https://www.ebm-netzwerk.de/de

Psychologenportal: Ein Service des Berufsverbands Deutscher Psychologinnen und Psychologen (BDP), mit Online-Therapeutensuche
https://www.psychologenportal.de

Sexualtherapie

Beratung in Beziehungsfragen mit Ann-Marlene Henning
https://doch-noch.de

Netzwerk Sexualtherapie mit Therapeutenliste
https://netzwerk-sexualtherapie.de

Umweltmedizin

Ärztegesellschaft für Klinische Metalltoxikologie
https://www.metallausleitung.de

Bundesverband der Beratungsstellen für Umweltgifte BBFU e.V., insbesondere Amalgam, Schwermetalle und Holzschutzmittel e.V.
http://www.bbfu.de

Deutsche Gesellschaft Multiple-Chemical-Sensitivity e.V.
http://www.dgmcs.de

Deutscher Berufsverband klinischer Umweltmediziner e.V. (dbu)
https://www.dbu-online.de

Elektrosensibilität EHS/Mikrowellensyndrom
https://www.elektrosensibel-ehs.de

Europäische Akademie für klinische Umweltmedizin e.V
https://europaem.eu/de

Europäische Gesellschaft für Gesundes Bauen und Innenraumhygiene (EGGBI)
https://www.eggbi.eu/gesundes-bauen-eggbi/

Forschungskreis für Geobiologie Dr. Hartmann e.V.
http://www.geobiologie.de

Gemeinnütziges Netzwerk für Umweltkranke e.V. (Genuk)
https://www.genuk-ev.de/startseite.html

Greenpeace Deutschland
https://www.greenpeace.de

Institut für Functional Medizin und Umweltmedzin IFU
http://ifu-wolfhagen.de

Interdisziplinäre Gesellschaft für Umweltmedizin e.V. (IGUMED)
https://www.igumed.de

Lichtbiologie.de
http://lichtbiologie.de

MCS-CFS-Initiative NRW e.V.
http://www.mcs-cfs-initiative.de/index.html

Selbsthilfeverein für Umweltgeschädigte e.V.
http://www.shv-umweltgeschaedigte.de

Verein für Elektrosensible und Mobilfunkgeschädigte e.V.
https://www.elektrosensibel-muenchen.de/

Verein zur Hilfe umweltbedingt Erkrankter e.V. (VHUE)
http://www.umwelt-krank.de

Zahnmedizin ganzheitlich

Bundesverband der naturheilkundlich tätigen Zahnärzte in Deutschland e.V.
http://www.bnz.de

Deutsche Gesellschaft für Umwelt-Zahn-Medizin DEGUZ
http://www.deguz.de/de

Internationale Gesellschaft für Ganzheitliche ZahnMedizin e.V.
http://www.gzm.org

Weiterführende Literatur

Frau und Gesundheit

Bracht, Petra: **Meine Gesundheitsformel – Gesund, schlank, glücklich.** München: Gräfe und Unzer 2019

Busse, Anneliese: **Erlaube Dir ganz Du selbst zu sein! ... und das Unmögliche für möglich zu halten.** Bielefeld: tao.de in J. Kamphausen 2018

Fischer, Heide: **Frauenheilbuch. Naturheilkunde, medizinisches Wissen und Selbsthilfetipps.** Stuttgart: Herbig 2020

Hühn, Susanne: **Raum für deine innere Frau: Deine innere Schale oder der Schlüssel zum weiblichen Selbst.** Darmstadt: Schirner 2018

Maio, Giovanni: **Medizin ohne Maß? Vom Diktat des Machbaren zu einer Ethik der Besonnenheit.** Stuttgart: TRIAS 2014

Maio, Giovanni: **Den kranken Menschen verstehen: Für eine Medizin der Zuwendung.** Freiburg: Herder 2020

Nawroth, Peter Paul: **Gebt der Medizin ihren Sinn zurück! Aufruf zu einer radikalen Umkehr im Gesundheitswesen.** Berlin: Springer 2018

Michalsen, Andreas: **Heilen mit der Kraft der Natur. Meine Erfahrung aus Praxis und Forschung. Was wirklich hilft.** Berlin: Insel 2017

Rainbow, Sonia Emilia: **Frauenheilkraft: Das vergessene Wissen um die Urkraft der Gebärmutter.** München: Ansata 2019

Wild, Claudia und Piso, Brigitte: **Zahlenspiele in der Medizin: Eine kritische Analyse.** Wien: Orac 2010

Umwelt

Knauss, Harald: **Die Botschaft der Bäume.** Pforzheim: INROSO Edition Elfenohr 2020

Mutter, Joachim: **Lass dich nicht vergiften! Warum uns Schadstoffe chronisch krank machen und wie wir ihnen entkommen.** München: Gräfe und Unzer 2012

Schröder, Heike: **Plastik im Blut: Wie wir uns und die Umwelt täglich vergiften.** Kirchzarten: VAK 2017

Sonnenschmidt, Rosina: **Digitale Strahlenbelastung – Und wie wir gesund bleiben können.** Pforzheim: INROSO Edition Elfenohr 2019

Stumpf, Ursula et al.: **Mythische Bäume: Kulte und Sagen, Heilkunde und Nutzwerte, traditionelles Handwerk.** Suttgart: Franckh Kosmos Verlag 2017

Renz-Polster, Herbert und Hüter, Gerald: **Wie Kinder heute wachsen. Natur als Entwicklungsraum.** Weinheim Beltz 2019

Wunsch, Alexander: **Die Kraft des Lichts: Warum wir gutes Licht brauchen und schlechtes Licht uns krank macht.** München: Riva 2019

Zenz, Alfred: **Vater Eiche, Mutter Linde: Bäume als Seelenbegleiter, Kraftspender und Verbündete.** München: Scorpio 2019

Ernährung

Bihlmaier, Susanne: **Tomatenrot + Drachengrün: 3 × täglich: Das Beste aus Ost und West – antikrebs-aktiv und abwehrstark.** Weil der Stadt: Hädecke 2018

Coy, Johannes F.: **Fit mit Zucker.** München: Gräfe und Unzer 2019

Fife, Bruce: **Mein Keto-Kochbuch: 450 ketogene Rezepte zum gesunden Genießen & Abnehmen.** Kirchzarten VAK 2017

Jacob, Ludwig Manfred: **Dr. Jacobs Weg des genussvollen Verzichts: Die effektivsten Maßnahmen zur Prävention und Therapie von Zivilisationskrankheiten: Metabolisches Syndrom ... • Rheuma • Prostata- und Brustkrebs.** Ingelheim am Rhein: nutricaMEDia 2018

Longo, Valter: **Iss dich jung: Wissenschaftlich erprobte Ernährung für ein gesundes und langes Leben – Die Longevità-Diät.** München: Goldmann 2018

Michalsen, Andreas: **Mit Ernährung heilen: Besser essen – einfach fasten – länger leben. Neuestes Wissen aus Forschung und Praxis.** Berlin: Insel 2020

Nehls, Michael: **Algenöl: Lebenswichtiges Omega-3 in seiner wirksamsten Form – Krankheiten natürlich vorbeugen – von Asthma bis Neurodermitis, von Burn-out bis ... Arteriosklerose, von Depression bis Demenz.** München: Heyne 2018

Rias-Bucher, Barbara: **Meeresgemüse und Algen. Kompakt-Ratgeber: Gesunde Lebensmittel aus dem Ozean.** Murnau am Staffelsee: Mankau 2017

William, Anthony: **Medical Food: Warum Obst und Gemüse als Heilmittel potenter sind als jedes Medikament.** München: Arcana 2017

Sport

Cantieni, Benita: **Powertraining mit Tigerfeeling: Für Kraft, Beweglichkeit und Schönheit. Buch mit CD.** München: Südwest Verlag 2017

Hoffmann, Solveig: **Aufrichtig aufrecht – Körperstruktur und Bewegung – Grundlagen der CANTIENICA–Methode.** Göttingen: Hogrefe Verlag 2015

Jonas, Katrin: **Die bewegte Frau.** Köln: Innenwelt Verlag 2020

Lauren, Mark und Clark, Joshua: **Fit ohne Geräte für Frauen: Trainieren mit dem eigenen Körpergewicht.** München: Riva 2019

Stressbewältigung

Gera, Bernadett: **Qigong für Frauen. Sanfte Übungen für das hormonelle Gleichgewicht. Ganzheitliche Hilfe bei Menstruationsproblemen, Kinderwunsch oder Wechseljahresbeschwerden.** München: Irisiana 2019

Kundermann, Michaele: **Emotionale Stress Kompetenz, die Kunst der Selbstberuhigung.** Berlin: Goldegg 2018

Sonnenschmidt, Rosina: **Sonnen-, Mond- und Erdatem, gesund atmen, gesund essen, gesund bewegen.** Pforzheim: INROSO Edition Elfenohr 2014

Sonnenschmidt, Rosina: **Die Atemkunst des Pranayama-Yoga.** Pforzheim: INROSO Edition Elfenohr 2018

Stümpfig-Rüdisser, Tina: **Jin Shin Jyutsu – Heilströmen für Resilienz und Lebensfreude: Soforthilfe bei Ängsten, Depression, Stress und Burn-out.** Darmstadt: Schirner 2017

Trökes, Anna: **Anti-Stress Yoga.** Freiburg im Breisgau: Herder 2019

Sexualität

Henning, Ann-Marlene: **Sex verändert alles. Aufklärung für Fortgeschrittene.** Hamburg: Rowohlt 2019

Richardson, Diana: **Zeit für Weiblichkeit: Der tantrische Orgasmus der Frau.** Köln: Innenwelt Verlag 2012

Schiftan, Dania: **Coming Soon: Orgasmus ist Übungssache – In 10 Schritten zum vaginalen Höhepunkt.** München Piper 2018

Schlafen

Vorster, Albrecht: **Warum wir schlafen: Weshalb unsere Beine manchmal keinen Schlaf finden, auch Schnecken sich schlau schlummern und andere faszinierende Erkenntnisse über den unbekannten Teil unseres Lebens.** München: Heyne 2019

Säure-Basen-Haushalt

Müller-Frahling, Margit: **Basische Kuren. Natürlich leicht durchs Jahr.** Köln: Lingen Verlag 2018

Simonsohn, Barbara: **Das basische Prinzip.** Murnau am Staffelsee: Mankau 2019

Straubinger, Hermann: **Übersäuerung: Die besten Tipps für ein harmonisches Säure-Basen-Gleichgewicht Ihres Körpers.** Murnau am Staffelsee: Mankau 2014

Darm, Leber

Ebersbacher, Victoria: **Darmgesundheit & Darmsanierung – Der Schlüssel zu Körper und Geist: Warum dein Darm der Brunnen der ewigen Jugend und Gesundheit ist & wie auch du ihn nutzen kannst (inklusive 10-Wochen-Sanierungsprogramm).** Independently published 2019

Hasler, Gregor: **Die Darm-Hirn-Connection: Revolutionäres Wissen für unsere psychische und körperliche Gesundheit.** Stuttgart: Schattauer 2020

Oldhaver, Mathias: **Hilfe für die Darmflora: Wie Probiotika wirken und auf welche Qualitätskriterien man achten sollte (Naturheilkunde Kompakt).** Wiesbaden: Eubiotika Verlag 2019

Volkmann, Peter-Hansen: **Darm gesund – Mensch gesund! Ganz einfach! Mikrobiom-Pflege für neue Vitalität und Lebensfreude.** Lübeck: VBN-Verlag 2019

Wanitschek, Anne und Vigl, Sebastian: **Die Leber natürlich reinigen.** Hannover: Humboldt 2019

William, Anthony: **Heile deine Leber: Die Wahrheit über chronische Erschöpfung, Reizdarm, Gewichtsprobleme, Diabetes und Autoimmunkrankheiten.** München: Arkana 2019

Besondere Nahrungsmittel

Mohr, Klaus und Oldhaver, Mathias: **Curcumin in der naturheilkundlichen Praxis: Studienlage – Einsatzmöglichkeiten – Bioverfügbarkeit.** Wiesbaden: Eubiotika Verlag 2018

Aus Natur und Pflanze zur Nahrungsergänzung und Therapie

Baumeister-Jesch, Liutgard: **Einblicke in die Welt der Mikronährstoffe: Vitamine, Spurenelemente, Mineral- und Pflanzenwirkstoffe.** Weil der Stadt: Natura viva Verlag 2016

Emmrich, Peter: **Enzyme. Zündfunken für ein gesundes und langes Leben.** Dormagen: Weg zur Gesundheit Verlag 2019

Fischer, Hartmut: **Das DMSO Handbuch. Verborgenes Heilwissen aus der Natur.** Kandern: Narayana Verlag 2012

Gröber, Uwe und Kisters, Klaus: **Arzneimittel als Mikronährstoff-Räuber: Was Ihr Arzt und Apotheker Ihnen sagen sollten.** Stuttgart: Wissenschaftliche Verlagsgesellschaft 2017

Gröber, Uwe: **Die wichtigsten Nahrungsergänzungsmittel.** München: Südwest Verlag 2019

Gröber, Uwe und Holick, Michael F.: **Vitamin D – die Heilkraft des Sonnenvitamins.** Stuttgart: Wissenschaftliche Verlagsgesellschaft 2020

Münch, Hellmut: **Enzyme – Dein Biofaktor.** Wien: Verlagshaus der Ärzte. 2019

Nehls, Michael: **Algenöl: Lebenswichtiges Omega-3 in seiner wirksamsten Form – Krankheiten natürlich vorbeugen – von Asthma bis Neurodermitis, von Burnout bis... Arteriosklerose, von Depression bis Demenz.** München: Heyne 2018

Schmiedel, Volker A.: **Omega-3 – Öl des Lebens: für mehr Gesundheit.** Lenzburg: Fona Verlag 2017

Wormer, Eberhard J. und Grasberger, Ulrich: **Zaubertrank liposomal verkapseltes Vitamin C.** Rottenburg am Neckar: Kopp Verlag 2018

Phytotherapie

Fischer, Heide: **Frauenheilpflanzen. Die 35 wichtigsten Pflanzen und wie sie wirken.** Stuttgart: Herbig 2019

Madejsky, Margret: **Praxishandbuch Frauenkräuter. Mit vielen Rezepten und praktischen Heilpflanzen-Anwendungen.** Aarau: AT Verlag 2019

Malm, Liesel und Möbus, Margret: **Antibiotische Heilpflanzen: Über 50 Pflanzen und ihre Wirkung.** München: Bassermann 2018

Rippe, Olaf: **Traditionelle Heilpflanzenkunde und Phytotherapie: Kräuterwissen im Geist des Paracelsus. Naturphilosophie. Pflanzenporträts. Therapeutische Anwendungen.** Aaurau: AT Verlag 2013

Storl, Wolf-Dieter: **Die »Unkräuter« in meinem Garten: 21 Pflanzenpersönlichkeiten erkennen & nutzen.** München: Gräfe und Unzer 2018

Stumpf, Ursula und Lang, Wolfgang: **Heilpflanzen und ihre giftigen Doppelgänger: Heilpflanzen sammeln, aber richtig.** Stuttgart: Franckh Kosmos Verlag 2019

Wanitschek, Anne und Vigl, Sebastian: **Pflanzliche Antibiotika richtig anwenden: Mit natürlichen Alternativen Infektionen effektiv behandeln.** Hannover: Humboldt 2016

Wanitschek, Anne und Vigl, Sebastian: **Gesund mit heimischen Heilpflanzen: Mit 10 Heilkräutern 100 Beschwerden und Erkrankungen behandeln.** Mit Beiträgen von Extrembotaniker Jürgen Feder. Hannover: Humboldt 2019

Mykotherapie

Isokauppila, Tero: **Heilpilze von Reishi bis Cordyceps. Pilze, die die Abwehrkräfte stärken, Kraft und Ausdauer geben, den Stoffwechsel ankurbeln und stressresistent machen. Mit 50 leckeren Rezepten.** Kandern Unimedica 2019

Rebensburg, Philip und Kappl, Andreas: **Gesund mit Heilpilzen: Immunsystem stärken, Krankheiten heilen und Beschwerden lindern Mit den 22 wichtigsten Pilzen – von Cordyceps bis Shiitake.** München: Riva 2020

Mitochondrien

Cramer-Scharnagl, Doortje: **Glutathion: Unverzichtbar für die Entgiftung, effektiv bei chronischer Erschöpfung, schützt Mitochondrien und Zellen.** Kirchzarten: vak vital 2015

Druxeis, Maria Elisabeth: **Mitochondrien. Aktivieren Sie die Energiezentren Ihrer Zellen.** München: Scorpio 2016

Besondere Medizinsysteme

Stangaciu, Stefan: **Sanft heilen mit Honig, Propolis und Bienenwachs.** Stuttgart: TRIAS 2015

Homöopathie und Schüßler-Salze

Baumann, Christina und Stark, Roswitha: **Homöopathische Symbolapotheke.** Murnau am Staffelsee: Mankau 2019

Gräfin Wolffskeel von Reichenberg, Angelika: **Schüßler-Salze – Gesichts- und Handdiagnostik: So finden Sie das richtige Mittel.** Murnau am Staffelsee: Mankau 2018

Müller-Frahling, Margit: **Im-Puls des Lebens, Mineralstoffe nach Dr. Schüßler.** Köln: Lingen Verlag 2018

Sonnenschmidt, Rosina: **Die spirituelle Energie der Homöopathie.** Pforzheim: INROSO Edition Elfenohr 2018

Sonnenschmidt, Rosina: **36 Schüßler-Mineralsalze in Bild und Wort.** Pforzheim: INROSO Edition Elfenohr 2019

Bach-Blüten und Aromatherapie

Herber, Sabrina und Zimmermann, Eliane: **Aromatherapie für Frauen. Mit ätherischen Ölen Zyklus, Körperpflege, Sexualität, Psyche, Wechseljahre ganzheitlich begleiten. Über 250 Rezepturen: Wohlbefinden steigern, Beschwerden lindern.** Oy-Mittelberg: Joy Verlag 2019

Nübling, Kurt L.: **Aromatherapie für Einsteiger: Die gebräuchlichsten ätherischen Öle auf einen Blick.** Dorfen: KOHA-Verlag 2012

Zimmermann, Eliane: **Aromatherapie für Sie: Duftpflaster und Seelentröster: Aroma-Rezepte zum Entspannen und Anregen.** Stuttgart: TRIAS 2016

Ayurveda

Pirc, Karin: **Den Alterungsprozess umkehren: Lebenselixier des Maharishi Ayurveda.** Bielefeld: Kamphausen 2017

Pirc, Lothar: **Der Segen des Maharishi.** Bad Ems: Kalyana Verlag 2018

Sabnis, Nicky Sitaram: **Achtsame Ayurveda-Küche: 100 Rezepte für alle Doshas.** München: Dorling Kindersley Verlag 2019

Scharfenberg, Janna: **Ayurveda for Life: Ayurvedische Heilkunst für einen modernen Lebensstil & Alltag – Für mehr Balance und Gesundheit – Mit Rezepten, Yoga-Übungen und Selbsttests.** München: Südwest 2019

Schrott, Ernst und Schachinger, Wolfgang: **Ayurveda: Grundlagen und Anwendungen.** Stuttgart: TRIAS 2016

Besondere Therapien

Pfeiffer, Claudia A.: **Therapeutische Frauen-Massage. Ganzheitliche Massage für natürliches Frausein.** Edition Lehrwerk 2016

Wiese, Michaela und Weber, Klaus G.: **Einfach Frau sein. Genussvoll leben ohne Schmerz.** München Pflaum Verlag 2018

William, Anthony: **Mediale Medizin: Der wahre Ursprung von Krankheit und Heilung.** München: Arkana 2016

Immunsystem stärken

Trökes, Anna und Cramer, Holger: **Mit Yoga zur Selbstheilung: Übungen zur Stärkung unseres Immunsystems.** Freiburg im Breisgau: Herder 2019

Entgiften

William, Anthony: **Heile dich selbst: Medical Detox – Die Antwort auf (fast) alle Gesundheitsprobleme – Revolutionäre Heilstrategien bei Migräne, Übergewicht, chronischer Erschöpfung u.v.m.** München: Arkana 2020

Schmerztherapie

Wanitschek, Anne und Vigl, Sebastian: **Cannabis und Cannabidiol (CBD) richtig anwenden: Wirkungsweisen und Behandlungsmethoden verständlich erklärt. Hanf und ätherische Öle wirkungsvoll.** Hannover: Humboldt 2018

Reiseapotheke

Bihlmaier, Susanne und Bihlmaier, Armin: **Notfall-Apotheke in und aus der Natur: Outdoor-Soforthilfe für Mensch und Hund.** Weil der Stadt: Hädecke 2019

Kinderwunsch

Bauer, Namih Beatrix: **Freudensprung: Wie das Wunschkind leichter zu dir kommt.** Murnau am Staffelsee: Mankau 2019

Ferber, Franziska: **Kinderwunsch Entscheidungen: Entschlossen seinen Weg gehen – ohne Angst und Reue.** Independently published 2020

Hill, Sarah E.: **Wie uns die Pille verändert.** München: Heyne 2020

Kauffmann, Kyra und Kauffmann, Sascha: **Eltern werden 40+: So gelingt eine späte Schwangerschaft: Ein naturheilkundliches Selbsthilfeprogramm für Frauen und Männer.** Kirchzarten: VAK 2020

Madejsky, Margret: **Das alternative Kinderwunschbuch: Die besten Naturheilkonzepte für die Fruchtbarkeit.** München: Arkana 2015

Schweizer-Arau, Annemarie: **Hoffnung bei unerfülltem Kinderwunsch: Die Fruchtbarkeit ganzheitlich fördern mit chinesischer Medizin/TCM.** Wiggensbach: Stadelmann Verlag 2013

Schweizer-Arau, Annemarie: **Der sanfte Weg zum Wunschkind: IVF (fast) ohne Hormone.** München: Kösel 2015

Schwangerschaft

Casagrande, Christina: **Bach-Blüten in Schwangerschaft, Geburt und Stillzeit. Kompakt-Ratgeber: Sanfte Hilfe und innere Stärke für werdende Mütter.** Murnau am Staffelsee: Mankau 2018

Gerhard, Ingrid und Rias-Bucher, Barbara: **Richtig ernähren in Schwangerschaft und Stillzeit: Tipps für eine vielseitige, vollwertige Ernährung. 70 Rezepte für einfache Mini- und Maxi-Gerichte. + 30 Rezepte für herzhafte und süße Babybreie.** Murnau am Staffelsee: Mankau 2018

Stadelmann, Ingeborg: **Die Hebammen-Sprechstunde: Schwangerschaft, Geburt, Wochenbett, Stillzeit – eine einfühlsame Begleitung mit Aromatherapie, Bach-Blüten, Homöopathie und Pflanzenheilkunde.** Wiggensbach: Stadelmann Verlag 2018

Rumpel, Kristina Marita: **FlowBirthing – Geboren aus einer Welle der Freude: Das Buch für bewusste Schwangerschaft und Geburt im Vertrauen auf die weibliche Urkraft.** Murnau am Staffelsee: Mankau 2015

Verhütung

Hill, Sarah E.: **Wie uns die Pille verändert. Die überraschenden Auswirkungen auf unser Denken und Fühlen, den Körper und unsere Beziehungen – Alles, was Frauen über die Antibabypille wissen müssen.** München: Heyne 2020

Arbeitsgruppe NFP: **Natürlich und sicher – Das Praxisbuch.** Stuttgart: TRIAS 2018

Struck, Dorothee: **Verhüten ohne Hormone: Alternativen zu Pille und Co. Welche Methode passt zu mir?** Wiggensbach: Stadelmann Verlag 2019

Wechseljahre

de Liz, Sheila: **Woman on Fire: Alles über die fabelhaften Wechseljahre.** Hamburg: Rowohlt 2020

Gerhard, Ingrid und Kerckhoff, Annette: **Was tun bei Wechseljahresbeschwerden?** Essen: KVC 2019

Neumayer, Petra: **Erste Hilfe bei Hitzewallungen & Co. Kompakt-Ratgeber: Heilpflanzen, Superfood und bioidentische Hormone gegen Wechseljahresbeschwerden.** Murnau am Staffelsee: Mankau 2018

Hormone

Bleuel, Nataly: **Das sind die Hormone.** München: C. Bertelsmann 2020

Hill, Maisie: **Super Power Periode.** Essen: VAK 2020

Kauffmann, Kyra und Sascha: **Natürlich high: Die körpereigenen Glückshormone aktivieren und Depressionen, Ängste und Antriebslosigkeit dauerhaft loswerden.** München: Riva 2020

Keisinger, Jens und Nadja und Mayr, Petra: **Heilen mit bioidentischen Hormonen.** Essen: VAK 2015

Lieberman, Daniel Z.: **Ein Hormon regiert die Welt: Wie Dopamin unser Verhalten steuert – und das Schicksal der Menschheit bestimmt.** München: Riva 2018

Rieger, Berndt: **Die heimlichen Chefs im Körper: Wie Hormone unser Leben und Handeln bestimmen.** München: mvg 2018

Scheuernstuhl, Annelie und Hild, Anne: **Natürliche Hormontherapie: Alles Wissenswerte über Hormone, die Ihre Gesundheit ins Gleichgewicht bringen.** Bielefeld: Aurum 2017

Intim

Brochmann, Nina und Dahl, Ellen Støkken: **Viva la Vagina.** Frankfurt am Main: S. Fischer 2018

de Liz, Sheila: **Unverschämt. Alles über den fabelhaften weiblichen Körper.** Hamburg: Rowohlt 2019

Sanyal, Mithu M.: **Vulva: Die Enthüllung des unsichtbaren Geschlechts.** Berlin: Wagenbach 2017

Gebärmutter

Becherer, Ewald et al.: **Endometriose: Ganzheitlich verstehen und behandeln – Ein Ratgeber.** Stuttgart: Kohlhammer 2017

Gerhard, Ingrid und Rias-Bucher, Barbara: **Myome selbst heilen: Richtig ernähren – die natürliche Alternative zu Pillen und OPs.** Murnau am Staffelsee: Mankau 2018

Gerhard, Ingrid und Kerckhoff, Annette: **Was tun bei Endometriose. Homöopathie und Naturheilkunde.** Essen: KVC 2017

Kaiser, Britta und Korell, Matthias: **Endometriose und Ernährung.** München: Müller & Steinicke 2017

Koppe, Angelika: **Selbstheilung bei Endometriose: nach der Methode Wildwuchs. Mit Beispielen aus der Praxis.** München: Nymphenburger 2013

Liel, Martina: **Nicht ohne meine Wärmflasche: Leben mit Endometriose Diagnostik – Therapie – Ganzheitlicher Ansatz.** München: Komplett-Media 2017

Rainbow, Sonia Emilia: **Frauenheilkraft: Das vergessene Wissen um die Urkraft der Gebärmutter. Mit Tipps zur Selbstheilung häufiger Frauenbeschwerden.** München: Ansata 2019

Wilken, Anna: **In der Regel bin ich stark: Endometriose: Warum wir unsere Unterleibsschmerzen ernst nehmen müssen!** Hamburg: Eden Books 2019

Eierstock

Schultz, Julia: **Leben mit dem PCO-Syndrom: Wie du deine Hormone mit der richtigen Ernährung wieder ins Gleichgewicht bringst.** Komplett-Media 2020

Hormonstörungen

Ritter, Tina Maria: **Stoffwechselstörung HPU: Wenn Stress krank macht. Das Selbsthilfe-Programm.** Stuttgart: TRIAS 2018

Schilddrüse

Hainel, Anneli, Ermer, Marcel und Hotze, Lothar-Andreas: **Schilddrüse in Balance: Gut leben mit Hashimoto, Basedow, Über- und Unterfunktionen.** Stuttgart: TRIAS 2015

Kauffmann, Kyra und Kauffmann, Sascha: **Jod – Schlüssel zur Gesundheit. 60 Rezepte: Neue Power für Ihre Körperzellen. Das Standardwerk zum vergessenen Heilmittel. 60 köstliche Rezepte.** München: Riva 2019

William, Anthony: **Heile deine Schilddrüse: Die Wahrheit über Hashimoto, Über- und Unterfunktion, Schilddrüsenknoten, -tumoren und -zysten.** München: Arkana 2018

Nebenniere

Wurster, Evelyn: **Nebennierenschwäche Wissen für Therapeuten: Ursache, Diagnose und naturheilkundliche Therapie.** Books on Demand 2017

Krebs

Huber, Heinz: **David trifft Goliath – Krebs was nun was tun? Ein ganzheitliches, integratives Behandlungskonzept nach einer Krebs-Diagnose.** Horb: Emil Schlegel Verlag 2019

Irmey, György: **110 wirksame Behandlungsmöglichkeiten bei Krebs: Schulmedizin und sinnvolle Alternativen nutzen.** Stuttgart: TRIAS 2011

Mühlhauser, Ingrid: **Unsinn Vorsorgemedizin: Wem sie nützt, wann sie schadet.** Hamburg: Rowohlt 2017

Runow, Klaus-Dietrich: **Krebs ist eine Umweltkrankheit: Wie Entgiftung und Nährstofftherapie das Immunsystem stärken.** München: Südwest 2019

Sam, Verena und Achim: **Der Krebs Kompass. Wie wir mit Krebs leben lernen. Diagnose, Therapie, Heilungschancen.** Gütersloh: Bertelsmann 2020

Wilkens, Johannes und Böhm, Gert: **Misteln – kraftvolle Krebsheiler aus der Natur: Vorbeugen, lindern, heilen.** Aarau: AT Verlag 2016

Wilkens, Johannes: **Die Heilkraft der Christrose.** Aarau: AT Verlag 2014

Zivilisationskrankheiten

Axt-Gadermann, Michaela und Burmeister, Stefanie: **Goodbye Cellulite.** München: Südwest 2020

Blum, Susan: **Arthritis heilen: Gesunder Darm – gesunde Gelenke: Das individuelle 3-Schritte-Programm zur natürlichen Behandlung rheumatischer Erkrankungen.** Kirchzarten: VAK 2018

Deutsche Fibromyalgie Vereinigung e.V.: **Der Fibromyalgie-Ratgeber: Trotz Dauerschmerzen ein gutes Leben führen.** Hannover: Humboldt 2017

Dickreiter, Bernhard: **Chronisch gesund statt chronisch krank: Wie Arthrose, Diabetes, Alzheimer und andere Zivilisationskrankheiten entstehen – und was Sie dagegen tun können.** München: Heyne 2019

Höfler, Heike: **Gesundheitsratgeber Osteoporose: Die besten Übungen. Die richtige Ernährung.** Hannover: Humboldt 2018

Klein, Thomas und von Helden, Raimund: **Osteoporose als Folge fehlerhafter Ernährung und Lebensweise: Über die Irrtümer der Osteoporose-Medizin und die Kunst, gesund zu bleiben.** Dresden: Hygeia Verlag 2015

Liebscher-Bracht, Roland: **Knieschmerzen selbst behandeln: Bei Meniskusschaden, Knie-/Gonarthrose, Bänderverletzung, Baker-Zyste.** München: Gräfe und Unzer 2019

Lindmann, Lia: **Leichter leben mit Lipödem.** Hannover: Humboldt 2020

Neureuther, Christian und Fink, Christian: **Never give up. Fit und vital mit Arthrose.** München: ZS Verlag 2019

Schmiedel, Volker: **Cholesterin – endlich Klartext: Ihr Weg zu optimalen Blutfettwerten.** Suttgart: TRIAS 2019

Snowdon, Bettina: **Schlank durch Intervallfasten: Alle Methoden im Vergleich.** Stuttgart: TRIAS 2018

Sonnenschmidt, Rosina: **Das Corona-Virus und der nötige Paradigmenwechsel.** Pforzheim: Inroso Edition Elfenohr 2020

Sroka, Knut: **Herzinfarkt. Alternativen zu Bypass, Stent und Herzkatheter: Was tun bei Herz-Kreislauf-Erkrankungen?** Essen: VAK 2019

Weiss, Thomas: **Fibromyalgie – Schmerzen überall: Die rätselhafte Krankheit erkennen, verstehen und Beschwerden effektiv lindern. Mit Selbsttest und Ernährungsprogramm.** München: Heyne 2020

Zahngesundheit

Nischwitz, Dominik: **In aller Munde: Unsere Zähne und ihre Bedeutung für die Gesundheit des gesamten Körpers.** Mosaik 2019

Alzheimer

Krag, Werner: **Das Alzheimer-Stopp-Programm.** Stuttgart: TRIAS 2020

Nehls, Michael: **Alzheimer ist heilbar: Rechtzeitig zurück in ein gesundes Leben.** Heyne 2017

Nehls, Michael: **Die Formel gegen Alzheimer: Die Gebrauchsanweisung für ein gesundes Leben – Ganz einfach vorbeugen und rechtzeitig heilen.** München: Heyne 2018

Nehls, Michael: **Kopfküche. Das Anti-Alzheimer-Kochbuch.** Seelze: Systemed 2018

Hüther, Gerald: **Raus aus der Demenz-Falle! Wie es gelingen kann, die Selbstheilungskräfte des Gehirns rechtzeitig zu aktivieren.** München: Arkana 2017

Anti-Aging

Sonnenschmidt, Rosina: **7 Powerkuren.** Pforzheim: INROSO Edition Elfenohr 2020

Schmid, Christina: **Du bist am schönsten, wenn du du bist: So lässt du deine innere Schönheit erstrahlen.** Berlin: Goldegg 2019

Mosconi, Lisa: **Das weibliche Gehirn: Länger leben, besser schlafen, Demenz vorbeugen – wie Frauen gesund bleiben.** Frankfurt am Main: Rowohlt 2020

Wahl, Hans-Werner: **Die neue Psychologie des Alterns: Überraschende Erkenntnisse über unsere längste Lebensphase.** München: Kösel 2017

Stichwortverzeichnis

Bibliografische Information der Deutschen Nationalbibliothek
Die Deutsche Nationalbibliothek verzeichnet diese Publikation in der Deutschen Nationalbibliografie; detaillierte bibliografische Daten sind im Internet über http://dnb.d-nb.de abrufbar.

Programmplanung: Katja Liese
Projektmanagement: Sabine Ilg
Redaktion: Gabriele Gaßmann
Bildredaktion: Christoph Frick
Umschlaggestaltung und Layout:
CYCLUS · Visuelle Kommunikation, Stuttgart

Bildnachweis:
Umschlagfoto und Bild S. 3: © CYCLUS Visuelle Kommunikation, modifiziert nach © iStock.com/Manuel Godinez (Frauenkorpus); © iStock.com/dreaming2004 (Ornamente)
Autorenfoto: Gudrun-Holde Ortner, www.holdeortner.de
Zeichnungen: Grafikbüro Schaaf, Germersheim

3., überarbeitete Auflage 2021

TRIAS Verlag in Georg Thieme Verlag KG
Rüdigerstraße 14, 70469 Stuttgart, Germany
www.trias-verlag.de

© 1.–2. Auflage 2009–2014 TRIAS Verlag in MVS Medizinverlage Stuttgart GmbH & Co. KG, Oswald-Hesse-Straße 50, 70469 Stuttgart

Printed in Germany

Satz: Reemers Publishing GmbH, Krefeld
gesetzt in Adobe Indesign CC2020
Druck: Westermann Druck Zwickau GmbH, Zwickau

Gedruckt auf chlorfrei gebleichtem Papier

ISBN 978-3-432-10593-2
Auch erhältlich als E-Book:
eISBN (ePub) 978-3-432-10595-6

2 3 4 5 6

Wichtiger Hinweis: Wie jede Wissenschaft ist die Medizin ständigen Entwicklungen unterworfen. Forschung und klinische Erfahrung erweitern unsere Erkenntnisse. Ganz besonders gilt das für die Behandlung und die medikamentöse Therapie. Bei allen in diesem Werk erwähnten Dosierungen oder Applikationen, bei Rezepten und Übungsanleitungen, bei Empfehlungen und Tipps dürfen Sie darauf vertrauen: Autoren, Herausgeber und Verlag haben große Sorgfalt darauf verwandt, dass diese Angaben dem Wissensstand bei Fertigstellung des Werkes entsprechen. Rezepte werden gekocht und ausprobiert. Übungen und Übungsreihen haben sich in der Praxis erfolgreich bewährt.

Eine Garantie kann jedoch nicht übernommen werden. Eine Haftung des Autors, des Verlags oder seiner Beauftragten für Personen-, Sach- oder Vermögensschäden ist ausgeschlossen.

Geschützte Warennamen (Warenzeichen) werden nicht besonders kenntlich gemacht. Aus dem Fehlen eines solchen Hinweises kann also nicht geschlossen werden, dass es sich um einen freien Warennamen handelt.

Datenschutz
Wo datenschutzrechtlich erforderlich, wurden die Namen und weitere Daten von Personen redaktionell verändert (Tarnnamen). Dies ist grundsätzlich der Fall bei Patienten, ihren Angehörigen und Freunden, z.T. auch bei weiteren Personen, die z.B. in die Behandlung von Patienten eingebunden sind.